JN329935

シミュレイション内科

高血圧を探る

編著

島田 和幸
自治医科大学 教授

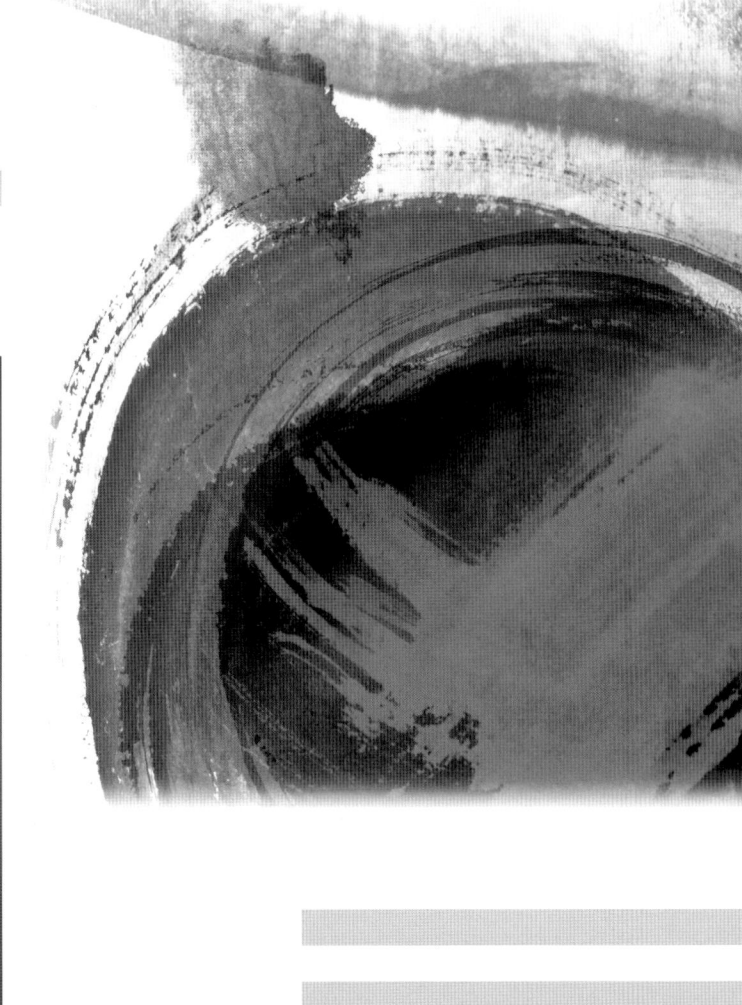

永井書店

●執筆者一覧●

《編　集》

島田　和幸　　自治医科大学内科学講座循環器内科部門　教授

《執筆者》(執筆順)

有馬　久富	九州大学大学院医学研究院病態機能内科学（第2内科）	
清原　　裕	九州大学大学院医学研究院病態機能内科学（第2内科）	講師
苅尾　七臣	自治医科大学内科学講座循環器内科部門　講師	
安東　克之	東京大学保健管理センター　講師	
藤田　敏郎	東京大学大学院医学系研究科腎臓・内分泌内科学　教授	
小原　克彦	愛媛大学医学部老年医学教室　助教授	
三木　哲郎	愛媛大学医学部老年医学教室　教授	
檜垣　實男	愛媛大学医学部第2内科学教室　教授	
安岐　康晴	香川大学医学部第2内科学　講師	
河野　雅和	香川大学医学部第2内科学　教授	
熊谷　裕生	慶應義塾大学医学部内科学　講師	
大波　敏子	慶應義塾大学医学部内科学	
滝本　千恵	慶應義塾大学医学部内科学	
飯ヶ谷嘉門	慶應義塾大学医学部内科学	
大島　直紀	慶應義塾大学医学部内科学	
佐方　克史	慶應義塾大学医学部内科学	
松浦　友一	慶應義塾大学医学部内科学	
今井　正樹	慶應義塾大学医学部内科学	
猿田　享男	慶應義塾大学医学部内科学　教授	
片山　茂裕	埼玉医科大学内科学内分泌・糖尿病内科部門　教授	
向山　政志	京都大学大学院医学研究科臨床病態医科学・内分泌代謝内科　講師	
中尾　一和	京都大学大学院医学研究科臨床病態医科学・内分泌代謝内科　教授	
軽部　裕也	東京都老人医療センター循環器科	
桑島　　巌	東京都老人医療センター循環器科　部長	
藤井　秀毅	国立循環器病センター高血圧・腎臓部門	
河野　雄平	国立循環器病センター高血圧・腎臓部門　部長	
大久保孝義	東北大学大学院薬学研究科医薬開発構想寄附講座　講師	
今井　　潤	東北大学大学院薬学医学系研究科臨床薬学分野　教授	
山里　正演	琉球大学医学部病態解析医科学（循環器系総合内科学）	
瀧下　修一	琉球大学医学部病態解析医科学（循環器系総合内科学）　教授	
鈴木　洋通	埼玉医科大学腎臓内科学　教授	
伊藤　貞嘉	東北大学大学院医学系研究科分子血管病態学分野　教授	
斎藤　　淳	横浜労災病院内分泌代謝内科	
西川　哲男	横浜労災病院内分泌代謝内科　部長（副院長）	
安田　　元	横浜市立大学医学部附属市民総合医療センター腎臓内科　助教授	
竹林　茂生	横浜市立大学医学部附属市民総合医療センター放射線部　助教授	
梅村　　敏	横浜市立大学医学部第2内科学教室　教授	
島本　和明	札幌医科大学医学部第2内科学教室　教授	
髙川　芳勅	札幌医科大学医学部第2内科学教室	
平山　陽示	東京医科大学第2内科学教室　講師	
山科　　章	東京医科大学第2内科学教室　教授	

大森　正規	自治医科大学医学部薬理学講座臨床薬理学部門　助手
藤村　昭夫	自治医科大学医学部薬理学講座臨床薬理学部門　教授
大塚　邦明	東京女子医科大学附属第二病院内科　教授
高橋　文彦	旭川医科大学第1内科学教室
竹原　有史	旭川医科大学第1内科学教室
菊池　健次郎	旭川医科大学第1内科学教室　教授
大竹　一生	愛知医科大学循環器内科睡眠医療センター
塩見　利明	愛知医科大学循環器内科　助教授（睡眠医療センター部長）
渡辺　慎太郎	佐野厚生総合病院循環器内科　医長
高橋　伯夫	関西医科大学臨床検査医学講座　教授
久代　登志男	駿河台日本大学病院循環器科　助教授
小島　太郎	東京大学大学院医学系研究科加齢医学講座
大内　尉義	東京大学大学院医学系研究科加齢医学講座　教授
宗像　正徳	東北労災病院勤労者予防医療センター　部長
濱田　希臣	市立宇和島病院循環器内科　副院長
仲　博満	翠清会 梶川病院脳神経内科
野村　栄一	翠清会 梶川病院脳神経内科
松本　昌泰	広島大学大学院医歯薬学総合研究科脳神経内科学　教授
山本　康正	京都第二赤十字病院神経内科
彦惣　俊吾	大阪大学大学院医学系研究科情報伝達医学病態情報内科学
堀　正二	大阪大学大学院医学系研究科情報伝達医学病態情報内科学　教授
楽木　宏実	大阪大学大学院医学系研究科加齢医学講座　助教授
荻原　俊男	大阪大学大学院医学系研究科加齢医学講座　教授
林　晃一	慶應義塾大学医学部内科学教室　講師
後藤　淳郎	日赤医療センター腎臓内科　部長
金子　英司	東京医科歯科大学大学院血流制御内科（老年病内科）
下門　顕太郎	東京医科歯科大学大学院血流制御内科（老年病内科）
芦田　映直	朝日生命成人病研究所循環器科　部長
松岡　博昭	獨協医科大学循環器内科学教室　教授
石光　俊彦	獨協医科大学循環器内科学教室　助教授
南　順一	獨協医科大学循環器内科学教室　講師
東　幸仁	広島大学大学院医歯薬学総合研究科心臓血管生理医学　講師
有田　幹雄	和歌山県立医科大学保健看護学部　教授
高橋　仁麗	自治医科大学内科学（内分泌代謝学部門）
石橋　俊	自治医科大学内科学講座内分泌代謝学部門　教授
細田　徹	東京大学医学部循環器内科
山崎　力	東京大学医学部クリニカルバイオインフォマティクス　教授
江口　和男	自治医科大学内科学講座循環器内科部門
島田　和幸	自治医科大学内科学講座循環器内科部門　教授
岡石　幸也	金沢医科大学老年病医学教室　助手
森本　茂人	金沢医科大学老年病医学教室　教授
松本　正幸	金沢医科大学老年病医学教室　教授
大口　昭英	自治医科大学産科婦人科学教室　講師
松原　茂樹	自治医科大学産科婦人科学教室　教授

序　文

　　高血圧は，プライマリーケアの場で最も高頻度に遭遇する疾患である．現在，わが国には3千数百万人の高血圧患者が存在する．かつての悪性高血圧のような致死的状況は，血圧コントロールの手段が改善されて，ほとんどみられなくなった．しかし，依然として高血圧は，現在疾患を持っていない人たちの将来の脳・心血管疾患発症の最大のリスク因子である．降圧薬療法は脳卒中を40%，心筋梗塞を20%減少させることが証明されている．利尿薬やβ遮断薬のような従来の降圧薬に比し，カルシウム拮抗薬やACE阻害薬，そして極く最近利用可能となったアンジオテンシンII受容体拮抗薬は，降圧自体の有効性のみならず高血圧性臓器障害そのものに対する保護効果が注目されている．大規模臨床試験で明らかになったことは，降圧すればするほど脳・心・腎疾患の発症が抑制されること，そして既に臓器障害が進行した段階においてレニン・アンジオテンシン系を抑制することの臓器保護効果である．前者はthe lower, the better，後者はbeyond blood pressure lowering effectといわれて，両者は一見矛盾し互いに拮抗する概念として議論されることが多い．しかし，高血圧症は血圧のレベル，年齢，性，人種，併存するリスク因子や合併症，臓器障害などにおいて多様な患者集団であり，血圧に直接依存する病態か，あるいは血圧とは独立した臓器障害因子が大きく関与する病態かは，必ずしも常に一定しているわけではない．そのことが時に成績が一致しないことの背景にあることは容易に想像できる．

　　高血圧診療は，現在「予防医学」の重要な一手段となっており，そのことが患者個々人に対する診断・治療のみならず，高血圧管理

において集団的な対応を必要とする理由になっている．その観点から眺めた場合，高血圧のリスクとその治療効果が明らかなわりには，現状では降圧治療中の患者の血圧レベルは決して満足すべきものではない．特にわが国では血圧を十分に低く下げることの危惧が強調され過ぎたきらいがある．しかも単に診察時の血圧のみではなく，患者の24時間にわたっての血圧を管理することの重要性が認識され始めている．この観点からはカルシウム拮抗薬が多用される所以がある．一方，臓器保護作用においてはACE阻害薬やアンジオテンシン受容体拮抗薬がより重要視される．特に副作用が最も少ないアンジオテンシン受容体拮抗薬はわが国で最近多用されている．これらの併用療法も奨励される．

　今や高血圧診療は，個人的な治療としてのみならず集団的な対応においても，より十分な降圧と完全な臓器保護を目指す時代となった．

2004年7月
自治医科大学内科学講座循環器内科部門
教授　島　田　和　幸

目　次

●　総　論　●

1　一般集団における高血圧とそのインパクト　3
有馬久富/清原　裕
はじめに　3
高血圧心血管病に与える影響　3
高血圧頻度の時代的変化　3
最近の住民における高血圧発症の危険因子　4
最近の住民における心血管病発症の危険因子　5
危険因子の集積と心血管病発症のリスク　5
おわりに　6

2　家庭血圧自己測定と24時間血圧測定による高血圧診断基準　7
苅尾七臣
はじめに　7
家庭血圧自己測定とABPMによる高血圧診断基準　7
白衣高血圧　8
　概　念　8
　診　断　8
　臓器障害　8
　予　後　9
　対　策　10
仮面高血圧　10
　臓器障害と予後　10
　対　策　11
血圧日内変動　11
　血圧日内変動異常の定義　12
　Non-dippeとrRiser　12
　Extrme-dipperと相対的低血圧　12
血圧モーニングサージ　12
　臓器障害　13
　早朝高血圧と血圧モーニングサージの定義　13
　対　策　13
早朝高血圧の治療　13
家庭血圧とABPMを用いた高血圧治療戦略　14
まとめ　15

3　本態性高血圧症の成因　14
1）成因総論　14
安東克之/藤田敏郎
はじめに　17
遺伝因子の関与　17
血圧上昇の病態生理と高血圧成因論　18
心拍出量　18
　心拍出量増加とautoregulation　18
　食塩過剰摂取　19
　レニン—アンジオテンシン系の異常　19
　ストレスと交感神経系　19
末梢血管抵抗　20
　末梢血管抵抗増大　20
　高血圧における血管リモデリング　20
　血管内皮細胞　20

　細胞膜の変化　20
そ　の　他　20

2）遺　伝　22
小原克彦/三木哲郎/檜垣實男
はじめに　22
高圧遺伝子に対する仮説　22
連鎖解析　22
SNPを用いたゲノムワイド遺伝子スキャン　24
候補遺伝子アプローチ　24
遺伝子・環境要因-相互作用　25
おわりに　25

3）レニン—アンジオテンシン系　27
安岐康晴/河野雅和
はじめに　27
レニン—アンジオテンシン系　27
レニン分泌の調節機構　28
レニン—アンジオテンシン系抑制薬　28
自然発症高血圧ラット（SHR）とレニン
　—アンジオテンシン系　28
組織レニン—アンジオテンシン系　28
本態性高血圧症とPRA　28
リスクファクターとしてのレニン—アンジオテンシン系　29
悪性高血圧症におけるレニン—アンジオテンシン系　29
レニン—アンジオテンシン系遺伝子多型　29
おわりに　29

4）交感神経系　31
熊谷裕生/大波敏子/滝本千恵/飯ヶ谷嘉門/
大島直紀/佐方克史/松浦友一/今井正樹/
猿田享男
交感神経系による血圧調節　31
交感神経中枢（RVLM）と圧受容器反射　31
圧受容器反射の臨床　32
　1．検査方法　32
　2．加齢による圧受容器反射の障害　32
高血圧ラットでは，循環調節の線形性が亢進し，
　非線形性（複雑さ）は低下している　33
高血圧ラットの交感神経中秋ニューロンの
　電気活動は亢進している　34
心血管イベント予防のために，交感神経活動を
　抑制する高圧薬が有用　34
結　語　35

5）インスリン抵抗性　36
片山茂裕
はじめに　36
インスリン抵抗性の分子遺伝学的機序　36
本態性高血圧症におけるインスリン抵抗性と

高インスリン血症 37
　　インスリンの昇圧作用 37
　　内皮細胞機能の障害とインスリン依存性血管
　　　拡張作用の減弱 38
　　アンジオテンシンIIとインスリン抵抗性 38
　　降圧薬のインスリン抵抗性への影響 38

6）血管作動性因子と高血圧　40
向山政志/中尾一和

はじめに 40
血管リモデリングと高血圧 41
レニン—アンジオテンシン系 41
　1．レニン—アンジオテンシン系の新たな意義 41
　2．レニン—アンジオテンシン系と高血圧 41
Na利尿ペプチド系 42
　1．Na利尿ペプチドファミリーの意義 42
　2．Na利尿ペプチド受容体と作用 42
　3．Na利尿ペプチド系と高血圧 42
血管内皮由来因子 43
　1．血管内皮由来弛緩因子と収縮因子 43
　2．エンドセリン 43
　3．一酸化窒素 43
　4．アドレノメデュリン 43
　5．プロスタグランディン 43
おわりに 44

7）大血管硬化と収縮期高血圧症の成因　45
軽部裕也/桑島　巌

加齢と血圧 45
血圧と動脈硬化 46
動脈硬化の要因 46
動脈硬化の病理 46
　1．内皮細部障害 46
　2．平滑筋細胞の増殖 46
　3．R-A系の活性化 47
　4．酸化LDL 47
脈波と動脈硬化 47
　1．脈波とは？ 47
　2．動脈弾性の低下とは？ 47
　3．臨床における脈は速度の意義 48

4　高血圧の治療　46
1）非薬物療法　49
藤井秀毅/河野雄平

はじめに 49
ライフサイクル改善の原則 49
ライフサイクル改善の効果 49
　1．減　量 49
　2．食塩制限 50
　3．運　動 50
　4．アルコール制限 50
　5．果物と野菜の摂取 50
　6．脂肪とコレステロールの制限 51
　7．禁　煙 51
　8．ストレス管理 51
ライフスタイル改善の限界 51
まとめ 51

2）薬物療法　53
大久保孝義/今井　潤

はじめに 53
降圧薬治療の対象 53
　1．合併症のない場合：血圧値
　　　140/90mmHg以上が治療対象 53
　2．合併症のある場合：血圧値
　　　130/85mmHg以上が治療対象 53
降圧目標 53
降圧薬治療 54
降圧薬の併用 56
降圧薬治療の実施 56
減量と中止 57

5　高血圧緊急症　58
山里正演/瀧下修一

はじめに 58
定　義 58
高血圧緊急症の分類 58
病態把握のために必要な検査項目 58
治　療 59
高血圧脳症 60
脳血管障害 61
急性左心不全 61
大動脈解離 61
加速性-悪性高血圧 61
おわりに 61

6　二次性高血圧　63
1）腎実質性高血圧　63
鈴木洋通

はじめに 63
なぜ腎実質障害がると血圧が上昇するのか 63
レニン・食塩以外の因子は？ 64
腎実質性障害を伴った高血圧の治療 65
　1．大規模臨床試験の成績から 65
　2．ACE阻害薬とARBの比較と
　　　その併用効果について 65
まとめ 66

2）腎血管性高血圧　68
伊藤貞嘉

はじめに 68
病　因 68
頻　度 68
成因・病態生理 68
診　断 69
　1．診断のポイント 69
　2．症候の診かた 69
　3．非侵襲的診断 69
　4．侵襲的診断 70
　5．鑑別すべき疾患と鑑別のポイント 70
　6．予後の判定基準 70
　7．合併症・続発の診断 70
治　療 70
　1．血行再建 70
　2．薬物療法 70

予　後	71

3）原発性アルドステロン症　72
斎藤　淳/西川哲男

緒　言	72
発生頻度	72
原発性アルドステロン症の概念と病型	72
臨床所見	73
診断基準と鑑別診断	73
1．内分泌学的なアルドステロン過剰分泌の判定	73
腫瘍の局在診断	73
3．内分泌学的判定かつ腫瘍局在の同時診断法	73
アルドステロン産生腺腫の病理	74
予後と治療	74

4）褐色細胞腫　75
安田　元/竹林茂生/梅村　敏

はじめに	75
患者背景	75
内分泌環境	75
症　状	75
検　査	76
1．一般検査	76
2．内分泌学的検査	76
3．カテコラミン分泌刺激および抑制検査	76
4．画像診断	76
鑑別診断	77
合併症	77
治　療	78
予　後	78

5）クッシング症候群　80
島本和明/髙川芳勅

概念・定義	80
分類・疫学	80
臨床症状	80
診断・検査	81

1．必須検査項目	81
2．確定診断のための検査	83
経過・合併症・予後	84
治　療	84
1．クッシング病	84
2．副腎性クッシング症候群	85
3．異所性ACTH産生症候群	85

6）大動脈疾患　86
平山陽示/山科　章

大動脈炎症候群（高安動脈炎）	86
1．原　因	86
2．分類と頻度	86
3．臨床症状	86
4．診　断	86
5．治　療	88
6．予　後	88
その他の血管炎	88
1．結節性多発動脈炎	88
2．全身性強皮症	89
大動脈狭窄症	89
1．分　類	89
2．臨床症状	90
3．診　断	90
4．治　療	90
5．予　後	91

7）薬　剤　92
大森正規/藤村昭夫

はじめに	92
ステロイドホルモン類	93
麻酔薬・麻薬	94
交感神経系に作用する薬	94
イオン	95
その他	95
まとめ	97

◆疾　患　編◆

1　本当に，高血圧？　103
大塚邦明

【問題編】	103
症例と設問	103
設　問	103
【解説編】	105
問題の解答および解説	106
レベルアップをめざす方へ	109

2　外来では正常，でも実は　111
高橋文彦/竹原有史/菊池健次郎

【問題編】	111
症例と設問	111
【解説編】	114
問題の解答および解説	114

3　いびきをかくと，血圧が高い？　116
大竹一生/塩見利明

【問題編】	116
症例と設問	116
【解説編】	118
テーマ疾患解説（総論）	118
主要疾患の解説	118
疾患概念	118
症　候	119
病　因	119
治　療	119
予　後	119
患者の生活指導	119
問題の解答および解説	114
レベルアップをめざす方へ	120

4 朝起きたら，手が動かない！ 122
渡辺慎太郎

【問題編】 122
症例 1 122
設問 123
症例 2 124
設問 125
【解説編】 126
問題の解答および解説 126
レベルアップをめざす方へ 128

5 朝，血圧を測るといつも高いんです 129
高橋伯夫

【問題編】 129
症例と設問 129
【解説編】 130
問題の解答および解説 131
レベルアップをめざす方へ 132

6 やせれば，血圧が下がると言われたんだけど… 135
久代登志男

【問題編】 135
症例と設問 135
【解説編】 136
病因 137
診断 137
治療 137
基本方針 137
指導者の心構え 137

7 本当の血圧，いくつなの？ 139
小島太郎/大内尉義

【問題編】 139
症例と設問 139
【解説編】 141

8 ハードな仕事は，血圧も上げる？ 148
宗像正徳

ストレス性高血圧の機序 143
【問題編】 144
症例呈示 144
【解説編】 146

9 狭心症でも血圧を下げたほうがいいの？ 148
濱田希臣

【問題編】 148
症例と設問 148
【解説編】 150
レベルアップをめざす方へ 151
  1）心肥大と冠予備能 151
  2）降圧療法と虚血性心疾患の発症予防 152
  3）高血圧を合併する狭心症の治療戦略 152
  4）高血圧を合併する狭心症患者の予後 153

10 急いで血圧を下げないと！？ 154
仲博満/野村栄一/松本昌泰

【問題編】 154
症例と設問 154
【解説編】 155
レベルアップをめざす方へ 157
  1．脳出血の急性期血圧管理 157
  2．くも膜下出血の急性期血圧管理 157

11 どこまで，血圧をさげる？ 158
山本康正

【問題編】 158
症例と設問 158
【解説編】 160
問題の解答および解説 161
レベルアップをめざす方へ 162

12 夜中になると息苦しい 163
彦惣俊吾/堀正二

【問題編】 163
症例と設問 163
【解説編】 165
問題の解答および解説 166
レベルアップをめざす方へ 167

13 首の血管で何がわかる？ 168
楽木宏実/荻原俊男

【問題編】 168
症例と設問 168
  3．Ca拮抗薬 168
問題の解答および解説 170
レベルアップをめざす方へ 170
  1．IMT肥厚と病理変化 170
  2．エコー検査による血管組織性状診断 171
  3．抗血小板薬の適応 172
  4．心血管予後・生命予後の代替指標としてのIMT 172
【問題編】 189
症例と設問 189
【解説編】 189
問題の解答および解説 189
高血圧での降圧治療の意義 179
蛋白尿の意義 179
蛋白尿を伴う高血圧での望ましい降圧治療 180
  1．血圧目標値 180
  2．降圧薬の選択 180
  4．注意点 181
問題の解答および解説 181
レベルアップをめざす方へ 182

16 歩くと足が痛む！ 183
金子英司/下門顕太郎

【問題編】 183
症例と設問 183
【解説編】 186
問題の解答および解説 187
レベルアップをめざす方へ 188

17 高血圧と糖尿病，そのリスクは1+1で3以上？ 189
芦田映直/松岡博昭

【問題編】 189

症例と設問	189
【解説編】	189
問題の解答および解説	189
高血圧と糖尿病	190
糖尿病合併高血圧	190
降圧薬療法	190
1．ACE阻害薬およびAII受容体拮抗薬	191
2．α₁遮断薬	192
3．Ca拮抗薬	192
4．利尿薬	192
5．β遮断薬	192

18　まだ20歳台なのに，どうして血圧が高い！　193
石光俊彦／南　順一

【問題編】	193
症例と設問	193
【解説編】	196
問題の解答および解説	196

19　治せる高血圧　198
東　幸仁

【問題編】	198
症例と設問	198
【解説編】	199
問題の解答および解説	200
レベルアップをめざす方へ	201

20　頭痛，動悸，高血圧　203
有田幹雄

【問題編】	203
症例と設問	203
【解説編】	205
問題の解答および解説	205
レベルアップをめざす方へ	206

21　ただの肥満じゃないんです　208
高橋仁麗／石橋　俊

【問題編】	208
症例と設問	208
【解説編】	209
レベルアップをめざす方へ	211

22　漢方で血圧が上がるって本当？　213
細田　徹／山崎　力

【問題編】	213
症例提示	213

設問	213
【解説編】	214
1．テーマ疾患の概説（総論）	214
2．主要疾患の解説	214
3．その他の疾患	215
4．患者の生活指導，その他	215
問題の解答および解説	215
レベルアップをめざす方へ	216

23　この高血圧は直ちに入院が必要です！　217
江口和男／苅尾七臣／島田和幸

【問題編】	217
症例と設問	217
【解説編】	219
問題の解答および解説	220
レベルアップをめざす方へ	221

24　立ち上がるとふらっとする高血圧　223
岡石幸也／森本茂人／松本正幸

【問題編】	223
症例と設問	223
【解説編】	225
問題の解答および解説	225
1．起立性低血圧の基準	225
2．低血圧の原因	225
3．低血圧の日常生活管理	226
4．起立性低血圧の病態と鑑別診断	226
5．高齢者失神発作	227
6．起立性低血糖を合併した高血圧例	227
7．降圧療法時のリスクと選択薬剤	227
8．高齢者の血圧管理とエビデンス	227

25　元気な子供を生むための血圧管理とは　229
大口昭英／松原茂樹

【問題編】	229
症例と設問	229
【解説編】	231
問題の解答および解説	231
レベルアップをめざす方へ	232
1．妊娠中の高血圧	232
2．個々の病態に対する治療法	232
3．原因と病態	233
4．定義に関する問題点	234

索　引	237

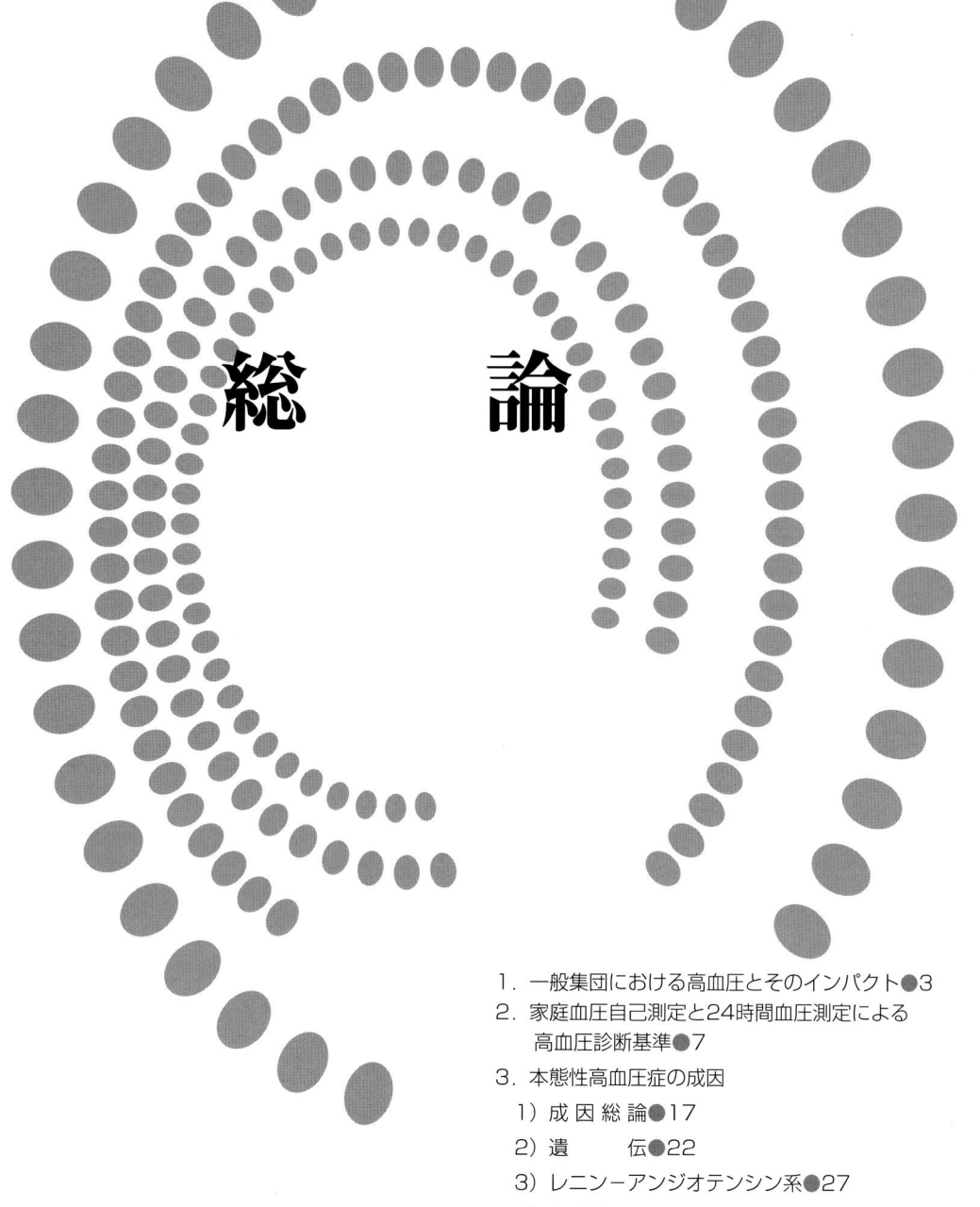

総論

1. 一般集団における高血圧とそのインパクト●3
2. 家庭血圧自己測定と24時間血圧測定による高血圧診断基準●7
3. 本態性高血圧症の成因
    1) 成因総論●17
    2) 遺　　　伝●22
    3) レニン－アンジオテンシン系●27
    4) 交感神経系●31
    5) インスリン抵抗性●36
    6) 血管作動性因子と高血圧●40
    7) 大血管硬化と収縮期高血圧の成因●45
4. 高血圧の治療
    1) 非薬物療法●49
    2) 薬物療法●53
5. 高血圧緊急症●58
6. 二次性高血圧
    1) 腎実質性高血圧●63
    2) 腎血管性高血圧●68
    3) 原発性アルドステロン症●72
    4) 褐色細胞腫●75
    5) クッシング症候群●80
    6) 大動脈疾患●86
    7) 薬　　　剤●92

総論 1 一般集団における高血圧とそのインパクト

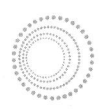

はじめに

　高血圧は，内科医の日常臨床で診療の機会が最も多い疾患である．血圧は加齢とともに上昇するため，急速に高齢化社会を迎えつつあるわが国では，高血圧患者のさらなる増加が予想される．一方，高血圧は動脈硬化を促進し，脳，心，腎など主要臓器を障害する大きな要因であることが知られている．本稿では，福岡県久山町において長年にわたり継続中の疫学調査の成績から，高血圧が心血管病に及ぼす影響とその時代的変化について概説する．

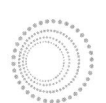

高血圧が心血管病に与える影響

　久山町では，1961年の循環器健診を受診した40歳以上の住民から脳卒中・心筋梗塞の既発症者を除いて第1集団（1,618名）を設定し，今日まで追跡調査を継続している．そこで，久山町第1集団の60歳以上の老年者580名を32年間追跡した成績より，高血圧治療ガイドライン[1]の血圧分類別の心血管病（脳卒中および虚血性心疾患）発症率を検討した（図1）[2]．その結果，血圧レベルの上昇とともに心血管病発症率は増加し，軽症高血圧（140～159/90～99mmHg）の血圧レベルから至適血圧（<120/80mmHg）との間に有意差を認めた．このように高血圧が心血管病の主たる危険因子であることは，人種を問わず多くの疫学研究により証明されている．

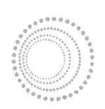

高血圧頻度の時代的変化

　久山町では，第1集団と同様に，1974年に第2集団（2,038名），1988年に第3集団（2,637名）を創設している．いずれの集団も当該年齢人口の80％以上を含んでいることから，各集団の調査成績はそれぞれこの地域における1960年代，1970年代，1980～90年代の心血管病とその危険因子の実態を比較的正確に反映していると考えられる．そこで，各集団の健診成績を比較し，高血圧の時代的推移を検討した[3]．

　高血圧（血圧≧160/95mmHgまたは降圧薬服用）の

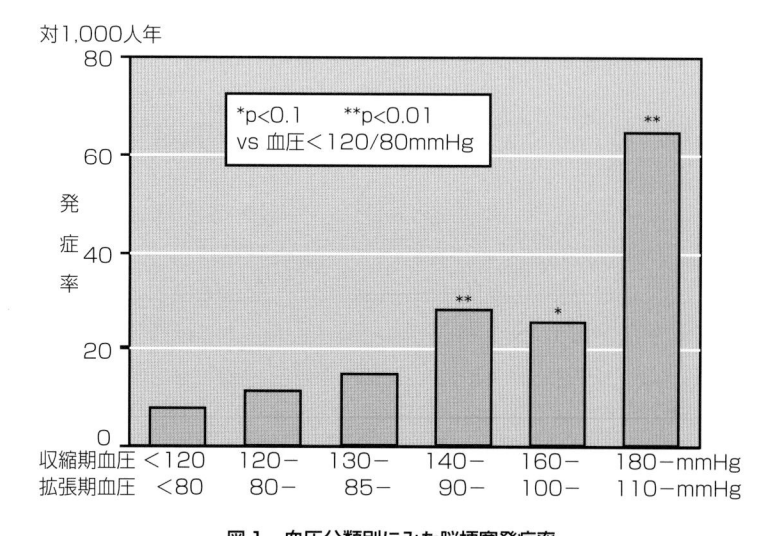

図1　血圧分類別にみた脳梗塞発症率
性・年齢調整，久山町第1集団，60歳以上，580名，追跡32年

表1 高血圧者における降圧薬服用頻度と血圧レベルの時代的変化
久山町3集団，40歳以上，断面調査

	第1集団(1961年) 男性	第1集団(1961年) 女性	第2集団(1974年) 男性	第2集団(1974年) 女性	第3集団(1988年) 男性	第3集団(1988年) 女性
高血圧 (n)	153	178	198	281	257	339
(%)	28	24	24*	24	23*	21
降圧薬服用 (%)[a]	10	11	37*	35*	62*†	70*†
収縮期血圧 (mmHg)	175	179	167*	173*	157*†	161*†
拡張期血圧 (mmHg)	96	94	91*	89*	87*†	82*†

a: 高血圧者の中の頻度，* $p<0.05$ vs. 第1集団，† $p<0.05$ vs. 第2集団

頻度は，男性では1961年の28％から1974年には24％まで有意に減少したものの，その後1988年の23％までほとんど変化なかった（表1）．一方，この間，女性の高血圧頻度は24％から21％にわずかに減少傾向を示したにとどまっている．高血圧者における降圧薬服用頻度は，1961年には男性10％，女性11％に過ぎなかったが，その後時代とともに増加し，1988年にはそれぞれ62％，70％に達した．その結果，高血圧者の収縮期血圧平均値（mmHg）は男性175，女性179から157，161に，拡張期血圧はそれぞれ96，94から87，82に有意に減少した．つまり，1960年代前半から1980年代後半にかけて，高血圧頻度そのものはほとんど減少しなかったが，降圧治療の普及によって高血圧者の血圧レベルが大幅に低下したといえる．

各断面調査において高血圧の関連因子をみると，時代とともに肥満の影響が増強していた[4]．一方，1965年と1985年に行われた久山町における栄養調査の成績を比較すると，1日当たりの成人の食塩摂取量はこの間18gから11gに大幅に減少した．つまり，食塩摂取量の減少による高血圧の減少作用を，肥満をはじめとする代謝異常の増加による高血圧の増加作用が打ち消した結果，高血圧頻度に大きな時代的変化がみられなかったと推察される．

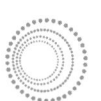

最近の住民における高血圧発症の危険因子

前述のように，高血圧の危険因子は時代とともに変化している可能性が高い．そこで，最近の久山町住民を追跡した成績より高血圧発症の危険因子を検討してみたい．

1988年に設定した久山町第3集団のうち，追跡開始時に正常血圧を示し，かつ75g経口糖負荷試験で糖尿病のないことを確認した1,133名をその後5年間追跡した成績より，高血圧発症（血圧≧160/95mmHgまたは降圧薬服用）の危険因子の相対危険度をロジス

表2 高血圧発症の危険因子の相対危険度
多変量調整，久山町第3集団，40歳以上，1,133名，追跡5年

危険因子	相対危険度
年齢[a]	1.8**
性[b]	2.0**
高インスリン血症[c]	1.7*
飲酒	3.3**
交互作用(高インスリン血症×飲酒)	0.4**
Body mass index[a]	1.3**

ロジスティックモデル(調整項目：空腹時血糖，総コレステロール，HDLコレステロール，中性脂肪，高血圧家族歴，喫煙，身体活動，総カロリー，飽和脂肪酸，食塩摂取量)
[a]：1標準偏差上昇のリスク
[b]：女性に対する男性のリスク
[c]：血清インスリン値3分位最高値群のリスク
** $p<0.01$，* $p<0.05$

ティック回帰モデルにより多変量調整して算出した[5]．その結果，インスリン抵抗性の指標である高インスリン血症は高血圧発症のリスクを1.7倍有意に高めた（表2）．

高血圧は，肥満，耐糖能異常，脂質代謝異常などの代謝異常と合併しやすいことが知られていた．近年それを説明する概念として，これら病態の発現の根底にインスリン抵抗性が存在するとの考えが注目されている[6-8]．そして，欧米を中心とした疫学研究でも高インスリン血症と高血圧の関連が検討されている．正常血圧の米国白人995名を8年間追跡したSan Antonio Heart研究[9]では，追跡開始時の血清インスリン値4分位の最高値群における高血圧発症のリスクは最低値群に比べて2倍有意に高かった．つまり，最近の日本人では，欧米人と同様にインスリン抵抗性が高血圧発症と密接に関連することが示唆される．

アルコールは高血圧の重要な危険因子である[10]．久山町住民でもアルコール摂取は高血圧の有意な危険因子となった（表2）．一方，最近の欧米の疫学調査[11]より，適量のアルコール摂取はインスリン抵抗性を改善することが報告されている．この説に従えば，アル

コールは，血圧を上昇させるとともに，その一方でインスリン抵抗性の改善を介して血圧を下げる方向に働く，相反する作用を有する可能性がある．そこで，高インスリン血症と飲酒の交互作用を検討したところ，有意な関連を認めた．つまり，高インスリン血症は高血圧の有意な危険因子となるが，飲酒が両者の関係を減弱させていることが示唆される．

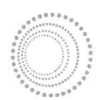

最近の住民における心血管病発症の危険因子

高血圧は心血管病の主たる危険因子である．しかし，時代とともに降圧治療が普及し血圧レベルが低下しているので，これが心血管病発症率に与える影響も時代的に変化している可能性が高い．そこで，最近の久山町住民の追跡調査より脳梗塞および虚血性心疾患発症の危険因子を検討してみたい．

1988年に設定した久山町第3集団を8年間追跡した成績より，脳梗塞および虚血性心疾患の危険因子を多変量解析によって検討した（表3）[3]．その結果，脳梗塞，虚血性心疾患ともに加齢の影響を認めた．それに加えて脳梗塞に対しては，男性では脂質代謝異常の指標である動脈硬化指数が，女性ではヘモグロビンA1が独立した有意な危険因子となった．虚血性心疾患には，男性ではヘモグロビンA1が，女性では喫煙とともにBody mass indexが有意な危険因子となった．一方，収縮期血圧は女性の虚血性心疾患以外では有意な危険因子とならなかった．つまり，近年，降圧治療の普及によって血圧レベルが引き続き低下しているので心血管病に対する高血圧の影響が低下し，最近増加傾向にある代謝異常の影響が増大しているものと考えられる．

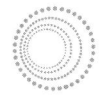

表3 脳梗塞および虚血性心疾患発症の危険因子の相対危険度
多変量調整，久山町第3集団，40歳以上，2,637名，追跡8年

危険因子	脳梗塞 男性	脳梗塞 女性	虚血性心疾患 男性	虚血性心疾患 女性
年齢[a]	3.7	2.4	2.7	2.6
収縮期血圧[a]				1.6
ヘモグロビンA1[a]		1.5	1.3	
動脈硬化指数[a][b]	1.4			
Body mass index[a]				1.5
喫煙				2.8
飲酒				
心電図異常[c]				

Cox比例ハザードモデル・逐次変数選択法（有意水準 $p<0.05$）
 [a]：1標準偏差上昇のリスク
 [b]：（総コレステロール-HDLコレステロール）/HDLコレステロール
 [c]：左室肥大またはST低下

危険因子の集積と心血管病発症のリスク

心血管病の新たな危険因子となりつつある代謝異常の多くは，インスリン抵抗性と関連している．したがって，最近の住民ではインスリン抵抗性を基盤とする動脈硬化の危険因子（インスリン抵抗性症候群の構成因子）の集積が，心血管病発症に大きな影響を与えている可能性が高い．そこで，1988年に設定した久山町第3集団のうち60歳以上の老年者1,097名を5年間追跡した成績より，高インスリン血症を含めたインスリン抵抗性症候群の構成因子の合併数別に脳梗塞および虚血性心疾患発症率を検討した（図2）[12]．その結果，虚血性心疾患発症率は，危険因子の合併数が増加

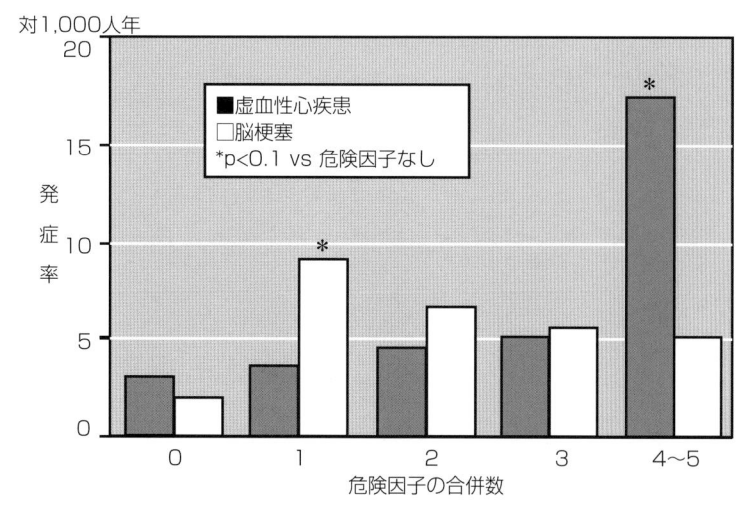

図2 インスリン抵抗性症候群の構成因子の合併数と虚血性心疾患および脳梗塞発症率
性・年齢調整，久山町第3集団，60歳以上，1,097名，追跡5年

するに従い上昇した．一方，脳梗塞発症率と危険因子の合併数との間には一定の傾向は認めなかった．つまり，最近の日本人では，インスリン抵抗性が虚血性心疾患の重要な危険因子となっていることが示唆される．

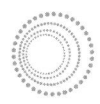

おわりに

わが国では，過去30年間に高血圧管理が広く普及し，心血管病に与える高血圧の影響は大きく低下した．一方，近年わが国で急激に増加している代謝異常が心血管病の新たな危険因子となりつつある．したがって，心血管病を今後さらに予防するためには，より徹底した高血圧対策とともに，運動，脂肪摂取制限，肥満の是正など生活様式の改善を通じてインスリン抵抗性を基盤とする代謝異常を是正することが重要である．

●文　献●

1) 日本高血圧学会高血圧治療ガイドライン作成委員会：高血圧治療ガイドライン2000年版．日本高血圧学会，東京，2000．
2) Arima H, Tanizaki Y, Kiyohara Y et al : Validity of the JNC VI recommendations for the management of hypertension in a general population of Japanese elderly : the Hisayama Study. Arch Intern Med 163 : 361-366, 2003.
3) 藤島正敏：高齢者の心血管病-久山町研究から．日老医誌36：16-21, 1999．
4) 尾前照雄：久山町の高血圧．高血圧3：101-108, 1981．
5) Arima H, Kiyohara Y, Kato I et al : Alcohol reduces insulin-hypertension relationship in a general population : the Hisayama Study. J Clin Epidemiol 55 : 863-869, 2002.
6) Reaven GM : Role of insulin resistance in human disease. Diabetes 37 : 1595-1607, 1988.
7) Kaplan NM : The deadly quarted-upper body obesity, glucose intolerance, hypertriglyceridemia, and hypertension. Arch Intern Med 149 : 1514-1520, 1989.
8) DeFronzo RA, Ferrannini E : Insulin resistance : a multifaceted syndrome responsible for NIDDM, obesity, hypertension, dyslipidemia, and atherosclerotic cardiovascular disease. Diabetes Care 14 : 173-194, 1991.
9) Haffner SM, Valdez RA, Hazuda HP et al : Prospective analysis of the insulin-resistance syndrome (Syndrome X). Diabetes 41 : 715-722, 1992.
10) Ascherio A, Rimm EB, Giovannucci EL et al : A prospective study of nutritional factors and hypertension among US men. Circulation 86 : 1475-1484, 1992.
11) Razay G, Heaton KW, Bolton CH et al : Alcohol consumption and its relation to cardiovascular risk factors in British women. BMJ 304 : 80-83, 1992.
12) 清原裕，藤島正敏：心血管病危険因子としてのインスリン抵抗性．日老医誌 34：360-364, 1997．

［有馬　久富／清原　裕］

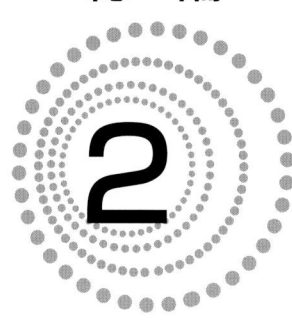

総論 2 家庭血圧自己測定と 24時間血圧測定による高血圧診断基準

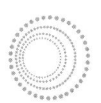

はじめに

通常，高血圧の診断は，複数回測定した診察室血圧による（図1）．しかし，診察室という特殊医療環境下で血圧レベルが上昇し，日常生活時の真の血圧レベルを必ずしも反映しないことは古くから知られていた．この日常生活時の血圧を測定する手段として，家庭血圧自己測定と24時間血圧測定（ABPM：Ambulatory blood pressure monitoring）が広く普及しつつあり，最近発表された国際的高血圧ガイドラインにも両血圧測定の有用性が取り上げられている．

今後は，診察室血圧に加えてこれらの診察室外の血圧を無視して，有益な個別高血圧診療を行えない状況になるであろう．本項では，これまで得られているコンセンサスを総括し，家庭血圧自己測定およびABPMをどのように高血圧診療に生かすかをまとめる．

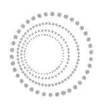

家庭血圧自己測定とABPMによる高血圧診断基準

現時点で許容範囲の異なる測定方法による高血圧診断の血圧閾値と血圧目標値を表1に示す．しかし，厳密なABPMの血圧基準値は各国の高血圧ガイドラインで微妙に異なる．2003年5月に発表されたアメリカ高血圧診療ガイドラインであるJNC7では高血圧のカットオフ値を覚醒時血圧135/85mmHg，睡眠時血圧120/75mmHgとしている．これは，米国コロンビア大学のトーマスGピッカリング博士らが1996年に発表したアメリカ高血圧学会の基準値[1]に準拠している．一方，ヨーロッパ高血圧学会・心臓病学会が2003年6月に発表したESH-ESC高血圧管理ガイドラインでは125/80mmHgを用いている．日本高血圧学会が2000年に発表したガイドラインでは，1987年から今井 潤博士らが岩手県大迫町で実施している長期観察研究から得た予後の成績を基に，135/80mmHgを高血圧診断基準としている．

一方，家庭血圧を用いた場合は，135/85mmHg以上を高血圧と考えることで各国の高血圧ガイドラインのコンセンサスは得られている．家庭血圧自己測定は，早朝（起床後1時間以内，薬剤服用前）と就寝前に行い，その平均を家庭血圧レベルとするのがよい．

図1 診察室血圧による高血圧の診断

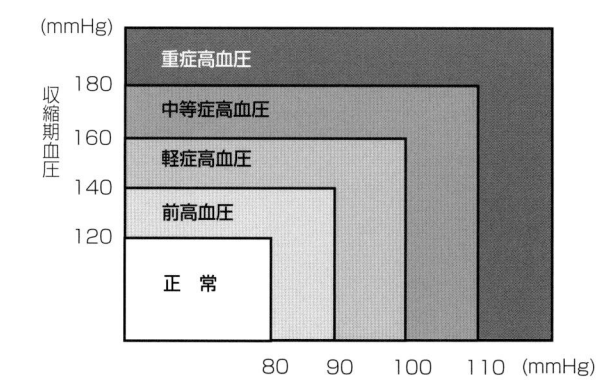

収縮期高血圧：収縮期血圧≧140mmHg かつ 拡張期血圧<90mmHg

表1 異なる測定方法による高血圧診断の血圧閾値と血圧目標値

測定方法	収縮期血圧	拡張期血圧
診察室血圧	140	90
家庭血圧	135	85
ABPM（平均覚醒時血圧）	135	85
ABPM（平均24時間血圧）	130	80

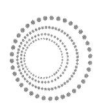

白衣高血圧

概　念

　1988年にピッカリング博士らは，白衣高血圧を「診察室で血圧レベルのみが高値を示し，医療施設を離れた日常生活時の血圧レベル（自由行動下血圧）は正常レベルである状態」であると定義し，自由行動下血圧レベルも高い持続性高血圧と区別し，高血圧診療の際に違った対処を要する病態であるという概念を発表した[2]．その後，白衣高血圧という言葉は広く受け入れられ，ABPMおよび家庭血圧計の普及と共に，白衣高血圧は高血圧と診断される患者の20〜30%がこれに相当し，高血圧診療において極めて大きなインパクトを持つ疾患概念となっている．一方，本病態の認識をいかに具体的に高血圧診療に生かしてゆくかにおいては，現在，その発展途上にあり，ガイドラインが作成されるのまでには至っていない．世界保健機構・国際高血圧学会（WHO・ISH）高血圧ガイドラインでは，「白衣高血圧」は「診察室高血圧 isolated office hypertension もしくは isolated clinic hypertension」と代用的に使用されているが，ほぼ同じ概念を表す．

診　断

　白衣高血圧の診断には診察室血圧レベルは常に高いということが大切で，1回の診療によって判断することはできない．少なくとも3回の診察室での血圧測定が必要である．白衣高血圧の診断に用いられる診察室血圧レベルに関しては，140/90 mmHg以上をもちいることのコンセンサスが得られている．しかし，診察室外の血圧レベルの異常と正常の境界をどのレベルにするかについて，コンセンサスは得られていない．現時点では，診察時血圧が常に140/90 mmHg以上で，平均家庭血圧もしくはABPMの平均覚醒時血圧が135/85mmHg未満もしくはABPMの平均24時間血圧が130/80mmHg未満の場合に白衣高血圧と診断するのが妥当であろう（図2）．

臓器障害

　白衣高血圧は持続性の高血圧に比較した場合，臓器障害が軽度で，その予後は良好であることに関してはほぼコンセンサスが得られている．しかし，正常血圧者と比較した場合，同等に良好であるかに関しては，現在，意見が分かれている．これまでの報告の違いの大きな理由は，白衣高血圧の定義が報告者によって大きく異なることである．心エコーを用いた研究で，正常血圧者に比較して白衣高血圧で左室肥大が進行していると発表している報告の大半は，白衣高血圧の自由行動下血圧レベルも高値である．頸動脈エコー検査を用いた研究でも，白衣高血圧の内膜中膜肥厚の程度および動脈硬化性プラークの頻度は，持続性高血圧よりも低く，正常血圧と変わらないことが報告されている．白衣高血圧で内膜中膜肥厚が，正常血圧に比較し高度であることを報告した研究の白衣高血圧群は正常血圧群に比べ肥満度および血中総コレステロール値が高かった．

　島田和幸博士らは高齢者を対象に頭部MRI検査を行い，白衣高血圧群の無症候性脳梗塞および高度の深部白質病変は正常血圧群で差がなく，持続性高血圧群に比較して軽度であることを報告している[3]．また，異なる高齢者高血圧集団で検討したところ，白衣高血圧群では持続性高血圧に比較し，無症候性脳梗塞，特

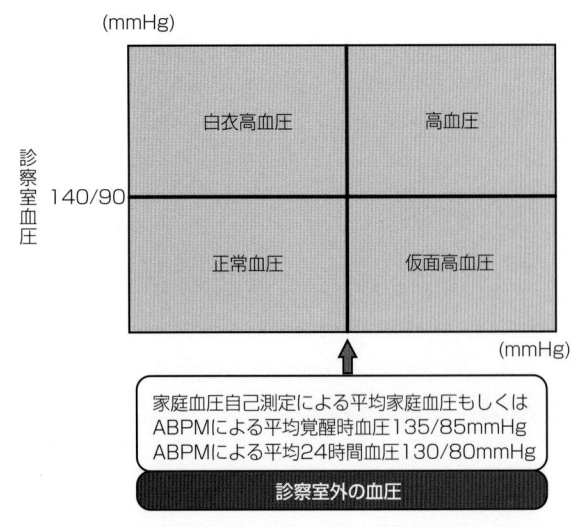

図2　診察室外血圧と診察室血圧から得られる高血圧分類

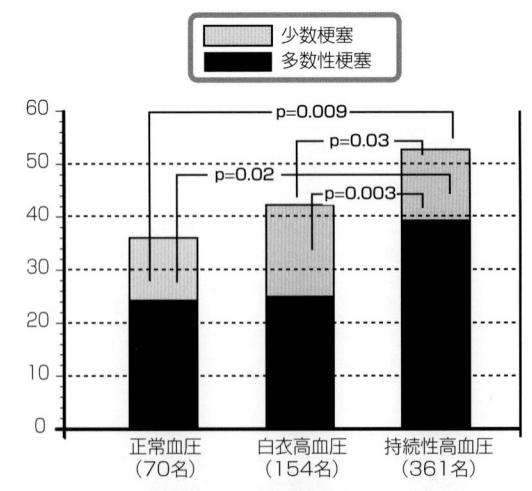

図3　日本人高齢者の無症候性脳梗塞の頻度
（自治医科大学ABPM研究）

(Kario K, Shimada K, Matsuo T, Hoshide S, Schwartz JE, Pickering TG. Silent and clinically overt stroke in older Japanese subjects with white-coat and sustained hypertension. J Am Coll Cardiol 2001;38:238-245.)

に多発性脳梗塞が少なく，正常血圧群と同程度の頻度であった（図3）[4]．さらに，深部白質病変や微量アルブミン排泄量も軽度であった[5]．また，高齢者高血圧患者において無症候性高血圧臓器障害と関連している凝固亢進状態および内皮細胞障害も[6]，持続性高血圧に比較し白衣高血圧群で軽度であった[7]．

白衣高血圧が，24時間平均血圧レベルが正常血圧かわらずに臓器障害を進行させる機序として，白衣高血圧に血圧以外の心血管リスクファクターが集積している可能性と，血圧の変動性の増大が考えられる．白衣高血圧で，医療環境というストレスによりもたらされる血圧の一過性上昇の増大が，その他の精神身体的ストレスによる血圧反応性と関連があるかどうかであるが，否定的な報告が多い．また，白衣高血圧患者での自由行動下の昼間覚醒時の血圧変動は，通常，増大していないという報告が多い．従って，白衣高血圧でみられる血圧上昇は，医療環境下に特異的で，その他のストレスによる血圧反応全般には一般化できないといえる．しかし，われわれは，白衣高血圧の中にインスリン抵抗性を有し，他の心血管リスクファクターが集積しているサブグループがあることを指摘している．すなわち，白衣高血圧の中にインスリン抵抗性症候群と関連している病態（代謝白衣高血圧，Metabolic white-coat hypertension）があり，当初，ピッカリング博士が提唱した純粋な「白衣高血圧」を合わせて「白衣高血圧症候群」として考えている（図4）[8]．最近，我々は日本人高血圧患者においても高インスリン血症やそれに関連した血液線溶系低下に関わる組織プラスミノゲンアクチベーターインヒビター-1（PAI-1）が無症候性脳血管障害と関連していることを明らかにしている（表2）[9]．近年の白衣高血圧が悪い病態であることを示した報告の対象者の中には，この代謝白衣高血圧の特徴を有する対象者が多く含まれている可能性がある[8]．

予　後

これまでに日本人の地域一般住民[10]や高血圧患者を含む前向きコホート研究が発表されているが，いずれの報告においても自由行動下血圧が診察室レベルよりも正確な予後決定因子であった．そのうち，白衣高血圧と持続性高血圧を比較した検討では，白衣高血圧の予後は持続性高血圧より良好であった．正常血圧者と比較した報告では，白衣高血圧の予後は正常血圧と変わらなかった．われわれも日本人高齢者高血圧患者を811名と正常血圧者147名を42.5カ月追跡した自治医科大学ABPM研究において，白衣高血圧を診察室血圧140/90 mmHgで，24時間血圧は130/80 mmHgと厳密な定義をもちいた場合，白衣高血圧の心血管予後は正常血圧と差がなく，持続性高血圧と比較した場合，脳卒中の発症率は約1/4であった（図5）[4]．

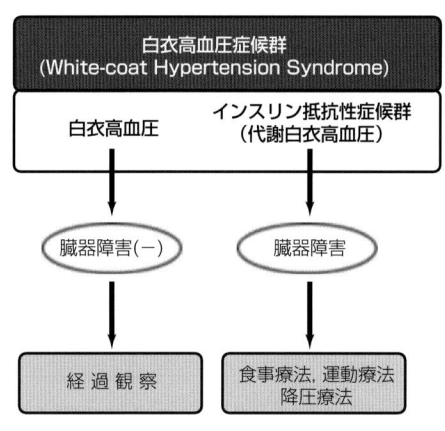

図4　白衣高血圧症候群と白衣高血圧
（Kario K, Pickering TG. White-coat hypertension or white-coat hypertension syndrome, which is accompanied by target organ damage? Arch Intern Med 2000;160:3497-3498.を改変）

表2　高血圧患者の早朝の血中凝固線溶因子レベル

	無症候性脳梗塞		
	なし 43名	少数 (1〜2/人) 32名	多発性 (>3/人) 48名
年齢（歳）	66	69	71 **
男性(%)	28	25	35
Body mass index (kg/m^2)	23.9	24.5	24.3
診察室血圧 (mmHg)	167/97	169/97	172/98
総コレステロール (mmol/L)	5.5	5.1	5.3
インスリン (75gOGTT AUC) (pmol/L/min)	159	153	207 *
Prothrombin F1+2 (nmol/L)	1.3	1.5	1.7 *
Von Willebrand factor (%)	138	157	180 **
PAI-1 (μg/L)	39	42	64 *

*$p<0.05$, **$p<0.001$　　（Kario K, et al, 2001[9]）

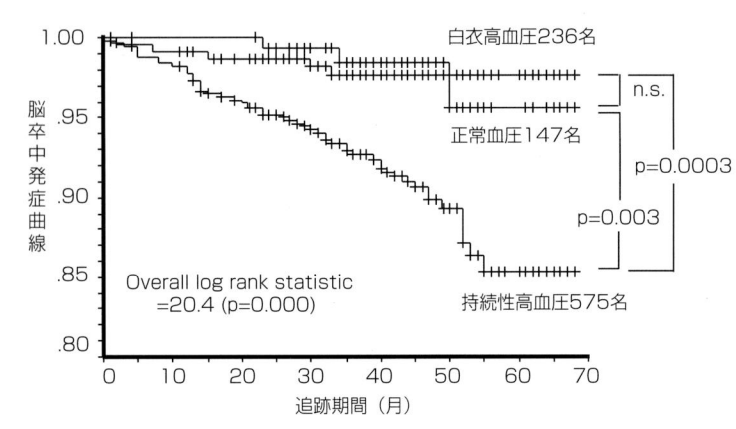

図5 日本人の脳卒中予後
（自治医科大学ABPM研究）
（Kario K, Shimada K, Matsuo T, Hoshide S, Schwartz JE, Pickering TG. Silent and clinically overt stroke in older Japanese subjects with white-coat and sustained hypertension. J Am Coll Cardiol 2001;38:238-245.）

対策

　白衣高血圧は，降圧剤投与を必要とせず，基本的に診察室血圧に加えて診察室以外での血圧の両者の経過観察だけでよい．経過観察を要する理由として，一つには白衣高血圧にストレスが加わった場合などに持続性高血圧に移行する可能性が指摘されている[11]．また，ABPMによる24時間血圧も，多くの要因の影響を受けることから，検査日の血圧レベルが低い目に出て，実際は持続性高血圧であるのに，白衣高血圧に分類されてしまう可能性もある．白衣高血圧に降圧薬を投与した場合，診察時血圧は幾分減少するが，治療してもその利益は少ない．

　ただし，高血圧患者の薬物療法開始に際しては，他の危険因子やも心血管系疾患，臓器障害または糖尿病などを合併するかどうかも重要である．従って，白衣高血圧においても，自由行動下血圧レベルの比較的高いグループ（例えば24時間血圧レベルで130/80mmHg付近）や，心血管系疾患や臓器障害，糖尿病や代謝症候群などを有するハイリスク白衣高血圧では，治療が必要とされるかもしれない．

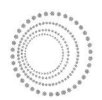

仮面高血圧

　近年，診察室血圧が正常血圧でも自由行動下血圧が高い状態があり，仮面高血圧「masked hypertension」といわれている（図2）[12]．その臓器障害と心血管イベントのリスクは白衣高血圧と比較して有意に高く，持続性高血圧患者と同程度である．従って，この高血圧は自由行動下高血圧「isolated ambulatory hypertension」とも呼ばれている．このことは，診察室血圧に比較して，ABPMの自由行動下血圧がより心血管リスクを正確に評価できるということを示しているに他ならない．仮面高血圧の頻度は診察室血圧が正常血圧者の約10〜20％と言われている．通常，仮面高血圧とは降圧薬を服用していない者を対象とした概念であり，治療中の高血圧患者は使用されない．

臓器障害と予後

　これまでの横断研究では，仮面高血圧は代謝異常を伴いやすく，左室リモデリングが持続性高血圧患者と同程度に進行していることが報告されている．大迫研究では日本人においても仮面高血圧のリスクが持続性高血圧患者と同程度であることを発表しており，以前から海外でも注目を集めていた．

　最近，地域在住の高齢者男性を対象としたスエーデンの追跡研究により仮面高血圧の予後が報告されている[13]．本研究は70歳時に未治療でABPMを施行した男性578名を対象に，8.4年間予後を追跡している．仮面高血圧82名（診察室血圧<140/90mmHgかつABPM覚醒時血圧≧135/85mmHg），持続性高血圧308名（診察室血圧≧140/90mmHgかつABPM覚醒時血圧≧135/85mmHg）の予後を正常血圧患者188名と比較した．ベースライン時には，正常血圧者に比較して，仮面高血圧患者と持続性高圧患者は共にBody mass indexと腹囲とウェスト・ヒップ比が大きく腹部肥満を来たしていた．また，糖尿病頻度は持続性高血圧群でのみ高く，仮面高血圧群では高くなかった．しかし，空腹時血糖および経口ブドウ糖負荷2時間後血糖は正常血圧群と比較して，仮面高血圧群で高値を示していたことから，糖尿病までには至っていないものの耐糖能障害を伴っているものと考えられた．また，心エコーで評価した左室リモデリングも，左室肥大を示す左室重量インデックスは正常血圧者と有意差はなかったが，相対的壁肥厚は持続性高血圧患者と同程度に進行していた．相対的壁肥厚の増加で表される求心性リモデリングは求心性左室肥大に先行することが知られていることから，仮面高血圧患者では早期の高血圧性心疾患が進行している状態にあることがうかがわれる．さらに，正常血圧に比較した心血管リスク因子補正後の心血管イベント発生のハザード比は仮面高血

圧で2.77（95％信頼区間1.15-6.68）と，持続性高血圧の2.94（95％信頼区間1.49-5.82）と同程度であった．

対　策

仮面高血圧のリスクは高血圧患者と同程度に高いが，通常，医療機関を受診していない．従って，今後，家庭血圧測定の普及に加えて，仮面高血圧のリスクを一般住民に啓蒙してゆくことが大切であろう．一方，医療機関においては，他の心血管リスク因子，特に代謝症候群に関連する因子や高血圧性臓器障害を有すハイリスク群では，ABPMにより仮面高血圧がないかをチェックしておく必要がある．仮面高血圧の治療は，通常の持続性高血圧患者と同様の降圧療法が必要である．

血圧日内変動

24時間血圧レベルに加えて，血圧日内変動が臨床的意義をもつことが明らかになってきた[14,15]．通常，血圧は夜間に約10〜20％下降し，起床と共に上昇する日内変動を示す．この血圧日内変動に異常を示す高血圧患者の心血管予後は悪いことが指摘されている．また，早朝には血圧レベルが急増する，いわゆるモー

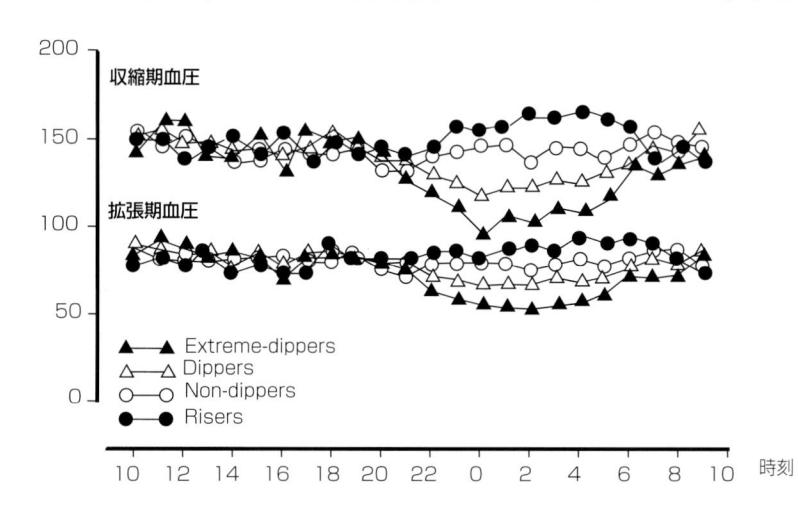

図6　夜間血圧下降サブタイプの24時間血圧レベル
（Kario K, Pickering TG, Matsuo T, Hoshide S, Schwartz JE, Shimada K. Stroke prognosis and abnormal nocturnal blood pressure falls in older hypertensives. Hypertension 2001; 38: 852-857.）

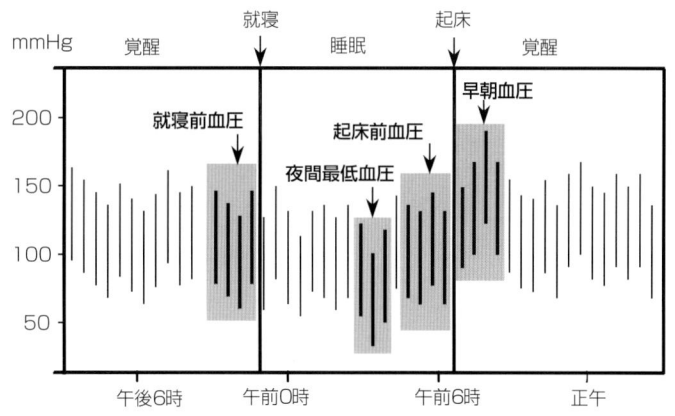

図7　24時間血圧測定（ABPM）および家庭血圧自己測定から得られる血圧指標
（Kario K, Pickering TG, Umeda Y, Hoshide S, Hoshide Y, Morinari M, Murata M, Kuroda T, Schwartz JE, Shimada K. Morning surge in blood pressure as a predictor of silent and clinical cerebrovascular disease in elderly hypertension. A prospective study. Circulation 2003;107:1401-1406.）

ニングサージがみられるが，同時間帯に心血管イベントも多いことが知られている[16,17]．

血圧日内変動異常の定義

近年，高血圧患者で日内変動異常を伴うグループがあり，高率に高血圧臓器障害をともなうことが指摘されている．夜間血圧下降のない日内変動異常non-dipperが正常血圧下降を示すdipperと区別され，脳，心臓，腎臓の全標的臓器障害が進行しており，心血管リスクが高いことが明らかにされている．

ABPMを用いた日内変動異常の定義はコンセンサスが得られていないが，夜間睡眠時血圧が昼間血圧に比較し10％未満の場合をnon-dipperとし，それ以上の下降がみられる場合dipperとする場合が多い．われわれはさらに，dipperとnon-dipperの極端なサブタイプをそれぞれ，extreme dipper および riserとして定義している（図6，7）[18,19]．

Non-dipperとRiser

われわれは夜間が昼間に比べて逆に上昇する極端なnon-dipperをriserとして区別した[7]．Riserの脳卒中リスクは最も高かった[18]．特にriserでは致死的脳卒中のリスクが高く，脳卒中サブタイプ別の検討では出血性脳卒中が多かった．地域一般住民を対象とした大迫研究においてもdipperと比較したriserの心血管死亡相対リスクは3.7と高値であった[20]．また，腎障害患者ではnon-dipperが多いことが知られているが，その腎機能予後もnon-dipperで悪いことも報告されている．

Non-dipperのメカニズムは多様である．うっ血性心不全や腎不全等の血管内血液量の増加や，糖尿病など自律神経障害をきたす病態，クッシング症候群などの内分泌疾患による2次性高血圧等の病態でnon-dipperを生じることが多い．睡眠時無呼吸症候群は本態性高血圧患者でも，特にnon-dipperやriserではその頻度が高いが，見過ごされていることが多い．

Extreme-dipperと相対的低血圧

われわれは夜間20％以上の過度降圧を示す高血圧サブグループを新しくextreme dipperと命名した[5]．高齢者高血圧患者のextreme dipperでは無症候性脳梗塞が進行しており[5]，実際に追跡研究においてもriserにつぐ脳卒中リスクとなった[18]．起立性低血圧や食後血圧低下でも無症候性脳梗塞を高率に伴い心血管予後が悪いことが報告されているが，これら3病態は高齢者において高血圧の存在下で臨床的意義をもつ相対的低血圧（relative hypotension）といえよう（図8）[21]．これらの相対的低血圧は高齢者において虚血性脳病変の一つといわれている深部白質病変とも関連している．この深部白質病変の進行は，認知機能の低下を伴うことが多く，典型例ではBinswanger型痴呆といわれている．また，本病変は高齢者のうつ状態やバランス障害に伴う転倒とも関連している．

血圧モーニングサージ

血圧にはモーニングサージといわれる早朝の上昇がみられる．最近，われわれは日本人高血圧患者を対象

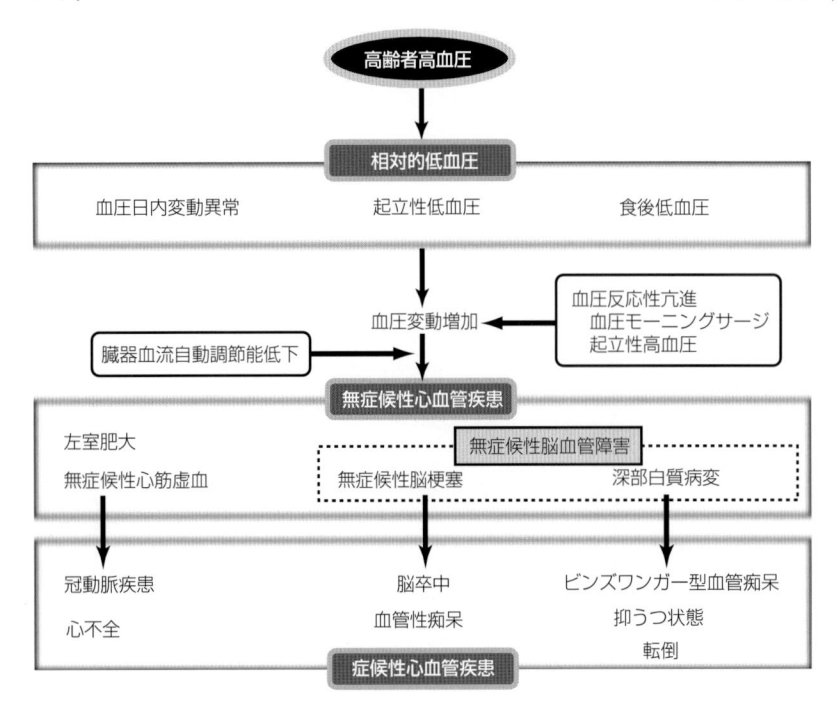

図8 高齢者高血圧における相対的低血圧の臨床的意義
(Kario K, Pickering TG. Blood pressure variability in elderly patients. Lancet 2000; 355: 1645-1646.)

とした自治医科大学ABPM研究において，この血圧モーニングサージが脳卒中のリスクになることを報告した[19]．ベースライン時に頭部MRIとABPMを実施した，明らかな心血管イベントの既往のない高齢者高血圧患者（平均年齢72歳）519名を対象に，心血管イベントの新規発症を平均41カ月間追跡した．血圧モーニングサージを，夜間の最低点を含む3つの平均の最低値となるポイントを夜間最低血圧と定義し，夜間最低血圧から起床後2時間の収縮血圧（早朝血圧）までの上昇度を「日内サージ（sleep-trough surge）」と定義した（図7）．対象者を日内サージにもとづき最高10パーセンタイルを血圧モーニングサージ群とし，非サージ群と分けたところ，サージ群の早朝収縮期血圧は172mmHgと早朝高血圧を示した．2群の年齢・24時間血圧を一致させたところ，追跡期間中の脳卒中イベントの発生率はサージ群が17％と，非サージ群7.0％に比較して有意に高く，2.7の脳卒中相対リスクになった（表3）．さらに，無症候性脳梗塞をCOX回帰分析モデルに加え，脳卒中リスク因子を検討したところ，10歳の加齢により75％，24時間収縮期血圧10mmHgの増加により38％脳卒中リスクが増加していた．無症候性脳梗塞は相対リスク4.5の強力なリスク因子であった．また，これらのリスク因子とは独立して，血圧モーニングサージ10mmHgの増加で22％脳卒中リスクが増加していた．

臓器障害

われわれの研究では，ベースライン時の無症候性脳梗塞の頻度はモーニングサージ群で70％，非サージ群では49％で，1人あたりの個数はサージ群に多く，2個以上の多発性脳梗塞を有する頻度ではサージ群で54％，非サージ群で37％であった（表3）[19]．したがって，血圧モーニングサージは，脳卒中イベントのみならず，無症候性脳血管障害の進展とも関連している．高齢者高血圧患者を対象に身体活動計を用いて正確に起床時間を同定し，それに基づき起床時の血圧モーニングサージを算出した桑島 巌博士らの報告では[22]，起床サージは左室心筋重量係数と相関していた．

早朝高血圧と血圧モーニングサージの定義

現在，早朝高血圧の定義は確立したものはない．自治医大ABPM研究の成績では朝夕の平均血圧レベル（ME平均）に加え，朝夕の血圧レベルの差（ME差）はそれぞれ独立して，脳卒中イベントならびに左室重量係数と関連していた．したがって，われわれは家庭血圧自己測定を用いた場合もおいても，ABPMによる図7の定義と同様に，ME平均収縮期血圧が135mmHg以上かつME差が15〜20mmHg以上の高血圧患者を早朝（優位）高血圧としている（図9）．

対策

日常診療においては，まず家庭血圧自己測定を用いが早朝血圧レベルをモニターすることが最初の第一歩である．

朝（薬剤服用前）と夕（就寝前）の血圧平均を135/85mmHg以下とし，同時に朝夕の収縮期血圧差を15〜20mmHg以内に抑制することが重要である．

しかし，われわれの降圧療法中の高血圧患者を対象とした横断研究であるJ-MORE（Jichi Morning Hypertension Research）研究では，外来血圧が140/90mmHg未満とコントロール良好と判断された降圧療法中の高血圧患者の内，約半数が早朝血圧レベルが135/85 mmHg以上を示す仮面早期高血圧であった（図10）[23]．このことは，外来血圧によるスタンダードな高血圧診療では早朝の血圧管理が不十分であることを示している．

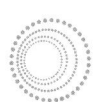

早朝高血圧の治療

具体的降圧療法は，早朝血圧レベルを図11に示す非特異的および特異的治療を組み合わせる．まず，非特異的治療として24時間持続する長時間作用型降圧薬を使用することが原則である．これにより，ME平均を135mmHg（収縮期血圧）以下に低下させることを目標にする．長時間作用型カルシウム拮抗薬や利尿薬がその典型薬剤である．しかし，1日1回型の降圧薬においても，実際に朝服用後，翌朝まで降圧力が持続する薬剤は少なく，その降圧力の持続は個人間で異なる．実

表3 高血圧患者の血圧モーニングサージと脳血管障害（年齢と血圧を補正）

	血圧モーニング		
	サージ群 46名	非サージ群 145名	p値
年齢（歳）	76	76	N.S.
24時間収縮期血圧 (mmHg)	142	142	N.S.
ベースライン時データ			
無症候性脳梗塞			
頻度 (%)	70	49	0.02
平均個数 (/人)	2.0	1.5	0.01
多発性脳梗塞			
頻度 (%)	54	37	0.04
追跡データ			
脳卒中イベント発生率 (%) （相対リスク = 2.7）	17	7.0	0.04

(Kario K, et al, 2003[19])

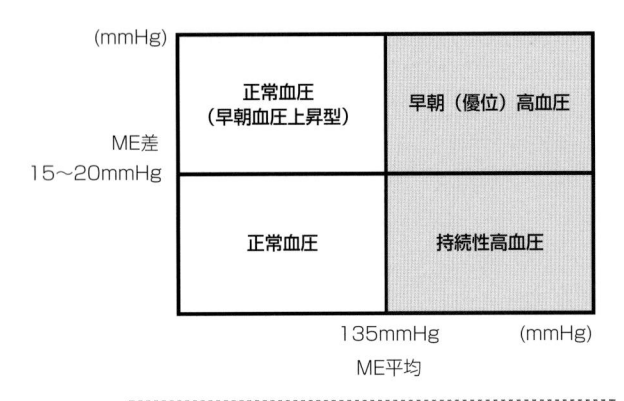

図9 家庭自己測定血圧を用いた早朝高血圧の診断（自治医科大学）

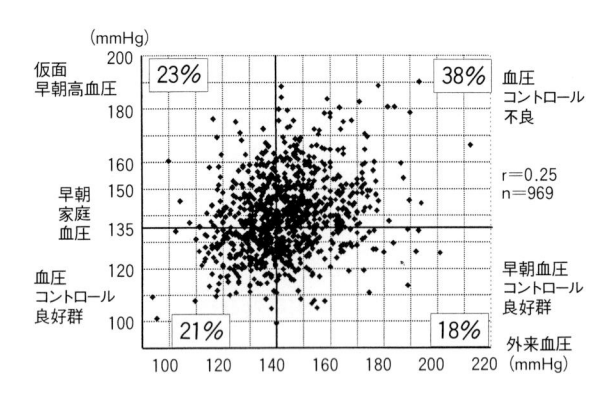

ME平均＝（早朝収縮期血圧＋就寝時収縮期血圧）／2
ME差　＝早朝収縮期血圧－就寝時収縮期血圧

図10 Jichi Morning Hypertension Research (J-MORE)研究

治療中高血圧患者969名，平均年齢66.5歳，男性42％，参加医師45名，参加施設33施設
(Kario, Shimada, et al. Circulation 2003；108：72e-73)

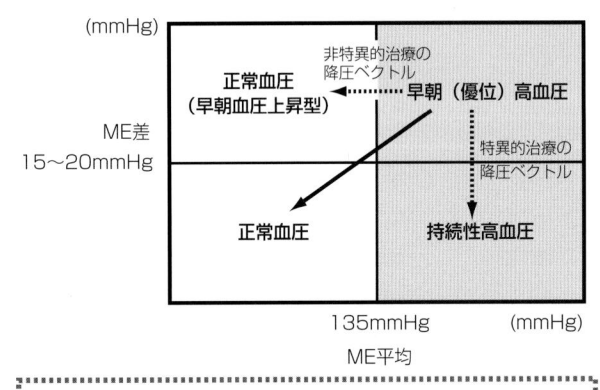

図11 家庭血圧を用いた早朝高血圧に対する降圧療法（自治医科大学）

非特異的治療…長時間作用型降圧薬（朝夕の2分割処方も考慮），利尿薬
特異的治療　…α遮断薬の就寝前投与
　　　　　　　レニン-アンジオテンシン-アルドステロン系抑制薬（就寝前投与も考慮）
　　　　　　　心拍数を抑制するカルシウム拮抗薬（シルニジピン，アゼルニジピン，ジルチアゼム）

際に処方をして，ME差が15〜20mmHg以上である場合，朝夕（あるいは就寝時）2分割処方が有用であることもある．特異的治療としては，早朝に増悪する交感神経系やレニン・アンジオテンシン・アルドステロン系などの抑制薬がある．α遮断薬の就寝前投与により早朝血圧が比較的特異的に低下することが報告されている．β遮断薬単独では早朝血圧の特異的低下はみられない．レニン・アンジオテンシン系が早朝に亢進することから，アンジオテンシン変換酵素阻害薬やアンジオテンシン受容体拮抗薬は特異的治療ともいえるが，実際に朝1回投与では翌日早朝まで降圧力が持続しない薬剤も多い．また，心拍数増加の抑制作用も併せ持っているシルニジピン，アゼルニジピンやジルチアゼムなどのカルシウム拮抗薬は特異的治療の特徴

を有する．

家庭血圧とABPMを用いた高血圧治療戦略

最近，治療中の高血圧患者1963名を対象に5年間追跡した多施設観察研究であるOffice vs Ambulatory Blood Pressure（OVA）研究の成績が発表された[24]．本研究では診察室血圧がいずれのレベルにおいても，ABPMの平均24時間収縮期血圧が135mmHg以上の患者では，それ未満の患者に比較して，心血管リスクが約2倍程度増加していた（図12）．したがって，降圧療法中の血圧コントロール状態の評価にもABPMが有用であることが証明された．

図13に高血圧診療におけるABPMと家庭血圧自己測定を利用したフローチャートを示す[25]．近年，家庭血圧計は急速に普及し，それを用いた血圧の自己測定は診療室での血圧測定や24時間血圧測定に加えて，非常に有用な血圧測定手段となっている．しかし，重要な点は，血圧レベルは24時間変動しており，どの時点での測定値を持って家庭血圧レベルとするかは一定の見解がないという点である．

よくABPMで測定した血圧は家庭血圧に劣っていることが指摘されるが，朝夕自宅での座位という特殊条件下で測定した血圧で再現性がよいのは当たり前である．すなわち，自宅で夜にリラックスしているときに血圧を測定して血圧レベルが正常範囲内でも，日中の仕事中に測定すると血圧が高くなっている可能性がある．また，夜間血圧もABPMでは検出されるが，家庭血圧自己測定では分からない．すなわち，家庭血圧は自由行動下の血圧を過小評価し，昼間のストレス

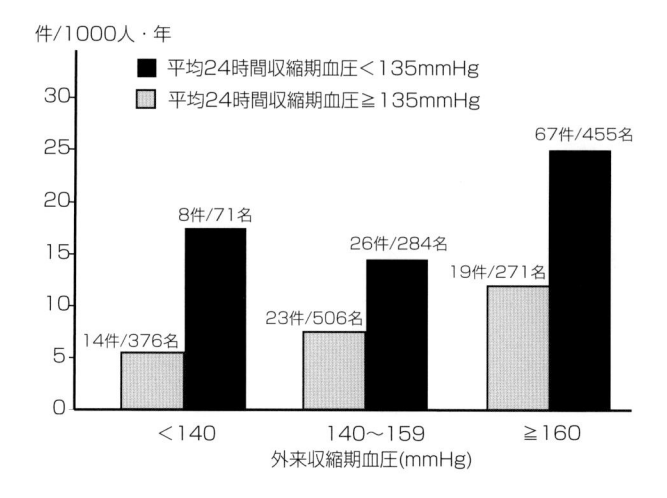

図12 治療中高血圧患者の心血管イベント発生率
(Clement DL, De Buyzere ML, De Bacquer DA, de Leeuw PW, Duprez DA, Fagard RH, Gheeraert PJ, Missault LH, Braun JJ, Six RO, Van Der Niepen P, O'Brien E. Office versus Ambulatory Pressure Study Investigators. Prognostic value of ambulatory blood-pressure recordings in patients with treated hypertension. N Engl J Med 2003;348:2407-15.)

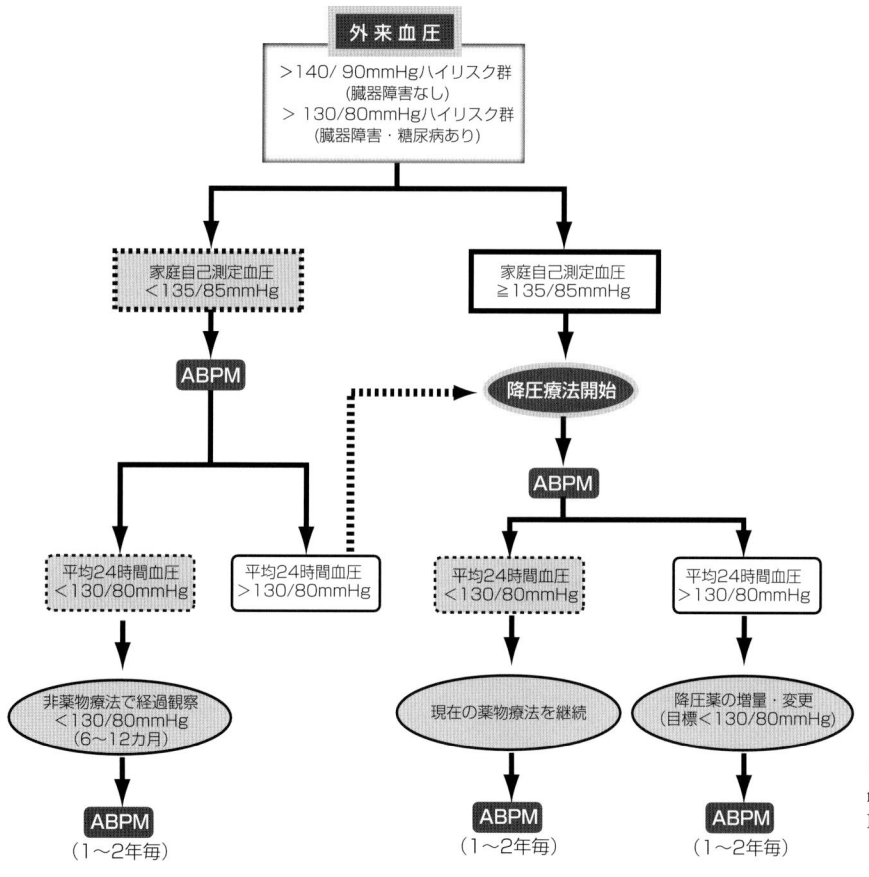

図13 ＡＢＰＭを用いた高血圧管理
(White WB. Ambulatory blood-pressure monitoring in clinical practice. N Engl J Med 2003;348:2377-2378.)

性高血圧や夜間高血圧などを見逃す可能性がある．以上を考慮した場合本フローチャートで示される治療指針となる．

　診療室血圧と家庭血圧が両方高い場合には治療の必要がある持続性高血圧と考えてもよいが，診療室血圧が高値を示し家庭血圧は低い場合には，白衣高血圧か持続性高血圧かの判断のためにABPMが推奨される．家庭血圧測定はいったん高血圧との診断が確定した際に，個人内での血圧の変化，特に治療による血圧の変化をモニターするうえで非常に有用であろう．

まとめ

　21世紀の高血圧治療方針の流れとして，高血圧患者のより効果的な個別療法がますます重要となるであろう．現在では心血管リスクの層別化に臓器障害程度と心血管リスク因子ならびに血圧レベルのみを用いているが，今後，個々の遺伝的素因や血圧上昇メカニズムに立脚したリスクの層別化とそれに基づく治療が行われるようになってゆくと思われる．ガイドラインは

現在進行中の臨床研究のエビデンスに基づき少しずつ改定されてゆくべきものであり，まだエビデンスはそろっていないが臨床的に重要な課題が多く残されている．

重要なことは，変遷してゆく高血圧ガイドラインに基づいた大筋の治療の行いつつ，個々の患者の臨床経過を最優先した個別療法を行うように心がけることである．まず家庭血圧やABPMを高血圧外来診療に取り入れることにより，さらに大きな患者利益が得られるであろう．

●参考文献●

1) Pickering TG, Kaplan NM, Krakoff L, Prisant LM, Sheps S, Weber MA, White WB, American Society of Hypertension Expert Panel. Conclusions and recommendations on the clinical use of home (self) and ambulatory blood pressure monitoring. Am J Hypertens 1996 ; 9 : 1-11.
2) Pickering TG, James GD, Boddie C, Harshfield GA, Blank S, Laragh JH. How common is white coat hypertension? JAMA 1988 ; 259 : 225-228.
3) Shimada K, Kawamoto A, Matsubayashi K, Ozawa T : Silent cerebrovascular disease in the elderly. Correlation with ambulatory pressure. Hypertension 1990 ; 16 : 692-699.
4) Kario K, Shimada K, Schwartz JE, Matsuo T, Hoshide S, Pickering TG. Silent and clinically overt stroke in older Japanese subjects with white-coat and sustained hypertension. J Am Coll Cardiol 2001 ; 38 : 238-245.
5) Kario K, Matsuo T, Kobayashi H, Imiya M, Matsuo M, Shimada K. Nocturnal fall of blood pressure and silent cerebrovascular damage in elderly hypertensive patients. Advanced silent cerebrovascular damage in extreme dippers. Hypertension 1996 ; 27 : 130-135.
6) Kario K, Matsuo T, Kobayashi H, Asada R, Matsuo M. 'Silent' cerebral infarction is associated with hypercoagulability, endothelial cell damage, and high Lp (a) levels in elderly Japanese. Arterioscler Thromb Vasc Biol 1996 ; 16 : 734-741.
7) Kario K, Matsuo T, Kobayashi H, Matsuo M, Sakata T, Miyata T, Shimada K. Factor VII hyperactivity and endothelial cell damage are found in elderly hypertensives only when concomitant with microalbuminuria. Arterioscler Thromb Vasc Biol 1996 ; 16 : 455-461.
8) Kario K, Pickering TG. White-coat hypertension or white-coat hypertension syndrome, which is accompanied by target organ damage? Arch Intern Med 2000 ; 160 : 3497-3498.
9) Kario K, Matsuo T, Kobayashi H, Hoshide S, Shimada K. Hyperinsulinemia and hemostatic abnormalities are associated with silent cerebral lacunar infarcts in elderly hypertensive subjects. J Am Coll Cardiol 2001 ; 37 : 871-877.
10) Ohkubo T, Imai Y, Tsuji I, Nagai K, Watanabe N, Minami N, Itoh O, Bando T, Sakuma M, Fukao A, Satoh H, Hisamichi S, Abe K. Prediction of mortality by ambulatory blood pressure monitoring versus screening blood pressure measurements : a pilot study in Ohasama. J Hypertens 1997 ; 15 : 357-364.
11) Kario K, Matsuo T, Ishida T, Shimada K. "White coat" hypertension and the Hanshin-Awaji earthquake. Lancet 1995 ; 345 : 1365.
12) Pickering TG, Davidson K, Gerin W, Schwartz JE. Masked hypertension. Hypertension 2002 ; 40 : 795-796.
13) Bjorklund K, Lind L, Zethelius B, Andren B, Lithell H. Isolated ambulatory hypertension predicts cardiovascular morbidity in elderly men. Circulation. 2003 ; 107 : 1297-1302.
14) Pickering TG, Kario K. Nocturnal non-dipping : what does it augur? Current Opinion in Nephrology and Hypertension 2001 ; 10 : 611-616.
15) Kario K, Shimada K, Pickering TG. Abnormal nocturnal blood pressure falls in elderly hypertension : clinical significance and determinants. J Cardiovasc Pharmacol 2003 ; 41 (Suppl 1) : S61-S66.
16) Muller JE, Tofler GH, Stone PH. Circadian variation and triggers of onset of acute cardiovascular disease. Circulation 1989 ; 79 : 733-743.
17) White WB. Cardiovascular risk and therapeutic intervention for the early morning surge in blood pressure and heart rate. Blood Press Monit 2001 ; 6 : 63-72.
18) Kario K, Pickering TG, Matsuo T, Hoshide S, Schwartz JE, Shimada K. Stroke prognosis and abnormal nocturnal blood pressure falls in older hypertensives. Hypertension 2001 ; 38 : 852-857.
19) Kario K, Pickering TG, Umeda Y, Hoshide S, Hoshide Y, Morinari M, Murata M, Kuroda T, Schwartz JE, Shimada K. Morning surge in blood pressure as a predictor of silent and clinical cerebrovascular disease in elderly hypertension. A prospective study. Circulation 2003 ; 107 : 1401-1406.
20) Ohkubo T, Hozawa A, Yamaguchi J, Kikuya M, Ohmori K, Michimata M, Matsubara M, Hashimoto J, Hoshi H, Araki T, Tsuji I, Satoh H, Hisamichi S, Imai Y. Prognostic significance of the nocturnal decline in blood pressure in individuals with and without high 24-h blood pressure : the Ohasama study. J Hypertens 2002 ; 20 : 2183-2189.
21) Kario K, Pickering TG. Blood pressure variability in elderly patients. Lancet 2000 ; 355 : 1645-1646.
22) Kuwajima I, Mitani K, Miyao M, Suzuki Y, Kuramoto K, Ozawa T. Cardiac implications of the morning surge in blood pressure in elderly hypertensive patients : relation to arising time. Am J Hypertens 1995 ; 8 : 29-33.
23) Kario K, Kuroda T, Shimada K on behalf of the Jichi Morning-Hypertension Research (J-MORE) Pilot Study. Circulation 2003 ; 108 : 72e-73.
24) Clement DL, De Buyzere ML, De Bacquer DA, de Leeuw PW, Duprez DA, Fagard RH, Gheeraert PJ, Missault LH, Braun JJ, Six RO, Van Der Niepen P, O'Brien E. Office versus Ambulatory Pressure Study Investigators. Prognostic value of ambulatory blood-pressure recordings in patients with treated hypertension. N Engl J Med 2003 ; 348 : 2407-15.
25) White WB. Ambulatory blood-pressure monitoring in clinical practice. N Engl J Med 2003 ; 348 : 2377-2378.

［苅尾　七臣］

総論 3-1 本態性高血圧症の成因
1）病因総論

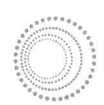

はじめに

　本態性高血圧は収縮期血圧140mmHg以上，拡張期血圧90mHg以上と連続量である血圧値を恣意的に線引きして定義したもので，その定義の根拠も心血管危険因子として有意の悪影響があるという疫学成績に基づいている．したがって，その成因を単一の病態で特定できない雑多な集団と考えられ，本態性高血圧患者個人で種々の成因の関与している程度が異なっており，一元的に述べるのは困難である．このため，何らかの仮説を打ち立てて行われる研究自体が時として方向違いである可能性すら生じうるのである．これに加えて，その成因研究における問題点として，研究に用いられる高血圧動物モデルの妥当性が疑問である点や，年余にわたる期間をかけて形成される高血圧における微細な血行動態上の変化を測定する正確で信頼おける方法がないこと，また，前高血圧状態を同定する指標が何もないことなどもあげられる[1]．

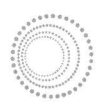

遺伝因子の関与

　本態性高血圧は家族集積性があり遺伝の血圧変動への影響は30％〜50％であると報告されている[2]．一

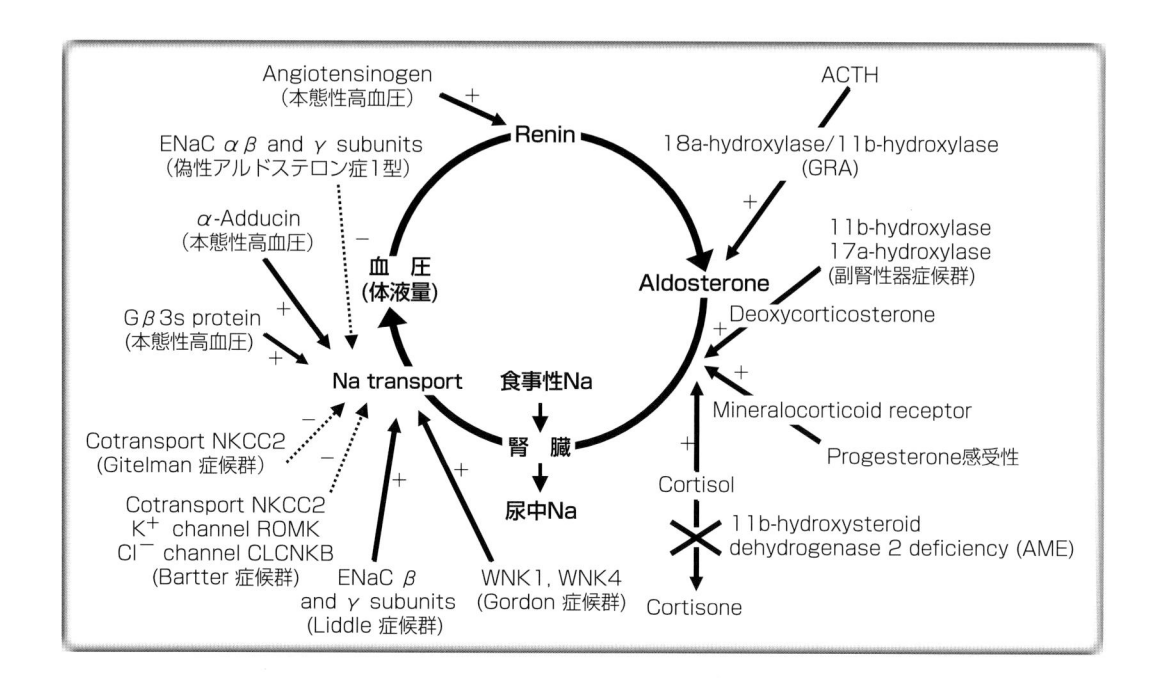

図1　ヒト高血圧の原因候補遺伝子（変異ならびに遺伝子多型）とその作用機序．
とくにNa代謝に関わる候補遺伝子を中心に整理した．本態性高血圧への関与が示唆されている遺伝子多型であるAngiotensinogenとα-Adducinを除くと，いずれも単一遺伝子性高血圧における原因遺伝子変異を示している．実線（＋の記号）は血圧上昇，破線（−の記号）は低下を示す．
ACTH：副腎皮質刺激ホルモン，GRA：グルココルチコイド奏効性アルドステロン症，AME：2型11β-hydroxysteroid脱水素酵素欠損症（apparent mineralocorticoid excess），ENaC：上皮性Naチャンネル．

(Meneton PG, 2001[3]より改変引用)

一般集団と比較して本態性高血圧患者の同胞が高血圧を発症する相対リスクは約3.5である．このリスクは単一遺伝疾患における場合よりもはるかに低く，1型糖尿病（約15倍）や冠動脈疾患（約2倍）などの多遺伝子によると考えられている他の疾患の場合と同様の範囲内にある．

まれな疾患である単一遺伝子の異常に基づく高血圧はすでにほとんどものが明らかにされている（図1）[3]．これに対して，本態性高血圧の原因遺伝子としての遺伝子多型は図1に示したアンジオテンシノーゲンとα-アデュシン以外にも多くのものがあげられているが，確定されてたものはない．これは多遺伝子が関与しているのみでなく，遺伝子間ならびに環境因子との相互作用によって本態性高血圧が発症し，個々の関与はそれほど強くない場合も多いためと考えられる．このことは，対象とする集団によって異なる成績が出てくるという現実をよく説明している．しかし，レニン-アンジオテンシン系を含む遺伝子の多型は食塩感受性と密接な関連性がある可能性が指摘されており（図1），アンジオテンシノーゲンM235T多型は高血圧発症における倹約遺伝子仮説がとなえられているなど興味はつきない．この食塩感受性との関係でもわかるように環境因子との関係で候補遺伝子を捉えることは重要であると考えられる．

血圧上昇の病態生理と高血圧成因論

血圧調節をごく単純化して考えると，
「血圧＝心拍出量×末梢血管抵抗」

という図式が考えられる．この仮説には問題もあるが，そのような立場に立つと高血圧の成因としてあげられるものは心拍出量あるいは末梢血管抵抗のどちらかに影響を与えるものであると考えられ，理解しやすい（図2）[1]．しかし，一方で全ての因子がある高血圧患者個人の病態に関わっているとは考えがたい．言い換えると，いくつもの異なったメカニズムがありうるわけで，様々な仮説が出てくるのは当然のことなのである．

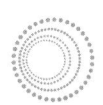

心拍出量

心拍出量増加とautoregulation

心拍出量の増加は体液量の増加に基づく前負荷増大もしくは交感神経刺激による心収縮力増加に基づくと考えられている（図2）．後者に関しては，とくに若年の境界型高血圧患者においては心拍出量増加や心拍数増加といった所見を呈する場合があり，自律神経亢進状態にあるhyperkineticな高血圧として報告されている[4]．なお，この所見は血圧が高いことや診療/検査に対する不安を反映しうるものであるので，判定には注意を要する．

体液量（前負荷）の増大も高血圧の大きな原因と考えられる．しかし，高血圧患者における検討では循環血液量や体内総Na量はほとんどの高血圧患者で正常人と差異を認めない．これにはautoregulationのメカニズムが関与しているとGuytonは唱えている[5]．すなわち，体液量が増加すると初期には心拍出量が増加するが（Guytonの立場ではこれが基本的病態），組織に大量の血流を生じるのを防ぐために血管収縮を生

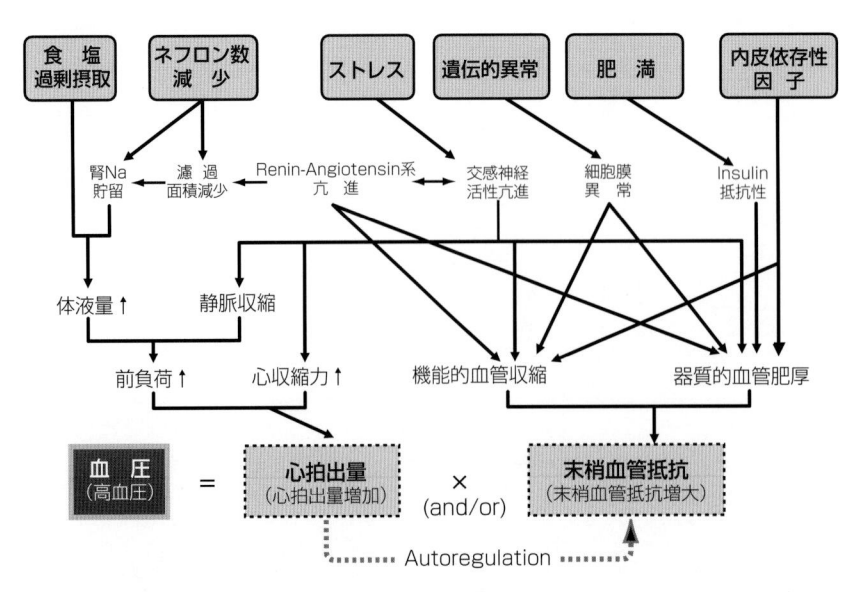

図2 血圧コントロールに関与するいくつかの因子 （Kaplan NM, 2002[1]より改変引用）

じ，定常状態では心拍出量は正常化し，末梢血管抵抗が増大した血行動態を呈するというのである．これはGuytonらが動物実験で証明し，ヒトにおいてもこれを支持する報告がある．

食塩過剰摂取

疫学研究により食塩を過剰に摂取している地域では高血圧の頻度が高いことが知られていた．しかし，個々の高血圧患者をみてみると食塩摂取により血圧が上がりやすい食塩感受性高血圧とあがりにくい非感受性高血圧がある．この食塩感受性の差異は腎Na処理能の違いであるとされ，Na摂取量（排泄量）と血圧の関係を示した圧-利尿曲線を書くと（図3）[6]，食塩感受性群で曲線の傾きが緩やかで食塩摂取量とともに血圧が上昇することがわかる．この曲線の傾きは濾過係数と尿細管のNa再吸収量によって決定されるという報告がある[7]．

この食塩感受性高血圧のメカニズムとして種々の仮設が立てられている．

（A）ナトリウム利尿ホルモン：これは食塩過剰摂取によって生じる体液量増加によりNa-K ATPaseを抑制するウワバイン様の物質（ナトリウム利尿ホルモン）が分泌され，腎におけるNa排泄を促進する代わりに血管収縮・交感神経系亢進を引き起こして血圧を上げるという仮説である．

（B）ネフロン数の減少：生来ネフロン数が少ないものが高血圧になりやすいという立場で，最近のNew England Journal of Medicine誌にこの仮説を支持する論文が報告された[8]．高血圧の重症度が増すと食塩感受性群が増えるという事実を，この仮説に従うと残存ネフロンが少なくなっていることからも説明できる．これに加えて，

（C）局所のレニン-アンジオテンシン系異常や

（D）交感神経系亢進，さらには

（E）インスリン抵抗性に基づく高インスリン血症などの仮説がある．

レニン-アンジオテンシン系の異常

レニン-アンジオテンシン系はアルドステロン分泌，腎Na排泄低下，中枢作用に基づく食塩摂取増加およびバソプレッシン分泌，交感神経系刺激，血管収縮作用，心収縮力増大など種々のメカニズムにより血圧を上げる．Laraghの血漿レニン活性により高血圧の分類を試みた古典的な仕事では腎臓のネフロン数とネフロンのレニン分泌から，体液量増加と血管収縮（レニン-アンジオテンシン系）のバランスが崩れた状態が高血圧であるとし（nephron heterogeneity仮説）[9]，治療まで考慮した成因論を展開した．しかし，その後，血管局所のレニン-アンジオテンシン系の重要性が明らかになり，この系は心血管合併症との関係も含めて，より複雑で重要であることがわかってきた．

レニン-アンジオテンシン系の高血圧成因論としてはnon-modulator仮説がよく知られている[10]．これは，食塩負荷時に正常の反応であるアンジオテンシンⅡ投与時の腎血管収縮反応の増強を生じないnon-modulatorは，食塩負荷により腎血流量が増大するという正常の反応を生じず，腎臓におけるNa貯留をきたして高血圧を生じるというものである．Non-modulatorとmodulator（正常人）の分布は二峰性で，non-modulatorは高血圧家族歴が濃厚であるという．

ストレスと交感神経系

交感神経系亢進が高血圧の病態生理に関与していることが示唆されている[11]．この関与の程度は，とくに高血圧と肥満が合併している場合に大きく，交感神経系は血圧上昇に加えて，代謝症候群との関連も推測される．また，腎Na排泄機能とも関連し，食塩感受性を論じる上でも必須の因子である．脂肪細胞から分泌されるレプチンと交感神経系との関係もいわれている[12]．また，交感神経系は高血圧性臓器障害において重要な早朝高血圧の発症メカニズムとしても知られており，その病態における意義を把握することは重要である．

なお，ストレスは高血圧発症の原因になるという報告はあるが，矛盾する報告もあり，生活習慣修正の項目としてストレスコントロールは取り上げられていな

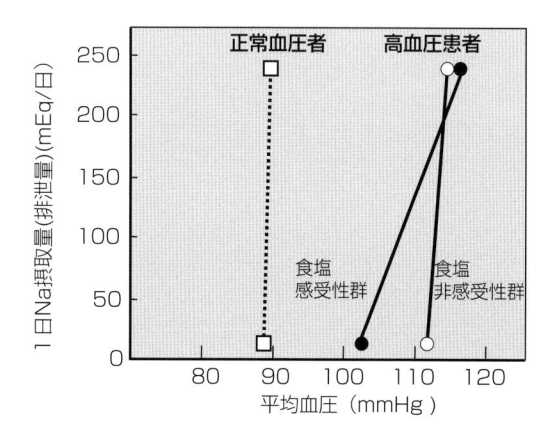

図3．食塩感受性群と食塩非感受性群における圧-利尿曲線

正常人は曲線の傾きが急峻で食塩負荷でも血圧は変化しない．高血圧患者では曲線が右方に変位しており，低～正常食塩時でも血圧は高値である．食塩非感受性群においては傾きは急峻で食塩負荷時に血圧は変化しないが，食塩感受性群では勾配は緩やかで食塩負荷により血圧は上昇する．

（Fujita T, 1982[6]を改変引用）

いのが現状である．ストレスの評価の難しさや個人差およびヒトにおいては長期の臨床試験を行い得ないなどの問題があることがこれらの齟齬の原因と思われる．

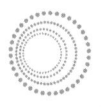

末梢血管抵抗

末梢血管抵抗増大

末梢血管抵抗の増大に寄与するのは内径1mm以下の抵抗動脈または細動脈である．高血圧の病態生理と関連のある微小循環における問題としては毛細血管の希薄化（capillary rarefaction）がある．これは高血圧進展の初期に認められ，血圧上昇への関与が推測されている[13]．これには遺伝的なあるいは胎生時の微小な動脈の成長に対する影響が推測されている．

高血圧における血管リモデリング

高血圧患者の皮下血管生検による成績では，内径/中膜比が26％から62％増加しているという[14]．この内径/中膜比の増加にはeutrophicなリモデリングとhypertrophicなリモデリングの2つのプロセスがある．Eutrophicなリモデリングは高血圧初期におけるより小さい動脈みられ，中膜面積は変化ないが外径と内腔が減少し，その結果，内径/中膜比が増加する．これに対して，大きな動脈では中膜面積が実際に増大するhypertrophicなリモデリングが高血圧初期から生じる．このような血管の肥厚は血圧上昇を助長し，両者の間にはpositive feedbackを生じるのである．

このメカニズムとしてはシェアストレスのような機械的刺激やTGFβのようなサイトカイン，EGF・PDGF・IGFのような成長因子，アンジオテンシンII・バソプレッシンのようなホルモン因子がある．

血管内皮細胞

とくに，血管内皮細胞は局所における血管作動物質の産生源として重要で，血管拡張性物質の一酸化窒素（NO）は高血圧ならびにその心血管障害のメカニズムに深く関わっている．さらに活性酸素種はNOに作用してこれを抑制し，血圧上昇や臓器障害の進展を生じる．内皮細胞から産生されるプロスタサイクリンも血管拡張性に作用する．一方，エンドセリン-1に加えて，プロスタグランディンH_2やプロスタグランディンI_2は内皮依存性血管収縮物質として作用する．

細胞膜の変化

古くから，高血圧における血管抵抗の増大を平滑筋細胞内のNa濃度変化（とそれに伴うCa濃度変化）で説明する立場があった．その最も古典的な仮説がNa-K ATPase抑制物質である．これに加えて，Na-H交換，Na-Li countertransportなどの異常を指摘する論文が発表されている．また，高血圧患者では正常血圧者に比較してこのNa-Li countertransport活性亢進に伴い，コレステロール/フォスフォリピッド比の増加を認めるという報告がある[15]．また，脂肪酸代謝産物とその前駆物質との比も増加しているという．これらの変化は細胞膜の粘着性を高め流動性を減少する．このことがNa透過性やNa輸送機構の異常の原因であるという推測がなされている．

その他

以上のほかに，インスリン抵抗性，ステロイド代謝，さらにはアドレノメデュリンやNa利尿ペプチドなどの血管拡張物質，肥満・アルコール・運動不足などの生活習慣など多くのものがあげられており，まさに非常に雑多な因子が複雑に絡みあっていることがわかる．すでに確立された高血圧において成因はすでに明らかでなく，むしろそのあと引き続いて生じる心血管障害対策の方が急務である．しかし，成因論研究は高血圧の早期発見・予防へとつながり，長期的には心血管病対策よりも患者にとっても社会にとっても大きな利益があるものと考えられ，今後の展開に期待したい．

文献

1) Kaplan NM : Kaplan's Clinical Hypertension Eighth Edition. Lippincott Williams & Wilkins Co., Philadelphia, 2002.
2) Dominiczak AF, Negrin DC, Clark JS, et al : Gene and hypertension. Hypertension 35 : 164-72, 2000
3) Meneton PG, Warnock D : Involvement of renal apical Na transport systems in the control of blood pressure. Am J Kidney Dis 37 (Suppl) : S39-47, 2001
4) Julius S, Krause L, Schork NJ, et al : Hyperkinetic borderline hypertension in Tecumseh. J Hypertens 9 : 77-84, 1991
5) Guyton AC, Coleman TG : Quantitative analysis of the pathophysiology of hypertension. Circ Res 24 (suppl I) : I1-14, 1969
6) Fujita T, et al : The role of renin-angiotensin and prostaglandin systems in salt-sensitive and non-salt-sensitive hypertension in man. In The role of salt in cardiovascular hypertension. Edited by Fregly MJ and Kare MR 207-219, 1982
7) Kimura G, et al : Intrarenal hemodynamics in patients with essential hypertension. Circ Res 69 : 421-428, 1991
8) Keller G, Zimmer G, Mall G, et al : Nephron number in patients with primary hypertension. N Engl J Med 348 : 101-8, 2003
9) Laragh JH : Laragh's lessons in pathophysiology and clinical pearls for treating hypertension. Am J Hypertens 14 : 84-9, 2000
10) Williams GH, Fisher ND, Hunt SC, et al : Effects of gender and genotype on the penotypic expression of nonmodulating essential

hypertension. Kidney Int 57 : 1404-7, 2000
11) Esler M, Ferrier C, Lambert G, et al : Biochemical evidence of sympathetic hyperactivity in human hypertension. Hypertension 17（suppl）: III29-35, 1991
12) Aizawa-Abe M, Ogawa Y, Matsuzaki H, et al : Pathophysiological role of leptin in obesity-related hypertension. J Clin Invest 105 : 1243-52, 2000
13) Antonios TFT, Singer DRJ, Markandu ND, et al : Rarefaction of skin capillaries in borderline essential hypertension suggests an early structural abnormality. Hypertension 34 : 655-8, 1999
14) Park JB, Charbonneau F, Schiffrin EL : Correlation of endothelial function in large and small arteries in human essential hypertension. J Hypertens 19 : 415-20, 2001
15) Villar J, mantilla C, Munitz-Grijalvo O, et al : Erythrocyte Na^+-Li^+ countertransport in essential hypertension. J Hypertens 14 : 969-73, 1996

［安東　克之/藤田　敏郎］

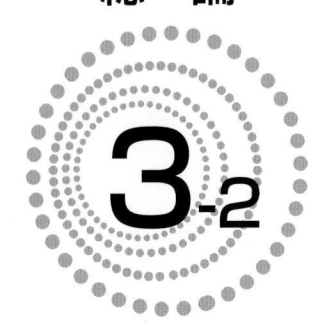

総論 3-2 本態性高血圧症の成因
2) 遺 伝

はじめに

Common diseaseである本態性高血圧に関連する遺伝子（疾患感受性遺伝子）の探索が続けられているが，多くの研究で一致する遺伝子の存在は知られていない．本稿では高血圧感受性遺伝子検索の現状と今後の展開について概説する．

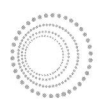

高血圧遺伝子に対する仮説

ヒトの遺伝子に関する進化と組み換え，変異の理解がすすみ，その多様性や現代人の遺伝的歴史が明らかになってきている[1]．これらの成績に基づきcommon disease：common variant hypothesisが提唱されている[1]．この仮説は，ヒトのcommon diseaseの感受性遺伝子変異は，既に，現代人の創始者集団において存在していたとするものである．創始者集団が，アフリカから全世界に拡大するのに伴って，創始者集団に存在した古代の遺伝子変異も全世界に広まったと考えられる．さらに，少なくとも最近まで，これらの遺伝子は，淘汰を受けなかったため，集団においては，かなりの頻度で存在し続けていると考えられている．最近になって，産業的・技術的な進歩によって環境が変化して，このcommon variantがcommon diseaseの発生につながるようになったという仮説である注★．

高血圧遺伝子の解析

高血圧の原因を遺伝子から探る試みは，大きく分けて家系を探る連鎖解析によるアプローチと，候補遺伝子からのアプローチがある．現時点でのそれぞれの方法論からの高血圧感受性遺伝子研究の状況をまとめる．

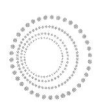

連鎖解析

疾患の原因となる遺伝子とマーカーに連鎖がある場合は，家系内の罹患者や罹患同胞患者集団では，そのマーカーを親から受け継いでいる可能性が高くなる．マーカーが原因遺伝子に近いほど，連鎖が強くなる（連鎖不平衡）．この情報から，未知の原因遺伝子とマーカーとの遺伝的距離を統計学的に解析する方法である．全ゲノムにわたって多くの遺伝子マーカーを解析することで，common diseaseを引き起こす配列変異を全ゲノムにわたって同定する方法が，ゲノムワイドスクリーニングである．使用するマーカーとして，マイクロサテライトマーカーやSNPが用いられている．これまで，報告されたゲノムワイドスクリーニングは，罹患同胞対を対象とした連鎖解析がほとんどである．症例—対照研究に比較すると疑陽性の出現する確率は低いが，検出力は低く，10cM程度の領域までしか原因遺伝子を狭められないという欠点がある．

表1にこれまで，報告されたおもなゲノムワイド検索の結果をまとめる[2]．いくつかの領域で，共通した結果が得られているが，最近大規模な，FBBP研究結果のメタアナリシスが報告され，すべての研究に共通する影響力の強い遺伝子座位はなかったという結論が出されている[2]．その理由として，以下の点が考えられている．

[1]複雑な表現型の解析に，単遺伝子解析は適していない可能性．"single-locus linkage strategy"に不適正さがある．

[2]高血圧そのものが病因論的に不均一であり，その点を考慮すれば，サブグループ解析により遺伝子の同定が改善する可能性がある．病因論的に対象とした家系間に遺伝的な不均一性が存在するために，異なった高血圧遺伝子が異なった家族の高血圧に関連して

注★ common disease：common variant 仮説に対する対照的な考えとして，感受性遺伝子は，地理的に異なった遺伝子変異群の結果として，各地域集団で独立して，多くの異なった集団で起こったとする考えがある[1]．

総論3. 本態性高血圧症の成因 2）遺 伝

表1 血圧および高血圧に対する全ゲノムスキャンのこれまでの報告

国	表現型	結　果
米　　　国	SBP	2p (57-59 cM) ; 5q (188-192 cM) ; 6q (134-155 cM) ; 15q (84-101 cM)
中　　　国	SBP/DBP	3p (5.5 cM) ; 11q (63 cM) ; 16q (64 cM) ; 17p (23.5 cM)(SBP) ; 15q (105 cM)(DBP)
英　　　国	高血圧	11q (126 cM)
米　　　国	SBP/DBP	2q (205-224 cM)(SBP&DBP)
カ ナ ダ	SBP/DBP	1p (87-120cM) ; 2p (96-115cM) ; 5p (14-46 cM) ; 7q(135-150GM) ; 19p (3-7cM)(SBP)
米　　　国	SBP	17q (60-76 cM)(SBP&DBP) ; 17q (90-100 cM)(SBP) ; 18p(7cM)(DBP)
フィンランド	高血圧	1q (170 cM) ; 2q (184 cM) ; 3q (165 cM) ; 22q (32 cM) ; Xp (43 cM)
中　　　国	高血圧	2q (140-165 cM)
米　　　国	SBP/DBP	18q (116 cM) ; 21q (37 cM)(SBP) ; 2p (103 cM) ; 8q (164 cM)(DBP)
オ ラ ン ダ	SBP/DBP	4p (13-43 cM) ; 19p (0-10 cM)(SBP) ; 6q (80-102 cM) ; 8p (44 cM)(DBP)
オーストラリア	SBP/DBP	1p (65-95 cM) ; 4q (95-32 cM)(SBP) ; 16p (40-62 cM)(DBP)
米　　　国	SBP/DBP	2p (86 cM) ; 3p (5 cM) ; 3q (201 cM) ; 11q (85 cM) ; 19p (48.5 cM)(SBP) ; 12q (95 cM)(DBP)
アイスランド	高血圧	18q (80-94 cM)
米　　　国	高血圧	1q (192 cM) ; 6q (89 cM)(SBP) ; 7p (58 cM) ; 7q (127 cM) ; 12q (83 cM) ; 15q (103 cM)(高血圧)
サルディニア	高血圧	2p (26.5-27.1 cM)
米　　　国	SBP/DBP	1q (168-170 cM)(DBP)(whites) ; 11q (76 cM)(SBP)(whites) ; 3q (119 cM)(DBP)
米　　　国	高血圧	2p (63 cM)
米　　　国*	高血圧	9q (163 cM) (low BP) ; 10p(661 cM) 14q (92 cM)(高血圧)

*中国人，日系人　　SBP；収縮期血圧，DBP；拡張期血圧　　　（Samani NJ, 2003[2] より改変，引用）

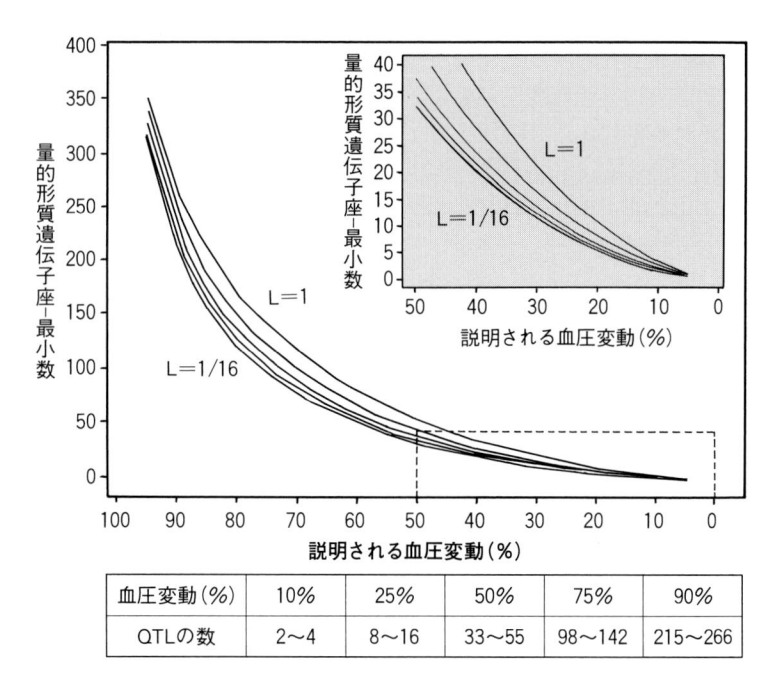

血圧変動(%)	10%	25%	50%	75%	90%
QTLの数	2～4	8～16	33～55	98～142	215～266

図1　近親交配からみた血圧量的形質座位数
血圧の90%を説明するためには215～266個の遺伝子が必要であることを示す．
L：frequency distributionの指標　　　　　（Rudan I, et al, 2003[3] より引用）

おり，そのために，原因遺伝子を検出できない．

[3]遺伝子・遺伝子交互作用，遺伝子・遺伝的背景，遺伝子・環境相互作用が働いている可能性．遺伝子は，危険性の高いライフスタイルと交互作用を示すことが考えられる．どの遺伝子であっても，その遺伝子単独では，異なった遺伝的な背景や，環境要因においてその効果は小さく，一定しないことが考えられる．他の説明として，高血圧遺伝子の発現には，複雑な遺伝的，環境的な状況が要求される．

[1]の仮説に合致する研究が最近報告されている[3]．クロアチアのアドリア海に浮かぶ島峡群での隔離した集団の2,760名を対象として，近親交配の血圧値への影響を検討した成績において，少なくとも数百（300～600）および劣勢のQTL（量的形質座位）が血圧値に関連していることが報告されている．8個から16個の非常に効果が強いQTLが血圧値全体の最大25%を説明している．残りの75%は非常に効果の小さいQTLによって影響されており，これらのQTLは，現在の方法論や対象数では，同定出来ない可能性が示されている（図1）．

SNPを用いたゲノムワイド遺伝子スキャン

　DNA塩基配列が1塩基だけ変異しているのがSNPであり，2つのアレル『祖先型あるいは野生型』と『変異型』を有する．SNPは，ゲノムにおける全変異の約90%を占め，ヒトゲノムには1千万カ所のSNPが含まれると推定される．SNPのうち，変異の頻度が1%以上を越えるものをcommon SNPと呼ぶ．ヒトのゲノムは，約30億塩基対でなっており，このうち3%弱が，遺伝子とそれに隣接する調節領域をコードしている．高血圧の疾患感受性に関連する遺伝子変異も，これらのコーディング領域や隣接する調節領域に存在すると考えやすい[1]．Common SNPは，これらコーディング/調節領域の約1,000ベースにつき1カ所に起こっている．もし，高血圧感受性遺伝子座が普遍的なコーディング/調節領域の変異だとすると，関連性のある変異は，約100,000のそのような変異の中に存在する．ヒトのSNPの変異を見つけて，分類するいくつかの大規模なプロジェクトが始まっている．これらのプロジェクトにより，150万SNPを含むデータベースが最近作られた．このうち約6万は，コーディング/調節領域に存在する．Common disease : common variantモデルにおいては，まれであったり，ある集団においてのみ認められるようなSNPは，common diseaseの分布を説明できないため，価値がないと考えられる．SNPは，このように疾患の原因変異と考えられるが，全ゲノムに分布するマーカーとして利用することも可能である．

　わが国のミレニアム・プロジェクトにおいても，10万SNPsを用いた，ゲノムワイドの関連研究が進行中である（図2）[4]．染色体上に分布するSNPsは，ハプロタイプ・ブロックに分類され，ハプロタイプ・ブロックを規定できるSNPのタイピング出来れば，ゲノムワイドのタイピングを効率よく実施出来る可能性が最近注目されている[5]．現在，ヒト全ゲノム上のハプロタイプの存在を明らかにするHapMapプロジェクトが国際協力のもとで実施されており，わが国でも中村祐輔先生を代表として，ゲノムの25%が分担されている．これらの情報は，web上でも公開されており，タイピング技術の進歩と費用効率化の改善とともに，ハプロタイプ・ブロックを用いたゲノムワイドの関連研究が，common diseaseの感受性遺伝子検索の標準的なツールとなるものと考えられる．

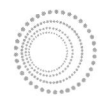

候補遺伝子アプローチ

　ゲノムワイドアプローチとは対照的に，高血圧の病態生理や血圧調節の生理に関連する様々な因子の遺伝

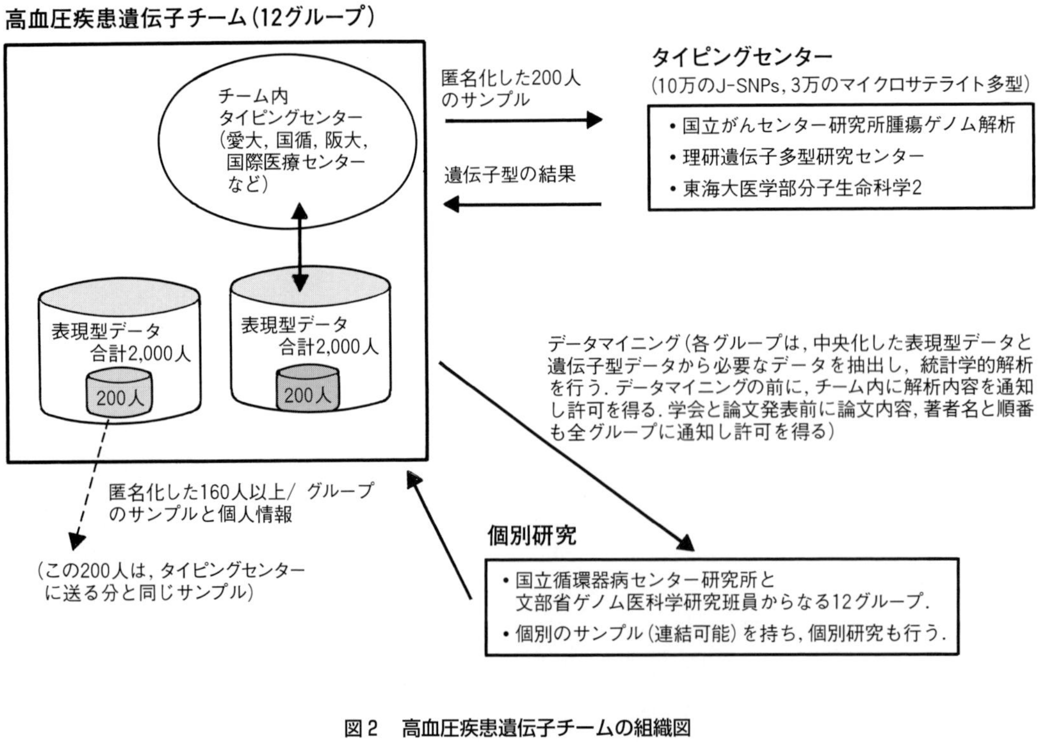

図2　高血圧疾患遺伝子チームの組織図
（三木哲郎ほか，2003[4]より引用）

子変異と高血圧や血圧値との関連性が検討されている[6)7)]．患者群と対照群における関連研究がおもな解析方法である．関連研究は連鎖解析に比し，検出力が大きい長所があるが，集団の層別化などにより疑陽性が起こりやすいという欠点がある．表2にこれまで報告されているおもな候補遺伝子を示す[6)]．ほとんどが，血圧調節に重要な役割を演じているレニン・アンジオテンシン系，交感神経系，水・電解質調節系の構成要素，あるいは動脈硬化，血栓止血などの病態に関連する遺伝子を候補として研究されている．

遺伝子・環境要因－相互作用

関連研究では，血圧値や高血圧といった状態だけではなく，血圧調節に影響すると考えられる他の多くの表現型も比較することが可能である．また，血圧値や高血圧といった最終的な表現型ではなく，中間表現型を用いることで，より直接的な遺伝子の影響を比較することが可能になる．高血圧のようなcommon diseaseは，遺伝的要因だけではなく，環境要因が複雑に影響すること（遺伝子－環境相互作用）が重要である．先に述べたように，この遺伝子－環境要因を考慮していないことが，これまでゲノムワイド研究で，一定した成績が得られていない理由の一つである可能性がある[8)]．

図3は，遺伝子－環境要因を考慮した私どもの解析結果の一部であるが[9)10)]，喫煙，あるいは，BMIといった危険因子，環境要因と遺伝子多型との間に相互作用を認めている．また，遺伝子・環境要因－相互作用は，集団の層別化や，食塩感受性などの中間形質に対する遺伝的な影響を解析することでも，考察することが可能である．今後は，単遺伝子のみの解析ではなく，遺伝子・環境要因－相互作用や，遺伝子・遺伝子相互作用を加味して，高血圧感受性遺伝子の検索を進めることが重要と考えられる．

表2　高血圧との関連性が報告された候補遺伝子とその座位

座位	遺伝子
1p36.2	ANP
1p13-p11	Na^+-K^+ATPase
1q32	レニン
1q42-q43	アンジオテンシノーゲン
3p25	PPAR-γ
3q21-q25	AT1受容体
4p31.1	鉱質コルチコイド受容体
4p16.3	αアデュシン
4p16.3	GRK4
5q31	糖質コルチコイド受容体
5q32-q34	β2アドレナリン受容体
6p24-p23	エンドセリン1
6p21.37	TNF-α
p15-p13	グルコキナーゼ
7q11.2	CD36
7q36	eNOS
8p22	LPL
8p12-p11.2	β3アドレナリン受容体
8q21	アルドステロン合成酵素（CYP11B2）
8q23	TRH受容体
10q24-q26	α2アドレナリン受容体
11p15.5	チロシン水酸化酵素
12p13	G蛋白β3サブユニット
12q24.2	アルデヒド脱水素酵素2（ALDH2）
16p13.11	SA
16p13-p12	Naチャンネルβサブユニット
17q23	ACE
17q25	グルカゴン受容体
19p13.2	インスリン受容体
19p13.2-13.1	LDL受容体
19q13.1-13.3	TGF-β
19q13.3	グリコーゲン合成酵素
19q13.3	PG12合成酵素
19q13.2-13.4	カリクレイン

（勝谷友宏ほか，2003 [6)]より引用）

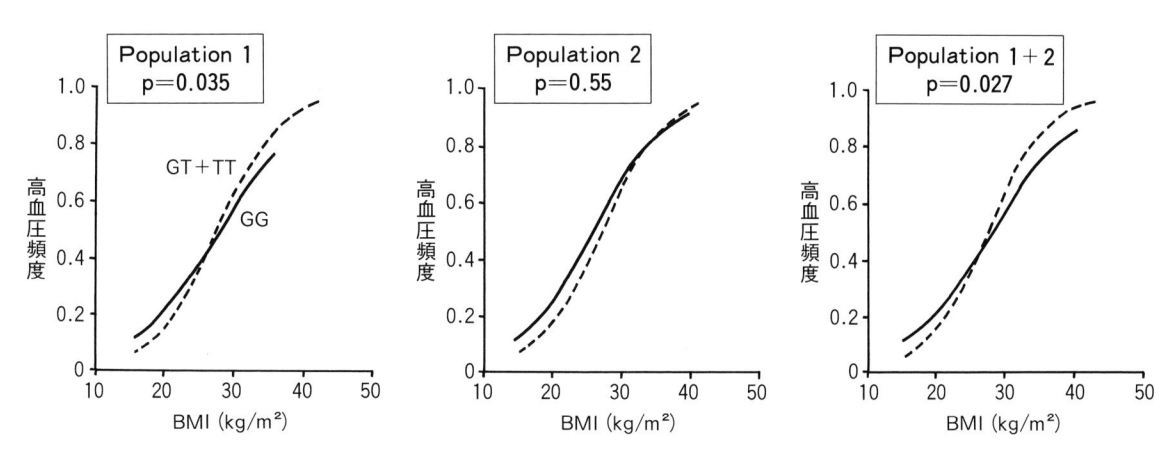

図3　高血圧頻度に及ぼすエンドセリン-1遺伝子多型とBMIとの相互作用
BMIと高血圧頻度との関係が，エンドセリン-1遺伝子GG多型群とGT+TT多型群で異なる．
(Jin JJ, et al, 2003[10)] より引用)

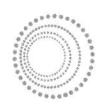

おわりに

本態性高血圧の感受性遺伝子検索の現状と問題点，今後の方向性に関して概説した．本態性高血圧には，多数の感受性遺伝子が関連しており，それぞれの感受性遺伝子の血圧への影響は，小さいと考えられるが，解析法の改善により，一つでも影響の強い遺伝子が明らかにされることを期待したい．

●文　献●

1) Doris PA : Hypertension Genetics, Single Nucleotide Polymorphisms, and the Common Disease : Common Variant Hypothesis. Hypertension 39 : 323-331, 2002
2) Samani NJ : Genome Scans for Hypertension and Blood Pressure Regulation. Am J Hypertens 16 : 167-171, 2003
3) Rudan I, Smolej-Narancic N, Campbell H, et al : Inbreeding and the Genetic Complexity of Human Hypertension. Genetics 163 : 1011-1021, 2003
4) 三木哲郎，名倉潤，小原克彦：高血圧へのゲノム的アプローチ．実験医学 21:11-16, 2003
5) Cardon1 LR, Abecasis GR. Using haplotype blocks to map human complex trait loci. Trends Genet 19 : 135-140, 2003
6) 勝谷友宏，荻原俊男：本態性高血圧の感受性遺伝子解析．ゲノム医学 3 : 35-43, 2003
7) 加藤規弘：高血圧とゲノム解析．Molecular Medicine 40 : 62-66, 2003
8) 小原克彦，三木哲郎：高血圧などの多因子疾患における遺伝因子－環境因子相互作用．Molecular Medicine 40 : 394-399, 2003
9) Abe M, Nakura J, Yamamoto M, et al : Association of GNAS1 gene variant with hypertension depending on smoking status. Hypertension 40 : 261-265, 2002
10) Jin JJ, Nakura J, Wu Z, et al : Association of endothelin-1 gene variant with hypertension. Hypertension 41 : 163-167, 2003

［小原　克彦/三木　哲郎/檜垣　實男］

総論 3-3 本態性高血圧症の成因
3）レニン-アンジオテンシン系

はじめに

Evidence-based-medicineの時代といわれ，最近の知見ではレニン-アンジオテンシン系の効果発現物質であるアンジオテンシンⅡの悪役ぶりが各種の病態で多数報告されている．すなわち，アンジオテンシン変換酵素（ACE）阻害薬やアンジオテンシン受容体拮抗薬（AIIA）が腎障害や慢性心不全を伴う高血圧患者の予後を改善したとする報告である．もともとウサギの腎臓抽出液を別のウサギに静脈投与すると昇圧反応がみられたことより，この昇圧物質がラテン語の腎臓（ren）に因んでrenin（レニン）と名づけられた[1]ことがレニン-アンジオテンシン系の研究の発端となった．

本態性高血圧症とは，その原因が明らかとなった二次性高血圧症を除いた，原因が明らかでないものの総称であり，高血圧患者の約80〜90％を占めている．明らかではないものの，その成因には肥満，食塩，アルコールなどの環境因子や種々の生体内の要因が複雑に絡み合って関与していると推測される．本稿では，本態性高血圧症におけるレニン-アンジオテンシン系の役割について概説する．

レニン-アンジオテンシン系

レニンの発見からしばらくして，Goldblattらが1934年にイヌの腎動脈を機械的に狭窄させて実験的高血圧症を確立させた[2]．その後，動脈が狭窄した腎臓より昇圧物質であるレニンが分泌されていることが明らかとなった．さらに，2つのグループがほぼ同時にレニンそのものは酵素であり，別の血管収縮物質を介していることを明らかにして[3)4)]，その物質は後にangiotensinと命名された．

Angiotensinにはアミノ酸10個で構成されるangiotensin I（Ang I）とアミノ酸8個からなるangiotensin II（Ang II）の2種類があることがわかり，血漿中や組織中にあるカルボキシルペプチダーゼであるACEによって前者から後者へと分解されることがわかった（図1）．このAng IIがレニン-アンジオテンシン系の中心であり，生体内でさまざまな作用を発揮している（表1）．

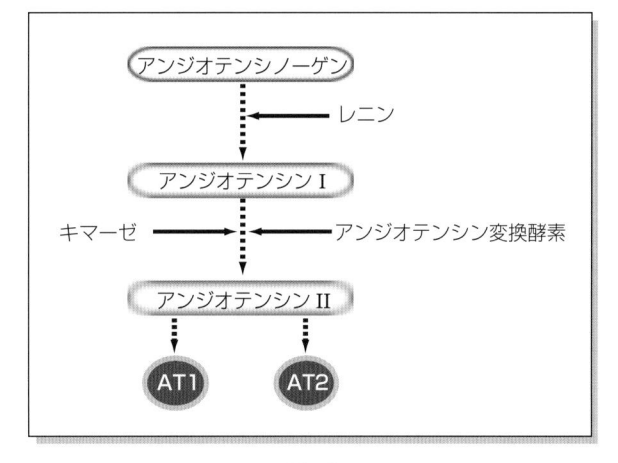

図 1

表1 アンジオテンシンⅡの末梢作用

血管収縮
血圧上昇（交感神経およびバゾプレッシン刺激を含む）
細胞増殖
心肥大，心線維化
アルドステロン分泌促進
近位尿細管でのNa再吸収促進
レニン分泌抑制
細胞外マトリックス産生増加
血管肥厚，動脈硬化促進

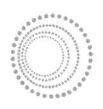

レニン分泌の調節機構

レニンは腎臓の輸入細動脈の一部である傍糸球体細胞で合成され，貯蔵されている．分泌されると，基質であるアンギオテンシノーゲンを加水分解してAng Iへと変化させる（図1）．この基質は肝臓で生成され，血漿中の$α_2$グロブリン分画中に存在している．レニン-アンジオテンシン系においては，このレニンが律速因子であることが証明されており，Ang IIの測定が技術的に困難であることより，血漿レニン活性（PRA）がレニン-アンジオテンシン系を反映するものとして繁用されてきた．

レニン調節に関与する因子としては腎灌流圧，交感神経系（β受容体経由），マクラデンサ（遠位尿細管の一部の細胞）におけるクロールイオン濃度などがある．一般にPRAが上昇すれば，レニン-アンジオテンシン系の賦活化が生じていると考えてよい．

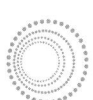

レニン-アンジオテンシン系抑制薬

ACEはウマ血漿中に最初に発見された[5]．その後ACEが肺血管床に豊富に存在することや，ブラジキニン不活性酵素と同一であることがわかった[6]．さらに蛇毒内でのACEを阻害するペプチドの発見を経て1977年にOndetti, Cushmanらによって経口投与可能な阻害薬の発見がなされた[7]．それが，S Q 14225（カプトプリル）である．その後多数の薬剤が開発されている．ACE阻害薬はACEに依存したAng IIの産生を抑制するのみでなく，ブラジキニンの分解を抑制することで一酸化窒素やプロスタグランジンの産生促進作用ももっている．実際われわれは，本態性高血圧患者にACE阻害薬を投与すると血漿中の一酸化窒素が増加し，血圧と逆相関することを見出している[8]．

一方，Ang II受容体拮抗薬（AIIA）の方は最初Ang IIアナログが開発されたが，ペプチドのため経口投与ができなかったため臨床応用ができなかった．その後Du Pont社のグループが経口投与可能なAIIAを開発した[9]．それがDup753（ロサルタン）である．

自然発症高血圧ラット（SHR）とレニン-アンジオテンシン系

本態性高血圧症のモデルとして知られるspontaneously hypertensive rat（SHR）はわが国で岡本，青木によりWistar ratより分離，確立された[10]．特徴としては，幼若期には血圧が正常で加齢とともに血圧が上昇してくること，高血圧発症の初期に心拍出量と末梢血管抵抗の増大がみられること，高血圧の進行と共に蛋白尿がみられるようになり，徐々に腎機能低下を認めるようになることなどである．ヒトの本態性高血圧症とは一部異なる面もあるが，高血圧研究の道具として長い間繁用されている．このSHRにおいてレニン-アンジオテンシン系の研究が進んでいる．PRAに関しては，圧倒的に正常または低値とする報告が多い[11)12)]．また，高血圧の進展に伴って徐々に値が低下してくるようである．しかしながらACE阻害薬やAIIA投与により血圧は低下する．この理由としてはSHRにおけるレニン-アンジオテンシン系と交感神経系の相互作用の存在と組織レニン-アンジオテンシン系の関与が考えられる．確かにSHRにおいても脳内あるいは血管壁中でレニン量が増加しているという報告もあり[13)14)]，局所的にレニン-アンジオテンシン系が高血圧の発症，維持に重要な役割を演じている可能性がある．

組織レニン-アンジオテンシン系

レニン-アンジオテンシン系の抑制薬がSHRや本態性高血圧患者の血圧を低下させるのは事実であり，必ずしもPRAがレニン-アンジオテンシン系の状況を反映していないという考え方が登場した．それが，組織レニン-アンジオテンシン系である．すなわちレニン-アンジオテンシン系はcirculating hormoneとしてだけではなく，血管壁，腎臓内，脳内などのlocalなautocrine/paracrine hormoneとしての重要性を再認識されるようになった．それぞれの臓器にレニンやアンジオテンシノーゲン，ACEが存在することも確認されてきている．

さらにAng IIを産生するのはACEだけではなく，キマーゼの関与についても報告されている．

本態性高血圧症とPRA

本態性高血圧症患者ではPRAと血圧との間に相関がなく，その関係には何らかの異常があると推測される．著しくPRAの高い群は腎血管性高血圧症の可能性があり，本態性高血圧症患者の多くはPRAが正常域にある．一部に高レニン血症がみられるが（約15％）悪性高血圧を呈するわけではない．若年者および男性に多く，ヘモグロビン，ヘマトクリットが高値を示すことが多い．レニンそのものが高血圧の発症や維持に

重要な役割を果たしているとする報告[15]と，高血圧のための腎障害が進行した結果として出現しているとする説[16]もある．反対に低レニン性の本態性高血圧症は約20～30％と報告されている．一般に高齢者，女性，黒人に多いとされる．この群におけるPRA低値は高血圧発症のためのfeedbackにより生じているとする説もあるが[17]，詳細は不明である．

リスクファクターとしてのレニン-アンジオテンシン系

本態性高血圧患者をレニンの高い，正常，低い群に分けて，合併症について検討されている．これによると低レニン群では心筋梗塞や脳血管障害の発生はなく，高，正レニン群ではそれぞれ11および14％発生したという[18]．その後反対の報告もあり，未だ見解の統一はされていない．また種々の高血圧患者のPRAと心血管系合併症を調べた報告ではレニンはリスクファクターではないと結論された[19]．PRAでは測りえない組織レニン-アンジオテンシン系の重要性がここでも示唆される．

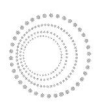

悪性高血圧症におけるレニン-アンジオテンシン系

悪性高血圧症は本態性高血圧症以外からも発症しうるが，大部分は本態性高血圧症由来であるとされており，ここでは悪性本態性高血圧症の話を主に述べる．悪性高血圧症とは重症の高血圧で拡張期血圧が130mmHg以上，眼底所見がKeith-Wagener分類IIIまたはIV度で進行性の腎機能障害を伴うものをいう．適切な治療を施さねば致命的となりうるため適切な処置が必要とされる．本症例ではPRAや血漿アルドステロン値が高値を示すことが多い．これは重症の高血圧により腎臓の循環障害が生じるため，さらにレニン分泌が促進され，Ang IIの産生を介してアルドステロン分泌が増加し，さらに血圧上昇という悪循環が形成されるためとされる．このようにある種の本態性高血圧症では明らかにレニン-アンジオテンシン系が重要な役割を果たしている．

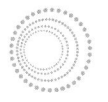

レニン-アンジオテンシン系遺伝子多型

アンジオテンシノーゲン遺伝子に存在する多型と血圧との関係について1992年に発表された[20]．これによると，アンジオテンシノーゲン遺伝子の第二エクソンにあるメチオニンからスレオニンへのアミノ酸置換を伴った多型をもっているとアンジオテンシノーゲン蛋白への転写が速くなり血圧上昇をおこしやすくなるという．

またACE遺伝子のイントロン17に欠失型ホモ接合体をもつ男性で高血圧の発症頻度が高まること[21]や高血圧性心肥大と関連していること[22]が示されており，遺伝子レベルでもレニン-アンジオテンシン系の重要性が確かめられたといえよう．

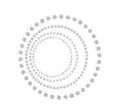

おわりに

以上，本態性高血圧症の成因としてのレニン-アンジオテンシン系について概説した．高血圧学の歴史がレニン-アンジオテンシン系の歴史といっても過言ではない程高血圧と深く関わっているレニン-アンジオテンシン系であるが臨床的にもまだまだ課題がある．例えば，組織レニン-アンジオテンシン系を反映する因子はないのか？AT2受容体の役割についてはどうかといったことである．これからますます高血圧とレニン-アンジオテンシン系の関係について解明されていくことを期待しつつ，この稿を終える．

●文　献●

1) Tigerstedt R, Bergmann PG : Niere und Kreislauf. Scand Arch Physiol 8 : 223-270, 1898
2) Goldblatt H, Lynch J, Hanzal RF, Summerville WW : Studies on experimental hypertension. I. The production of persistent elevation of systolic blood pressure by means of renal ischemia. J Exp Med 59 : 347-379, 1934
3) Page I, Helmer OM : A crystalline pressor substance (angiotonin) resulting from the reaction between rennin and rennin activator. J Exp Med 71 : 29-42, 1940
4) Braun-Menendez E, Fasciolo J, Leloir LF, Munoz JM : The substance causing renal hypertension. J Physiol 98 : 283-298, 1940
5) Skeggs LT, Marsh WH, Kahn JR, Shumway NP : The existence of two forms of hypertensin. J Exp Med 99 : 275-282, 1954
6) Yang HY, Erdos EG, Levin Y : A dipeptidyl carboxypeptidase that converts angiotensin I and inactivates bradykinin. Biochim Biophys Acta 214 : 374-376, 1970
7) Ondetti MA, Rubin B, Cushman DW : Design of specific inhibitors of angiotensin-converting enzyme : new class of orally active antihypertensive agents. Science 196 : 441-444, 1977

8) Kohno M, Yokokawa K, Minami M et al : Plasma levels of nitric oxide and releted vasoactive factors following long-term treatment with angiotensin-converting enzyme inhicitor in patients with essential hypertension. Metabolism 48 : 1256-1259, 1999
9) Chiu A,T, CariniDJ, Johnson AL et al. : Non-peptide angiotensin II receptor antagonists. II. Pharmacology of S-8308. Eur J Pharmacol 157 : 13-21, 1988
10) Okamoto K, Aoki K. : Development of a strain of spontaneously hypertensive rats. Jpn Circ J. 27 : 282-293, 1963
11) Koletsky S, Shook P, Rivera-Velez J : Lack of increased renin-angiotensin activity in rats with spontaneous hypertension : Proc Soc Exp Biol Med 134 : 1187-1190, 1970
12) Shiono K, Sokabe H. : Renin-angiotensin system in spontaneously hypertensive rats. Am J Physion 231 : 1295-1299, 1976
13) Phillips MI. : Angiotensin in the brain. Neuroendocrinology 25 : 354-377, 1978
14) Asaad MM, Antonaccio MJ : Vascular wall renin in spontaneously hypertensive rats : Potential relevance to hypertension maintenance and antihypertensive effect of captopril. Hypertension 4 : 487-493, 1982
15) Laragh JH, Letcher RL, Pickering TG : Renin profiling for diagnosis and treatment of hypertension. JAMA 241 : 151-156, 1979
16) Weidmann P, Hirsch D, Beretta-Piccoli C et al. : Interrelations among blood pressure, blood volume, plasma rennin activity and urinary catecholamines in benign essential hypertension. Am J Med 62 : 209-218, 1977
17) Helmer OM : The renin-angiotensin system and its relation to hypertension. Prog Cardiovasc Dis. 8 : 117-128, 1965
18) Brunner HR, Laragh JH, Baer L et al. : Essential hypertension : renin and aldosterone, heart attack and atroke. N Engl J Med 286 : 441-449, 1972
19) Genest J, Boucher R, Kuchel O et al. : Renin in hypertension : How important as a risk factor? Can Med Assoc J 109 : 475-478, 1973
20) Jeunemaitre X, Soubrier F, Kotelevtsev YV et al. : Molecular basis of human hypertension : role of angiotensinogen. Cell 71 : 169-180, 1992
21) O'Donnell CJ, Lindpaintner K, Larson MG et al. : Evidence for association and genetic linkage of the angiotensin-converting enzyme locus with hypertension and blood pressure in men but not women in the Framingham Heart Study. Circulation 97 : 1766-1772, 1998
22) Kohno M, Yokokawa K, Minami M et al. : Association between angiotensin-converting enzyme gene polymorphisms and regression of left ventricular hypertrophy in patients treated with angiotensin-converting enzyme inhibitors. Am J Med 106 : 544-549, 1999

［安岐　康晴／河野　雅和］

総論

3-4 本態性高血圧症の成因 4）交感神経系

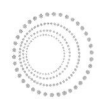

交感神経系による血圧調節

血圧は心拍出量と末梢血管抵抗の積で決定される．交感神経および迷走神経は，これらを増減することにより血圧や各臓器への血流量を精巧に調節している．末梢交感神経活動の亢進は，図1に示す機序により血圧上昇，高血圧をもたらす[1]．

（1）心臓では，交感神経亢進はβ_1受容体を介して心拍数と心収縮性を増加させ，それにより心拍出量が増し血圧は上昇する．一方，副交感神経は心拍数を減少させる．交感神経亢進が長期に続くと心肥大が生じる．

（2）腎臓への交感神経活動が亢進すると，α_1受容体を介して尿細管でのナトリウム再吸収が増加する．交感神経はまたα_1受容体を介して腎血管を収縮させ腎血流量は減少して体液量が増加する．腎交感神経はβ_1受容体を介してレニンを分泌し，アルドステロンも遠位尿細管でのナトリウム再吸収を増加させる．レニンにより産生されるアンジオテンシンII（AngII）は，細動脈を収縮させるほか，交感神経中枢や末梢交感神経末端に作用して交感神経活動を亢進させる．

（3）交感神経は細動脈平滑筋のα_1受容体を介して血管を収縮させ，末梢血管抵抗（血管のトーヌス）を亢進させて血圧を上昇させる．長期に続くと血管平滑筋が増殖する．

交感神経中枢（RVLM）と圧受容器反射

図1には，血圧を瞬時に安定させるためのnegative feedback systemである動脈圧受容器反射も示す[2,3]．交感神経系および血圧調節の中枢である延髄腹外側の吻側領域（rostral ventrolateral medulla, RVLM）には，交感神経ニューロン（神経細胞）が存在する．このニューロンの軸索は脊髄中間外側核（IML）まで下行し，そこで交感神経節前（せつぜん）線維にシナプス結合し，ついで交感神経節後（せつご）線維に連結する．それゆえRVLMの交感神経中枢ニューロンの電気活動亢進は，末梢交感神経活動を亢進させ，心臓，腎臓，細動脈などに作用して血圧上昇，高血圧をもたらす．

頸動脈洞や大動脈弓などにある動脈圧受容器は，血圧変化という伸展刺激を神経信号に変換する．もし血圧が上昇すると圧受容器がこれを感知し，求心性神経の電気活動が増加して延髄背側の孤束核の活動を亢進させる（図1）．孤束核の活動亢進は遠心性迷走神経を興奮させ心拍数を減少させる．

一方，血圧の上昇による孤束核の興奮により延髄腹外側の尾側領域（caudal ventrolateral medulla, CVLM）の電気活動が亢進する．CVLMからRVLMへのシナプス伝達は，抑制性アミノ酸であるGABAが用いられるので，RVLMの活動は抑制される．それによりRVLMから下行性に向かう交感神経の信号が減少して，血圧は瞬時にもとの値に復する．これが圧受容器反射である．したがって，末梢交感神経活動の強さは，RVLMにおける交感神経中枢ニューロンの電気活動が，圧受容器→孤束核→CVLMからの抑制性入力により修飾されることにより決められる．

高血圧患者の発症初期には末梢交感神経の電気活動は，正常者と比較して亢進している．末梢交感神経の亢進は，RVLMの機能亢進およびCVLMの機能低下によって起こる．後述するように，当教室の松浦ら[4]は，ヒト本態性高血圧のモデルである高血圧自然発症ラット（SHR）では，正常血圧ラット（WKY）と比較してRVLMニューロンの活動が亢進していることを明らかにした．ヒトでも，これらが本態性高血圧の原因である．また大脳皮質，辺縁系，視床下部からの情報（ストレスなど）もRVLMニューロンの活動を亢進させ，血圧を上昇させる．

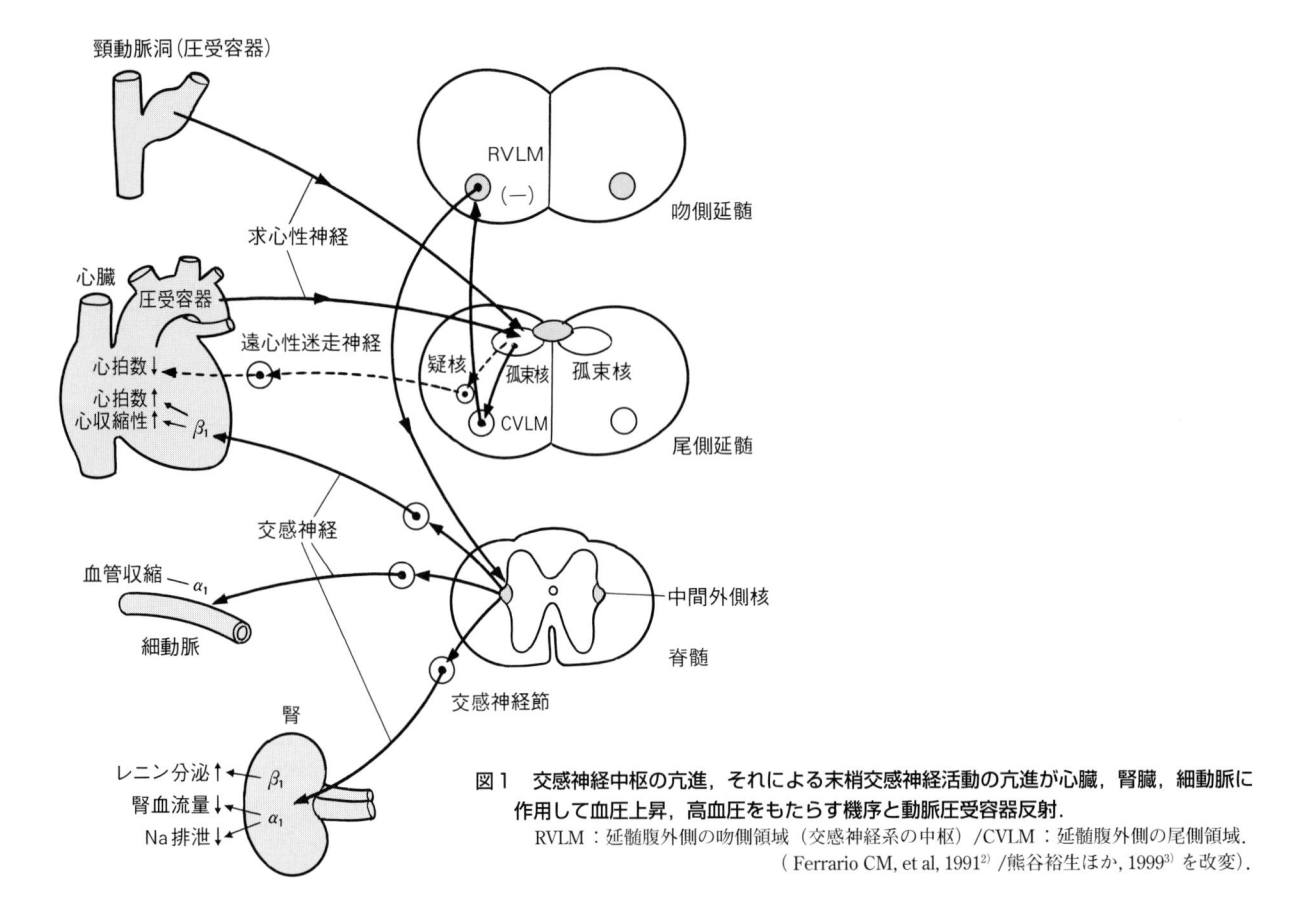

図1 交感神経中枢の亢進，それによる末梢交感神経活動の亢進が心臓，腎臓，細動脈に作用して血圧上昇，高血圧をもたらす機序と動脈圧受容器反射．
RVLM：延髄腹外側の吻側領域（交感神経系の中枢）/CVLM：延髄腹外側の尾側領域．
（Ferrario CM, et al, 1991[2] /熊谷裕生ほか, 1999[3] を改変）．

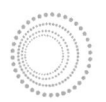

圧受容器反射の臨床

1．検査方法

臨床的に圧受容器反射の感受性を測定するには，血圧と心拍数を記録しながら，フェニレフリンおよびニトログリセリンの静注で血圧を上昇および下降させたときの心拍数の減少および増加を記録する．データを一次直線に回帰して，直線の傾きを圧受容器反射の感受性と見なす[3]．実験研究では，これらのデータをS字曲線（logistic function curve）に回帰し，この曲線を微分して，最大の傾きを感受性と見なす[5,6]．

また，血圧および心拍数を24時間連続記録し，一心拍ごとの，血圧の増加度に対するR-R間隔の延長（心拍数の減少）の比を算出すると，その比が圧受容器反射の感受性にあたる（シークエンス法）[3]．

2．加齢による圧受容器反射の障害

これらの方法で測定した高齢者や高血圧患者の圧受容器反射の感受性は，若年者や正常血圧患者よりも低下している．すなわち「血圧が下がりそうな時に血圧を上昇させようという能力」，「血圧が上がりそうな時に下げようとする能力」が障害されている．これらは高齢者によく見られる起立性低血圧，血圧日内変動の増大などの原因となる．

Manciaら[7]は，図2に示すように，若年と高齢の本態性高血圧患者の24時間の血圧変動，心拍変動から圧受容器反射の感受性を算出し，次の4つの知見を得た．

1) 若年者高血圧患者では（左側），血圧変動（Aの△）の増減と圧受容器反射感受性（Aの■）の増減は，ミラー・イメージをなす．つまり圧受容器反射が良好に機能している時は，血圧変動が小さい．

2) 若年者では，心拍変動（Bの△）の増減と圧受容器反射感受性（Bの■）の増減は，時間的にほぼ一致する．つまり心拍変動が大きい時は圧受容器反射の感受性が大きい．以上から「圧受容器反射は，心拍数を変動させることにより血圧を一定に保とうとするシステムである」ことが理解される．

3) 高齢高血圧患者では（右側），若年高血圧患者に比べて，すべての時間帯において圧受容器反射（■）が障害されており，血圧変動（Aの△）がきわめて大きく，心拍変動（Bの△）が小さい．

4) 高齢高血圧患者では，若年者に見られる睡眠中

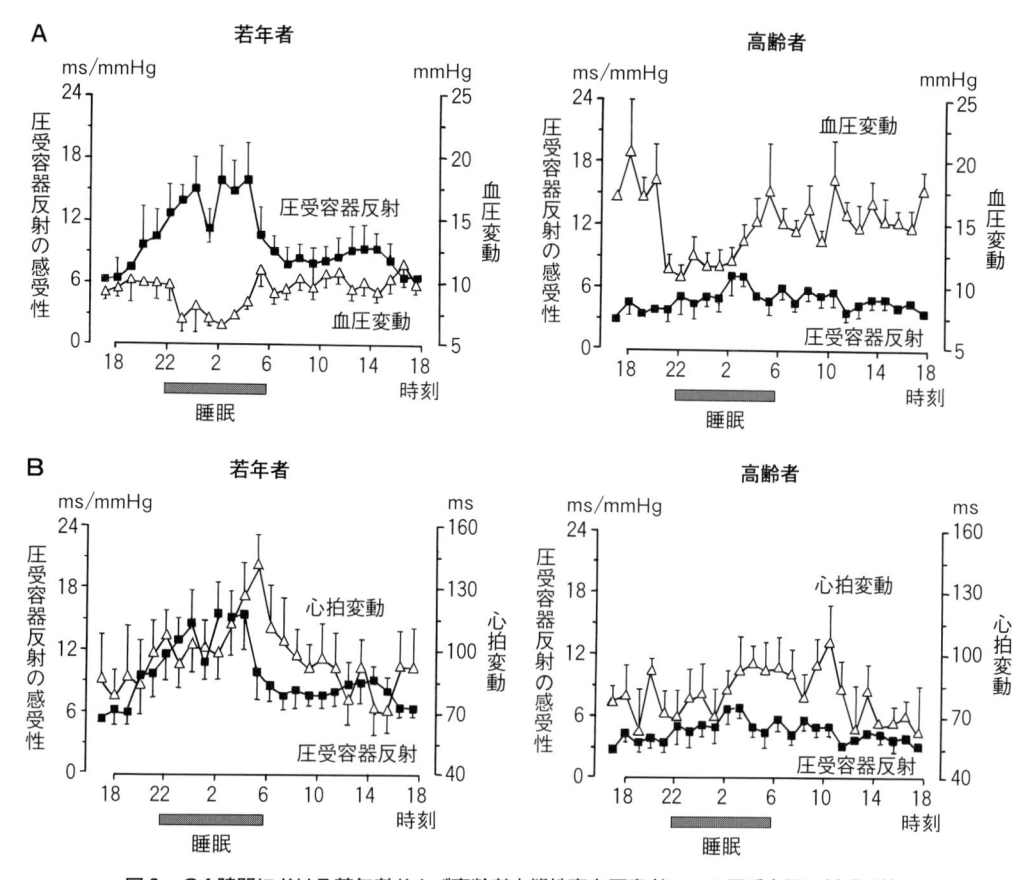

図2 24時間における若年者および高齢者本態性高血圧患者の，A.圧受容器反射感受性と血圧変動（標準偏差）との関係，B.圧受容器反射感受性と心拍変動との関係．
AとBの圧受容器反射感受性のグラフは同一である．高齢高血圧患者で，圧受容器反射がさらに障害されている．
(Mancia G, 1997[7] を改変)

の圧受容器反射の亢進が障害されている．

高血圧ラットでは，循環調節の線形性が亢進し，非線形性（複雑さ）は低下している

心血管系は一定に見えながらもゆらいでいる．心拍や血圧もゆらいでいるし，末梢交感神経活動や延髄交感神経中枢ニューロンの発火にも，非線形でカオス的な（フラクタルな）ゆらぎの成分が含まれている．それゆえ私どもは「循環調節は複雑系である」と考え，線形と非線形解析を組み合わせた分析と統合を行っている[8]．正常状態の循環調節は一見単純で一定に見えるが，実はシステムが多くの制御因子によって調節され，非線形性が高く，「複雑」でカオス的である．一方，心不全，圧受容器反射障害，高齢者，けいれんなどの状態では，制御因子の数が減って，一つの制御因子に依存し，柔軟でダイナミックな調節ができない．すなわちシステムが線形となり，非線形性（複雑さ）が低下している．臨床的に，心筋梗塞後に心拍変動の非線形性が低下している患者は，予後が悪いことが報告されている[9]．また心拍変動の非線形性の低下は，心室細動発作に先行する．

私どもは無麻酔で記録した腎交感神経活動と血圧，腎交感神経活動と腎血流量の相関の線形性と非線形性が，SHRとWKYで異なるかを調べた[10]．線形解析としては伝達関数のコヒーレンス，非線形解析としてはOsakaらの提唱する相互情報量（mutual information）[11]を組み合わせて検討した．腎交感神経活動と血圧，腎交感神経活動と腎血流量の相関の線形性と非線形性を算出した結果，WKYラットと比較して，SHRの相関の線形性は高く，非線形性は低いことが示された[10]．

さらにSHRにアンジオテンシンII受容体遮断薬（ARB）カンデサルタンを14日間経口投与すると，有意な血圧低下と腎血流量増加にもかかわらず，腎交感神経活動はむしろ抑制された．またカンデサルタンにより，高血圧ラットの高い線形性が低下し，低い非線形性が亢進した[10]．これらの結果から，高血圧においてはレニン-アンジオテンシン系および交感神経系が循環調節の線形性を亢進させ，非線形性（複雑さ）を

低下させていることが示された．高血圧における高い線形性および低い非線形性は，循環調節が1つまたは2つのシステム（交感神経系，レニン-アンジオテンシン系）のみに強く依存していることによる，または正常なシステム（圧受容器反射や nitric oxide）の数が減少している結果と推察した．一方，正常血圧ラットでは，線形性が低く非線形性が高かったが，これは数多くのシステムが統合されて柔軟な循環制御をおこなっているためと推察した．

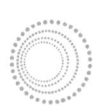

高血圧ラットの交感神経中枢ニューロンの電気活動は亢進している

SHRではWKYと比較して，血圧が高いにもかかわらず，腎交感神経活動が亢進している[12]．そこで，末梢交感神経亢進および高血圧の原因として延髄交感神経中枢・RVLMニューロンの機能亢進およびアンジオテンシン（Ang）IIに対する過剰な反応を仮定し，ホールセル・パッチクランプ法（current clamp）を用いて一つひとつのRVLMニューロンの電気生理学的性質を調べてきた[13]．求心性迷走神経→RVLM→IML→遠心性交感神経というネットワークが保たれている摘出脳幹-脊髄標本という実験系を用いた．WKYラットと比較してSHRでは，RVLMニューロンの静止膜電位は浅く（−46mV），発火頻度が有意に早い（約5 Hz）ことから，交感神経中枢ニューロンの活動亢進が高血圧発症に寄与していることが示された[4]．ヒトでも，RVLMの電気活動の亢進が本態性高血圧の原因の一つであると推測される．

次にRVLMニューロンを外因性 AngII（6 μmol/L）で灌流すると，SHRでは膜電位は有意に脱分極し発火頻度が増加した（図3）．一方，カンデサルタン（0.12 μmol/L）で灌流すると，膜電位は過分極し発火頻度が減少した（図4）．この現象もSHRでのみ見られた．これらの結果からRVLMニューロンの膜にAT1受容体が存在し，内因性AngIIがこれに結合しRVLMニューロンをtonicに脱分極させ，交感神経中枢の活動を亢進させていることが示された[4]．

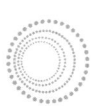

心血管イベント予防のために，交感神経活動を抑制する降圧薬が有用

交感神経活動の亢進がつづくと脳出血，心筋梗塞などの脳・心・血管イベントが増加する[14]．すなわち交

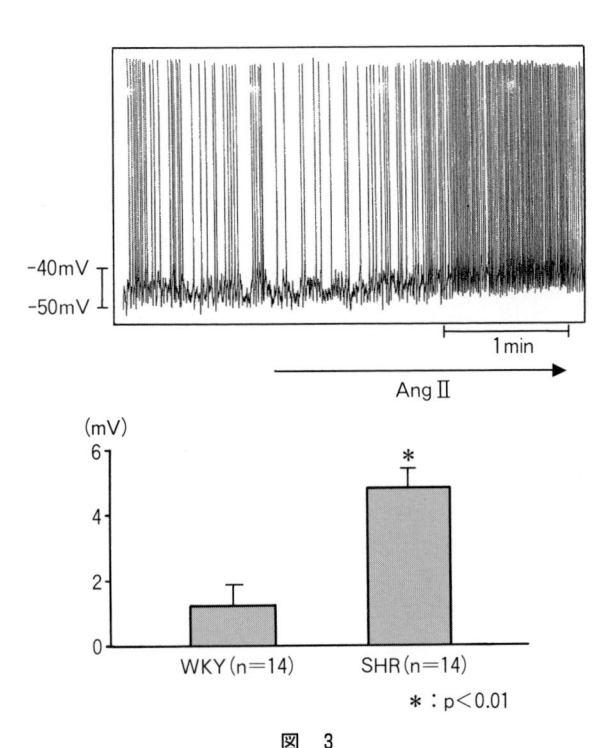

図 3
SHRの摘出脳幹―脊髄標本を6.0 μmol/LのアンジオテンシンIIで灌流すると，交感神経中枢RVLMニューロンの膜電位は脱分極し，発火が増加した．
（Matsuura T, et al, 2002[4] を引用）

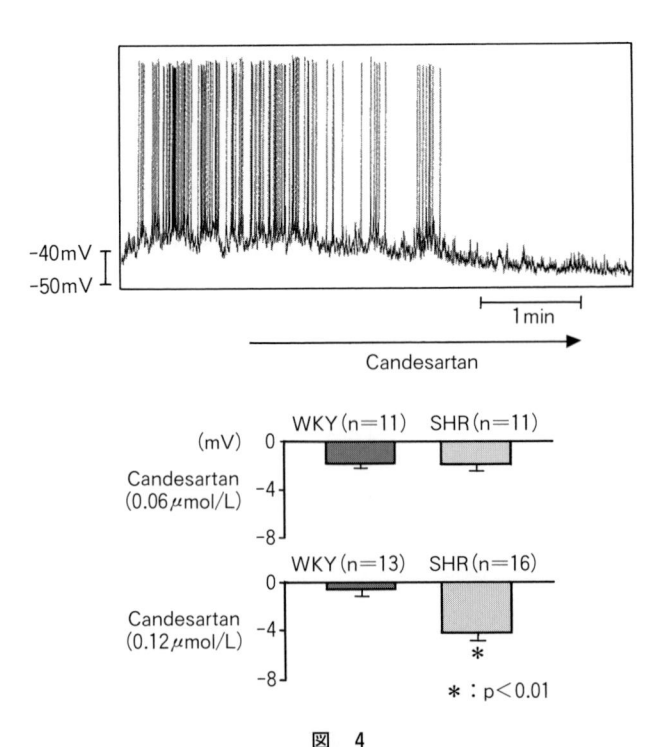

図 4
SHRの摘出脳幹-脊髄標本を0.12 μmol/Lのカンデサルタンで灌流すると，RVLMニューロンの膜電位は過分極し発火も減少した．すなわちカンデサルタンは交感神経中枢の電気活動を低下させた．
（Matsuura T, et al, 2002[4] を引用）

感神経活動亢進は心血管イベントのリスクファクターである．例えば，ニフェジピンなど短時間作用型カルシウム拮抗薬は反射性交感神経亢進をきたすため，冠動脈疾患を起こしやすく心筋梗塞による死亡を増加させる．

Tomiyamaら[15]は，本態性高血圧患者にACE阻害薬またはCa拮抗薬を投与した．ACE阻害薬は，加齢で低下している頸動脈の伸展性を改善し，圧受容器反射の感受性を改善し，心拍変動を増加させた．Ca拮抗薬はこれら3つのパラメータを変化させなかった．この結果から，加齢および高血圧が頸動脈伸展性を悪化させ，それにより圧受容器反射機能が低下するという因果関係が説明される．当教室のNishizawaら[16]は，高血圧および心不全（心筋梗塞後）ラットにおいてカンデサルタンがACE阻害薬エナラプリルと同等に圧受容器反射を改善することを報告した．

また平均年齢63歳の本態性高血圧患者39例に持効性ニフェジピンまたはエナラプリルを1カ月投与したときの心拍変動を調べた研究において，ニフェジピンは交感神経系を刺激し，迷走神経を減弱させた[17]．血漿ノルエピネフリン濃度もニフェジピン投与後は増加していた．一方エナラプリルは交感神経活動の指標を有意に減弱させた．

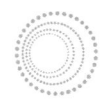

結　語

以上末梢および中枢の結果をまとめると，カンデサルタンなどのARBは，末梢交感神経活動を低下させ，圧受容器反射を改善した．またARBは交感神経中枢の活動を低下させた．それゆえ脳心血管イベントを予防するために，今後は，交感神経活動を低下させ圧受容器反射を改善するARBなどの降圧薬を選択すべきである．

●文　献●

1) Saruta T, Kumagai H : The sympathetic nervous system in hypertension and renal diseases. Current Opinion in Nephrol Hypertens 5 : 72-79, 1996.
2) Ferrario CM, Averill DB : Do primary dysfunctions in neural control of arterial pressure contribute to hypertension? Hypertension 18（suppl I）: I-38-I-51, 1991.
3) 熊谷裕生，佐方克史，猿田享男ほか：圧受容器反射と，高血圧症および降圧薬の影響．血圧 6 : 1029-1035, 1999.
4) Matsuura T, Kumagai H, Saruta T et al : Rostral ventrolateral medulla neurons of neonatal Wistar-Kyoto and spontaneously hypertensive rats. Hypertension 40 : 560-565, 2002
5) Kumagai H, Suzuki H, Saruta T et al : Baroreflex control of renal sympathetic nerve activity is potentiated in early phase of two-kidney, one clip Goldblatt hypertension in conscious rabbits. Circ Res 67 : 1309-1322, 1990.
6) Kumagai H, Suzuki H, Saruta T, et al : Central and peripheral vasopressin interact differently with sympathetic nervous system and renin-angiotensin system in renal hypertensive rabbits. Circ Res 72 : 1255-1265, 1993.
7) Mancia G : The sympathetic nervous system in hypertension. J Hypertens 15 : 1553-1565, 1997.
8) 熊谷裕生，佐方克史，猿田享男ほか：循環調節を複雑系としてとらえる．分子心血管病 2 : 177-187, 2001.
9) Huikuri HV, Makikallio TH, Peng CK, et al : Fractal correlation properties of R-R interval dynamics and mortality in patients with depressed left ventricular function after an acute myocardial infarction. Circulation 101 : 47-53, 2000
10) Sakata K, Kumagai H, Onami T, et al : Potentiated sympathetic nervous and renin-angiotensin systems reduce nonlinear correlation between sympathetic activity and blood pressure in conscious spontaneously hypertensive rats. Circulation 106 : 620-625, 2002
11) Osaka M, Yambe T, Hayakawa H, et al : Mutual information discloses relationship between hemodynamic variables in artificial heart-implanted dogs. Am J Physiol 275 : H1419-H1433, 1999
12) Kumagai H, Averill DB, Ferrario CM : Renal nerve activity in rats with spontaneous hypertension. effect of converting enzyme inhibitor. American Journal of Physiology 263 : R109-R115, 1992.
13) Oshima N, Kumagai H, Matsuura T, et al : Three types of putative presympathetic neurons in the rostral ventrolateral medulla studied with rat brainstem-spinal cord preparation. Autonomic Neuroscience 84 : 40-49, 2000.
14) Julius S, Jamerson K : Sympathetics, insulin resistance, coronary risk in hypertension : the "chicken-and-egg" question. J Hypertens 12 : 495-502, 1994.
15) Tomiyama H, Kimura Y, Doba N, et al : Effects of an ACE inhibitor and a calcium channel blocker on cardiovascular autonomic nervous system and carotid distensibility in patients with mild to moderate hypertension. Am J Hypertens 11 : 682-689, 1998.
16) Nishizawa M, Kumagai H, Saruta T, et al. : Improvement in baroreflex function by an oral angiotensin receptor antagonist in rats with myocardial infarction. Hypertension 29 [part 2] : 458-463, 1997.
17) 岡林旬子，佐藤隆幸，小澤利男ほか：老年者高血圧に対するNifedipineならびにEnalapril投与の自律神経系におよぼす影響．日本老年医学会雑誌 31 : 285-291, 1994.

[熊谷裕生/大波敏子/滝本千恵/飯ヶ谷嘉門/大島直紀/佐方克史/松浦友一/今井正樹/猿田享男]

総論 3-5 本態性高血圧症の成因
5）インスリン抵抗性

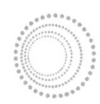

はじめに

インスリン抵抗性は，肥満者や2型糖尿病にみられる病態である．肥満を伴わない本態性高血圧症患者にもインスリン抵抗性がみられることが明らかにされ，インスリン抵抗性は高血圧の成因の一つされ，さらには冠動脈疾患などの動脈硬化症の原因としても注目を集めている．

インスリン抵抗性の分子遺伝学的機序

インスリン抵抗性はインスリン分泌不全とともに2型糖尿病の発症に関わる2大成因の一つである．インスリン抵抗性下では，末梢での糖利用の85〜90％を占める骨格筋におけるインスリンの作用が十分現れない．そのため，骨格筋への糖の取り込みが不十分となり，生体は糖代謝を正常に維持しようとして，膵臓からインスリンを過剰に分泌することとなり，高インスリン血症がもたらされる．

インスリンは図1に示すように，インスリン受容体に結合後，チロシン残基の自己リン酸化により，IRS-1やPI3-キナーゼの活性化をひきおこし，様々な作用を発揮する[1]．インスリン抵抗性の本態は今なお不明であり，IRS-1やPI3-キナーゼのリン酸化や発現レベルの減少も示唆されているが，他の多くの遺伝子の異常が関与するものと考えられる．

インスリン抵抗性をきたす病因として，肥満，とりわけ内臓脂肪の意義も注目を集めている．内臓脂肪がよりインスリン抵抗性であり，遊離脂肪酸が門脈血領域へ過剰に供給され，肝臓でのインスリン抵抗性，ひいては末梢の骨格筋でのインスリン抵抗性が惹起されると考えられる．また，骨格筋内の脂肪含量が多いほどインスリン抵抗性となることも示されている[2]．

最近，脂肪細胞から分泌されるレプチンやTNFαなどのホルモンやサイトカインがインスリンの細胞内シグナル伝達を阻害することが明らかにされつつある．事実，TNFαはIRS-1やIRS-2のセリンリン酸化を増加させ，チロシンのリン酸化を減少させ，インスリンの細胞内シグナル伝達を阻害する．最近脂肪細胞から発見されたアディポネクチンは，TNFαの作用

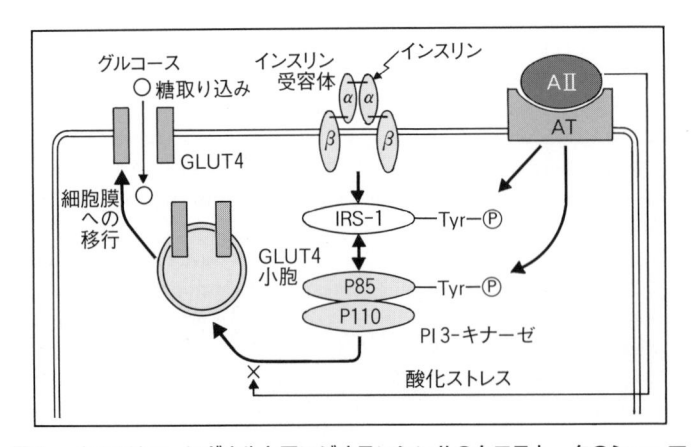

図1 インスリン・シグナルとアンジオテンシンIIのクロストークのシェーマ

を阻害することが明らかにされた．そして，アディポネクチン自身が，筋肉細胞でIRS-1を介したPI3-キナーゼの活性および糖輸送を増加させ，さらには，脂肪酸輸送蛋白1型（FATP-1：fatty acid transport protein [1]）の遺伝子発現を高め，脂肪酸酸化を増加させ，インスリン感受性を高める．また，アディポネクチンの血中濃度は糖尿病や肥満患者で著減しており，TNF α のインスリンの細胞内シグナル伝達への阻害作用を増強させ，インスリン抵抗性に関与するものと考えられる[3]．

本態性高血圧症におけるインスリン抵抗性と高インスリン血症

1985年頃より本態性高血圧症にもインスリン抵抗性が認められることが明らかになってきた．すなわち，本態性高血圧症患者では空腹時や食後あるいはブドウ糖負荷試験後の血中インスリン濃度が高く，euglycemic hyperinsulinemic clamp法で測定したグルコース注入率が低下している（インスリン抵抗性がある）．最近，われわれは数年間の観察で，インスリン抵抗性がある者は高血圧を発症するリスクが4～9倍に達すること を報告している[4]．

本態性高血圧症患者が何ゆえにインスリン抵抗性をきたすのかは，未だに不明である．両親が高血圧の者で，まだ高血圧を発症していない正常血圧若年者で既にインスリン抵抗性があることより，何らかの遺伝的素因が関与している．あるいは，高血圧患者の骨格筋には，type IIB筋線維（fast twitch, glycolytic）が多いこともその一因とされている．すなわち，type IIBの骨格筋は，ミトコンドリアやインスリン受容体が少なく，したがってインスリン依存性の糖利用が低下しインスリン抵抗性をきたす．また，毛細血管密度が低く，このことは血管抵抗の上昇とあいまって骨格筋への血流を低下させ，インスリンや糖の供給を低下させ，インスリン抵抗性の原因となる．また本態性高血圧症患者では，インスリンのクリアランスが低下し，このことも高インスリン血症の一因となっている．

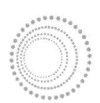

インスリンの昇圧作用

インスリンが実際に血圧を上昇させるかどうかについては，多くの報告があり，必ずしも一致していない．ラットに炭水化物に富んだ食事を与えて内因性インスリン分泌を高めたり，外因性にインスリンを持続投与

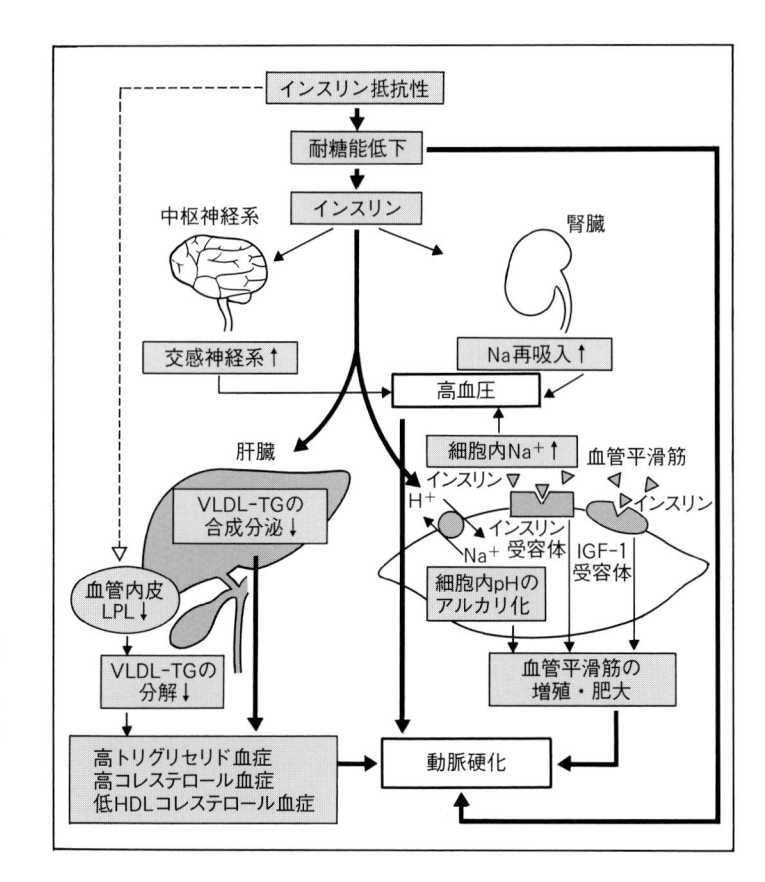

図2 インスリンの糖・脂質代謝，血圧，動脈硬化に及ぼす作用
インスリン抵抗性は高血圧，耐糖能低下，高脂血症や血管平滑筋の増加・肥大をもたらし，長期的には動脈硬化を引き起こす．
VLDL-TG：超低密度リポ蛋白—トリグリセリド
LPL：リポ蛋白リパーゼ
（日医雑誌124：401, 2000より）

したり，ヒト2型糖尿病患者にインスリン自己注射をすると血圧が上昇したという報告がある[5)6)]．

図2に示すように，インスリン抵抗性下では，高インスリン血症が中枢神経系に働いて，交感神経系の緊張を高める結果，血管の収縮がもたらされ，血圧が上昇する．また，高インスリン血症は，近位・遠位尿細管あるいは集合管からNaの再吸収を増加させ，循環血漿量を増大させる．この結果，心拍出量が増大し，血圧が上昇する．

一方，本態性高血圧症患者では，細胞内遊離Ca^{++}濃度（$Ca^{++}i$）がもともと高まっている．インスリンはNa-H交換ポンプやNa-K-ATPaseを刺激し，細胞内Na濃度を増加させる．このことはNa-Caの交換を増加させ，$Ca^{++}i$を増加させる．

インスリンはインスリン受容体やIGF-1受容体を介して血管平滑筋の増殖を刺激する．また，Na-H交換ポンプを刺激することによっても，細胞内pHのアルカリ化を介して，増殖を刺激する．長期的には，インスリンは動脈硬化の進展を促進するといえる．実際，インスリン抵抗性を示す本態性高血圧症患者で頸動脈の内膜中膜厚が厚く，冠動脈疾患の多いことが報告されている．

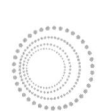

内皮細胞機能の障害とインスリン依存性血管拡張作用の減弱

インスリン自体は血管拡張に働くことが証明されている．このインスリン依存性の血管拡張作用は生理学的濃度でもおこり，血管内皮細胞から産生される一酸化窒素（NO）を介する[7)]．肥満や2型糖尿病や高コレステロール血症患者に加えて，高血圧患者においてもインスリン抵抗性の状態では，上述したインスリンによる血管拡張作用が低下しており，骨格筋の血流量の増加反応が低下している．インスリン抵抗性や高血圧や高血糖や高脂血症の状態では血管内皮細胞が障害され，eNOS活性が低下し，NOが減少する．これらの細胞内シグナルについての詳細はまだ不明であるが，tyrosine kinaseやphosphatidyl-inositol 3-kinaseなどの糖代謝に類似した経路も関与している．

また，高血糖や高血圧などの酸化ストレスが増大した状態では，スーパーオキサイドなどによりNO不活化が亢進し，インスリンの血管拡張作用が阻害される．

骨格筋の血流量はインスリン抵抗性を規定する重要な因子である．Baronらは，euglycemic hyperinsulinemic clamp法で測定したインスリン依存性の糖の取込み率と下肢血流量の増加率が正の相関を示すことを証明している[8)]．すなわち，骨格筋の血流を増加させると，インスリン依存性の糖の取り込みが増加し，インスリン抵抗性が改善することとなる．最近，脂肪組織の食後の血流量が増加するほど，ブドウ糖負荷試験に際して認められる遊離脂肪酸が低下し，すなわち，インスリン感受性が良好なことが報告されている[9)]．

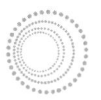

アンジオテンシンIIとインスリン抵抗性

アンジオテンシンIIは，AT1を介して血管平滑筋細胞や種々の細胞の細胞内へのCa^{2+}の流入を増加させ，細胞内遊離Ca^{2+}濃度を上昇させ，結果として血管平滑筋細胞の収縮をもたらす．インスリンはこのようなアンジオテンシンIIに対する細胞内遊離Ca^{2+}濃度のピークを減弱させ，また基礎値への回復を遅延させることが線維芽細胞を用いた検討で明らかにされている[10)]．また，高血圧患者から得られた線維芽細胞のアンジオテンシンIIに対する細胞内遊離Ca^{2+}濃度は，正常血圧者からの反応より高値であるが，インスリンの同反応に対する減弱作用はインスリン抵抗性の高血圧患者ではみられないという[11)]．

最近，アンジオテンシンIIがインスリンの細胞内情報伝達機構に拮抗的に働くことも明らかにされてきた（図1）．すなわち，血管平滑筋細胞におけるインスリンの細胞内情報伝達機構のうち，アンジオテンシンIIはインスリンによるインスリン受容体のβサブユニットのチロシンリン酸化は抑制しないものの，IRS-1のチロシンリン酸化を約50%減少させ，IRS-1のPI 3-kinaseへの結合を約30～50%減少させるという[12)]．すなわち，AT1を介するアンジオテンシンIIの細胞内情報伝達機構と，インスリンの細胞内情報伝達機構にクロストークが存在するといえる．さらに，アンジオテンシンIIのインスリンの細胞内情報伝達機構に及ぼすこのような作用が，酸化ストレスを消去するtempolなどにより認められなくなることより，アンジオテンシンIIによる酸化ストレスも，インスリンの細胞内情報伝達機構に大きな影響を及ぼしていると推測される[13)]．

また，脂肪組織にもレニン-アンジオテンシン系が存在し，アンジオテンシノージェンが脂肪細胞の肥大と肥満に関わっている可能性が示されている．

降圧薬のインスリン抵抗性への影響

表1に，降圧薬のインスリン抵抗性に及ぼす影響を

endocrinology and metabolism, CVEM)"という概念を生むに至った．本稿では，血管因子からみた高血圧症の病態について，主に血管作動性因子の高血圧発症進展における役割を中心に，臨床的および基礎的観点から概説する．

血管リモデリングと高血圧

血管は種々の物理的・化学的ストレスに対応して構造的な変化を来す．これを血管リモデリングと呼ぶが，高血圧にある程度の期間さらされると程度の差はあれ全身の中小動脈に構造上の変化が認められる．とくに，腎や末梢の抵抗血管に起こる血管平滑筋（中膜）および内膜の肥厚は，血管内腔の狭窄とコンプライアンスの低下をきたし，血管抵抗を上昇させ高血圧進展に大きく寄与する[1]（図1）．

一般に，アンジオテンシンII（AII）に代表される血管収縮因子は，長期的には血管平滑筋の増殖・肥大を来して血管リモデリング促進に働き，逆にNOなどの血管弛緩因子は血管リモデリングに対し抑制的に作用し，構造的変化に対しても拮抗的に働いている．高血圧治療においては，単に血圧低下を目標とするのではなく，このような血管の機能的構造的変化の改善を念頭におくべきなのはいうまでもない．また後述するように，このような血管リモデリングの調節において血管内皮はきわめて重要な役割を担っている．したがって，内皮傷害が起こると抑制的調節に破綻をきたし，血管リモデリングが進んで血管傷害から高血圧の増悪，臓器障害へとつながることが容易に理解される．

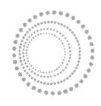

レニン-アンジオテンシン系

1．レニン-アンジオテンシン系の新たな意義

AIIは最も主要な昇圧ホルモンかつ血管リモデリング促進因子である．レニン-アンジオテンシン（RA）系は，一連の酵素反応によりAIIを生成するためのカスケードであり，生体において最も重要な血圧・体液調節系の一つであるとともに，血管因子・腎性因子を介して高血圧発症と密接に関わっている（図1）．

RA系の研究は1898年のTigerstedtらによるレニンの発見に端を発し，Laraghらの研究により循環調節における意義がほぼ確立されたかに見えたが，ここ十数年でその意義が大幅に見直され，多くの新たな意義付けがなされた．特に，組織RA系の存在が証明され，高血圧・動脈硬化や心筋梗塞などの心血管系疾患の発症要因・病態に少なからず関与することが示されたこと，永らく不明であったAII受容体がクローニングさ

れ，選択的な拮抗薬が開発されたこと，またこれら個々のコンポーネントの役割の解明が，遺伝子操作動物などの開発を通して分子レベルで可能になったこと，そしてACE阻害薬やアンジオテンシン受容体拮抗薬（ARB）を用いた大規模臨床試験の結果，単に降圧効果だけでなく，心不全や糖尿病性腎症の進展や生命予後に明らかな改善効果を示すことが証明されたことである[2)-5)]．

2．レニン-アンジオテンシン系と高血圧

組織RA系は，循環血液中以外に心臓，血管壁，副腎，腎臓，脳などの組織局所において独立した調節と機能を有すると考えられ，特に，血管肥厚・内膜新生，心肥大，腎硬化・糖尿病性腎症などの発症・進展因子としてその意義が示唆されている[2)]（表2）．また，AIIの2種類の受容体（AT$_1$, AT$_2$）のうち，昇圧活性をはじめ多くの生理作用を担うのはAT$_1$受容体と考えられるが，AT$_2$受容体の作用も次第に明らかになりつつある[3)]．動物モデルにおいては，アンジオテンシノーゲン，レニン，ACEまたAT$_1$受容体の遺伝子欠損マウスはいずれも30mmHg程度の血圧低下を認め，RA系の主たるカスケードが血圧維持に必須であることが示された[4)]．今後はconditional knockoutなどを用いて，より個々の病態に応じた役割の検討がなされることが期待される．

一方，近年の遺伝子解析により，アンジオテンシノーゲン遺伝子多型（Met235Thr, A-20C/C-18T）と本態性高血圧症，ACE遺伝子多型（DD型）と心筋梗塞が，またAT$_1$受容体遺伝子多型（A1166C）やACE遺伝子多型（DD型）と本態性高血圧症とが関連することが示された[6)7)]．このように，遺伝素因としてのRA系の異常がこれら疾患の原因遺伝子や危険因子となることが予

表2　組織レニン-アンジオテンシン系の作用

組織	作用
腎臓	RBF, GFR, 腎微小循環調節, Na再吸収
血管	血管収縮・肥大・内膜新生
心臓	心筋代謝, 心筋の肥大・収縮
副腎	アルドステロン分泌, カテコールアミン分泌（?）
脳	飲水, 行動, 血圧, ADH・カテコールアミン分泌
下垂体	ACTH・ゴナドトロピン・プロラクチン分泌
卵巣	排卵（?），エストロゲン産生（?）
精巣	アンドロゲン産生（?）
子宮	子宮胎盤循環, 子宮筋の収縮
胎盤	子宮胎盤循環, 胎盤ホルモン産生（?）
小腸	電解質・水の吸収
唾液腺	不明

(Dzau VJ, 1988[2)]より引用, 改変)

Na利尿ペプチド系

1. Na利尿ペプチドファミリーの意義

Na利尿ペプチドは心臓および血管内皮より産生される強力な血管弛緩・降圧利尿ホルモンである。心房性Na利尿ペプチド（ANP）の発見を契機に，ポンプ器官と考えられていた心臓が内分泌臓器として循環調節に重要な役割を演じることが明らかとなった。その後，脳性Na利尿ペプチド（BNP）およびC型Na利尿ペプチド（CNP）が単離同定され，現在3種類のリガンドおよび3種類の受容体より構成されるNa利尿ペプチド系の存在が明らかとなっている[8]。

BNPは当初脳より単離されたが，その後，ANPと同様主として心臓で合成，分泌されるホルモンであることがわかった。ただしANPが心房で多く合成されるのに対し，BNPは主に心室で合成される[9]。そして心不全ではともにその血中濃度が上昇するが，特にBNPは重症度に従って正常の数百倍以上に増加し，重症例ではANPをはるかに凌駕する[9]。高血圧症においてもBNPは数倍から10倍程度に上昇を認める。これらの分泌刺激は主に心筋細胞の伸展と考えられ，ANPの血中濃度は右心房圧や肺毛細血管楔入圧と正相関し，またBNPは心拍出量低下など左心機能と密接に関連して鋭敏に変化する。このように，ANP濃度は心房圧や体液量の優れた指標として，一方BNP濃度は左心機能の最も特異的かつ鋭敏な生化学的検査法として有用性が認められ，現在広く臨床の場で用いられている。

CNPは当初，神経ペプチドとしての役割が示唆されたが，その後血管内皮細胞や骨，マクロファージなどでもCNPが産生されることが明らかとなり，特に血管では内皮由来弛緩因子のひとつに位置づけられるようになった[10]。CNPは血管弛緩とともに血管内膜新生を抑制し，さらに内皮再生促進作用を有するなど，血管保護因子としても重要である。また最近のトピックスのひとつに，CNPの骨における意義が注目されている。とくにCNP欠損マウスで著しい低身長を呈することから，CNPは少なくとも発生の段階では生理的に必須な骨形成因子であると考えられる[11]。

2. Na利尿ペプチド受容体と作用

Na利尿ペプチド受容体にはcGMPをセカンドメッセンジャーとして生物作用に関わる2種類の膜型グアニル酸シクラーゼ受容体（GC-A，GC-B）と，生物作用

表3　Na利尿ペプチド系の作用

I. 末梢作用
- 利尿・Na利尿作用
- 血管拡張・降圧作用
- ホルモン分泌抑制：レニン，アルドステロン
- 細胞増殖・肥大の抑制：血管内皮・血管平滑筋細胞，メサンギウム細胞，心筋細胞
- 骨成長（内軟骨性骨化）促進
- 血管再生・内皮再生促進

II. 中枢作用
- 飲水抑制作用
- 食塩嗜好性の抑制作用
- 降圧作用
- ホルモン分泌抑制：バソプレシン，ACTH

をもたずリガンドの代謝に関与するクリアランス受容体とが存在する。GC-AはANPとBNPに親和性が高く，GC-BはCNPに親和性が高い。これら受容体を介して種々の作用を発揮するが（表3），利尿作用については糸球体濾過量の増加，腎血流の増大，および尿細管での水・Na再吸収抑制による。血管平滑筋肥大・増殖の抑制作用，血管再生作用も注目されている。中枢では脳内RA系と拮抗し，血圧調節における末梢作用と中枢作用が相補う形で循環調節にあずかっている。

心不全や高血圧症などで亢進したNa利尿ペプチドは，病態生理学的には，体液量増大や高血圧の増悪に対し代償的・抑制的に作用すると考えられる。一方，その強力な血管拡張・利尿作用を利用して，ANPは重症心不全や高血圧緊急症の治療薬として用いられ，有効性が証明されている。さらに，高血圧や心不全治療薬としてのANP分解酵素（NEP）阻害薬，ACE/NEP阻害薬の開発と臨床応用も進められ，今後の展開が期待される。

3. Na利尿ペプチド系と高血圧

Na利尿ペプチド系の血圧調節に果たす役割は，遺伝子改変マウスを用いて検討された。ANPとGC-A欠損マウスでは双方とも高血圧を認めたが，ANP欠損マウスは食塩感受性高血圧（2％食塩食で20mmHg上昇）であるのに対し，GC-A欠損マウスは食塩量に無関係に30mmHgほど高く，食塩非感受性高血圧を呈した[12)13)]。またGC-A欠損マウスでは著しい心肥大と大動脈解離を認めた。これらよりNa利尿ペプチド系は生理的に必須の降圧・心血管保護因子と考えられ，遺伝素因を含めたヒト高血圧発症への関与の検討が進められている。

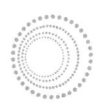

血管内皮由来因子

1. 血管内皮由来弛緩因子と収縮因子

血管は、血行動態的変化（伸展、ずり応力）や血液中の酸素分圧、糖、脂質、ホルモンやサイトカインなどの変化を常に感知して、血管トーヌスや抗血栓性を制御し、ストレスに適応する。この血管のストレス応答機構（血管リモデリング）は、血管本来の機能である血液の効果的な臓器への供給のために血管に備わったプログラムであり、高血圧症、糖尿病、高脂血症などいわゆる生活習慣病による血管合併症は、この応答機構の破綻と捉えることができる。特に、血管内皮細胞はストレスを感知し種々の増殖因子、サイトカイン、血管作動性物質などの液性因子を合成分泌してこの調節にあずかると考えられ、多くの疾患において内皮機能障害の意義が一段と注目されるようになった。これら液性因子のうち、血管内皮由来弛緩因子（EDRF）としてはNO、プロスタサイクリン（PGI₂）、CNP、アドレノメデュリン（AM）が、また血管内皮由来収縮因子（EDCF）としてはエンドセリン（ET）、トロンボキサンA₂（TXA₂）やAIIが重要と考えられる（表4）。

表4 血管内皮由来の循環調節因子

I. 内皮由来弛緩因子（EDRF）
- NO
- プロスタサイクリン（PGI₂）
- C型Na利尿ペプチド（CNP）
- アドレノメデュリン（AM）
- 内皮由来過分極因子（EDHF）

II. 内皮由来収縮因子（EDCF）
- エンドセリン（ET）
- トロンボキサンA₂（TXA₂）
- プロスタグランディンH₂（PGH₂）
- O₂⁻（スーパーオキサイドアニオン）
- アンジオテンシンII

2. エンドセリン

ETは、大動脈内皮細胞培養上清より発見された強力な血管収縮ペプチドで[14]、ET-1、ET-2、ET-3の3種類が存在し、ETₐ、ETᵦの2種類の受容体に作用する。ET-1は内皮で産生される主要なETである。ET-2は腎、小腸に、またET-3は腸、脳、副腎、腎に多く発現する。ETの臨床的意義については、高血圧症、心筋梗塞、腎不全などで血中ET濃度の上昇を認め、これらの病態への関与が考えられてきたが、心筋梗塞動物モデルでETₐ受容体拮抗薬が予後を明らかに改善することが示された。さらにノックアウトマウスを用いた研究より、ETが血管以外の発生分化においてきわめて重要な分子であること、すなわちET-1とETₐ受容体は頭頸部と心臓の形態形成に、ET-3とETᵦ受容体は腸壁内神経節と色素細胞の発生に必須であることが明らかとなった[15)16)]。また、腎におけるETᵦ受容体欠損は食塩感受性高血圧をきたし、その役割が注目される。

3. 一酸化窒素

NOはNO合成酵素（NOS）によりL-アルギニンから合成され、細胞質内の可溶性グアニル酸シクラーゼを活性化しcGMPをセカンドメッセンジャーとして種々の作用を発揮する。NOの循環調節における重要性は、NOS阻害薬投与や内皮型NOS（eNOS）欠損マウス[17)]で30mmHgほどの血圧上昇を来すことからも明らかである。最近、ヒトeNOS遺伝子の多型が冠攣縮性狭心症、心筋梗塞および高血圧症と連関し、独立した危険因子として重要であることが証明され[18)19)]、狭心症や高血圧症の成因の解明に迫るきわめて重要な知見である。

4. アドレノメデュリン

AMはヒト褐色細胞種から単離同定された強力な降圧ペプチドである[20)]。副腎髄質をはじめ、肺、心臓、腎臓、脳など広く分布するが、特に血管内皮細胞・平滑筋細胞からも豊富に産生され、EDRFのひとつと考えられる。最近のノックアウトマウスの検討から、AMは血管発生に必須であり、また生理的に重要な降圧・血管保護因子であることが証明されている[21)22)]。

5. プロスタグランディン

プロスタグランディン（PG）はその8種類の受容体（EP₁、EP₂、EP₃、EP₄、FP、DP、IP、TP）すべてがノックアウトされ、解析が進められている[23)]。PGE₂（EP₂、EP₄）とPGI₂（IP）がcAMPを介して血管拡張に作用するが、それ以外に動脈管開存に果たすEP₄のような発生段階での意義、またPGI₂/TXA₂と血管内皮・血小板機能や炎症との関連など、循環調節のみとりあげてもきわめて多くのテーマを含んでいる。さらに、特異的受容体アゴニスト、アンタゴニストの開発も進んでおり、NSAIDに代わる薬剤の臨床応用という観点からも、きわめて重要な課題である。

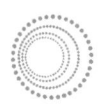

おわりに

高血圧の病態における血管因子の役割について，主に血管作動性因子の面から述べた．この分野の研究は近年，循環器病学・内分泌代謝学の境界領域として大きく発展し，生活習慣病などを中心に新たな関わりが生まれている．今後，基礎・臨床両面からのアプローチによるさらなる病態解明とともに，より新たな視点からの薬剤の開発，新しい医療への展開へとつながることが期待される．

●文　献●

1) Kaplan NM : Clinical Hypertension, 7th ed, Williams & Wilkins, Baltimore, 1998.
2) Dzau VJ : Circulating versus local renin-angiotensin system in cardiovascular homeostasis. Circulation 77 : I-4-I-13, 1988.
3) Horiuchi M, et al : Signaling mechanism of the AT_2 angiotensin II receptor : crosstalk between AT_1 and AT_2 receptors in cell growth. Trends Endocrinol Metab 10 : 391-396, 1999.
4) Takahashi N, Smithies O : Gene targeting approaches to analyzing hypertension. J Am Soc Nephrol 10 : 1598-1605, 1999.
5) Brenner BM, et al : Effects of losartan on renal and cardiovascular outcomes in patients with type 2 diabetes and nephropathy. N Engl J Med 345 : 861-869, 2001.
6) Lifton RP : Molecular genetics of human blood pressure variation. Science 272 : 676-680, 1996.
7) Higaki J, et al : Deletion allele of angiotensin-converting enzyme gene increases risk of essential hypertension in Japanese men. The Suita Study. Circulation 101 : 2060-2065, 2000.
8) Nakao K, et al : The natriuretic peptide family. Curr Opin Nephrol Hypertens 5 : 4-11, 1996.
9) Mukoyama M, et al : Brain natriuretic peptide as a novel cardiac hormone in humans : evidence for an exquisite dual natriuretic peptide system, atrial natriuretic peptide and brain natriuretic peptide. J Clin Invest 87 : 1402-1412, 1991.
10) Suga S, et al : Endothelial production of C-type natriuretic peptide and its marked augmentation by transforming growth factor-β : possible existence of "vascular natriuretic peptide system". J Clin Invest 90 : 1145-1149, 1992.
11) Chusho H, et al : Dwarfism and early death in mice lacking C-type natriuretic peptide. Proc Natl Acad Sci USA 98 : 4016-4021, 2001.
12) John SW, et al : Genetic decreases in atrial natriuretic peptide and salt-sensitive hypertension. Science 267 : 679-681, 1995.
13) Lopez MJ, et al : Salt-resistant hypertension in mice lacking the guanylyl cyclase-A receptor for atrial natriuretic peptide. Nature 378 : 65-68, 1995.
14) Yanagisawa M, et al : A novel potent vasoconstrictor peptide produced by vascular endothelial cells. Nature 332 : 411-415, 1988.
15) Kurihara Y, et al : Elevated blood pressure and craniofacial abnormalities in mice deficient in endothelin-1. Nature 368 : 703-710, 1994.
16) Hosoda K, et al : Targeted and natural (piebald-lethal) mutations of endothelin-B receptor gene produce megacolon associated with spotted coat color in mice. Cell 79 : 1267-1276, 1994.
17) Huang PL, et al : Hypertension in mice lacking the gene for endothelial nitric oxide synthase. Nature 377 : 239-242, 1995.
18) Yoshimura M, et al : A missense Glu298Asp variant in the endothelial nitric oxide synthase gene is associated with coronary spasm in the Japanese. Hum Genet 103 : 65-69, 1998.
19) Miyamoto Y, et al : Endothelial nitric oxide synthase gene is positively associated with essential hypertension. Hypertension 32 : 3-8, 1998.
20) Kitamura K, et al : Adrenomedullin : a novel hypotensive peptide isolated from human pheochromocytoma. Biochem Biophys Res Commun 192 : 553-560, 1993
21) Shindo T, et al : Vascular abnormalities and elevated blood pressure in mice lacking adrenomedullin gene. Circulation 104 : 1964-1971.
22) Shimosawa T, et al : Adrenomedullin, an endogenous peptide, counteracts cardiovascular damage. Circulation 105 : 106-111, 2002.
23) Narumiya S, et al : Prostanoid receptors : structures, properties, and functions. Physiol Rev 79 : 1193-1226, 1999.

［向山　政志／中尾　一和］

総論 3-7

本態性高血圧症の成因
7）大血管硬化と収縮期高血圧の成因

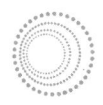

加齢と血圧

米国のFramingham研究[1]によれば，加齢に伴い収縮期血圧は徐々に上昇し，60歳を越えるとその上昇の程度は急峻となる．一方拡張期血圧は60歳位までは収縮期血圧と同様に徐々に上昇傾向を示すが，60歳前後を境に今度は低下傾向を示すようになる．したがって60歳以上の高齢者では，収縮期血圧は高く拡張期血圧が低い，いわゆるisolated systolic hypertension（収縮期型高血圧）の頻度が高くなる．以前はこのような収縮期型高血圧は，加齢による生理的変化であり，降圧治療の必要はないと考えられていたが，SHEP（Systolic Hypertension in the Elderly）[2]をはじめとした最近の欧米の大規模臨床試験は，このタイプの高血圧も降圧治療によって脳血管合併症の予防効果が得られることを証明した．

収縮期型高血圧の病態上の特徴として，血管壁への持続的な血行力学的負荷による内皮細胞の障害と，脈圧の増大が挙げられる．Franklinら[4]によれば（表1），脈圧の増大は冠動脈疾患の予後予測因子として，収縮期血圧・拡張期血圧とともに重要であり，それらは各年代によって異なると報告されている（図1）[3]．すなわち50歳未満ではこの3つのファクターの中では拡張期血圧が最も冠動脈疾患の予後予測因子として重要

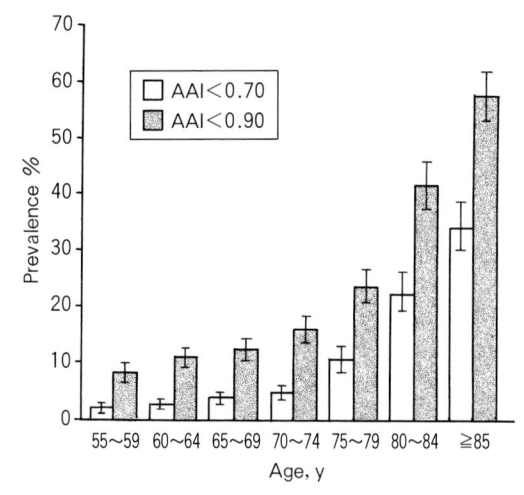

図1　末梢血管動脈硬化（PAD）の年齢階級別有病率

表1　冠動脈疾患と血圧の関係は年齢で変化する

年齢		ハザードリスク	95%信頼区間
<50歳	収縮期血圧	1.14	1.06〜1.24**
	拡張期血圧	1.34	1.18〜1.51***
	脈圧	1.08	0.89〜1.17
50〜59歳	収縮期血圧	1.08	1.02〜1.15*
	拡張期血圧	1.11	0.89〜1.24
	脈圧	1.11	1.02〜1.22*
≥60歳	収縮期血圧	1.17	1.11〜1.24***
	拡張期血圧	1.18	0.99〜1.27
	脈圧	1.24	1.16〜1.33***

ハザードリスクは血圧10mmHg上昇ごと　*p<0.06/**p<0.01/***p<0.001

（Franklin SS, et al, 2001[4]より引用）

だが，60歳以上では収縮期血圧と脈圧が重要となり，70歳以上になると脈圧が最も重要となってくる．

血圧と動脈硬化

腹部大動脈の石灰化の程度は，冠動脈疾患・脳血管疾患による死亡の独立した危険因子であることが示されている[5]．Olmsted countryにおいて，45歳以上の581人に対し経食道エコーを施行し，大動脈の硬化とABPMの関係をみると，昼間のABP，特にSBP，脈圧と大動脈硬化が相関し，この大動脈硬化が脳血管疾患の発症と相関していた[6]．またB-modeによる頸動脈IMT (intima media thickness) は既知の動脈硬化危険因子と良く相関し，脳血管疾患発症のよい指標となる[7]．40歳から82歳までの，372人の喫煙者と307人の非喫煙者で，頸動脈圧，動脈構造，壁ストレスの関係をみると，高血圧と喫煙は独立してIMT，内腔径，硬度係数を上昇させたと報告されている[8]．境界域高血圧では既に頸動脈，腕頭動脈のIMTは肥厚し，酸化LDLも上昇しており，潜在的な動脈硬化が存在することが示されている[9]．stage I 高血圧あるいは正常血圧において，血圧に加え，身体活動度が頸動脈IMT増加の独立した要因であった[10]．

動脈硬化の要因

間欠性跛行などの末梢血管の動脈硬化性疾患は，高齢者において頻度の高い疾患であるが，大血管を含む全身の動脈硬化をある程度反映すると考えられる．Erasmus大学を中心に実施されたロッテルダム研究では，下肢・上肢収縮期血圧指数 (AAI:Ankle-Arm systolic pressure Index) を利用して，末梢血管動脈硬化を評価し，関連する要因を検討している[11]．

ロッテルダム市在住の55歳以上の男性2,589人と女性3,861人の計6,450人に対して，ランダムゼロ水銀計による上腕の血圧測定と，8MHzドップラーエコーによる下肢後脛骨動脈の血圧測定を実施し，AAI 0.9未満を末梢血管動脈硬化 (PAD)，0.7未満を重症末梢血管動脈硬化 (重症PAD) と分類して，関連要因を検討した．PAD，重度PADの頻度は，年齢とともに上昇していた (表2)．表2は多重ロジスティック回帰分析により，年齢と性を調整したOdds比，さらに関連する複数の要因を調整したOdds比を計算し，95%信頼区間と共に示したものである．この両者で有意な正の相関を認めたものは，収縮期血圧，高血圧，総コレステロール値，血漿フィブリノーゲン値，喫煙，糖尿病であり，逆に有意な負の相関を示したのはHDLコレステロール値であった．

動脈硬化の病理

動脈硬化発症・進展のrisk factorはinitiator (血管内皮障害因子)，promoter (促進因子)，potenciator (強化因子) に大別されるが，高血圧はinitiatorの中で最も重要な病態と考えられている．高血圧の持続は血管壁に血行力学的変化をもたらし，内皮細胞の障害を引き起こす．この内皮細胞障害を基盤に，平滑筋細胞の増殖，細胞外マトリックスの増加，リポ蛋白等の透過性亢進と血管壁への沈着増加，血管壁R-A (Renin-Angiotensin) 系の活性化等をもたらし，動脈硬化が進展していくこととなる．

1．内皮細胞障害

血圧や血流等の血行力学的変化により内皮細胞障害が起こり，内皮細胞の修復反応が起こる結果，内皮細胞の turn over (代謝回転率) が加速し，内皮細胞や細胞間隙等の構造変化をきたす．細胞間隙の構造変化は血漿蛋白の透過性亢進をもたらすが，高血圧ラットによる実験において，高血圧の初期段階ですでにフィブリン，フェリチン，過酸化物等の透過性が亢進することが確認されている．

2．平滑筋細胞の増殖

高血圧ラットではDNA濃度の上昇，thymidinの平滑筋細胞への取り込みが増加しており，中膜平滑筋細

表2 末梢血管動脈硬化の関連要因

要　因	オッズ比 (95%信頼区間) 年齢，性補正	多変量
年齢　>75歳	1.22 (0.96〜1.55)	1.74 (0.97〜3.11)
収縮期血圧		
10mmHg上昇毎	1.18 (1.15〜1.22)	1.30 (1.18〜1.44)
高　血　圧	1.92 (1.6〜2.21)	1.32 (1.07〜1.64)
総コレステロール	1.13 (1.07〜1.20)	1.19 (1.05〜1.36)
HDLコレステロール	0.65 (0.53〜0.80)	0.58 (0.35〜0.99)
フィブリノーゲン	1.49 (1.29〜1.72)	1.46 (1.10〜1.93)
白　血　球	1.10 (1.06〜1.14)	1.03 (0.94〜1.13)
血中ホモシスチン	1.03 (0.97〜1.09)	1.03 (0.96〜1.11)
喫　煙		
現　在	2.84 (2.34〜3.44)	2.69 (1.67〜1.33)
過　去	1.14 (0.96〜1.36)	1.15 (0.75〜1.78)
飲酒　>20g/日	1.24 (0.99〜1.55)	1.00 (0.87〜1.42)
糖　尿　病	2.00 (1.58〜2.53)	1.89 (1.02〜3.50)

総論3．本態性高血圧症の成因　7）大血管硬化と収縮期高血圧の成因　47

胞が増殖していることが示唆される．これは高血圧による血管壁への機械的ストレスにより，血管壁の張力が増加した結果，その拮抗的な反応としておこるものと考えられている．

3．R-A系の活性化

従来の研究からA II (Angiotensin II) が高血圧のみならず，動脈硬化病変の進展に重要な役割を果たすことも知られている．すなわちA IIは血管収縮作用の他に，血管内皮細胞におけるplasminogen activatorの阻害因子であるPAI-1 (plasminogen activator inhibitor-1) を活性化させ，血栓形成にも関与することが明らかにされている．高血圧やその他の原因による血管壁R-A系の活性化は，冠動脈におけるプラークの進展や，血栓形成亢進等も引き起こしてプラークの不安定化にも関与していると考えられている．

4．酸化LDL

動脈硬化の進展・不安定性の関連因子として，酸化LDLが注目されている．酸化LDLは単球の血管壁への流入，マクロファージの集積・泡沫化，内皮細胞障害，Tリンパ球の活性化などを促進することが，実験的研究から明らかにされており[12)13)]，また狭心症症例から得られた冠動脈アテレクトミー標本を用いて，責任血管における酸化LDLの局在について検討した結果，不安定狭心症例では安定狭心症例に比し，プラーク内の多数の泡沫化マクロファージに一致して，酸化LDLの局在が高度に認められた[14)]．

近年，酸化LDL抗体と抗apolipoprotein B抗体とによるサンドイッチELISA法により，血漿酸化LDL値の測定が可能となったが，急性心筋梗塞症例では不安定狭心症例，安定狭心症例，健常者に比し，血漿酸化LDL値が有意に高値であることが明らかにされており，今後の臨床応用が期待されている．

脈波と動脈硬化

1．脈波とは？

脈波速度は脈圧と共に，動脈弾性の障害を反映する指標と考えられている．特に最近，脈波速度は簡便な測定方法が導入され，高血圧および動脈硬化性心血管疾患の予後予測指標として有用であるとの報告が増えている．脈波とは，心臓の収縮に伴い動脈系に駆出された血液が，末梢に伝播する波のことであり（図2），体表面より測定可能な部位2カ所で脈動を記録し，2点間の距離と脈動の時間差から脈波速度を算出することが出来る（図3）．脈波速度と動脈伸展性の関係は，

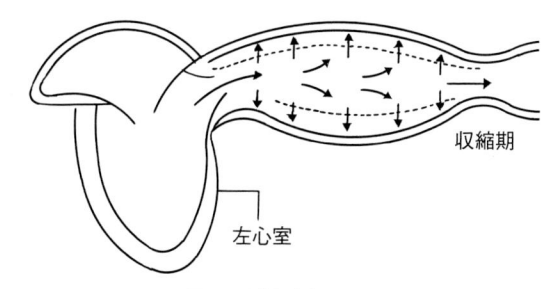

図2　脈波速度の原理
左室からの血液駆出により動脈壁をあるスピードで伝播する脈波が生み出される．
血液＝圧縮できない液体　→動脈壁に添って
動脈＝弾性導管　　　　　　伝播する
(Asmer R, 1999[15)] より改変引用)

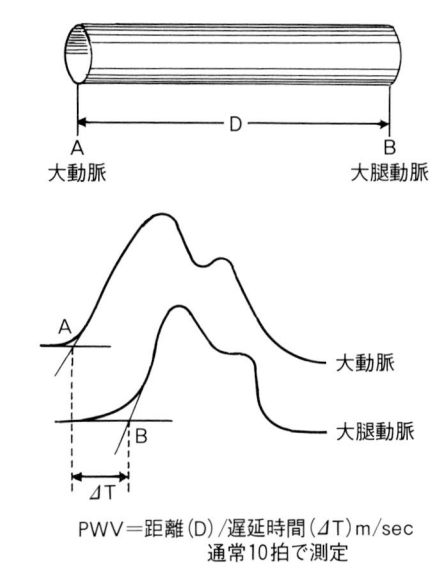

図3　脈波速度の測定法
PWV＝距離(D)／遅延時間(ΔT) m/sec
通常10拍で測定
(Asmer R, 1999[15)] より改変引用)

$$(脈派速度)^2 = (血管弾性率 \times 血管壁厚) / (2 \times 血管径 \times 血液密度)$$

で示されるが，この式から分かるように，脈波速度は血管が硬いほど，血管内腔が狭いほど，血管壁が厚いほど速くなる．脈波速度は動脈弾性の指標となり，脈波速度の亢進を認めれば動脈系の同様の部位の動脈弾性の低下を意味することとなる．

2．動脈弾性の低下とは？

動脈硬化性心血管疾患の発症に大きく関与するのは粥状動脈硬化であるが，その病変の主体は内膜に生じる粥状変化である．一方，中膜においては弾性繊維の増加，血管平滑筋の増殖，膠原繊維の増加，さらに血管壁の石灰化等などにもとづく動脈壁硬化 (aortic stiffness) も進展している．このような中膜の変化が血管弾性を低下させると考えられている．動脈壁硬化は大動脈においてより早期から病態が進展するとされており，したがって大動脈の血管弾性の性状変化は，

比較的早期の全身動脈壁の硬化を反映する指標と考えられる．このような変化は脈圧の増大および脈波速度の亢進と相関すると報告されており[16]，大・中動脈の弾性低下は，血管の硬さ，すなわち動脈壁硬化を反映するだけでなく，脈圧・収縮期血圧を上昇させる心血管疾患の病態増悪因子である．

3．臨床における脈波速度の意義(図4)

従来脈波速度測定は，手技的に煩雑であること，再現性に乏しいことから，予後評価の検討は困難であると考えられてきたが，近年医療器具の進歩により短時間に容易に脈波速度が測定可能な機器が開発され，あらためて脈波速度の日常診療のおける有用性が検討されるようになった．脈圧はある程度進展した動脈弾性障害を反映すると考えられており，高齢者での脈圧の予後指標としての有用性はすでに証明されているが，最近脈波速度の検討でも同様の有用性が報告されている．

降圧治療により脈波速度が改善することも知られており，Geurinらは透析症例での脈波速度の改善の有無が予後指標となることを報告した[17]．動脈弾性と血圧が脈波速度の大きな決定因子であり，動脈弾性の変化に対する評価は脈波速度が最も鋭敏であり，軽度の改善でも検出しうると考えられている．

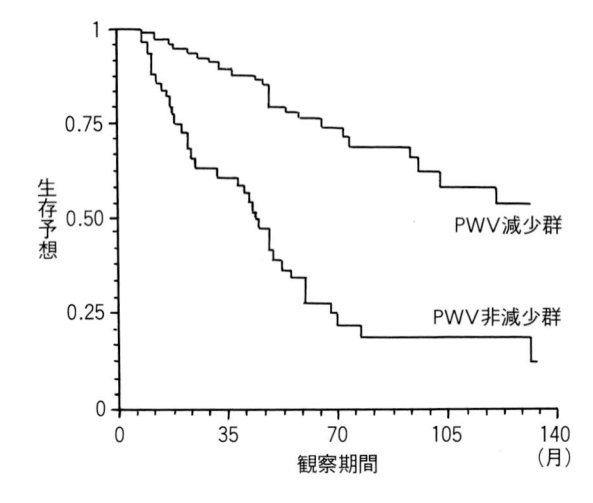

図4　脳波速度の変化と予後予測能
pwv：pulse wave velocity

●文　献●
1) Kannel, WB et al. Am J Cardiol 27：335, 1971
2) Black H et al. Hypertension 17：II 77, 1991
3) Franklin SS et al. Circulation 96：308, 1997
4) Franklin SS et al. Circulation 103：1245, 2001
5) Wilson PW, et al. Circulation 103：1529-34, 2001
6) Agmon Y, et al. Circulation 102：2087-93, 2000
7) Baldassarre D, et al. Stroke 31：2426-30, 2000
8) Liang Y-L, et al. Hypertension 37：6-11, 2001
9) Tokkika JO, et al. Hypertension 36：929-33, 2000
10) Casiglia E ta al. Am J Hypertens 13：1256-62, 2000
11) Meijer WT, Grobbee DE, Hunink MGM, et al. The Rotterdam study. Arch interen Med, 160：2934-38, 2001
12) Steinberg D, et al. N Engl J Med. 320：915-24, 1989
13) Witztum JL, et al. J Clin Invest. 88：1785-92, 1991
14) Ehara S, et al. Circulation. 103：1955-60, 2001
15) Asmer R：Arterial Stiffness & pulse wave, Elsevier, Paris p26, 1999
16) London GM et al. Am J Hypertens 15：754, 2002
17) Geurin AP. Circulation 103：987, 2001

[軽部　裕也／桑　島　巖]

総論 4-1 高血圧の治療
1）非薬物療法

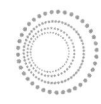

はじめに

　高血圧の治療において，非薬物療法としてのライフスタイル改善は基礎的な治療法として広く認識されている．これはすべての高血圧患者に勧められるものであり，血圧の低下とともに他の心血管危険因子への好影響が期待できる．しかしながら，高血圧の治療・予防に関わるライフスタイルには多くの種類があり，それらの効果も一様ではない．本稿では，ライフスタイルの改善について，その原則と効果および限界について述べる．

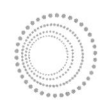

ライフスタイル改善の原則

　ライフスタイルの改善は，すべての高血圧患者において行われるべき治療である．最近の米国合同委員会や欧州高血圧学会・欧州心臓学会のガイドラインでは，降圧に関して，体重の減量，塩分制限，運動，アルコール制限，果物や野菜の摂取等が推奨されている[1)2)]．また，危険因子の是正として禁煙，コレステロールと飽和脂肪酸の摂取制限が勧められている（表1）．その他，見解が一致してはいないが，カリウム，カルシウム，マグネシウムの適量摂取，ストレスの軽減，魚油，食物線維，抗酸化物質の適量摂取等により降圧が得られることが報告されている．
　ライフスタイルの改善は，血圧低下以外にも心血管イベントの危険因子を減少させるとともにその発症を低下させ，また必要とされる降圧薬の数，種類を減らすことを可能とするであろう．費用の面からも有益であり，安全に行うことができるので，すべての高血圧患者において行うべき有用な治療であると考えられる．

ライフスタイル改善の効果

1．減　量

　肥満と高血圧の関係は良く知られており，また肥満を伴う高血圧患者においてはしばしば高脂血症，インスリン抵抗性，耐糖能異常が認められる．減量は血圧

表1　高血圧管理のための生活習慣改善（JNC-VII report）

改善項目	内　容	おおよその収縮期血圧低下
体重の減量	正常体重を維持する．（BMI:18.5〜24.9）	5〜20 mmHg/−10 kg
DASH食事プランの採用	果物，野菜，飽和脂肪酸と総脂肪量の少ない低脂肪食を摂取する．	8〜14 mmHg
食塩制限	1日食塩摂取量を100mEq/L（ナトリウムで2.4g，塩化ナトリウムで6g）以下に制限する．	2〜8 mmHg
運　動	散歩など定期的な有酸素運動をほぼ毎日少なくとも30分以上行う．	4〜9 mmHg
アルコール摂取	男性は1日2杯（エタノールで30ml，ビールで720ml，ワインで300ml，ウイスキーで90ml以下，女性もしくは体重の少ない人は1杯以下に制限する．	2〜4 mmHg

・心血管危険因子を減らすため，すべての患者は禁煙とする．
・これらの効果は程度，実行期間に依存し，また個人によってその程度も異なる．

（Chobanian AV, et al, 2003[1]）より

を低下させて代謝異常を改善するため，心血管イベントの発生低下に有用であると考えられる[3)4)]．その機序は，交感神経活性の低下やナトリウム利尿，インスリン感受性の改善，レプチンの減少等が関与していると考えられている．体重1kgあたり1～2mmHgの血圧低下が期待できる．また，低カロリー食による血圧低下は，24時間を通して認められる[5)6)]．減量においては食事療法が中心となるが，運動療法を組み合わせて行うと更なる効果が期待できる．

2．食塩制限

食塩と高血圧の関係もよく知られており，高血圧治療の基本として食塩制限は重要である．また，食塩は血圧への効果とは独立して心肥大や血管障害に関与し，胃癌や骨粗鬆症などの疾患にも関与している．欧米のガイドラインは食塩摂取量を1日6g未満を，日本の高血圧治療ガイドラインは7g以下を勧めている[1)2)7)]．血圧の食塩感受性には個人差があるが，1gあたり収縮期血圧は1mmHg程低下することが期待できる[8)]．食塩の降圧効果も，24時間を通して認められる．

あまりに厳重な食塩制限はレニン―アンジオテンシン系や交感神経系を刺激し，また糖・脂質代謝にも悪影響を及ぼす可能性があるが，実際の臨床の場での中等度の制限（食塩4～5g/日）ではこれらは考えなくてよいと思われる．日本人の食塩摂取量は平均12～13g/日であり，世界的に見てもかなり多い．われわれの経験でも，外来通院中の高血圧患者の食塩摂取量は平均11g/日であり，食塩制限の指導後でも約10g/日となったにすぎなかった[10)]．食事療法における塩分制限は，家庭ではなかなか実行が困難であり，理想を達成するのは容易ではないが，調理や食事内容に十分な注意が必要である．

3．運　　動

運動は減量にも有効であるが，これとは独立した降圧効果が認められる．また，インスリン感受性の改善，糖・脂質代謝の改善効果もあることがわかっている．激しい運動や精神的緊張の強いものは好ましくなく，ウォーキングやサイクリングなど比較的軽い運動を定期的に（30～60分を週3回～毎日）行うことが勧められる[1)2)]．運動や身体活動量はまた，循環器疾患の予防や全死亡率に関係していることが示されている[11)]．しかし，高血圧患者は循環器疾患を合併している可能性もあるので，事前に運動負荷心電図などによるチェックを行い，その適否を検討すべきである．

4．アルコール制限

アルコールと高血圧との関係もよく知られており，アルコール摂取後には血圧はむしろ下降し，これは顔面紅潮を来すものでは著しい[12)]．多くのガイドラインは，摂取量を1日30ml以内（ビール大ビン1本または日本酒1合まで）に制限することを推奨している．われわれの研究では，飲酒制限により日中の血圧は低下するが，夜間血圧は逆に上昇し，24時間平均血圧への影響は小さかった[13)]．

また，アルコールは脳出血，不整脈，心肥大の危険因子であるが，適量の摂取においては動脈硬化の進展を抑制し，虚血性心疾患を減少させる方向に働く[14)]．飲酒量と循環器疾患による死亡数や全死亡数の間にはU型の関係があり，飲酒制限は望ましいが禁止すべきではない[15)]．

5．果物と野菜の摂取

果物と野菜および低脂肪の乳製品による食事（DASH食）が高血圧患者の血圧をかなり下げることが示されたことから[16)]，最近のガイドラインは果物と野菜の摂取増加を推奨している[1)2)]．この食事には，カリウム（K），カルシウム（Ca），マグネシウム（Mg）といったミネラルが多く，また食物繊維や蛋白質も多く含まれており，これらが降圧に働くことが考えられる．

K，Ca，Mg摂取量と血圧の間には負の相関関係が認められている．K摂取の効果は多くの研究で示されており，メタアナリシスでは高血圧患者において平均4.4/2.5mmHgの低下が認められた[17)18)]．これらの結果より，腎不全など高K血症をきたす明らかな原因が無い場合は十分なK摂取が勧められる．Ca摂取による降圧効果は一致していないが，メタアナリシスでは小さいが有意な血圧低下が示されている[19)20)]．Ca摂取は骨粗鬆症の予防等の効果もあるが，有用性は限られたものであると考えられる．Mg補給の降圧効果も成績は一致していないが，われわれの血圧モニタリングによる研究では小さいながら有意な降圧が認められた[21)]．最近のメタアナリシスでは，降圧は全体では有意ではないが，用量依存的であることが示されている[22)]．Mg欠乏は糖尿病や不整脈，虚血性心疾患，心不全等との関連も示唆されており，十分量の摂取が望ましいであろう．しかし，腎不全患者においては摂取に注意を要する．

食物繊維や魚油の摂取は，脂質代謝および血圧凝固系に作用して心血管疾患の予防に働くが，軽度の降圧効果も期待できる[4)23)24)]．蛋白質の摂取量と血圧の間にも負の関係が示されている[25)]．しかし，蛋白質補給の降圧効果は，臨床的には明らかにされていない．ま

た，ビタミンCも血圧を低下させることが報告されている．抗酸化ビタミン（C, E）やポリフェノール等の抗酸化物質は，血管内皮機能を改善させ，動脈硬化予防に働くことが示唆されているが，介入試験では心血管疾患の予防効果は証明されていない．

6．脂肪とコレステロールの制限

高脂血症も心血管疾患の重大な危険因子であり，総コレステロールやLDLコレステロールの高値に加えて低HDLコレステロール，高中性脂肪もまた独立した危険因子となる．高血圧患者の多くはこれらを合併しており，その場合はコレステロールと飽和脂肪及び全脂肪の摂取制限を要する．食事による脂質摂取の改善により，総コレステロールの5～10％の低下が期待できる[26]．HDLコレステロール低値や中性脂肪高値の場合には，カロリー制限と適度な運動が望ましい．またHDLコレステロールは，アルコールにより増加し，喫煙により低下する．

7．禁　　煙

喫煙は動脈硬化の促進因子であり，心筋梗塞，脳梗塞，末梢血管疾患，末期腎不全のリスクを高め，循環器疾患，悪性腫瘍，全体の死亡率を倍増させる[27)28]．また，脂質代謝の悪化や血管内皮障害，血液凝固能亢進等に関わっている．禁煙はこれらのリスクを大幅に低下させることが示されており，高血圧患者では特に強く勧められる．喫煙はまた，交感神経系を介して昇圧に働き，日中血圧を上昇させる．したがって，禁煙により降圧効果も期待されるが，禁煙後の体重増加に注意を要する．

8．ストレス管理

ストレスは高血圧や心肥大，動脈硬化を促進させ，心血管事故の発症に関係する．また最近は，職業上の不安やストレスが重要であることが示唆されている．高血圧患者のストレス管理については，バイオフィードバック，精神療法，リラクセーション，メディテーション等が研究されている．これらは降圧効果が認められてはいるが確実ではなく，広く勧められるには至っていない[4)29]．しかしながら，ストレスが高血圧や循環器疾患に関係していることは確かであり，心身への過度の負担は避けるべきであると考える．

ライフスタイル改善の限界

ライフスタイル改善は高血圧の治療と予防において重要であるが，限界もある[4]．1つは，あまり大きな降圧効果が得られないことである．大幅な体重減少や食塩制限，あるいはいくつかの組み合わせがなければ，血圧低下は数mmHg程度のことが多い．米国の軽症高血圧治療研究（TOMHS）では，ライフスタイル改善のみの群より降圧薬を加えた群の方が降圧効果が大きく，心血管事故の発症は少なかった[30]．

もう1つの，そしてさらに大きな限界は，高血圧患者はライフスタイル改善の必要性を理解していても，実際には達成と維持が困難なことにある．われわれの経験でも外来での食塩制限の指導では，摂取量の低下はわずかであった．また，肥満者においても外来での指導による減量は困難であり，入院による減量後に大部分の患者は再び体重が増加していた．TOMHSにおいても，体重減量，食塩制限，身体活動増加は，3～6カ月間はよく守られているが，4年後にはこれらの変化はほぼ半減している[30]．これらの問題点の解決は容易ではないが，患者と家族を含めての繰り返しの教育と指導や，簡便な食事プランの導入は効果が期待できるであろう．われわれの施設では，数年前から，医療チームによる高血圧教室を開き，教育と指導に当たっている．

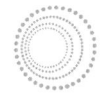

まとめ

非薬物療法は，血圧を下げ心血管リスクを軽減し，副作用はほとんどなく費用もあまりかからないことから，高血圧の管理において強く推奨される．しかし，高血圧患者は自覚症状が少ないため，ライフスタイル改善を実行し維持することが難しい場合が多い．これらを達成するためには，本人の努力とともに周囲の助けが必要で，医師，看護師，栄養士による教育と指導，家族の協力が重要であると考えられる．

● 文　　献 ●

1) Chobanian AV, et al : The Seventh Report of the Joint National Committee on Prevention, Detection, Evaluation, and Treatment of High Blood Pressure The JNC-VII Report JAMA 289 : 2560-2572, 2003
2) Guidelines Committee : 2003 Europian Society of Hypertension-Europian Society of Cardiology guidelines for the management of arterial hypertension. J Hypertens 21 : 1011-1053, 2003
3) Staessen J, Fagard R, Amery A. The relationship between body weight and blood pressure. J Human Hypertens 2 : 207-217, 1988
4) Kawano Y, Omae T : Lifestyle modifications in the management of hypertension : benefits and limitations. CVD Prevention 1 : 336-346, 1998

5) Kawano Y, Okuda N, Minami J, et al : Effect of a low energy diet and an insulin-sensitizing agent on ambulatory blood pressure in overweight hypertensive patients. J Hypertens 18 : 1451-1455, 2000
6) Kawano Y : Role of blood pressure monitoring in non-pharmacoogical management of hypertension. Blood Press Monit 7 : 51-54, 2002
7) 日本高血圧学会高血圧治療ガイドライン作成委員会：高血圧治療ガイドライン2000年版．日本高血圧学会，東京
8) Cutler JA, et al : Randomized trials of sodium restriction : an overview. Am J Clin Nutr 65 (Suppl) : 643s-651s, 1997
9) Kawano Y, et al : Different effects of alcohol and salt on 24-hour bllod pressure and heart rate in hypertensive patients. Hypertens Res 19 : 255-261, 1996
10) 河野雄平：ライフスタイル改善の実際．カレントテラピー 1999 ; 17 : 78-81
11) Blair SN, Kohl HW III, Barlow CE, et al : Changes in physical fitness and all-cause mortality : a prospective study of healthy and unhealthy men. JAMA 273 : 1093-1097, 1995
12) Kawano Y, et al : Acute depressor effect of alcohol in patients with essential hypertension. Hypertension 20 : 219-226, 1992
13) Kawano Y, et al : Effects of alcohol restriction on 24-hour ambulatory blood pressure in Japanese men with hypertension. Am J Med 105 : 307-311, 1998
14) Regan TJ : Alcohol and the cardiovascular system. JAMA 264 : 377-381, 1990
15) 河野雄平：アルコールと高血圧．臨床高血圧 6 : 138-152, 2000
16) Appel LJ, Moore TJ, Ovarzanek Z, et al : A clinical trial of the effect of dietary patterns on blood pressure. N Engl J Med 336 : 1117-1124, 1997
17) Kawano Y, Minami J, Takishita S, et al : Effect of potassium supplementation on office, home, and 24-hr blood pressure in patients with essential hypertension. Am J Hypertens 11 : 1141-1146, 1998
18) Whelton PK, He Culter JA, et al : Effects of oral potassium on blood pressure : Meta-analysis of randomized controlled clinical trials. JAMA 277 : 1624-1632, 1997
19) Kawano Y, Yoshimi H, Matsuoka H, et al : Calcium supplementation in patients with essential hypertension : Assessment by office, home and ambulatory blood pressure. J Hypertens 16 : 1693-1699, 1998
20) Allender PS, Culter JA, Follman D, et al : Dietary calcium and blood pressure : A meta-analysis of randomized clinical trials. Ann Intern Med 124 : 825-831, 1996
21) Kawano Y, Matsuika H, Takishita S, et al : Effects of magnesium supplementation in hypertensive patients : Assessment by office, home, and ambulatory blood pressures. Hypertension 32 : 260-265, 1998
22) Jee SH, Milles ER III, Guallar E, et al : The effect of magnesium supplementation on blood pressure : a meta-analysis of randomized clinical trial. Am J Hypertens 15 : 691-696, 2002
23) Morris MC, et al : Does fish oil lower blood pressure? A meta-analysis of controlled trials. Circulation 88 : 523-533, 1993
24) He J, Klag NJ, Whelton PK et al : Dietary macronutrients and blood pressure in southwestern China. J Hypertens 13 : 1267-1274, 1995
25) Lin L, Ikeda K, Sullian S, et al : Epidemiological evidence of association between dietary protein intake and blood pressure : a meta-analysis of published data. Hypertens Res 25 : 689-695, 2000
26) Tang JL, et al : Systematic review of dietary intervention trials to lower blood total cholesterol in free-living subjects. Br Med J 316 : 1213-1220, 1998
27) Kannel WB, Higgins M. Smoking and hypertension as predictors of cardiovascular risk in population studies. J Hypertens 8 (Suppl 5) : S3-S8, 1990
28) Doll R, Peto R, Wheatley K, et al : Motality in relation to smoking : 40 years' observation on male British doctors. Br Med J 309 : 901-911, 1994
29) Hanyon SN, Henderson RJ : The role of stress management in blood p resure controle : Why the promissory note has failed to deliver. J Hypertens 14 : 413-418, 1996
30) Neaton JD, et al : Treatment of Mild Hypertension Study : final results. JAMA 270 : 713-724, 1993

［藤井　秀毅/河野　雄平］

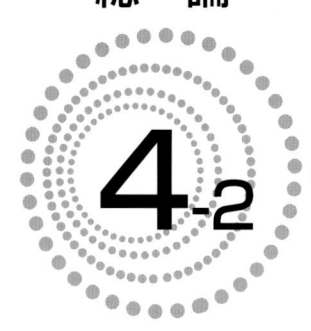

総論 4-2 高血圧の治療 2）薬物療法

はじめに

　高血圧治療の目的は高血圧の持続によってもたらされる心血管障害の発症・進展を抑制し，健康寿命の延長とともに死亡率の低下をはかることである．この目的のもとに欧米では米国合同委員会（Joint National Committee on Prevention, Detection, Evaluation, and Treatment of High Blood Pressure：JNC-VII）[1]や欧州高血圧学会/欧州心臓病学会（European Society of Hypertension/ European Society of Cardiology：ESH/ESC 2003）[2]の高血圧治療ガイドラインが出ている．わが国においても日本高血圧学会高血圧治療ガイドライン2000年版（Japanese Society of Hypertension Guidelines for the Management of Hypertension：JSH 2000）[3]が示されている．ここでは本態性高血圧の薬物治療の一般的方針に関して，上記の近年の各ガイドラインの内容，および近年の主要な大規模臨床試験を含んだメタアナリシス[4]の結果を基本として概説を行う．

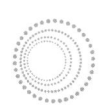

降圧薬治療の対象

1. 合併症のない場合：血圧値140/90mmHg 以上が治療対象

　高血圧性臓器障害や糖尿病・脳心腎血管病などの合併症がない場合，血圧値が収縮期140mmHg以上または拡張期90 mmHg以上であれば，降圧薬治療の対象となる．

　ただし，重症高血圧（180/110mmHg以上）では直ちに降圧薬治療を始めるが，軽・中等症の場合にはまず生活習慣の修正で患者教育を行ってから，降圧薬治療に移行する．生活習慣の修正で経過を見る期間は軽症高血圧（140～159/90～99mmHg）では6カ月程度，中等症高血圧（160～179/100～109mmHg）では3カ月程度が目安とされている．しかし現代社会においては降圧目標に達するような大幅な生活習慣の修正は現実には不可能である場合が多い．そのため，軽・中等症であっても何らかの降圧薬が必要となることがほとんどである．

2. 合併症のある場合：血圧値130/85mmHg 以上が治療対象

　高血圧性臓器障害や脳心腎血管病などの合併症や糖尿病のある患者では，血圧値が収縮期130mmHg以上または拡張期85 mmHg以上であれば，降圧薬治療を始めることが推奨されている．しかし，患者の個別の問題も重要であり，ガイドラインの基準を目安に，個々の患者で医師の裁量により臨機応変に修正して降圧薬治療を開始する．

降圧目標

　高血圧性臓器障害や糖尿病・脳心腎血管病などの合併症がない場合140/90mmHg未満に到達することが望ましい．

　臓器障害・合併症のある高血圧ではより厳格な降圧が求められている．とりわけ糖尿病・腎疾患を有する場合は，130/80mmHg未満に到達することが望ましい．降圧効果の優れた降圧薬の出現で充分な降圧が可能になり，最近の大規模臨床研究の成績でより低い血圧の有効性が示唆されているので，降圧目標値は現時点で示されている値より将来的には低値になる可能性も残されている．

　高齢高血圧者の降圧目標について，JSHは70～79歳で150/90mmHg未満，80歳以上で160/90mmHg未満，と70歳以上の高齢者における高めの収縮期血圧の降圧目標を提唱している．ただし，忍容可能であれば140/90mmHg未満に下げることを理想としている[5]．

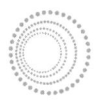

降圧薬治療

慢性疾患である高血圧治療は長期にわたって継続させなければならない．とくに軽症の場合にはまず生活習慣の修正で患者教育を行なってから，降圧薬治療に移行する．患者に十分な自覚を持たせ，コンプライアンスを高め，脱落することのないように配慮する必要がある．また作用時間としては長期作用型の方が持続的に安定した降圧が得られるのみでなく，服薬コンプライアンスや合併症予防に優れているためより推奨される．特にCa拮抗薬は反射性頻脈などが少ない長期作用型が望ましい．

高血圧性臓器障害や糖尿病・脳心腎血管病などの合併症がない場合，第一選択薬としては，カルシウム(Ca)拮抗薬，アンジオテンシン変換酵素(angiotensin converting enzyme：ACE)阻害薬，アンジオテンシンIIタイプ1(AT1)受容体拮抗薬，利尿薬，β遮断薬があげられ，患者の病態に応じた個別治療が強調されている．これらは，いずれもプラセボに比べ合併症を予防するというエビデンスを有する薬剤である[4]．それぞれの薬剤の投与禁忌を表に示す(表1)．

個々の患者に対する降圧薬の使い分けについては合併症のない場合には明確にされていない．近年の臨床試験のメタアナリシスにおいて，いくつかの薬剤間で脳卒中・虚血性心疾患の発症予防効果に差が見られたが[4]（図1），それらは降圧度の差によって説明可能とされている．たとえば，グループ間での収縮期血圧2mmHgの差は，脳卒中に対して約15％の，虚血性心疾患に対して約7％の相対危険度の差に相当する[4]（図2）．

合併症のある場合の第一選択薬としては表2に示すものが推奨されている．これらの薬剤を少なくとも一剤含み，目標血圧に達しない場合は他の薬剤を適宜併用していくことが望ましい．

表1 降圧薬の禁忌

	禁忌
Ca拮抗薬（ジルチアゼム，ベラパミル）	心ブロック・心不全
ACE阻害薬	妊娠，高カリウム血症，両側腎動脈狭窄
AT1受容体拮抗薬	妊娠，高カリウム血症，両側腎動脈狭窄
利尿薬	痛風，高尿酸血症，高カリウム血症（アルドステロン拮抗薬）
β遮断薬	喘息，COPD，心ブロック，冠れん縮性狭心症，末梢循環不全
α遮断薬	起立性低血圧

表2 合併症のある場合の第一選択薬
(JNC-VII, ESH/ESC 2003, JSH 2000に基づいて著者らが作成)

脳血管障害	狭心症	心筋梗塞後	慢性心不全	左室肥大
ACE阻害薬	Ca拮抗薬	ACE阻害薬	ACE阻害薬	ACE阻害薬
利尿薬(T)	β遮断薬*	β遮断薬	AT1受容体拮抗薬	AT1受容体拮抗薬
(Ca拮抗薬)	(利尿薬(T))	利尿薬(A)	β遮断薬**	(利尿薬(T))
(AT1受容体拮抗薬)	(ACE阻害薬)	(AT1受容体拮抗薬)	利尿薬(T, L, A)	(β遮断薬)

頻脈	慢性腎機能障害	糖尿病	末梢血管疾患	前立腺肥大症
β遮断薬	ACE阻害薬***	ACE阻害薬	Ca拮抗薬	α遮断薬
(Ca拮抗薬(ジルチゼムベラパミル))	AT1受容体拮抗薬	AT1受容体拮抗薬		
	(利尿薬(L))	Ca拮抗薬		
	(α遮断薬)			

ふたつ以上のガイドラインで推奨されているもの．
（ ）内は一つのガイドラインのみで推奨されているもの．
利尿薬　T：サイアザイド系／L：ループ／A：アルドステロン拮抗薬
*冠れん縮性狭心症には禁忌
**少量より慎重投与
***血清クレアチニン2mg/dl以上は少量より慎重投与

総論4. 高血圧の治療 2) 薬物療法

	追跡期間中の群間血圧値差（前者-後者）(mmHg)	相対リスク (95％信頼区間)
脳卒中	収縮期/拡張期	
ACE-I vs D/BB	+2/0	1.09 (1.00, 1.18)
CA vs D/BB	+1/0	0.93 (0.86, 1.01)
ACE-I vs CA	+1/+1	1.12 (1.01, 1.25)
冠動脈疾患		
ACE-I vs D/BB	+2/0	0.98 (0.91, 1.05)
CA vs D/BB	+1/0	1.01 (0.94, 1.08)
ACE-I vs CA	+1/+1	0.96 (0.88, 1.05)
心不全		
ACE-I vs D/BB	+2/0	1.07 (0.96, 1.19)
CA vs D/BB	+1/0	1.33 (1.21, 1.47)
ACE-I vs CA	+1/+1	0.82 (0.73, 0.92)
主要心血管イベント		
ACE-I vs D/BB	+2/0	1.02 (0.98, 1.07)
CA vs D/BB	+1/0	1.04 (0.99, 1.08)
ACE-I vs CA	+1/+1	0.97 (0.92, 1.03)
心血管死亡		
ACE-I vs D/BB	+2/0	1.03 (0.95, 1.11)
CA vs D/BB	+1/0	1.05 (0.97, 1.13)
ACE-I vs CA	+1/+1	1.03 (0.94, 1.13)
総死亡		
ACE-I vs D/BB	+2/0	1.00 (0.95, 1.05)
CA vs D/BB	+1/0	0.99 (0.95, 1.04)
ACE-I vs CA	+1/+1	1.04 (0.98, 1.10)

図1　各種降圧薬の心血管疾患発症・死亡予防効果
(Blood Pressure Lowering Treatment Trialists' Collaboration, 2003[4]) より改変引用)
ひしがたの中央が相対リスクの値を，ひしがたの両端が95％信頼区間の上限・下限をあらわす．
ACE-I：ACE阻害薬　　ARB：AT1受容体拮抗薬
CA：Ca拮抗薬　　D/BB：利尿薬／β遮断薬

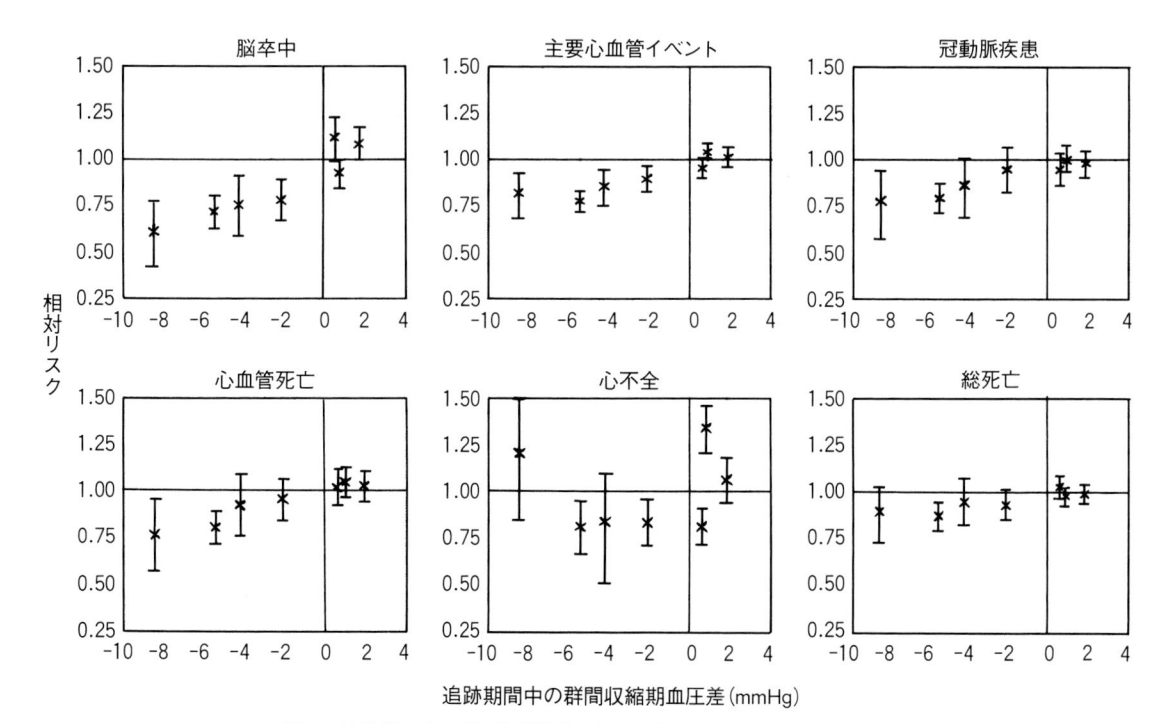

図2　追跡期間中の群間収縮期血圧差と心血管疾患相対リスクとの関連
(Blood Pressure Lowering Treatment Trialists' Collaboration, 2003[4]) より改変引用)
心不全をのぞいて，追跡期間中の群間収縮期血圧差と相対リスクの間には直線的関連がある．
脳卒中においてその傾きは最も急峻である．

降圧薬の併用

降圧薬は単薬を少量から開始し，急激な降圧とそれによる副作用を避ける．緩徐に降圧をはかることが望ましく，2〜3カ月で目標血圧に到達することを目指す．目標血圧への到達を達成するためには，少量を併用することが推奨されている．併用治療は単薬による治療に比べて，薬剤が増え場合によっては投与方法が複雑になためコンプライアンスの観点からは劣るが，薬理学的見地からは副作用を避け降圧効果を増すことが期待できるため，優れている．ただし，この場合降圧機序の相補的な薬剤を組み合わせるべきである．ESH/ESC[2] では図のごとく組み合わせがあげられている（図3）．

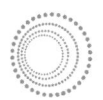

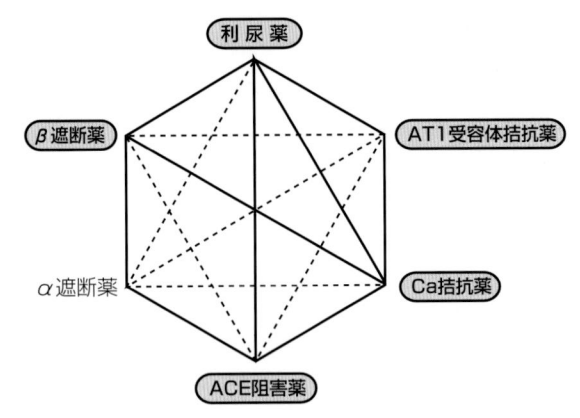

図3 推奨される降圧剤の組み合わせ
太線で結ばれている組み合わせが，最も推奨される降圧剤の組み合わせである．
枠で囲まれた降圧剤5種はプラセボに比べ合併症を予防するというエビデンスを有している．
（文献2より改変引用）

降圧薬治療の実施

降圧薬開始前に代表的な副作用を患者に知らせておく（表3）．血圧値については外来受診時のみでなく，家庭血圧・24時間血圧も積極的に用いる．最低1年に1回は検査を行う．検査項目は検尿，血算・血液生化学（蛋白・腎機能・脂質・肝機能・電解質），心電

表3 降圧薬の副作用

降圧薬	副作用
Ca拮抗薬	
ジヒドロピリジン系	顔面紅潮，熱感，足背・眼瞼・歯肉浮腫，低血圧，頻脈，便秘
ジルチアゼム・ベラパミ	刺激伝導系障害
ACE阻害薬	空咳，味覚異常，血管神経浮腫，発疹，低血圧（とくに脱水時など）
	蛋白尿
	腎機能悪化（単腎・両側腎狭窄・腎不全）
	高カリウム血症
AT1受容体拮抗薬	血管神経浮腫，発疹
	低血圧（とくに脱水時など）
	蛋白尿
	腎機能悪化（単腎・両側腎狭窄・腎不全）
	高カリウム血症
利尿薬	
サイアザイド系	インポテンス，嘔気，眩暈，頭痛，疲労感，便秘，皮疹
	低カリウム血症，低ナトリウム血症
	高尿酸血症
	耐糖能異常
	脂質代謝異常（総コレステロール・中性脂肪上昇）
ループ	基本的に副作用はサイアザイドと同様
	聴力障害（大量投与時）
カリウム保持性	女性化乳房，月経異常（スピロノラクトン）
	高カリウム血症（とくにACE阻害薬，非ステロイド性抗炎症薬併用時）
β遮断薬	末梢循環障害
	冠れん縮性狭心症憎悪
	洞性徐脈，刺激伝導系障害
	心不全憎悪，心拡大
	気管支喘息憎悪
	不眠，悪夢，鬱，幻覚（とくに親油性）
	脂質代謝異常
	低血糖（インスリン・経口糖尿病薬併用時）
	CPK上昇，こむら返り（ISAのあるもの）
α遮断薬	起立性低血圧

図，胸部X線検査，眼底検査などである．

なお，問診による副作用の確認では，患者が降圧薬との関連を必ずしも自覚しない場合や，性機能障害など患者が積極的に訴えづらい場合もある．よって，医師の側からの積極的な確認が必要である．検査所見が悪化した時は降圧薬の副作用，血圧コントロール不良，過剰降圧などを考慮する．

コントロール不良の場合は服薬コンプライアンス不良・他の併用薬の影響などにも注意をする．すなわち，薬物相互作用にも注意する必要があり，降圧薬以外の薬剤にも注意する必要がある．例えば，Ca拮抗薬はジギタリス使用者でジギタリスの血中濃度を上昇させることがあるので注意を要する．一方，シメチジンやラニチジンなどのH_2ブロッカー，クエン酸シルデナフィル(バイアグラ®)やグレープフルーツジュースはCa拮抗薬の作用を増強する．また，非ステロイド性抗炎症薬の使用時には利尿薬・β遮断薬・ACE阻害薬などの各種降圧薬の効果が減弱する．治療開始後，半年以上が経過しても血圧がコントロールできない時には二次性高血圧の存在などを念頭におき，高血圧専門医に紹介する．

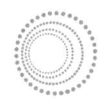

減量と中止

降圧薬治療は生涯持続しなければならないことが多い．したがって，薬剤は可能な限り少ない事が望ましい．また，生活習慣改善などによる降圧薬の減量も可能であり，投与量の少ない患者では降圧薬を中止しうる場合がある．降圧薬投与中に長期間にわたり目標血圧を大きく下まわった患者では，適正な生活習慣の継続，血圧の定期的観察を条件に，降圧薬の減量・中止を試みることに価値がある．この場合，十分な患者教育を行い，治療や受診の必要が全くなくなったと患者に誤解されないようにすることが肝要である．すなわちたとえ薬剤投与が中止されても，定期的な受診による十分な経過観察が必要である．降圧薬の中断においては中等量以上を長期に投与している場合は中断症候群をきたさないよう漸減してから中断に持ち込むべきである．とくにクロニジンのような中枢性交感神経抑制薬やβ遮断薬には注意が必要である．

● 文　献 ●

1) Chobanian AV, et al : National High Blood Pressure Education Program Coordinating Committee. The Seventh Report of the Joint National Committee on Prevention, Detection, Evaluation, and Treatment of High Blood Pressure : the JNC 7 report. JAMA 289 : 2560-72, 2003.
2) Guidelines Committee. 2003 European Society of Hypertension-European Society of Cardiology guidelines for the management of arterial hypertension. J Hypertens 21 : 1011-53, 2003 .
3) Japanese Society of Hypertension Guidelines Subcommittee for the Management of Hypertension. Guidelines for the management of hypertension for general practitioners. Hypertens Res 24 : 613-34, 2001 .
4) Blood Pressure Lowering Treatment Trialists' Collaboration. Effects of different blood-pressure-lowering regimens on major cardiovascular events : Lesults of prospectively-designed overviews of randomised trials. Lancet 362 : 1527-35, 2003.
5) 荻原俊男，他：老年者高血圧治療ガイドライン2002年改訂版．日老医誌 39：322-351, 2002.

[大久保孝義 / 今　井　潤]

総論 5 高血圧緊急症

はじめに

患者さんの血圧が高いのですがどうしましょうか？という相談を受ける機会は比較的多い．ニフェジピンの舌下投与で血圧を急激に下げる弊害の認識が広まってきている．高血圧緊急症か否かを迅速かつ適切に判断することが重要である．生活環境の改善，降圧治療の普及によって，高血圧脳症や悪性高血圧は稀となったが，大動脈解離や動脈硬化性疾患に伴う高血圧緊急症に遭遇する機会は増えるものと思われる．

定義

高血圧緊急症とは，速やかに降圧治療を開始しなければ致命的となりうる状態を言う．すなわち，単に血圧が異常に高い状態ではなく，脳，心，腎，大血管などの標的臓器に急速または進行性に障害が見られる状態である．

高血圧緊急症の分類

高血圧緊急症は，直ちに降圧を図るべき狭義の緊急症(emergency)と，数時間以内に降圧を図る切迫症(urgency)に分類されるが，厳密には分類できない場合もある．表1[1]に高血圧緊急症をきたしうる基礎疾患または病態を示す．狭義の高血圧緊急症には，高血圧性脳症，頭蓋内出血，急性大動脈解離を合併した高血圧，肺水腫を伴う急性左心不全，急性心筋梗塞や不安定狭心症，褐色細胞腫クリーゼ，子癇などが該当し，切迫症には加速性－悪性高血圧，手術前後の重症高血圧，降圧薬中断による反跳性高血圧，重症火傷などが該当する．

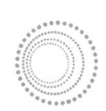

病態把握のために必要な検討項目

血圧が異常に高い(一般に拡張期血圧が120 mmHg以上)患者を診た場合，高血圧緊急症か否か，すなわち速やかに降圧治療を開始しなければならないかの判断が極めて重要である．高齢者や臓器障害，血管病変を既に有する例では血圧の変動が大きく，収縮期血圧が200 mmHg以上になることもしばしば見られる．症状がなく，急性の臓器障害を疑わせる所見がない場合は緊急症には該当せず急速降圧を行うべきではない．このような血圧高値に対する急速降圧の有用性は証明されておらず，短期的なリスクにもならない．むしろ，急速・過剰降圧により脳梗塞や心筋梗塞を引き起こす危険がある．

診察では一般身体所見に加え，眼底所見が重要である．乳頭浮腫や出血・軟性白斑は高血圧による脳障害への進行の可能性またはその存在を意味する．表1にあげた基礎疾患や病態が診察後すぐに明らかにならな

表1 高血圧緊急症をきたす基礎疾患および病態

加速性－悪性高血圧	血中カテコラミン過剰状態
脳	褐色細胞腫のクリーゼ
高血圧性脳症	MAO阻害薬との相互作用(食事，薬物)
著しい血圧上昇を伴う脳梗塞	交感神経様作用を持つ薬物(コカイン)
頭蓋内出血	降圧薬中断による血圧反跳現象
くも膜下出血	脊髄損傷後の自律神経系の過敏状態
頭部外傷	子癇
心臓・血管	手術に伴う状態
急性大動脈解離	緊急手術の必要な重症高血圧者
急性左心不全	術後高血圧
急性心筋梗塞または不安定狭心症	血管吻合部からの出血
冠動脈バイパス術後	重症火傷
腎・血管	重症鼻出血
急性糸球体腎炎	血栓性血小板減少性紫斑病
腎血管性高血圧	
膠原病の腎クリーゼ	
腎移植後の重症高血圧	

(Kaplan NM, 2002[1])をもとに作成)

表2　高血圧緊急症の初期評価項目

症状，病歴
- 高血圧診断・治療歴，交感神経様作用を持つ薬物の服用(麻薬など)
- 頭痛，視力障害，神経系症状，悪心・嘔吐，心・呼吸器症状，乏尿，体重の変化

身体所見
- 血圧：拡張期血圧は120 mmHg以上のことが多い，左右差の有無
- 脈拍，呼吸，体温
- 体液量の評価：脱水，浮腫など
- 中枢神経系：意識障害，痙攣，片麻痺など
- 眼底：線状～火炎状出血，軟性白斑，網膜浮腫，乳頭浮腫など
- 頸部：血管雑音
- 胸部：心拡大，心雑音，心不全所見など
- 腹部：肝腫大，血管雑音，拍動性腫瘤など
- 四肢：浮腫，動脈拍動など

検査
- 尿，末梢血(塗抹を含む，破砕赤血球の有無)
- 血液生化学：尿素窒素，クレアチニン，血糖，電解質，LDH，CPKなど
- 動脈血ガス分析，心電図，胸部レントゲン写真
- 必要に応じて心・腹部エコー，頭部・胸部・腹部CTスキャン
- 血漿レニン活性，アルドステロン濃度，カテコラミン濃度，尿中メタネフリン濃度を後日提出できるように治療開始前の血液と尿の一部を保存しておくとよい

(瀧下修一，1999[2])をもとに作成)

い場合は脳，心，腎，大血管の状態を中心に検査を進め，迅速かつ適切に基礎疾患や病態および合併症を把握する．表2[2])に高血圧緊急症が疑われた際の初期評価項目を示す．症状は基礎疾患を把握するうえで当然重要である．高血圧緊急症に特異的症状はないが，脳症の場合は潜行性に出現する頭痛が初発症状で比較的特徴的とされる．病歴上の高血圧診断・治療の有無は背景疾患の把握および降圧目標を設定するうえで重要である．身体所見としては前記の眼底所見に加え，体液量の評価および血管雑音・末梢動脈拍動を通じ動脈硬化の程度の評価を行う．採血時には一部を保存し，血漿レニン活性，アルドステロン濃度，カテコラミン濃度を後日提出し，基礎疾患の診断・評価に用いる．

治　療

入院治療が原則である．降圧薬の静脈内持続投与で治療するのが望ましい．降圧の程度，速度が予測でき即時に調節可能であるということがその理由である．降圧の程度および速度に加え，頭蓋内圧，心拍数，交感神経系への影響の3点に注意して降圧薬を選択する．わが国で使用できる降圧薬の注射薬と病態と降圧薬の関係を表3，4[2])に示す．一般に硝酸薬やヒドララジン，ニカルジピンは頭蓋内圧亢進作用や心拍数を増加させる作用があるので頭蓋内出血急性期や急性大動脈解離の場合は単独では使用しない．大動脈解離の場合は前記薬とβ遮断薬を併用して心拍数をコントロールしながら降圧することは可能である．降圧作用に優れたニカルジピンは止血が確認された頭蓋内出血や他の脳血管障害の際に，脳浮腫対策を行いながら使用することもある．ジルチアゼムは脈を増やさず降圧できるが，房室ブロックに対する注意が必要である．

高血圧緊急症を呈する症例は臓器障害や血管病変を既に有する場合が多く，必要以上の急速で過剰な降圧は主要臓器の虚血性障害につながる場合がある．すなわち，脳梗塞，皮質黒内障，心筋梗塞，腎機能障害の進行などを引き起こす可能性がある．一般的な降圧目標は緊急症の場合でもはじめの2時間以内に平均血圧で25％以上は降圧せず，次の2～6時間で160/100 mmHgを目標とする[3])．しかし，大動脈解離，急性心筋梗塞や以前には血圧が高くなかった例での高血圧脳症(急性糸球体腎炎や子癇など)などでは，治療開始の血圧レベルや降圧目標も低くなる．

切迫症の場合には内服薬によって血圧をコントロールできる場合が多い．Ca拮抗薬やアンジオテンシン変換酵素(ACE)阻害薬，α-β遮断薬のラベタロールなどを用い，適宜ループ利尿薬を併用する．カプトプリルは作用発現が早く，持続も比較的短いので調節しやすいが，レニン-アンジオテンシン(RA)系が亢進している悪性高血圧や脱水状態では過度の血圧低下をきたしうるので，少量(6.25～12.5 mg)からはじめる．腎機能障害例ではACE阻害薬投与1～2日後より高カリウム血症をきたしやすいので注意が必要である．腎血管性高血圧，特に両側性(特に高齢者)や単腎性の例では腎不全が生じるので，疑わしい場合は使用しないか，血清クレアチニン，カリウム値を注意深く監

表3 高血圧緊急症に用いられる注射薬

薬剤	用法・容量	効果発現	作用持続	副作用・注意点
1. 血管拡張薬				
nitroprusside	持続静注 0.25-10μg/kg/分	瞬時	1-2分	悪心, 嘔吐, 頻脈, 頭蓋内圧上昇 長時間投与でシアン中毒など
nitroglycerine	持続静注 0.5-5μg/kg/分	2-5分	3-5分	頭痛, 嘔吐, 頻脈, 頭蓋内圧上昇 メトヘモグロビン血症, 耐性が生じやすい
hydralazine	静注10-20mg 筋注10-50mg	10-20分 20-30分	3-8時間	頻脈, 顔面紅潮, 頭痛, 狭心症の増悪, 頭蓋内圧上昇
diltiazem	持続静注 5-15μg/kg/分	5分以内	30分	徐脈, 房室ブロック, 洞停止など
nicardipine	持続静注 0.5-6μg/kg/分	5-10分	60分	頻脈, 頭痛, 顔面紅潮, 局所の静脈炎, 頭蓋内圧上昇, 脳血流増加
2. 交感神経抑制薬				
trimethaphan	持続静注 0.5mg/分	1-5分	10分	腸間麻痺, 排尿障害, 視力障害, 呼吸困難など
phentolamine	静注1-5mg	1-2分	3-10分	頻脈, 頭痛など
propranolol	静注2-10mg(1mg/分) →2-4mg/4-6時間毎			徐脈, 房室ブロック, 心不全など

(主としてKaplan NM, 2002[1])をもとに作成)

表4 病態に応じた降圧薬の選択

	注射薬	経口薬	禁忌
高血圧性脳症	diltiazem, trimethaphan nicardipine(脳浮腫対策を行いながら)		reserpine, hydralazine
頭蓋内出血	diltiazem, trimethaphan	captopril, labetalol	reserpine, hydralazine nicardipine, clonidine αmethyldopa
急性左心不全	nitroglycerine, nitroprusside +furosemide	captopril, Ca拮抗薬 +furosemide	propranolol
急性心筋梗塞 不安定狭心症	nitroglycerine, diltiazem	β遮断薬, Ca拮抗薬	hydralazine, nicardipine
大動脈解離	nitroprusside+propranolol nicardipine+propranolol		血管拡張薬単独(心拍数を増やすので)
手術前後	nicardipine, nitroglycerine diltiazem	Ca拮抗薬	trimethaphan
褐色細胞腫のクリーゼ	phentolamine	α遮断薬, labetalol	β遮断薬単独

体液の貯留がある場合や耐性が生じた場合にはfurosemideを併用する.

視する必要がある.

高血圧脳症

急激または著しい血圧の上昇により脳血流の自動調節能が破綻し, 必要以上の血流量と圧のために脳浮腫を生じた状態である. 最も重篤な高血圧緊急症で潜行性に頭痛, 悪心・嘔吐, 視力障害が出現する. 続いて落ち着きがなくなり, 昏迷を呈する. 降圧治療が行われなければ痙攣が出現し, 昏睡状態となる. 巣症状はまれである. 脳血管障害の場合には積極的な降圧は行わない場合もあるので頭部CTまたはMRIを撮影すべきである. 高血圧脳症の場合, 後頭葉の白質に可逆性の低吸収域またはMRI T2強調画像での高信号域を認めることがある (posterior leukoencephalo-pathy)[4]. 降圧治療を行う際には高血圧の病歴の有無が重要である. 高血圧者では脳血流量の自動調節域が右方に偏位しており, 過度の降圧は逆に脳血流量を減少させる. 一方, もともとは正常血圧であった場合 (急性腎不全例や子癇など) は血圧がさほど高くないレベルでも急

激な血圧の上昇により脳症をきたしうる．その場合の降圧開始の血圧レベルおよび降圧目標は高血圧者に比べ低い．ジルチアゼムや交感神経節遮断薬であるトリメトファンの持続静脈内投与を行う．浮腫を伴う例や耐性を生じた場合はフロセミドを併用する．頭蓋内圧を上昇させるニトロプルシッドやヒドララジンは使用しない．

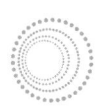

脳血管障害

脳血流の自動調節能が障害されているので，注意が必要である．降圧開始血圧レベルおよび降圧開始時期，降圧目標については正確な成績がないのが現状である．脳内出血では血腫の増大や再出血，脳浮腫を抑制する目的で収縮期血圧200 mmHg以上または拡張期血圧120 mmHg以上で降圧治療を開始し，20％以内の降圧とする．トリメトファンやジルチアゼムが好ましく，他の血管拡張薬は頭蓋内圧を上げる可能性がある．日本高血圧学会高血圧治療ガイドライン2000年版（JSH 2000）[5]では脳梗塞の降圧開始レベルに比しやや低い血圧レベルから治療を開始するとしている．降圧目標は前値の80％である．脳梗塞では降圧しないのが原則であるが，JSH 2000では220/120 mmHg以上あるいは平均血圧130 mmHg以上のいずれかを満たす場合に降圧治療を行う．降圧目標は前値の85〜90％である[5]．

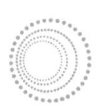

急性左心不全

肺水腫を生じた高血圧性左心不全は直ちに降圧治療を開始する必要がある．後負荷とともに静脈系も拡張させ前負荷を軽減する硝酸薬が好ましい．ニトログリセリンは降圧作用はやや弱いが，虚血性心疾患に伴う場合に有用である．ニカルジピンの持続静注でもよい．これらと同時にフロセミドを用いて肺水腫をコントロールする．経口薬としては利尿薬とACE阻害薬の併用あるいはジヒドロピリジン系Ca拮抗薬の併用を行う．

大動脈解離[6]

疑ったら直ちに降圧治療を開始する．心拍数を増やさない降圧薬を選択するか血管拡張薬にβ遮断薬を併用して心拍数の増加を抑えながら降圧する．血圧は必ずしも著明に高くはないが，解離の進展を防ぐために強力な降圧が必要である．収縮期血圧100〜120 mmHg，左室駆出速度を抑えるために心拍数を60/分程度またはこれ以下に保つ．頻脈は大動脈圧波上昇速度（dp/dt）を増し，shear stressを増大させ，解離を促進する．降圧作用に優れたニカルジピンが使いやすいが，反射性の頻脈を伴うためプロプラノロールを併用する．β遮断薬が使えない場合はトリメタファンやジルチアゼムを用いる．

加速性—悪性高血圧

拡張期血圧130 mmHg以上，乳頭浮腫（眼底Keith-Wagener分類Ⅳ度）を伴う悪性高血圧と浸出性病変および出血のみで乳頭浮腫を伴わない眼底Ⅲ度の加速性高血圧は予後が変わらないことより，同様に取り扱われるようになった．近年，加速性—悪性高血圧を呈した症例の臓器障害の程度は軽くなってきているものの[7]，降圧治療受けなかった場合は腎機能障害が急激に進行し，心不全や高血圧性脳症，脳出血を発症し，予後不良である．加速性—悪性高血圧で入院した患者の1年後までの腎死の発生は3割にのぼる[7]．悪性高血圧に伴う腎障害を悪性腎硬化症というが，病理所見としては輸入細動脈などの細小動脈にフィブリノイド壊死を認め，溶血性尿毒症症候群と類似の組織所見を呈する．背景疾患としては本態性高血圧と慢性腎炎の2疾患がほとんどを占め，本態性高血圧が最も多い[8]．ノルエピネフリン，アンジオテンシンⅡ，バゾプレッシンなどの血管収縮物質および内皮障害などの結果おこる細小動脈のフィブリノイド壊死が病態に関与している．急を要する合併症がない限り，経口薬で降圧を図る．降圧効果が強く，禁忌がほとんどないことからCa拮抗薬が多く使われる．腎機能障害（血清クレアチニン3 mg/dl以上）や高カリウム血症がない場合はACE阻害薬を使用する．R-A系の亢進が病態形成に関与しているので投与する際には少量から始める．初期の降圧目標は治療前血圧の25％以内，あるいは拡張期血圧110 mmHgまでにとどめる[6]．その後血圧は2〜3カ月かけて拡張期血圧を85〜90 mmHgへ下げる．

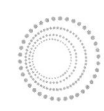

おわりに

血圧が異常に高い患者を診た場合，高血圧緊急症か否かの判断が重要である．緊急症の基礎疾患や病態を迅速に把握し，これに応じた降圧治療を速やかに開始することが肝要である．

●文　　献●

1) Kaplan NM : Hypertensive crises. In Clinical Hypertension, eighth edition, Williams & Wilkins, Baltimore p339-356, 2002.
2) 瀧下修一：高血圧　エビデンスに基づいたきめ細かい実地診療．高血圧緊急症にどう対処するか？　Medical Practice 16 : 261-264, 1999.
3) The Joint National Committee on Detection, Evaluation, and Treatment of High Blood Pressure : The sixth report of the Joint National Committee on Detection, Evaluation, and Treatment of High Blood pressure. Arch Intern Med 157 : 2413-2446, 1997.
4) Hinchey J, Chaves C, Appgnani B, et al : A reversible posterior leukoencephalopathy syndrome. N Engl J Med 334 : 494-500, 1996.
5) 日本高血圧学会高血圧治療ガイドライン作成委員会：特殊条件下高血圧の治療，臓器障害を合併する高血圧の治療，高血圧治療ガイドライン2000年版，p39-54.
6) 瀧下修一：合併症を伴う高血圧の治療：解離性大動脈瘤がある場合．Modern Physician 18 : 177-180, 1998.
7) Ohta Y, Tsuchihashi T, Ohya Y, et al : Trends in the pathophysiological characteristics of malignant hypertension. Hypertension Res 24 : 489-492, 2001.
8) Kawazoe N, Eto T, Abe I, et al : Long-term prognosis of malignant hypertension ; differnce between underlying disease such as essential hypertension and chronic glomerulonephritis. Clin Nephrol 29 : 53-57, 1988.

［山里　正演/瀧下　修一］

総論 6 二次性高血圧
1）腎実質性高血圧

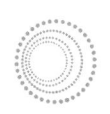

はじめに

腎臓が血圧調節に主要な役割を果たすことはよく知られており、同時に腎臓に病変が生じると様々な機序を介して血圧が上昇することも認められている。腎臓に何らかの病変を有する結果血圧が上昇する腎実質性高血圧の病態について概説をしたい。腎障害といった時には、通常糖尿病性腎症と非糖尿病性腎症とにわけて論じられる。また最近では透析療法が導入される患者の30％以上が糖尿病性腎症となったこと、さらに非糖尿病性腎症は、IgA腎症、慢性腎炎、多発性嚢胞腎、腎硬化症など様々な腎実質性疾患[1]〜[6]の集合体であり、ひと口に論じることには困難がともなう。しかしここでは、糖尿病性腎症については別の機会にゆずることとし、主として非糖尿病性腎症について述べる。

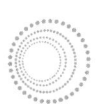

なぜ腎実質障害があると血圧が上昇するのか

一般に図1に示すような考え方がなされている。すなわち、このポイントで重要なことは、腎臓が血圧とレニンの分泌調節を食塩を介して行っている点である。腎臓に何らかの障害があるといわゆる圧・利尿機構が作動しその結果食塩をとり過ぎれば、血圧は上昇し、減塩にすることにより血圧の上昇を少なくすることが可能となる。この圧利尿機構の明確な分子機構については現在に至るまで不明のままであるが[7]、様々な血管作動物質が関与している可能性が示唆されている。

その中でもとりわけアンジオテンシンIIは主要な役割を果たしていることは言うまでもない。そこで、腎実質性障害はこの食塩・レニン・血圧の3つを軸とし

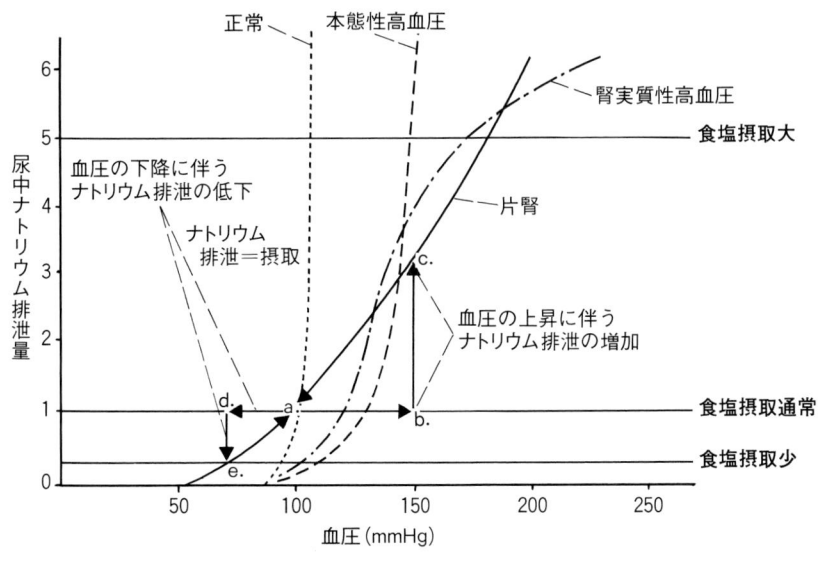

図1　圧利尿曲線

塩分の摂取量により血圧が変化することを意味している。すなわち、点aは塩分の摂取量と排泄量が等しい点である。ここで、もし、末梢血管抵抗の増加で血圧が点bのところまで上昇したとする。この時、塩分の排泄量を点cまで増加させ、容量を減少させることにより血圧を点aに戻す。一方、もし、血圧が点dまで低下すると尿中への塩分の排泄量を点eまで減少させることにより点aまで血圧を戻す。

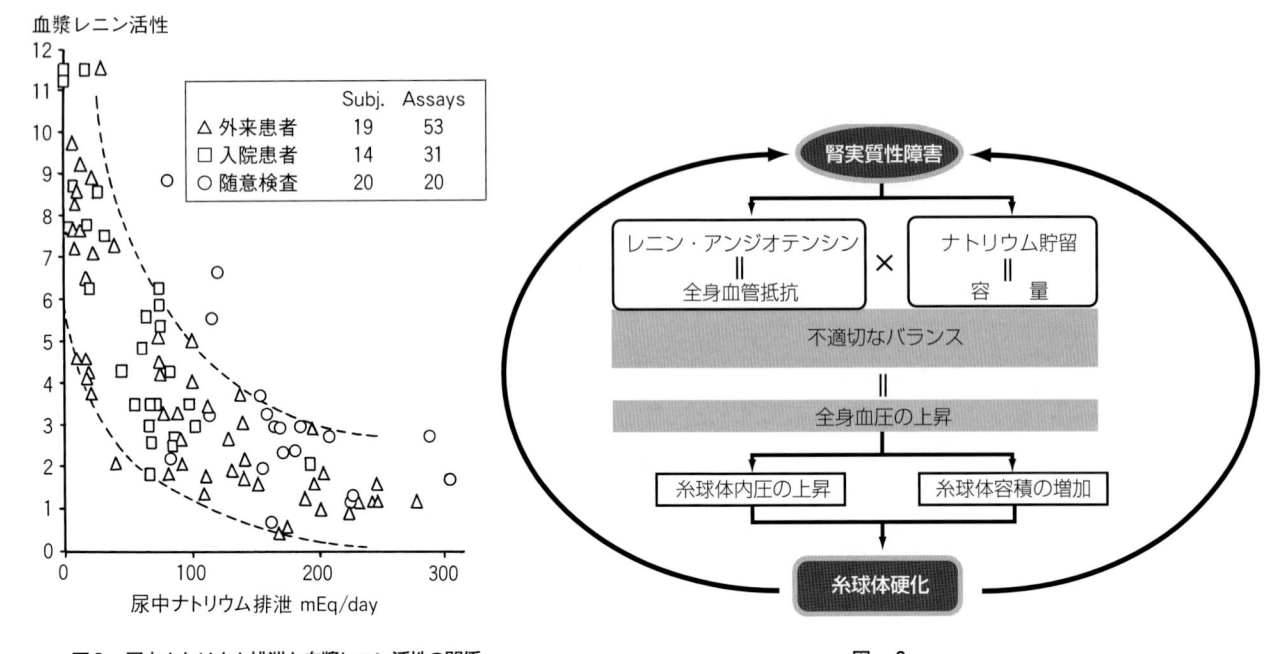

図2 尿中ナトリウム排泄と血漿レニン活性の関係

尿中ナトリウム排泄が多くなる，すなわち，ナトリウム摂取が多くなると血漿レニン活性が低下し，逆にナトリウム摂取を少なくすると血漿レニン活性が上昇する．

図3

腎実質障害ではレニン–アンジオテンシン系とナトリウム摂取量との関係が不適切なバランスになる結果血圧が上昇する

て考えることで，筆者は分り易くなると考えている．一般に高血圧ではレニンと食塩摂取量の関係は図2に示す様なゆるやかな双曲線を示すことが認められている．これをみて分かるようにレニンの分泌亢進がおこるのは減塩になった状態で，逆にレニンの分泌抑制は高塩にすることによっておこる．腎実質性障害ではこの関係が複雑になっている．すなわち，加塩の状態でも充分にレニン分泌が抑制されず，逆に減塩の状態ではレニンがより過剰に分泌される．すなわち，両者の関連は食塩が容量，レニンが血管抵抗と置き換えてみると容量×レニン＝血圧が一定ということで保持されているのが通常である．しかし腎実質性障害が存在するとこの関係が大きくくずれて血圧が上昇する．さらにこの上昇した血圧は腎臓の障害をひきおこしてくる．そこでこれらがいわゆる悪循環し，常に血圧上昇にすすんでいくことが容易に理解出来る．さらに全身血圧の上昇は糸球体内圧の上昇，また糸球体容量の増加を引きおこしてくることより，それがさらに糸球体硬化をひき起こし，それにより腎実質障害がさらに進行していく．この増悪した腎実質障害により血圧はより上昇へと向っていく（図3）．

以上，極めて簡単に腎実質障害時の高血圧の病態について概説をした．

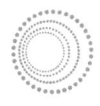

レニン・食塩以外の因子は？

上記に簡略した形での病態について述べたが，実際にはより複雑に様々な因子が関連していることが報告されている．それらの因子としては少くとも表1にあげるようなものがある．

表1 腎実質性障害時に血圧上昇に関与する因子

◎心拍出量に関与する因子
- Na貯留をきたす
  - アンジオテンシンII
  - ノルエピネフリン
- 抗利尿に働く
  - バゾプレッシン
- 交感神経系
- 一酸化窒素
- キニン
- プロスタグランジン

◎血管抵抗に関与するもの
アンジオテンシンII，ノルエピネフリン
バゾプレッシン，トロンボキサンA₂
抗利尿ホルモン，キニン，一酸化窒素の低下

腎実質性障害を伴った高血圧の治療

1．大規模臨床試験の成績から

腎障害を伴う高血圧治療の有用性は古くから知られていたが，はじめてその降圧治療が腎障害の進展を阻止することを示したのが有名なAIPRI (Angiotensin-converting-enzyme Inhibitor benazepril on the Progression of Chronic Renal Insufficiency)[8]である．この研究で，ACE阻害薬であるベナゼプリルが降圧とともに尿蛋白を減少させ，かつ腎障害の進展を抑制することをはじめて大規模臨床試験で示した．その後MDRD (Modification of Diet in Renal Disease)[9]では，主としACE阻害薬を使用し，蛋白尿が1g/日以上では降圧目標として125/75mmHgとより低く降圧をおこなった方が，腎障害の進展阻止効果が大きいことを明らかにした．さらにREIN (Ramipril Efficacy in Nephropathy)[10]では血圧と同時に蛋白尿が腎疾患の進行に重要な働きをしていることが明らかにされた．このことより降圧のみならず蛋白尿も減少させることが腎障害の進行を抑制することになる．この降圧とともに蛋白尿減少が重要であるからこそR-A系抑制薬であるアンジオテンシン変換酵素（ACE）阻害薬とアンジオテンシン受容体拮抗薬（ARB）は腎障害の進行阻止に充分な効力を発揮するとされている．ARBについての成績は未だ十分ではないが，ACE阻害薬については，Jaferら[11]が11の無作為コントロール試験を集め，総数1,860名の患者について検討した論文が発表されている．それをみてみると，血圧はACE阻害薬を使用している群では収縮期，拡張期血圧ともに有意に低下している．さらに蛋白尿に関しても有意に低下させている．さらに腎死（透析導入もしくは移植）でも，また血清クレアチニンの倍になる割合においてもACE阻害薬はコントロールと比して有意に優れていることが明らかになっている（図4）．

2．ACE阻害薬とARBの比較とその併用効果について

ACE阻害薬とARBとが腎障害の進行や蛋白尿の減少効果についてどう異なり，またその併用の効果がどの様なものかについては，最近になっても明確な決着

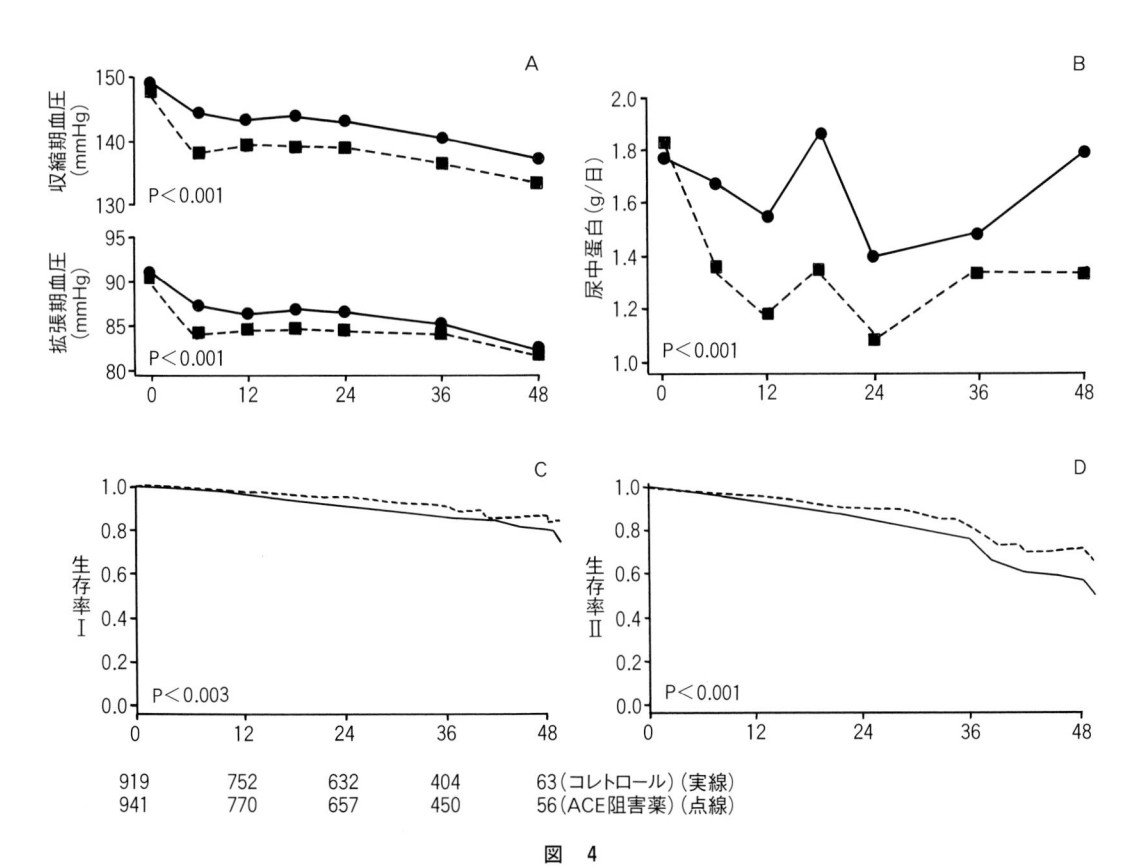

図 4

平均4年間の経過期間における収縮期血圧，拡張期血圧，生存率，また，腎死，もしくは血清クレアチニンの倍になった症例を除いた生存率を各試験よりの平均として図にあらわしたもの．
■がACE阻害薬群，●がコントロール群．
生存率Ⅰは末期腎不全を除いたもの，生存率Ⅱは血清クレアチニンが倍になったものと腎不全を除いたもの

66　I．総　論

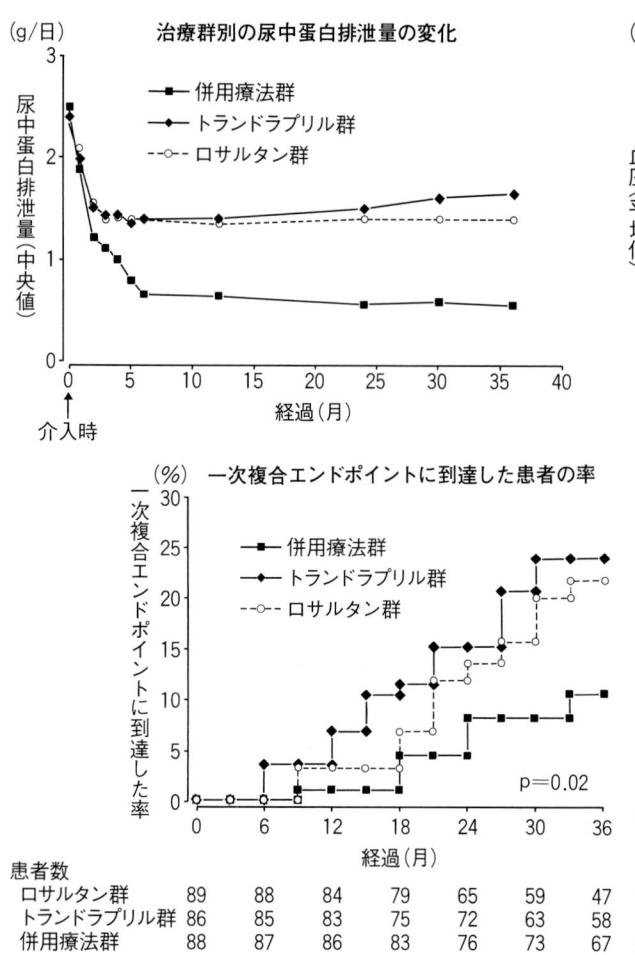

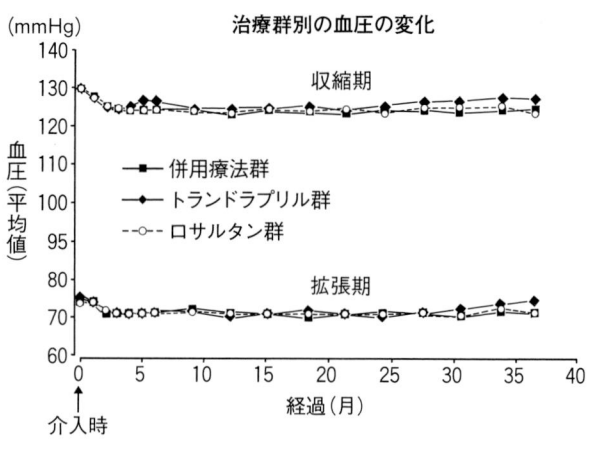

図5
COOPERATE研究の結果ＡＣＥ阻害薬であるトランドラプリルとＡＲＢであるロサルタンの併用は蛋白尿を有意に他の2群に比較し減少および1次複合エンドポイントに到達する患者の割合を有意に減少させた．

をみていない．ACE阻害薬はブレイクスルー現象があることより長期間使用していると効果が少なくなるとする意見がある一方で，臨床では大きな問題とならないとする意見もある．さらにACE阻害薬とARBは差がないとする意見から，両者には差があるとする報告もある．さらにACE阻害薬とARBの併用は効果があるとする報告とないとする報告もある．降圧効果に関しては，併用効果は少ないとする報告もあるが，蛋白尿減少効果に対しては併用の意義があるとするものが多い[12)13)]．今回本邦で中尾らが発表した（OOPERAE試験）[14)]（図5）では，ARB（ロサルタン）とACE阻害薬（トランデルプリル）の併用が降圧に関しては単独と併用とで差異を認めなかったが，蛋白尿減少効果においては，併用療法がすぐれており，かつ一次エンドポイント（腎死と血清クレアチニンの倍となる）において，有意に抑制されていることを示した．この研究の対象者は高血圧が20％以下と比較的割合が少ないのと男女比がほぼ1：1であること，対象年齢が40台半ばと従来の外国で行なわれた大規模試験とは異なっている．これらの点が，血圧よりもむしろ蛋白尿が腎障害の進行に重要である可能性を示したものとも言える．

まとめ

以上腎障害時にみられる高血圧の病態について概説し，かつどのような治療法がよいかについて述べた．

●文　献●

1) Bell PE, Hossack KF, Gabow PA, et al : Hypertension in autosomal dominant polycystic kidney disease. Kidney Int 34 (5) : 683-90, 1988.
2) Cameron J : Hypertension in glomerulonephritis. Contrib Nephrol 54 : 103-112, 1987.
3) D'Amico G, Vendemia F : Hypertension in IgA nephropathy. Contrib Nephrol 54 : 113-8, 1987.
4) Orofino L, Quereda C, Lamas S, et al. : Hypertension in primary chronic glomerulonephritis : analysis of 288 biopsied patients. Nephron 45 (1) : 22-6, 1987.

5) Rydel JJ, Korbet SM, Borok RZ, et al.：Focal segmental glomerular sclerosis in adults : presentation, course, and response to treatment. Am J Kidney Dis 25 (4) : 534-42, 1995.
6) Smith MC, Dunn MJ：Hypertension in renal parenchymal disease. In : Laragh JH, Brenner BM, eds. Hypertension. New York : Raven Press : 2081, 1995.
7) Guyton AC : Arterial pressure and hypertension Philadelphia : WB Saunders, 1980.
8) Maschio G, Alberti D, Janin G, et al.：Effect of the angiotensin converting-enzyme inhibitor benazepril on the progression of chronic renal insufficiency. N Engl J Med 334 : 939-945, 1996.
9) Klahr S, Levey A, Beck G, et al. : The effects of dietary protein restriction and blood-pressure control on the progression of chronic renal disease. N Engl J Med 330 : 877-884, 1994.
10) Ruggenenti P, Perna A, Zoccali C, et al.：Chronic proteinuric nephropathies. II. Outcomes and response to treatment in a prospective cohort of 352 patients : differences between women and men in relation to the ACE gene polymorphism. Gruppo Italiano di Studi Epidemologici in Nefrologia (Gisen) . J Am Soc Nephrol 11 (1) : 88-96, 2000.
11) Jafar T, Schmid C, Landa M, et al.：Angiotensin-converting enzyme inhibitors and progression of nondiabetic renal disease. A meta-analysis of patient-level data. Ann Intern Med 135 : 73-87, 2001.
12) Taal MW, Brenner BM：Combination ACEI and ARB therapy : additional benefit in renoprotection? Curr Opin Nephrol Hypertens 11 (4) : 377-81, 2002.
13) Andersen NH, Mogensen C：Angiotensin converting enzyme inhibitors and angiotensin II receptor blockers; evidence for and against the combination in the treatment of hypertension and proteinuria. Curr Hypertens Reports 4 : 394-402, 2002.
14) Nakao N, Yoshimura A, Morita H, et al.：Combination treatment of angiotensin-II receptor blocker and angiotensin-converting-enzyme inhibitor in non-diabetic renal disease (COOPERATE) : a randomised controlled trial. Lancet 361 (9352) : 117-24, 2003.

[鈴木　洋通]

総論

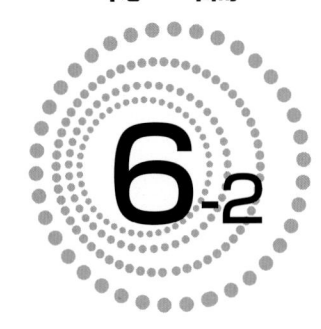

6-2 二次性高血圧 2）腎血管性高血圧

はじめに

腎血管性高血圧症は腎血管病変に起因する高血圧症で，血管病変の修復により降圧が得られることで確定診断される．本症は古くから根治治療可能な高血圧症の代表とされている．血行再建術を行う前提として，腎血管病変が高血圧の原因となっていることを確定する必要があるが，それは必ずしも容易ではない．

病因

腎動脈病変の原因には以下のものがあげられる．
①粥状硬化症（atherosclerosis）：中年以降の男性に多くみられ，病変は腎動脈の起始部に限局する．②線維筋性異形成（fibromscular dysplasia）：50歳までの女性に多い．腎動脈の遠位2/3の部を侵すことが多く，血管撮影上「数珠玉」（string of bead）状を示す．③大動脈炎症候群（aortitis syndrome）：若い女性に好発する．狭窄は大動脈炎が腎動脈にまで及んで起こり，腎動脈起始部に限局する．④動脈瘤（aneurysm）．⑤動脈塞栓症（embolism）．⑥動静脈瘻（arteriovenous fistula）．⑦外傷，腎内外の腫瘍による圧迫．⑧解離性大動脈瘤（dissecting aneurysm）．

頻度

腎血管性高血圧症の頻度は高血圧患者の数％以下と考えられているが，近年の人口の高齢化や糖尿病患者の増加にともない，動脈硬化症による腎動脈狭窄の頻度が増加していると思われる．以前本症は難治性高血圧の代表であったが，最近は，アンジオテンシン変換酵素（ACE）阻害薬やアンジオテンシンⅡ（AⅡ）受容体拮抗薬の登場により，血圧は比較的よくコントロールされるようになった．それに伴い，腎血管病変の検索が十分に行われていない可能性がある．

動脈硬化性腎動脈狭窄症は心不全，心筋梗塞や糖尿病で高率にみられている[1]．特に尿蛋白や血清クレアチニン値（Scr）で1.5 mg/dl程度の中程度の腎機能障害を伴う場合には30～50％の高頻度に認められると報告されている．したがって，このような危険群では腎動脈狭窄の存在を常に念頭に置いて診察にあたる必要がある．

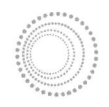

成因・病態生理

図1に腎血管性高血圧症の成因の模式図を示す．腎

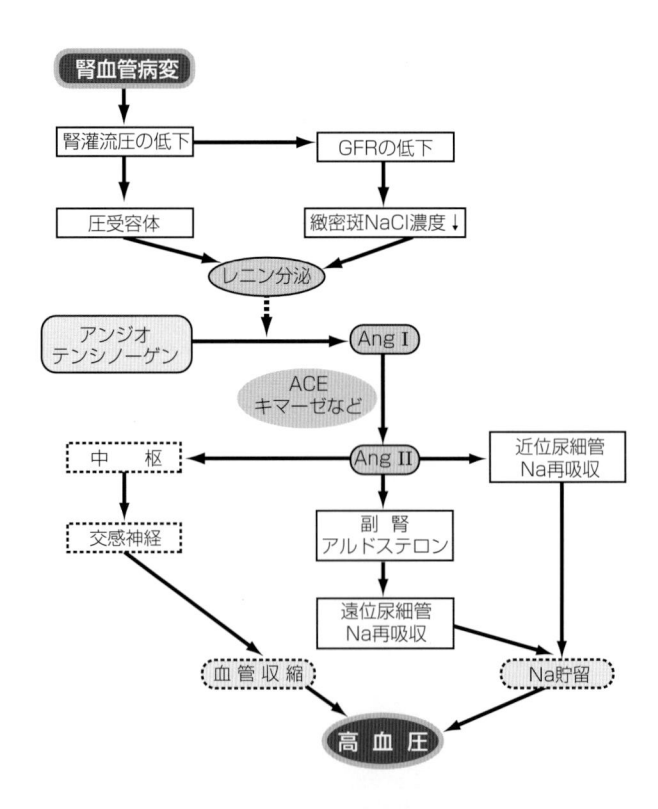

図1 腎血管性高血圧症発症の機序
腎血管病変はレニン分泌を亢進させる．その結果産生されたAng Ⅱは血管収縮とNa貯留をおこして高血圧が発症する．Ang Ⅱにより近位尿細管でのNa再吸収が亢進すると緻密斑尿細管液のNaCl濃度が低下し，レニン分泌は亢進する（positive feedback）．

血管病変により腎灌流圧が低下すると圧受容体が反応してレニン分泌が亢進する．また，GFRが低下すると遠位尿細管にある緻密斑に到達する尿細管液のNaCl濃度が低下してレニン分泌は亢進する．緻密斑機序によるレニン分泌調節が圧受容体によるものよりも強力であると考えられている．

病態は狭窄が片側性であるか両側性であるかにより違い，また病期によっても違う．片側性の場合はレニンが高値を示す．血圧の上昇に伴う圧利尿により健側の腎臓からのNa排泄が増加しているため，食塩感受性はない．一方，両側性や単腎の狭窄の場合には初期にレニンの上昇がみられるが，慢性期には体液の貯留に伴ってレニンの高値はみられなくなる．片側腎動脈狭窄でも慢性期になると高血圧性の障害が対側腎に出現し，腎機能低下により体液量の貯留が起こる．これによりレニン分泌が抑制され，末梢血のレニン活性は徐々に低下する．このように，慢性期における高血圧の病態はレニン依存性から体液量依存性に変化することがある．

診　　断

1．診断のポイント

腎血管性高血圧症が疑われる場合を表1に示す．本症が疑われる時には，カプトプリル負荷によるレニン分泌刺激試験，カプトプリル負荷レノグラム・レノシンチグラム，超音波ドップラー法，MR血管撮影（MRA）や三次元CT（3dCT）などにより非侵襲的スクリーニングを行う．その結果本症が強く疑われる場合には，分腎静脈サンプリングおよびDSAによる血管造影を行う．続いて，適応があれば経皮経管的腎動脈血行再建術（PTRA）やステント挿入を行う．腎機能障害がある場合にはCO_2を用いて血管造影を行う．

表1　腎血管性高血圧が疑われる場合

- 家族歴のない35歳以下の高血圧
- 中年以後の突然の高血圧発症、またはそれまでの高血圧の急速な重症化
- 側腹部痛に続発した高血圧
- 上腹部の血管雑音
- 中年以後の高血圧患者で原因不明の腎機能悪化
- ACE阻害薬やAII受容体拮抗薬投与による急速な降圧または腎機能の悪化
- 繰り返す右心不全
- 心筋梗塞など他の血管病変を有する腎機能障害のある患者（特に2型糖尿病患者）
- 腎移植後高血圧

2．症候の診かた
1）病歴，自覚症状

1年ぐらいの間に急速に発症した場合やコントロールが困難となった高血圧の場合には常に本症を念頭に置く．高齢化や糖尿病の増加により本症が増加しているが，ACE阻害薬やAII受容体拮抗薬により血圧がコントロールできるようになり，見逃されやすくなっている．症状として特異的なものはなく，原因疾患による．

2）理学所見

腹部血管雑音が約50％に聴取する．頸部血管雑音，血圧の上下肢左右差は粥状硬化症や血管炎を示唆する．高血圧の程度の割に眼底の高張性変化が強い．

3．非侵襲的診断

一般検査所見に特徴的なものはない．

1）末梢血漿レニン活性
　　（Plasma rennin activity：PRA）

安静時PRAが高値を示すのは本症の約50％で，病型別では片側主幹部狭窄で70％，両側主幹部狭窄や分枝狭窄では30〜40％が高値を示す．ACE阻害薬，AII受容体拮抗薬や利尿薬投与時にはPRAは上昇するので，それらを服用中の値は判定の基準にならない．スクリーニングとしてカプトプリル負荷試験が有用である．通常の食塩摂取下で50 mg投与前，および投与1時間後のPRAを測定する．腎血管性高血圧症の約90％，本態性高血圧症の約20％（ほとんどが重複腎動脈）が陽性となる．しかし，両側腎動脈狭窄や単腎での腎動脈狭窄ではしばしば安静時PRAは低値を示し，カプトプリル負荷試験も陰性となる．また，II型糖尿病患者での腎動脈病変でもしばしば陰性となる．カプトプリル負荷試験では同時に急激な血圧の低下をきたすことがあるので要注意である．

2）経静脈腎盂撮影（IVP）

腎の左右差，腎陰影出現時間の左右差，矛盾性濃縮，腎盂ならびに尿管辺縁のノッチング像が重要視される．しかし，感度が低く今はあまり行われない．

3）レノシンチグラフィー・レノグラム

血管病変があっても約25％で正常パターンを示す．カプトプリル投与1時間後に行うことにより異常が明確になり，90％以上で陽性となる．したがって，本性が疑われる場合にはカプトプリル負荷後の検査を優先する．採血を同時に行えばPRAのカプトプリル刺激試験と一緒に済ませることができる．

4）ドプラー血流計

超音波Bモード法により腎動脈主幹部を検出し，カラー流速ドプラー法により血流を計測する．造影剤

を要さないため腎機能低下例でも繰り返し検索が可能である．一方，手技に熟練を要し，重複腎動脈などでの検出が困難なことなどの欠点もある．

5）CTスキャン，MRI
CTスキャンやMRIは腎の形態，特に皮質の厚さなどを知るのに有用である．造影剤を用いた三次元CTでは血管も良好に抽出できる．MRIアンギオグラフィーによる画像は狭窄像が実際より強く現れる傾向がある．

4．侵襲的診断
1）腎動脈血管撮影
DASにより腹部大動脈と選択的腎動脈撮影を適宜組み合わせる．本症を示唆する所見としては，a）70％以上の狭窄，b）狭窄後拡張，c）側副血行路の存在（狭窄前後の圧較差を裏付ける所見として重要）がある．

2）腎静脈血レニン活性
左右腎静脈血PRAの比が1.5以上であれば有意な左右差があると判定するが，ACE阻害薬を3日間前投与するとより明確となる．レニン指数，（腎静脈PRA-下大静脈PRA）／下大静脈PRA，が0.24以上なら有意のレニン分泌亢進があると判定される．片側腎動脈狭窄の約90％で左右差1.5以上となるが，それを満たさないものでも約50％で血行再建により降圧が得られている．

5．鑑別すべき疾患と鑑別のポイント
1）慢性腎盂腎炎
片側腎の萎縮を認めるが，高血圧の程度，尿所見，腎表面凹凸などにより鑑別は容易である．

2）腎形成不全
血管造影によって鑑別する．

3）尿路異常
尿路狭窄や閉塞ではGFRが低下するため緻密斑に到達する尿細管液NaCl濃度が低下してレニン分泌が亢進する．ACE阻害に対する反応など腎血管性高血圧症と同様の病態を呈することがある．

4）腎静脈病変
血流の低下によりレニン分泌が亢進し，本症と同様の病態を呈する．血栓症は成人では徐々に発症するものが多く，ネフローゼ合併することが多い．ナットクラッカー症候群では左側腹部痛を伴うことが多い．

6．予後の判定基準
1）動脈硬化による腎動脈狭窄は進行性であり，降圧療法のみで進行は抑制できない．

2）欧米では高齢者の末期腎不全の原因として腎動脈狭窄は約20％をしめ，透析に到った例の5年生存率は約10％であると報告されている．

3）血行再建には降圧と腎不全への進行予防の2つの目的があり，総合的に判断する．

4）術前にACE阻害薬により血圧が良好にコントロールされた例は血行再建の有効率が高い．

5）高血圧の罹病期間が長く，非狭窄腎に腎硬化が発症している場合には血行再建は無効であることが多い．

7．合併症・続発症の診断
1）粥状硬化性腎動脈狭窄は，冠動脈や脳血管系の血管病変を高率に合併するので，その検索が必要である．

2）線維筋性異形性では頸動脈や脳動脈に動脈瘤が合併することがある．

治　　療

1．血行再建
線維筋性異形成によるものでは可能な限り経皮的腎動脈拡張術（PTRA）を試みる．成功率が高く，血圧が正常化しやすく予後も良い．大動脈炎症候群や粥状硬化症では再狭窄を起こしやすい．ステント留置も行われる．腎動脈分枝狭窄例などではPTRAが施行できず，外科的腎血行再建術や腎内動脈塞栓術などが必要な症例もある．

血行再建術を行うかどうかは年齢や病変及び検査成績を総合して決定する．動脈硬化性腎動脈狭窄病変を有する患者では大動脈病変を伴うことがほとんどで，血管内操作によりコレステロール塞栓などの重篤な合併症を起こしやすい．またPTRAの有効性も確立されていない．したがって症例を選択する必要がある．PTRAやステント挿入の適応となるのは進行性の腎機能低下，右心不全の合併，ACE阻害薬やAII受容体拮抗薬投与による腎機能低下，分腎レニン測定やカプトプリル負荷シンチで左右の局在が明らかとなる時などである（図2）[2]．

2．薬物療法
ACE阻害薬やAII受容体拮抗薬が有効だが，常に腎機能の推移と血清K値に注意する．狭窄の進展が予防できないこと及び，腎萎縮が進展する可能性が問題となる．頸動脈病変が強い大動脈炎症候群などでは降圧レベルを臨床症状，眼底血圧などの結果を参考にして決定する．急速な降圧は避ける．

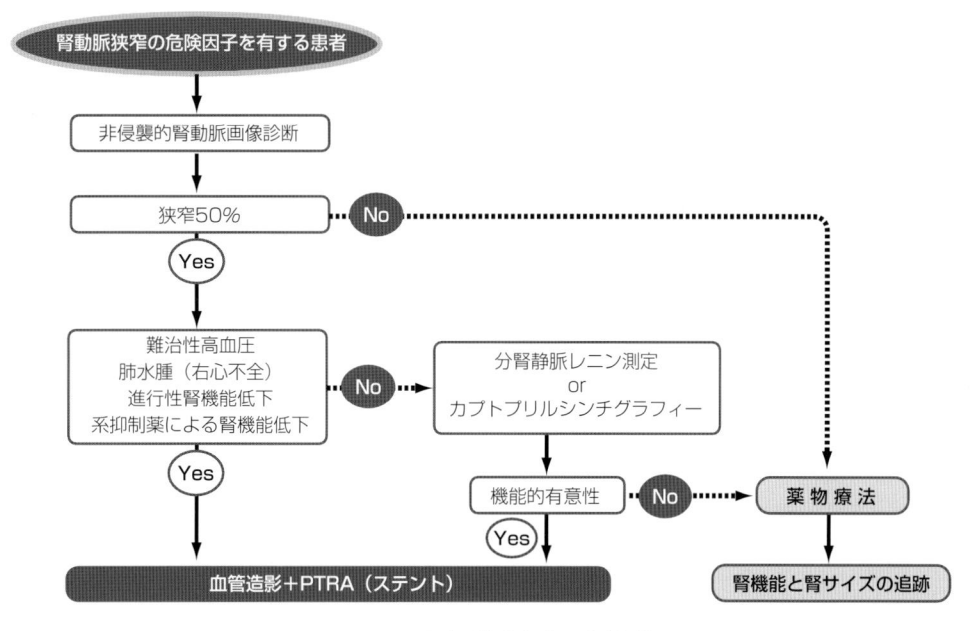

図2 腎動脈狭窄患者の診療指針
血行再建術は高血圧治療と腎機能保全を目的とするが動脈硬化性腎動脈狭窄ではリスクトベネフィットを考えて症例を選択する必要がある.
(Plouin PF, et al, 2000[2])

予後

　長期予後は狭窄病変の原因によって異なる．線維筋性異形成では腎動脈拡張術や血行再建術の成績が良好で，長期予後がよい．一方，大動脈炎症候群では根治治療の困難なものが多い．特に異型大動脈縮窄症を呈するものでは治療抵抗性で降圧薬も効かないことが多く，予後が悪い．

　粥状硬化症によるものでは，脳動脈，冠動脈などの血管合併症の有無によって予後は左右される．最近，心臓カテーテル検査と同時に腹部大動脈撮影を施行された患者の追跡調査により，腎動脈狭窄（50〜70％以上）のある患者の生命予後が悪いことが相次いで報告されている[3]．腎動脈狭窄のない場合の4年生存率は80-90％に対し，狭窄が存在する場合は約60％となっている．この違いは，冠動脈の治療法，心機能などにより補正しても有意である．また，Dorrus[4]らはステント挿入時の血清クレアチン値が1.5mg/dl以下の場合の4年生存率が80％であるのに対し，血清クレアチン値が2.0 mg/dlを超えると20％に低くなると報告している．動脈硬化性腎動脈狭窄は進行性であることが知られており，適切な時期での診断と加療が重要と考えられる．

●文献●

1) Safian RD, Textor SC : Renal-artery stenosis. N Engl J Med 344 : 431-442, 2001
2) Plouin PF, Guery B, La Batide Alanore A : Atherosclerotic renal arterystenosis: surgery, percutaneous transluminal angioplasty, or medical therapy. Curr Hypertens Rep 2(5) : 482-489, 2000
3) Crowley JJ, Santos RM, Peter RH, et al : Progression of renal artery stenosis in patients undergoing cardiac catherization. Am Heart J 136(5) : 913-918, 1998
4) Dorros G, Jaff M, Mathiak L, et al : Multicenter Palmaz sent renal artery stenosis revascrularization registry report : Four-year follow-up of 1,058 successful patients. Catheter Cardiovasc Interv 55(2) : 182-188, 2002

[伊藤　貞嘉]

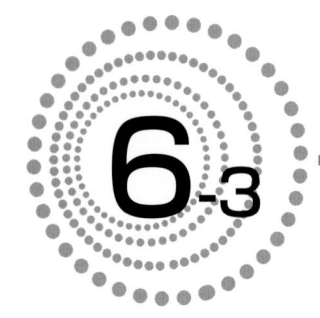

総論 6-3 二次性高血圧 3）原発性アルドステロン症

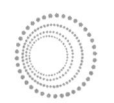

緒言

　高血圧症は最も頻度の高い疾患のひとつであり、その結果生じる心血管合併症は医療経済学的だけでなく社会的にも大きな問題であるが、高血圧症の原因としては種々の因子が関与する原因不明の本態性高血圧症がその大半を占め、生活習慣の改善・種々のリスクファクターの管理・薬物治療が必要となっている。一方で原因疾患の的確な診断と治療により治癒の期待できる二次性高血圧症の存在も知られている。原発性アルドステロン症・クッシング症候群・褐色細胞腫などがその代表的な疾患であり、これらを副腎性高血圧症と総称することがある。なかでも最も高頻度である原発性アルドステロン症を概説する。

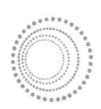

発生頻度

　厚生省の副腎ホルモン産生異常症調査班研究班では、1997年の全国推定患者数を約1,450例と算出しているが、一般住民の高血圧に占める割合は明らかにされていない。しかし近年になって高血圧の5～10％に原発性アルドステロン症が認められたとする報告が相次いだことから、本症は頻度の高い疾患であると再認識されている[1,2]。われわれの施設でも1,020例の未治療高血圧患者を対象として二次性高血圧症のスクリーニングを行ったところ、本症が最も多く6.4％を占めた[3]。

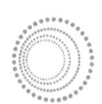

原発性アルドステロン症の概念と病型

　本症は副腎皮質球状層の過形成あるいは腺腫などの病変から過剰分泌されるアルドステロンにより高血圧を来す疾患である。
　病型には、1）アルドステロン分泌性の副腎皮質腺腫（APA）、2）両側性の副腎皮質球状層過形成による特発性アルドステロン症（IHA）、3）副腎癌、4）糖質コルチコイド奏効性アルドステロン症、5）片側性副腎皮質過形成がある。1）、2）が大部分を占め、3）～5）は稀であるが、臨床症状に差はない（表1）。病型別の頻度は、名和田らの厚生省特定疾患「副腎ホルモン産生異常症」調査班研究班の平成10年度研究報告書によれば、APA（84.4％）とIHA（9.9％）がその大半を占めていた[4]。1020例の未治療高血圧患者を対象としたわれわれの検討では、原発性アルドステロン症65例のうち、片側性APAが43例（66.2％）と最も多く、IHAが18.5％、UMN　3例（4.6％）、UAH　1例（1.5％）となっておりAPAが最も多い点は同様であった。

表1　原発性アルドステロン症の病型分類

I. 片側性副腎病変
1）アルドステロン産生腺腫による原発性アルドステロン症
　（aldosterone producing adenoma：APA）
2）片側性副腎過形成による原発性アルドステロン症
　（unilateral adrenal hyperplasia：UAH）
3）片側副腎多発結節性アルドステロン症
　（unilateral multiple adrenocortical micronodules：UMN）
4）アルドステロン産生副腎癌
　（aldosterone producing carcinoma：APC）

II. 両側性副腎病変
1）特発性アルドステロン症（両側副腎球状層過形成）
　（idiopathic hyperaldosteronism：IHA）
2）両側アルドステロン産生腺腫
　（bilateral aldosterone producing adenoma：bilateral APA）
3）原発性副腎過形成
　（primary adrenal hyperplasia：PAH）
4）グルココルチコイド奏効性アルドステロン症
　（glucocorticoid remediable hyperaldosteronism：GRH）

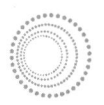

臨床所見

本症は脳血管障害などの心血管系合併症を来しやすいことが知られているが，一般には高血圧以外には特徴的な臨床症状および一般検査所見は見られない．従来指摘されていた低K血症を呈する症例は半数程度に止まり，尿中K排泄の増加以外には本態性高血圧との鑑別は困難である．したがって，本症の診断には血漿レニン活性(plasma renin activity：PRA)とアルドステロン濃度(plasma aldosterone concentration：PAC)を測定するスクリーニングが必要となる．一方，アルドステロンの増加が著しく低K血症を来した症例では筋痛・脱力・四肢麻痺・多飲多尿が出現し，代謝性アルカローシスを伴った難治性高血圧となっており，容易に本症を疑うことができる．

診断基準と鑑別診断

診断基準は自律性のアルドステロン過剰分泌をともなった低レニン性高血圧である．本症の診断とAPAおよびIHAの鑑別には，①内分泌学的なアルドステロン過剰分泌の判定法，②腫瘍の局在診断法，③内分泌学的判定かつ腫瘍局在の同時診断法，のうち①かつ②または③が必要である．

1．内分泌学的なアルドステロン過剰分泌の判定
1) スクリーニング

PAC(ng/dl)/PRA(ng/ml/h)比＝ARR：一次スクリーニングとして最も簡便であるだけでなく診断的価値も高いとされているが，降圧剤・利尿剤・採血姿勢などの影響が知られ判定基準も異なる．そこで，降圧治療開始前に安静臥床30分後の採血に条件を揃えてARRを評価する．既に降圧治療が行われている際は，レニン―アルドステロン系への影響が乏しいブトララジンやドキサゾシンに変更して評価する．一次スクリーニングではPACと組み合わせてPAC≧12 ng/dlかつARR≧12 を拾い上げて二次精査を行う．特異度を重視すれば測定を繰り返すか，PAC≧15ng/dlかつARR≧40程度をcut-off値とする．

2) 二次精査

以下の負荷試験単独では判定基準の設定によって感度・特異度が異なることから，幾つかを組み合わせてアルドステロン過剰分泌を判定する．

(1) カプトプリル負荷試験：カプトプリル内服90分後のARR＞20でアルドステロン過剰分泌と判定する．

(2) 生理食塩水負荷試験(4時間2l静注法)：アルドステロンの抑制試験である．午前8時より12時までの間に生理食塩水2lを点滴静注し，PAC＞8.5ng/dlで本症と診断する．海外では本試験を確定診断とする報告も多い．

(3) フロセミド立位試験：レニンの刺激試験である．フロセミド40mg静注に加えて2時間の立位を行い，PRA＜1ng/ml/hであれば低レニンと判定する．

(4) 迅速ACTH負荷試験：コートロシン静注後にコルチゾール(μg/dl：F)・PAC(ng/dl)を測定する．ACTH反応性が多数を占めるAPAでは，PAC/F＞1を示す．

2．腫瘍の局在診断(APAの場合)
1) CTおよびMRI

MRIより分解能に優れるCTの腫瘍描出能が高い．しかし従来の機種で描出できる腫瘍径は6mm程度と考えられ，1cm以下が多数を占めるAPAの検出能は高くない．一方，腫瘍の存在と内分泌活性は異なり副腎疾患が重複する例も知られていることから，腫瘍の存在がAPAの診断とはならない．すなわち6mm以下のAPA症例が多数存在し，非機能性腺腫の合併例が存在すること等を考えあわせるとCTを用いた本症の感度と診断率は高くない．

2) アドステロールシンチ

[131]I-アドステロールシンチグラムによる腫瘍像描出法も行われるが，腫瘍径やコルチゾール産生能をより強く反映すると思われ，診断にはあまり寄与しない．

3．内分泌学的判定かつ腫瘍局在の同時診断法

副腎静脈採血による直接アルドステロン測定法：選択的に左右副腎静脈にカテーテルを挿入してPACおよびコルチゾールを測定する．われわれの施設ではコルチゾール濃度30μg/dl以上であれば適切にカテーテルが挿入されたと判断し，ACTH負荷後のPACが1,400ng/dl以上であればアルドステロン過剰分泌と判定している．片側性であればAPA(あるいはUMN，UAH)，両側性であればIHAと診断可能であり，アドステロールシンチなどの画像診断を省略できる[5]．自験例では感度・特異度とも100％であった(表2)．

表2　各種局在診断法の正診率

	検査症例数	正診症例数	正診率
CT	65	28	43%
アルドステロールシンチ	22	5	23%
ACTH負荷AVS	65	65	100%

アルドステロン産生腺腫の病理

アルドステロン産生腺腫（APA）の大きさは数mmから2cm程度と小さく，類円形・辺縁平滑で，割面は黄金色を呈す．組織学的には胞体の明るいclear cellと暗調のcompact cellが，種々の割合で混在する（図1）．

予後と治療

本症が報告され始めた頃は，低レニンのため心血管系の合併症が少ないとされた時期もあったが，実際には脳血管障害・心疾患・蛋白尿などの合併症が高率に認められる．したがって早期診断と治療が原則であるが，外科的治療の適応となるAPA診断のために片側性か又は両側性かを中心とした病型分類が重要である．

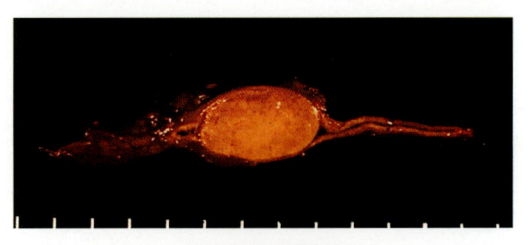

a：割面の肉眼像

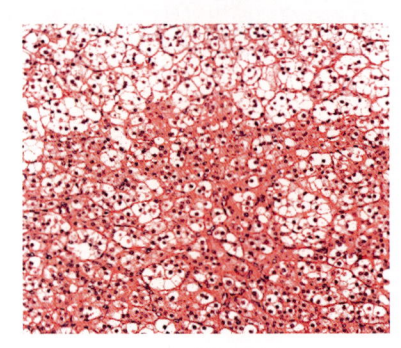

b：HE染色強拡大
図1　アルドステロン産生腺腫の病理所見

● 文　献 ●

1） Gordon RD, Stowasser M, Tunny TJ, et al : High incidence of primary aldosteronism in 199 patients referred with hypertension. Clin Exp Pharmacol Physiol 21 (4) :315-8, 1994.
2） Lim PO, Rodgers P, Cardale K, et al : Potentially high prevalence of primary aldosteronism in a primary-care population. Lancet 353 (9146) : 40, 1999.
3） Nishikawa T, and Omura M. Clinical characteristics of primary aldosteronism : its prevalence and comparative studies on various causes of primary aldosteronism in Yokohama Rosai Hospital. Biomed Pharmacother 54 (suppl 1) : 83s, 2000.
4） 名和田新：厚生省特定疾患内分泌系疾患調査研究班「副腎ホルモン産生異常症」調査研究班，平成10年度研究報告書，1999，11.
5） 大村昌夫，小林照宗，堀江篤哉，ほか：原発性アルドステロン症における副腎静脈採血法の重要性についての検討．日本内分泌学会雑誌　76 (Suppl.) : 112-4, 2000.

［齋藤　淳/西川　哲男］

総論 6-4 二次性高血圧 4）褐色細胞腫

はじめに

褐色細胞腫は，腫瘍が良性である限り，治癒可能な二次性高血圧症で，その予後は悪くない．発作性の高血圧や発汗など，特徴的な臨床症状で同腫瘍を想定することは容易である．また画像診断学の進歩は，古典的な検査方法に頼らずに，確実な診断を可能にさせてくれるようになった．さらに不顕性の褐色細胞腫までも発見させるきっかけを与えてくれる(incidentaloma)．治療の第一選択は腫瘍摘出による根治治療であるが，手術待機中，疾患の検査進行中，あるいは悪性褐色細胞腫で手術不可能の場合には，十分な血圧調節が必要になる．一方，褐色細胞腫の診断過程には必ず，多発性内分泌腺腫症(MEN)の存在を念頭に置くことが必要である．本稿では，これらの褐色細胞腫の診療について概説する．

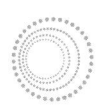

患者背景

褐色細胞腫の発生頻度に男女差を認めない．30～50歳の比較的若年から壮年期を好発年齢とするが全年齢層に発生する．小児では両側性や副腎外発症が多い．一方高齢者では，症状に乏しいため，本腫瘍を見逃すこともある．褐色細胞腫は二次性高血圧症の数％を占めるとされているが，血縁者にも発症する可能性のあることが，他の二次性高血圧症との違いである．高血圧とそれによる症状（高血圧緊急症など）を本症診断のきっかけとする．他疾患治療中や，偶然に発見されることもある．

内分泌環境

腫瘍から過剰産生されるカテコラミンの種類により，アドレナリン分泌優位と，ノルアドレナリン分泌優位に大別される．前者ではβ受容体の刺激にて，頻脈，心拍出量増加，高血糖が際立ち，時に正常血圧であることがある．後者ではα受容体刺激による末梢血管収縮と血圧上昇が特徴となる．ただし，血中カテコラミン濃度と高血圧の程度は必ずしも一致しない．カテコラミン高値でも血圧上昇が著明でない例では，同物質の感受性の低下が原因と考えられる．褐色細胞腫からのカテコラミン分泌調節の機序は不明である．交感神経刺激による反応は比較的保たれていることが多い．一方，物理的刺激，およびβ遮断薬，三環系抗うつ薬，メトクロプラミドなどの薬剤によるカテコラミン分泌の誘発等もある．糸球体β受容体の刺激により，また体液量減少を介して，レニン-アンジオテンシン-アルドステロン系の刺激も加わる．さらに腫瘍からドーパ，アドレノメデュリン，VIP等の生理活性のある体液性因子や，アッセイ上感知される物質の産生を伴うことがある．

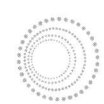

症状

過剰産生されるカテコラミンの標的器官への異常刺激が基本となる．中心は高血圧で，持続型と発作型の2つのタイプとその両方を示す非典型，そして一部高血圧を呈さないタイプがある．頭痛・動悸・頻脈・体温上昇・胸部圧迫感などの自覚症状は発作型に多く出現する．図1に発作時血圧，脈拍の周期的変動を示した1例を示す[1]．これらの症状は数時間毎から数カ月毎に起こり，その間隔は一定しない．その契機として，排便でいきんだり，重い物を持ち上げたりして腹圧をかけたときや，腹部の打撲など総じて，物理的刺激がかかったときが多い．また，カテコラミンの作用で，末梢血管は収縮し，四肢冷感を呈したり，発汗，体重減少，耐糖能異常を起こし，甲状腺機能亢進症の症状に類似する．重症の場合は高血圧緊急症を発症する．便秘や腎障害を呈する例もある[2]．

長期の高血圧にさらされて起こる左心不全，心筋虚血，高血圧性腎症，眼底出血，高血圧性脳症や脳血管

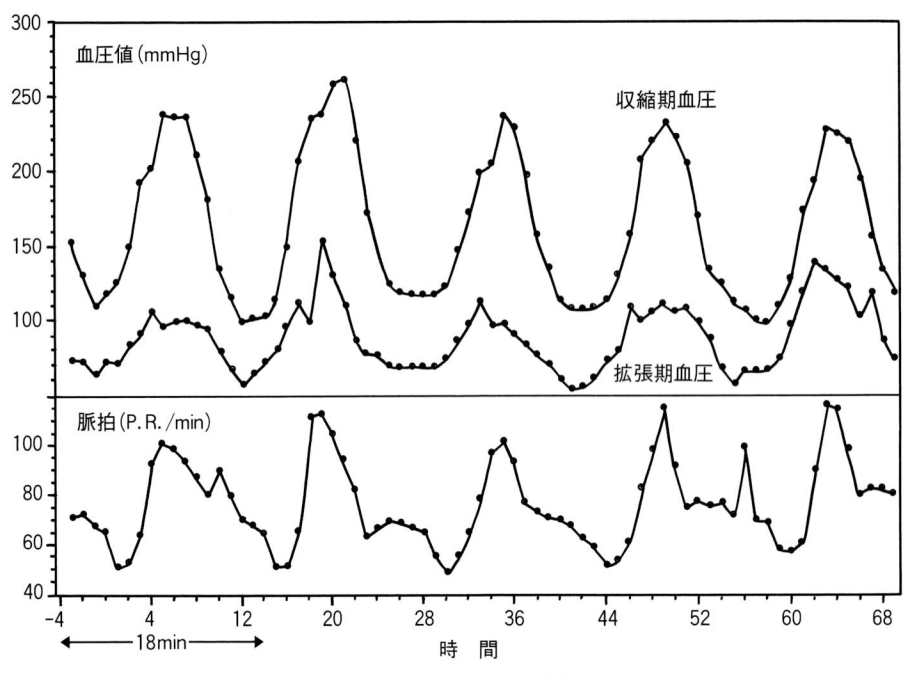

図1 発作時血圧，脈拍の周期的変動
(48歳，男性，発作型褐色細胞腫)

障害は，本態性高血圧および他の二次性高血圧症と同様に発症する．

悪性褐色細胞腫では，腫瘍は巨大化することがあり，近接組織への圧迫や浸潤による症状や，転移先での臓器障害を介する種々の症状がある．

検　　査

1．一般検査

尿検査所見は，高血圧性腎症に準じ，軽度の蛋白尿を呈し，尿糖も陽性になることがあるが，円柱は少ない．また，血尿は異所性腫瘍でなければ，少ない．血液検査では，白血球の増多傾向がある．生化学検査では，耐糖能障害にて，空腹時血糖の上昇がある．心電図では，高電位を呈して，左室肥大を表わし，洞性頻脈，時に不整脈を示していることがある．高血圧は，胸部X線写真で心拡大として確認される．眼底検査でも高血圧性変化を認めることが多い．

2．内分泌学的検査

血中カテコラミンは正常者に比べ，1桁以上高い濃度を示すことが多いが変動も大きい．そのため，酸性蓄尿して，一日尿中カテコラミン排泄量を測定する必要がある．それでも，尿排泄量に変動はあるため，カテコラミン代謝産物のノルメタネフリン，メタネフリン，バニリルマンデル酸の測定を加えれば磐石である．尿中代謝産物は腫瘍が大きいほど増加すると言われている[3]．2回以上の測定が確実性を増す．尿中カテコラミン排泄増加は褐色細胞腫に特異的で，これ以外には神経芽細胞腫に高値を認める．血漿レニン活性や，アルドステロン濃度が上昇することがある．その機序はすでに述べた．

3．カテコラミン分泌刺激および抑制試験

メトクロプラミド試験，グルカゴン試験のようにカテコラミンを誘発する試験やフェントラミン試験，クロニジン試験のような分泌抑制あるいは拮抗試験がある．これらの診断法は，画像診断やホルモン測定の信頼性が十分でない時には実施されていた．しかし，現在では，施行に危険を伴うこと，験者や手技によりデータに差がありコントロールが必要，併用薬剤の影響が出るため，休薬期間を設けなくてはならず，時間と危険度が増大されること，さらには得られたデータに偽陽性や偽陰性などがあり，解釈が難しいことがあるなど苦労する割には，十分信頼に値する情報が得られないことがあり，実施する機会は少なくなりつつある．

4．画像診断

臨床症状や内分泌学的検査で褐色細胞腫の可能性が強まったら，局在診断のために画像診断が必要となる．原発性アルドステロン症やクッシング症候群における副腎腫瘍と比較して褐色細胞腫は大きいことが多い（2 cm以上の径）ので，副腎部に関しては超音波断層検査にても検出されることもあるが，通常はX線CT

検査を行うことが多く，副腎部を中心に撮像される（図2）．多発性にあるいは異所性に褐色細胞腫が発生する頻度はそれぞれ約10％と少なくないので，CTでは頸部から骨盤部までの撮像も必要である[4]．造影CTでは腫瘍は　強い造影効果を呈する．また，腫瘍内部に壊死やのう胞変性，あるいは石灰化を伴うこともある．MRIではT2-強調画像にて強い高信号を呈すること（図3）が特徴に挙げられるが，全例に認められる所見ではない．^{131}I-MIBG（メタ・ヨードベンジルグアニジン）シンチグラフィーは　MIBGがカテコールアミンと構造が近似していることから，副腎髄質や褐色細胞腫に取り込まれる作用を利用した核医学検査法である．これにて，褐色細胞腫は集積増加像として検出され（図4），異所性に発生したもの，あるいは転移巣の検出に有効である．ただし，三環系抗うつ薬や，α，β遮断薬の投与中は集積に影響を与えるので，検査時は中止が望ましい．

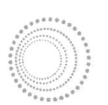

鑑別診断

重症のうっ血性心不全，急性期の心筋梗塞，またクロニジン投与中止による反跳現象として，血中カテコラミンが上昇することがある．本態性高血圧でも，血中カテコラミン濃度が高値となる場合もあり，数回，繰り返して同測定と尿中カテコラミンとその代謝産物の排泄量測定で確認する必要がある．甲状腺機能亢進症が，高血圧・頻脈・体重減少・発熱等で類似するが，TSH，遊離T3，T4濃度確認で鑑別は難しくない．副腎皮質を起源とする原発性アルドステロン症やクッシング症候群も特徴ある臨床症状と内分泌チェックで鑑別は容易である．

合併症

褐色細胞腫診断の過程で，多発性内分泌腺腫症（MEN）を必ず検討しておく必要がある（表1）．両側性腫瘍や家族性発症のあるときは，疑いは強い．スクリーニング検査で，甲状腺超音波検査，血清カルシトニン濃度，PTH，CEA濃度は調べておく方がよい．MEN2型は，常染色体優性遺伝で，第10染色体長腕10q11.2のRET癌遺伝子（RET proto-oncogene）に原因遺伝子をもち，種々の突然変異がある．

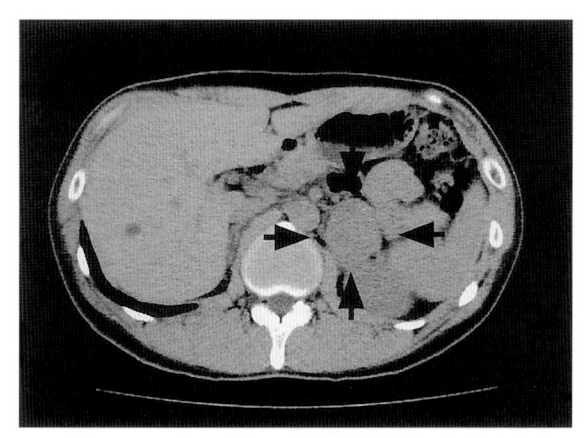

図2　副腎CT
（40歳，男性，副腎褐色細胞腫）

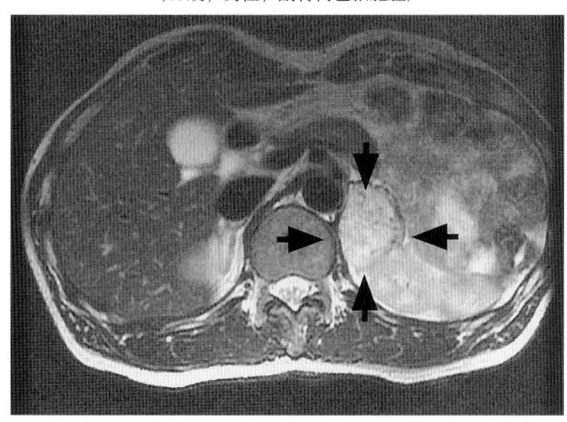

図3　MRI　T2強調画像
（40歳，男性，副腎褐色細胞腫）

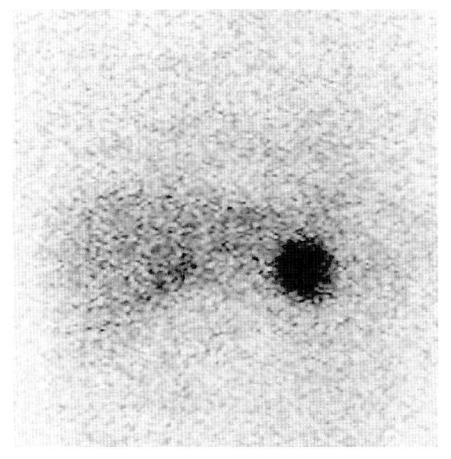

図4　^{131}I-MIBG
（40歳，男性，副腎褐色細胞腫）

表1　多発性内分泌腺腫症2型（MEN2型）

IIa Sipple症候群	副腎褐色細胞腫 甲状腺髄様癌 副甲状腺過形成／腺腫
IIb	副腎褐色細胞腫 甲状腺髄様癌 粘膜神経腫 Marfan様体型
家族性甲状腺髄様癌	

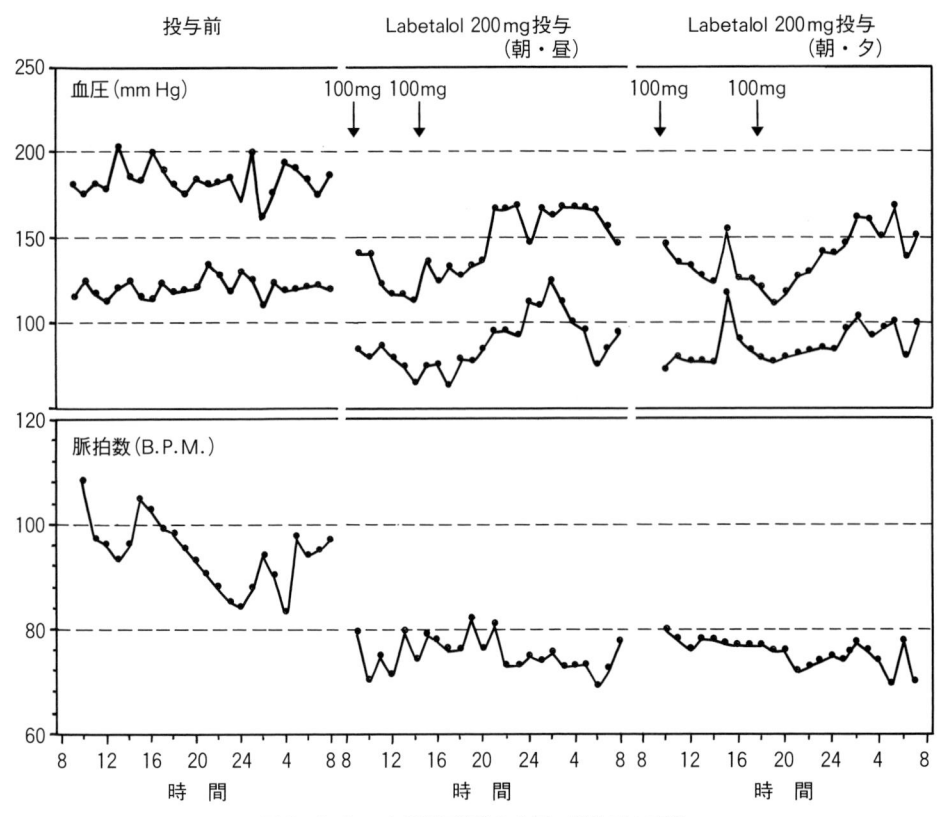

図5 Labetalol投与前後の血圧,脈拍日内変動
(45歳,男性,右副腎褐色細胞腫)

治　療

　血圧コントロールが最優先される.降圧にはαβ遮断薬投与を中心にする.図5は褐色細胞腫へのαβ遮断薬(ラベタロール)投与時の血圧,脈拍変動の1例を示す[5].β遮断薬単独投与は,α優位となり昇圧することもあり,避ける.降圧が不十分のときは,アンジオテンシンⅡ変換酵素阻害薬,Ca拮抗薬も有効である.アンジオテンシンⅡ受容体拮抗薬も今後使用されるであろう.血圧コントロールで手術の危険性を少なくした後,腫瘍摘出による根治療法を実施することになる.多発性内分泌腺腫症では,褐色細胞腫切除が他の腫瘍に先んじて行われる.両側性副腎腫瘍は共に摘出するか,一側の腫瘍が小さい(1 cm以下)場合は,副腎不全を避けるため温存することもある[6].悪性褐色細胞腫で,完全摘出不能や多発転移を認めるときは化学療法が試みられる.シクロホスファミド,ビンクリスチン,ダカルバジンの3剤併用療法がある[7].また,αメチルパラチロシン(tyrosine hydroxylase阻害薬)を投与してカテコラミン産生抑制をはかることもある[8].さらに[131]I-MIBG大量投与による腫瘍内照射も行われているが,いずれも効果は不確実で補助的役割になっている.

予　後

　良性腫瘍で全摘された場合の予後は良い.高血圧による臓器障害(脳血管障害,高血圧性心不全,虚血心,高血圧性腎症)を起こす前に処置することが大切である.悪性褐色細胞腫は,臨床症状や病理診断では判断がつかず,また進行も遅い.そのため術後再発や転移の有無を確認するため,症状がなくとも本症では5年以上の経過観察が勧められる.

● 文　献 ●

1) 梅村敏,塩之入洋,小林公也,ほか:血圧,心電図,血中カテコールアミンが周期的変動を示した発作型褐色細胞腫の1例.日本内科学会雑誌 69 : 52-58, 1980.
2) 海老名俊明,山本賢二,松川俊義,ほか:横紋筋融解と急性腎不全を発症した褐色細胞腫の1例.代謝 27 : 833-839, 1990.
3) Bravo E L : Evolving concepts in the pathophysiology, diagnosis, and treatment of pheochromocytoma. Endocrine Rev 15 : 356-368, 1994.
4) Yasuda G, Shionoiri H, Hamada K, et al. : Bilateral pheochromocytoma associated with papillary adenocarcinoma of the thyroid gland ; report of an unusual case. Endocrinol Japon 32 : 399-404, 1985.

5) 梅村敏，上岡博史，小林公也，ほか：褐色細胞腫への α-β 遮断薬 (labetalol) の使用経験. 内科 50：379-382, 1982.
6) van Heerden JA, Sizemore GW, Carney JA, et al. : Bilateral subtotal adrenal resection for bilateral pheochromocytomas in multiple endocrine neoplasia, type II a : A case report. Surgery 98 : 363-366, 1985.
7) Averbuch SD, Steakley CS, Young RC, et al. : Malignant pheochromocytoma : effective treatment with a combination of cyclophosphamide, vincristine, and dacarbazine. Ann Intern Med 109 : 267-273, 1988.
8) Ishikawa Y, Shionoiri H, Yasuda G, et al. : A case of malignant pheochromocytoma; a trial of blood pressure control with labetalol and alpha-methyl-tyrosine. Curr Ther Res 42 : 542-550, 1987.

［安田　元/竹林　茂生/梅村　敏］

総論 6-5 二次性高血圧 5) クッシング症候群

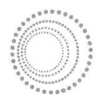

概念・定義

クッシング症候群は，広義には副腎皮質ホルモンであるコルチゾールの慢性的な過剰分泌を原因とする症候群である．そのうちACTH産生下垂体腺腫による両側副腎過形成をクッシング病と呼び，副腎腫瘍からのコルチゾールの自律性過剰分泌によるものを狭義のクッシング症候群と呼ぶ．近年，画像診断の進歩・普及により，副腎偶発腫が発見される例が増え，その中で典型的な臨床症状を示さず，内分泌学的にコルチゾール過剰分泌を示すプレクリニカルクッシング症候群が注目されている．

分類・疫学

広義のクッシング症候群は，その病因から表1のように分類される．

ACTH依存性クッシング症候群の9割は視床下部・下垂体性であり，異所性ACTH症候群の原因はその過半数を肺小細胞癌，肺燕麦細胞癌，悪性上皮性胸腺腫，膵癌，気管支・胸腺カルチノイドが占め，APUD (amine precursor uptake decarboxylation) 系細胞由来の腫瘍と考えられている．稀に甲状腺髄様癌，前立腺癌などでCRH産生によるACTH過剰分泌が認められる．

ACTH非依存性クッシング症候群のほとんどを副腎腺腫が占めるが，稀な病態として副腎癌，ACTH非依存性大結節性副腎過形成 (AIMAH)，原発性色素性副腎結節性異形成 (PPNAD) などがある．

クッシング症候群の好発年齢は20〜40歳代で，男女比は1：4であるが，プレクリニカルクッシング症候群の好発年齢は50〜70歳代で男女差はない．そのためプレクリニカルクッシング症候群を症候性クッシング症候群の前段階と位置づけるか否かには疑問の余地がある．またAIMAHは高齢男性での発症が多い．

臨床症状

クッシング症候群ではコルチゾールの過剰分泌により特徴的な症候を呈する．およそ発現頻度の高い順に，満月様顔貌，中心性肥満，高血圧，水牛様脂肪沈着，月経異常，伸展性赤紫色皮膚線条，皮下溢血，筋力低下，ざ瘡，多毛，浮腫，糖尿病，骨粗鬆症，精神障害，

表1 クッシング症候群の分類と発症頻度

分類	頻度
I. ACTH依存性	
1. クッシング病(下垂体性80〜90%, 視床下部性10〜20%)	36%
2. 異所性ACTH産生腫瘍	4%
II. ACTH非依存性(自律性)	
1. 副腎腺腫	47%
2. 副腎癌	2%
3. ACTH非依存性大結節性副腎過形成(AIMAH)	3%
4. 原発性色素性副腎結節性異形成(PPNAD)	<1%
III. その他(原因不明を含む)	8%

表2 クッシング症候群の臨床症状の成因と頻度

成因	症状	頻度(%)
鉱質コルチコイド作用，Na貯留など	高血圧	83
	浮腫	43
脂肪蓄積	満月様顔貌	84
	中心性肥満	81
	水牛様脂肪沈着	63
骨格筋の異化亢進	筋萎縮，筋力低下	49
ビタミンD作用抑制	骨粗鬆症	48
肝での糖新生増加，末梢インスリン作用の抑制	糖尿病	47
血管壁支持組織の異化亢進	皮膚菲薄化，皮膚溢血	46
	伸展性赤紫色皮膚線条	53
副腎アンドロゲン増加	多毛，ざ瘡	47
	月経異常	54
ACTH過剰	色素沈着	20
抑うつ作用など	精神症状	18
免疫抑制	易感染性	

色素沈着，皮膚萎縮などがある．表2に発症頻度と病理学的成因を示す．

クッシング症候群における血圧上昇の機序としては，
1. コルチゾールおよびコルチコステロン，DOC，18-OHDOC，18-OH-Bなど共存ステロイドの鉱質コルチコイド作用による水ナトリウム貯留
2. コルチゾールによるレニン基質の産生亢進を介するレニン-アンジオテンシン系の賦活
3. カテコールアミン産生増強および分解抑制
4. 昇圧系ホルモン（ノルアドレナリン，アンジオテンシンIIなど）受容体数増加による昇圧反応の亢進
5. 降圧系ホルモン（ブラジキニン，プロスタグランディンなど）による降圧反応の抑制
6. NO合成低下
7. 動脈硬化の進展
8. 血液粘稠度の増加

などが関与していると考えられている．

プレクリニカルクッシング症候群では，高血圧，耐糖能異常，全身性肥満以外のクッシング症候群に特徴的な臨床所見を認めないことが診断の条件となっている．

診断・検査

本邦におけるクッシング病，副腎性クッシング症候群およびプレクリニカルクッシング症候群の診断基準を表3，4，5に示す．

病歴や臨床症状からクッシング症候群が疑われた場合，以下の検査によって確定診断および鑑別診断を行う．

1．必須検査項目

1）一般検査所見

約半数の症例で，コルチゾールの鉱質コルチコイド作用による低カリウム血症，糖質コルチコイド作用による二次性糖尿病，白血球増加症，高脂血症が認められる．耐糖能異常を含めると糖代謝異常は9割異常になる．白血球増加は好中球が増加し，好酸球，リンパ球は減少する．コルチゾールはビタミンD作用を抑制するため，腸管からのカルシウム吸収低下，尿中カルシウム排泄増加により，ときに血清カルシウム値の低下がみられることがある．低カリウム血症は異所性ACTH症候群で高率にみられる．

2）血漿ACTH，血漿コルチゾール

空腹時に，採血針を留置してから安静臥床30分後に採血する．血漿ACTHはACTH依存性クッシング症候群では正常値～高値を示し，非依存性およびプレクリニカルクッシング症候群では低値～正常値を示す．異所性ACTH産生腫瘍では100pg/mL以上となることが多い．検体を常温で放置すると測定値が低下するため，採血後は速やかに保冷，血清分離する．血漿コルチゾールは正常～高値を示すが，プレクリニカルクッシング症候群では正常範囲に留まる．

3）尿中コルチゾールおよび代謝物質

24時間蓄尿により，尿中遊離コルチゾール，尿中17-OHCS，尿中17-KSを測定する．血漿コルチゾールの1%以下が尿中に未変化で排泄され，クッシング症候群では100μg/日以上となる．尿中17-OHCSはクッシング症候群のすべてで増加傾向を示すが，尿中17-KSはクッシング病で増加，副腎腺腫で正常～低下，

表3 クッシング病の診断基準

下記 I, II および III を満たすものを確実例とする

I. 症　　候
次の症候のいくつかがみられる（発現頻度順）．
1) 満月様顔貌　2) 中心性肥満・水牛様脂肪沈着　3) 高血圧　4) 月経異常
5) 皮膚伸展性赤紫色皮膚線条　6) 皮下溢血　7) ざ瘡　8) 多毛　9) 筋力低下
10) 浮腫　11) 糖尿病　12) 骨粗鬆症　13) 色素沈着　14) 精神異常　15) 発育遅延（小児の場合）　16) 皮膚萎縮

II. 検査所見
1. コルチゾールおよび ACTH 過剰分泌の証明
　(1) 血中コルチゾールおよび ACTH の増加および，または日内変動消失
　(2) 尿中 17-OHCS または遊離コルチゾールの増加
2. コルチゾールおよび ACTH 過剰分泌に対する抑制試験の異常
3. （参考）メチラポン投与により尿中 17-OHCS または血中 ACTH および 11-デオキシコルチゾールは正常ないし過大反応を示す
4. （参考）下垂体腫瘍の診断には画像診断（CT スキャン, MRI, X 線撮影など）が有用

III. 除外規定
1. 異所性 ACTH 産生腫瘍によるクッシング症候群は除く
2. CRH 産生腫瘍によるものは除く
3. 原発性副腎疾患（過形成，腫瘍）によるクッシング症候群は除く
4. ACTH または糖質コルチコイド投与によるものは除く

（宮井潔ら：間脳下垂体疾患診断の手引き. 日内分泌会誌 1991. 67: 250-262）

表4 副腎性クッシング症候群の診断基準

I. 主症状（次の症状のいくつかがある）
1) 中心性肥満および満月様顔貌　2) 高血圧　3) 皮膚伸展性赤紫色皮膚線条　4) 皮下溢血
5) ざ瘡　6) 浮腫　7) 月経異常　8) 筋力低下）　9) 精神異常　10) 色素沈着　11) 糖尿病

II. 検査所見
1. コルチゾール過剰分泌の証明
　1) 血中コルチゾールの増加および日内変動の消失
　2) 尿中 17-OHCS(17-KGS) または遊離コルチゾールの増加
2. ACTH 分泌の抑制
　1) 血中 ACTH の基礎値が低く感度以下
　2) CRH 負荷によっても血中 ACTH は無反応
3. negative feedback における異常
　1) デキサメタゾン大量（8mg 以上）の投与によっても血漿コルチゾールの抑制（5g/dL 以下）または，尿中 17-OHCS の減少（2.5mg/ 日以下また，前値の 50％以下）がみられない．
　2) メチラポン投与により，尿中 17-OHCS または，血中デオキシコルチゾール (S) の反応がみられない．
4. 画像診断；エコー，CT スキャンや ^{131}I- アドステロールによる副腎シンチスキャンによって副腎部に腫瘤が描出される．

●**診断の基準**●
I. 副腎腺腫，副腎癌
　［確実例］　I, II の各項を満たすもの
　　　　　　 I の各項のうちいくつかと II の項目を満たすもの
II. 原発性結節性異形成
　［確実例］　I および II の 1.〜4. を満たすもの
　　　　　　 画像診断によっては，副腎の腫瘤は証明されず，病理組織学的に副腎皮質の異形成，色素沈着や細胞浸潤を認める
　［疑い例］　I の各項のうちいくつかと II の 1.〜4. を満たすもの
　　　　　　 20 歳以下の発症で，心粘液腫やサルコイドーシスなどを合併し，先天的遺伝的疾患であることを思わせること

（出村博：Cushing症候群(副腎腺腫，副腎癌，原発性異形成). Medicina 25:1894-1895, 1988）

表5 副腎性プレクリニカルクッシング症候群の診断基準

I. 副腎腫瘍の存在(副腎偶発腫)
II. 臨床症状
　クッシング症候群の特徴的な身体徴候の欠如(ただし高血圧,全身性肥満,耐糖能異常はクッシング症候群に特徴的所見とはみなさない)
III. 検査所見
　1) 血中コルチゾールの基礎値(早朝時)が正常範囲内
　2) コルチゾール分泌の自律性(デキサメタゾン抑制試験)
　3) ACTH分泌の抑制
　4) 副腎シンチグラフィでの患側の取込みと健側の抑制
　5) 日内リズムの消失
　6) 血中DHEA-S値の低値
　7) 副腎腫瘍摘出後,一過性の副腎不全症状があった場合,あるいは腫瘍に付着した副腎皮質組織の萎縮を認めた場合

検査所見の判定
1),2)は必須,さらに3)〜6)のうち1つ以上,あるいは7)があるとき陽性

確定診断
I,II および III の検査所見の陽性をもって本症と診断する

(名和田新ら:厚生省特定疾患「副腎ホルモン産生異常症」調査研究班平成7年度報告書.p223-226,1996.)

副腎癌および異所性ACTH症候群で著増する.ちなみに血中DHEA, DHEA-Sも尿中17-KSと同様の傾向を示す.

4) 血漿ACTH, 血漿コルチゾール日内変動

正常者では血漿ACTH, 血漿コルチゾールは朝に高く夜に低い日内変動が認められるが,クッシング症候群ではこの変動パターンが消失し,ほぼ全例で午後9時の血漿コルチゾール値が午前9時の値の50％以上を示す.

5) デキサメタゾン抑制試験

スクリーニングとしてovernight法が用いられ,デキサメタゾン1 mgを午後11時に内服し,翌朝6〜9時に空腹・安静臥床で採血すると,全例で血漿コルチゾール値が5 μg/dL以上となり抑制が認められない.8mgの高用量ではクッシング病では前値の50％以下に抑制されるが,副腎腺腫および異所性ACTH産生腫瘍では下垂体ACTHへのネガティブフィードバック機構がコルチゾール分泌低下に働かないため抑制されない.

うつ病,単純性肥満,アルコール多飲,エストロゲンや抗痙攣薬使用者では偽陽性となることがあるので注意を要する.

2. 確定診断のための検査

1) ACTH非依存性クッシング症候群が疑われる場合(血漿ACTH低値)

(1) 副腎CT

クッシング症候群と診断され,血漿ACTH値が低値の場合,まず単純・造影CT(5mmスライス)で副腎腫瘍の有無を確認する.副腎腺腫は通常径2〜3cm以上で,単純で低〜等吸収域,造影で取り込みを認める.副腎癌は径6cm以上が多く,内部不均一で造影で強く取り込みを認める.対側の副腎は萎縮することが多い.クッシング症候群の約3％に両側副腎に多発大結節を認める例があり,ACTH依存性両側副腎皮質大結節性過形成(AIMAH)と称される.病因として,GIP受容体,バソプレッシンV1b型受容体,カテコラミン受容体,LHRH受容体などが副腎で異所性に発現し,コルチゾール分泌を過剰刺激する可能性が報告されている.

(2) 副腎 ^{131}I-アドステロールシンチグラフィー

クッシング症候群と診断され,副腎CTで明らかな一側性の腫瘍を認めた場合は必須ではないが,両側性病変が疑われた場合には積極的に施行する.機能性腫瘍にのみ取り込みが認められる.

(3) 血漿 DHEA, DHEA-S

副腎腺腫では血漿DHEA, DHEA-Sは低値のことが多いが,副腎癌では増加することがある.

2) ACTH依存性クッシング症候群が疑われる場合(血漿ACTH正常〜高値)

(1) 下垂体CT, MRI

下垂体腫瘍が認められれば,クッシング病と診断される.クッシング病の下垂体腫瘍の80％以上がmicroadenomaであるため,単純写真,断層写真でのトルコ鞍の異常から本症を診断するのは難しい.CTでは7〜8 mm以上,MRIでは5mm以上の腫瘍の鑑別が可能であり,Gd-DPTAを用いたダイナミックMRIにより診断率は上昇するが,MRIでも確認できない下

垂体腺腫も10〜20%存在する．

(2) 下錐体静脈洞・海綿静脈洞サンプリング

画像診断で下垂体腺腫が明らかではない場合，異所性ACTH産生腫瘍との鑑別のため左右下錐体静脈洞・海綿静脈洞より経カテーテル的に選択的サンプリングを行い血漿ACTHを測定する．下錐体静脈洞・海綿静脈洞/末梢血ACTH比が3.0以上であれば下垂体性が疑われ，1.0以下の場合には異所性ACTH症候群の可能性が高い．

(3) 異所性ACTH産生腫瘍の検索

血漿ACTH高値で下垂体腺腫が否定的な場合，異所性ACTH産生腫瘍の系統的検索が必要となる．異所性ACTH産生腫瘍の病理診断としては，肺小細胞癌，肺燕麦細胞癌，悪性上皮性胸腺腫，膵癌，気管支・胸腺カルチノイドなどが多い．カルチノイドなどでは腫瘍径が1cm以下と診断が難しい例もあるが，胸腔内病変の占める割合が比較的多いので，5mmスライス胸部CTなどから検索を進めていく．

(4) ACTH刺激試験（CRH試験，DDAVP試験，メチラポン試験）

上述の画像診断および選択的サンプリングで確定診断が難しい場合の補助試験として，薬物によるACTH刺激試験がある程度有用である．健常者では，CRHは直接のACTH刺激ホルモンとして，抗利尿ホルモンであるDDAVPは下垂体V2受容体を介して，コルチゾール合成酵素11βヒドロキシラーゼの阻害薬メチラポンは血漿コルチゾール低下によるネガティブフィードバックを介して，それぞれ下垂体ACTH分泌を刺激する．いずれも早朝空腹時に静脈確保して安静臥床30分後に前採血を行い，CRH試験，DDAVP試験では各々ヒトCRH®100μgまたはデスモプレシン®4μgを静脈内投与し，30, 60, 90分後の血漿ACTHおよび血漿コルチゾールを計測する．健常人では血漿ACTHおよび血漿コルチゾールのピーク値が前値の1.5倍以上に増加し，クッシング病でも増加傾向が認められるが，異所性ACTH産生腫瘍（および副腎性クッシング症候群）では反応が認められない．メチラポン試験ではメトピロン®1.5gを内服し，2, 4, 6, 8時間後まで血漿ACTH，血漿コルチゾール，血漿11デオキシコルチゾールを測定する．前2試験と同様，クッシング病では各値は増加傾向を示すが，異所性ACTH産生腫瘍（および副腎性クッシング症候群）では無反応となる．

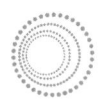

経過・合併症・予後

未治療では，高血圧，糖尿病，骨粗鬆症，精神障害など前述の症状に加え，感染症，高脂血症，動脈硬化性疾患などの合併により比較的予後不良であり，クッシング病での5年生存率は60%である．死因としては易感染性による感染症が最も多く，脳血管疾患，心疾患，副腎不全と続く．治療例の予後は，クッシング症候群全体で治癒・改善が87%と良好である．副腎腫瘍の治療予後が最も良く，腫瘍摘出後の治癒・改善率は90%以上とされる．下垂体腺腫も摘出後の治癒・改善率は85%以上とされている．異所性ACTH産生腫瘍の予後は原因となる腫瘍によって異なる．

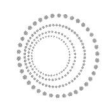

治 療

1．クッシング病

1) 下垂体腺腫摘出術

本症で下垂体腺腫が画像診断で同定された場合は，経蝶形骨洞アプローチによる下垂体腺腫摘除術（Hardy法）が第一選択となる．術後はほとんどの例で一過性の副腎皮質機能不全を来すためグルココルチコイド補充療法を行う．約20%の症例で一過性尿崩症を生じる．

2) 薬物療法

薬物治療単独による治療は困難であるが，視床下部性のACTH産生腺腫や過形成などでは有用と考えられ，他に手術前治療や放射線治療との併用療法として行われる．表6に代表的な薬剤と機序を示す．

3) 放射線療法

他の治療法に比べ効果発現までに比較的時間を要するが，副作用は比較的少なく他の下垂体機能も良好に

表6　クッシング病における薬物療法

薬物名	作用機序
ミトタン(o,p'-DDD)	ステロイド合成阻害，細胞毒性による腫瘍縮小
ブロモクリプチン	ACTH分泌抑制
シプロヘプタジン，メテルゴリン	抗セロトニン作用→CRH分泌抑制
レセルピン(放射線療法併用)	抗セロトニン・ノルアドレナリン作用→CRH分泌抑制
トリロスタン	副腎3β-ヒドロキシステロイドデヒドロゲナーゼ拮抗薬→コルチゾール合成阻害
バルプロ酸ナトリウム	GABAトランスアミナーゼ阻害→視床下部GABA濃度上昇→CRH分泌抑制

保持される．特に小児例で有効であり，薬物療法を併用することが多い．腫瘍範囲を限定しやすいため，より選択的照射法としてガンマナイフの使用が有用視されてきている．

4) 副腎全摘術

腺腫摘出術の普及前に，両側過形成副腎全摘術が広く行われていたが，術後は生涯にわたってコルチゾール補充療法が必要となるため，現在ではあまり行われていない．

2．副腎性クッシング症候群

1) 副腎腺腫

副腎腺腫では近年多くの症例で腹腔鏡下手術による腫瘍摘出術が行われている．対側の副腎機能が完全に改善するまでには1～3年かかり，それまでの間コルチゾール補充療法を必要とする．

2) 副 腎 癌

副腎癌でも患側の副腎全摘術を行うが，完全摘出可能例は少なく予後不良である．手術不能例，再発例などでステロイド合成抑制作用のあるミトタン，アミノグルテチミドが用いられるが，予後改善効果は少ない．

3) ACTH非依存性大結節性副腎過形成 (AIMAH)

表3の薬物療法もしくは両側副腎摘除術が行われる．クッシング症候群では両側副腎摘除術後数年で5～10％にNelson症候群が発症するが，AIMAHでは術後Nelson症候群の報告がなく，適応が拡大している．

3．異所性ACTH産生症候群

ACTH産生腫瘍の局在が同定された場合は腫瘍摘除術を行うが，原発巣不明もしくは多発転移例などでは両側副腎摘除術や薬物療法が行われる．

[島本　和明/髙川　芳勅]

総論

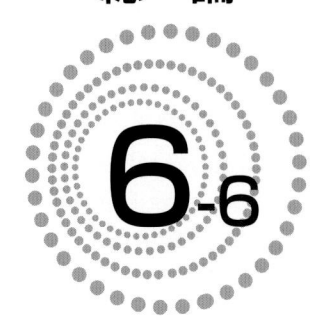

二次性高血圧
6-6) 大動脈疾患

二次性高血圧の原因として考慮すべき大動脈疾患には大動脈炎症候群（高安動脈炎）や膠原病による血管炎，それと大動脈縮窄症がある．二次性高血圧の頻度として多くはないが，十分に理解しておく必要がある．

大動脈炎症候群（高安動脈炎）

10歳～40歳の若年女性に好発する（80～90％が女性）非特異的な慢性の大血管炎である[1)2)]．世界に分布するがアジアに多く，わが国では年に150例の発症があるが[3)]，欧米では年に1～3例/100万人の発症と言われている[4)]．ただし，現在のわが国の本疾患患者分布は年齢のピークが50歳代になっており，時代により患者の高齢化が進行している．主として大動脈ならびにその分枝血管である総頸動脈，鎖骨下動脈，肺動脈，冠動脈に炎症が生じ，二次的に狭窄や拡張を引き起こす．急激な炎症の進行は血管壁を破壊し，大動脈瘤，大動脈弁閉鎖不全症を生じ，心不全，不整脈，大動脈破裂など，予後を大きく左右する病態を惹起する．本症の約半数に高血圧が認められるが，その発生機序は単一ではなく，腎血管性高血圧，大動脈狭窄性高血圧，大動脈弁閉鎖不全症，大動脈壁硬化性高血圧などの要因による．

1．原因

本症の原因はいまだ不明であるが，なんらかの感染などを契機として発症し，引き続く自己免疫的機序により血管炎が進展していると考えられている．ほとんどは家族歴を有さないが，一卵性双生児例の存在は遺伝要因の存在を示唆している[5)]．Tリンパ球や単球といった炎症性細胞が外膜ならびに外膜側の中膜にある血管栄養血管（vasa vasorum）より血管壁に侵入し，その後，内膜側に炎症が及んでいくと考えられている．最近では抗内皮細胞抗体が認められるという報告もある[6)]．

2．分類と頻度

図1に分類を示す．平成10年（1998年）度厚生省全国調査[2)]によると，わが国でもっとも多いのがI型，次いでV型，IIa型，IIb型の順に多く，大動脈弓とそれより直接分枝する血管に炎症が生じることが多いことがわかる．腎動脈に病変を有するのは約13％にすぎない．

3．臨床症状

臨床症状は疾病の時期および障害血管の部位により多彩である．急性期は発熱，血管痛，全身倦怠感といった炎症に伴う所見が多いため，上気道炎として治療されることが多い．なかでも微熱を含む発熱はもっとも多い初発症状であり[2)]，若い女性の不明熱では本症を念頭に置かなければいけない．血管障害が生じてくると，大動脈弓ならびにその分枝血管の狭窄に基づく頭部乏血症状ならびに上肢症状が出現する．めまい約33％，頭痛約20％，左右上肢の血圧差約46％，脈なし約31％で，高血圧は約41％に認められる[2)]．

このほか，障害を受ける血管により，虚血性心疾患，肺梗塞，腎血管性高血圧，腹部大動脈瘤などが頻度は少ないが認められる．

高血圧の原因というだけでなく，本疾患の重要な予後規定因子として大動脈弁閉鎖不全症があげられる．約34％に認められているが，炎症による上行大動脈の拡張による二次的な大動脈弁閉鎖不全症が多い[2)]．

4．診断

大動脈炎症候群の診断基準を表1に示す．若年女性が発熱や全身倦怠感を訴え，特徴的な理学的所見があり，血管造影，CT，MRA，超音波検査によって血管壁の変化（壁の不整，狭窄，拡張）が認められればまず間違いない（図2）．なお，本疾患に対する侵襲的な検査は，血栓による事故を避けるため，炎症が治まった後に行なう．二次性高血圧という観点からすれば，大動脈狭窄，腎動脈狭窄，大動脈弁閉鎖不全症の有無

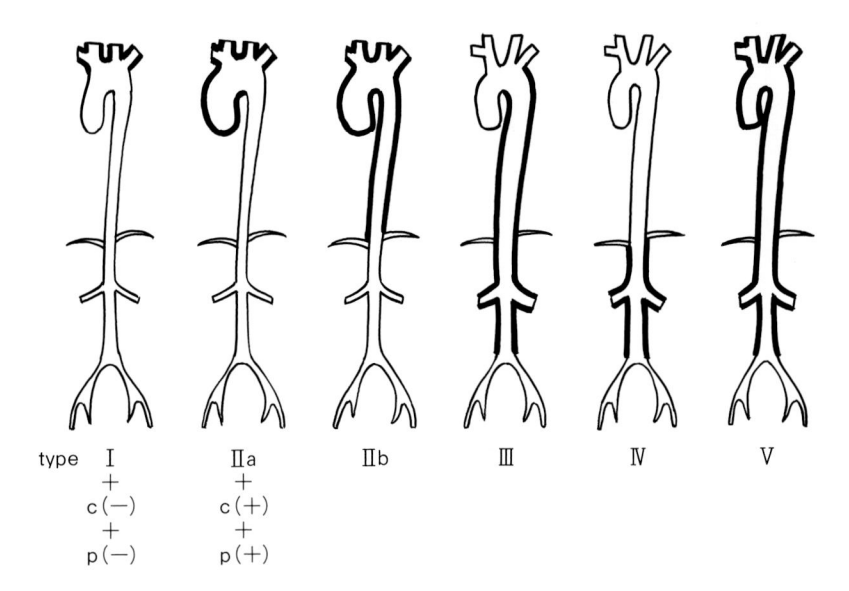

総論6．二次性高血圧　6）大動脈疾患　87

```
type   I      IIa     IIb    III    IV     V
       +      +
      c(−)   c(+)
       +      +
      p(−)   p(+)
```

図1　大動脈炎症候群（高安動脈炎）の新分類（1994年高安国際会議）

I：大動脈分枝血管の病変をもつもの．
IIa：上行大動脈，大動脈弓ならびにその分枝血管に病変をもつもの．
IIb：上行大動脈，大動脈弓ならびにその分枝血管，胸部下行大動脈に病変をもつもの．
III：胸部下行大動脈，腹部大動脈，腎動脈に病変をもつもの．
IV：腹部大動脈かつ／または腎動脈に病変をもつもの．
V：上行大動脈，大動脈弓ならびにその分枝血管，胸部下行大動脈に加え，腹部大動脈かつ／または腎動脈に病変をもつもの．

さらに，冠動脈に病変をもつもの(c)ならびに肺動脈病変をもつもの(p)をつけ加える．

(Numano F : Curr Opinion Rheumatol, 9 : 12-15, 1997)

表1　大動脈炎症候群の診断基準

1．自覚症状
　　1）めまい，失神発作　　3）動悸，息切れ　　5）易疲労感，発作
　　2）視力低下　　　　　　4）頸部痛，背部痛

2．理学的所見
　　1）橈骨動脈の脈拍欠損，減弱　　3）鎖骨上窩の血管雑音　　5）高血圧
　　2）左右上肢血圧差　　　　　　　4）心雑音　　　　　　　　6）上下肢血圧差

3．血液化学所見
　　1）血沈促進　　2）CRP高値

4．画像所見
　　1）単純X線：腹部大動脈石灰化，胸部右下行動脈壁肥厚
　　　血管造影：大動脈およびその第一次分枝の多発性閉塞，狭窄
　　　　　　　　大動脈およびその第一次分枝のびまん性拡張，動脈瘤
　　2）CT，MRI：大動脈肥厚，石灰化，狭窄あるいはびまん性拡張，動脈瘤
　　3）超音波検査：行大動脈拡張，大動脈弁閉鎖不全，腹部大動脈狭窄，拡張，動脈瘤

[診断の判定]
　　1）確定診断は血管造影によって行う
　　2）若中年女性で血管造影によって大動脈とその第一次分枝に閉塞性あるいは拡張性病変を多発性に認めた場合は，炎症反応が陰性でも高安動脈炎（大動脈炎症候群）を第一に疑う．
　　3）これに炎症反応が陽性ならば，高安動脈炎（大動脈炎症候群）と診断する．
　　4）上記の自覚症状，検査所見をもち，下記の鑑別疾患を否定できるもの

5．鑑別疾患
　　1）動脈硬化症　　　4）梅毒性中膜炎　　　7）細菌性動脈瘤
　　2）炎症性腹部大動脈瘤　5）巨細胞性動脈炎
　　3）血管壁Behcet病　　6）先天性血管異常

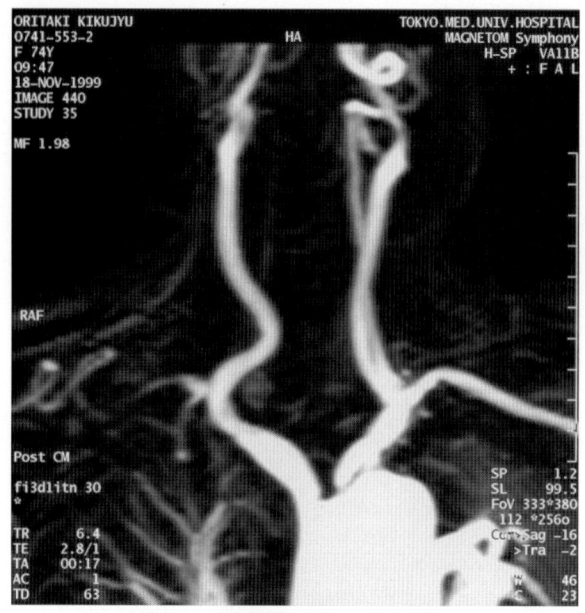

図2 大動脈炎症候群のMRA画像
腕頭動脈の拡張，左総頸動脈起始部の狭窄が認められる．

を確認する必要がある．また，両鎖骨下動脈狭窄を伴う例では上肢の血圧は大動脈圧よりも低値となり，過小評価されるので注意が必要である．

5．治　　療

ステロイドによる炎症のコントロールが中心となる．通常成人でプレドニゾロン20～30mgより開始し，炎症所見消退後，維持量（通常5mg程度）まで2～3週間間隔で2.5～5mgの減量をはかる．維持量は少なくとも6ヵ月は継続するのが原則．ステロイドの減量が効を奏しないときはシクロスポリン30～50mgを副作用（腎機能障害）に注意しながら使用することもある．内膜まで炎症が及んでいる場合は血栓が生じやすく，抗血小板薬を併用する．

［高血圧治療］

高血圧に対する薬物療法は腎血管性高血圧あるいは本態性高血圧の治療と変わりはない．腎動脈狭窄による腎血管性高血圧や大動脈縮窄による高血圧，あるいは大動脈閉鎖不全に対しては炎症を抑制した後，外科的治療を検討する必要がある．なお，頸動脈に狭窄病変があるときは，降圧だけに気を取られると術後に脳虚血症状を来たす可能性があるので注意が必要である．

本疾患による大動脈狭窄部位は下行大動脈から腹部大動脈にかけての長い範囲であることが多く，狭窄上下にわたる人工血管によるバイパス移植が行なわれる

が，この際，腎動脈狭窄を合併している場合は同時に腎血行再建術を行なわないと充分な降圧は期待できない．

一方，本疾患による腎動脈狭窄単独の場合の血行再建術には外科的バイパス術と経皮経管的腎動脈形成術（PTRA；Percutaneous Transluminal Renal Angioplasty）がある．PTRAは低侵襲性で，線維筋性過形成などには極めて有効であるが，本疾患では再狭窄率が高く，長期有効率は約50％で外科的バイパス術の約90％より劣る[2]．

大動脈弁閉鎖不全症に対する大動脈弁置換術は，大動脈弁輪が血管炎により脆弱化して通常の置換術に比して困難なことが多い．

6．予　　後

短期予後は5年生存率で80～90％と良好だが，長期予後は合併症（高血圧や大動脈弁閉鎖不全）の有無や炎症の経過による[6)7)]．

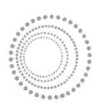

その他の血管炎

大動脈炎症候群（高安動脈炎）以外の血管炎による高血圧としては，結節性多発動脈炎（PN；Polyarteritis nodosa），全身性強皮症（PSS；Progressive systemic sclerosis）がある．

1．結節性多発動脈炎
（PN；Polyarteritis nodosa）

PNはいわゆる膠原病のひとつで，全身性の壊死性血管炎だが，抗好中球細胞質抗体（ANCA）の測定が臨床の場に導入されてから，ANCA陰性の古典的PNとANCA陽性の顕微鏡的多発血管炎（MPA；Microscopic polyarteritis）の2つに分類され，診断基準も異なっている[8)]．古典的PNが中・小筋型動脈を侵すのに対し，MPAは小血管（毛細血管，細動静脈）を侵す．どちらも腎障害を来たすが，古典的PNの腎糸球体病変は虚血性変化であり，この腎虚血がレニン―アンジオテンシン系を活性化させるために高血圧の合併が多いとされている．古典的PNの診断基準を表2に示す．

古典的PNの治療は基本的にステロイド療法である．ステロイド抵抗性の例でも，多くの患者はシクロフォスファミドで寛解へ導入可能である．急速進行性腎炎を呈する症例では血漿交換が有効なこともある．

［高血圧治療］

古典的PNの高血圧には，ACE阻害薬やアンジオテンシン受容体拮抗薬が有効なことが多いが，アンジオテンシンIIが腎の自動能や糸球体濾過率の維持に働い

表2 古典的PNの診断基準

1. **主要症候**
   ①発熱(38℃以上, 2週間以上), 体重減少(6カ月以内に6kg以上), ②高血圧, ③急速に進行する腎不全, 腎梗塞, ④脳出血, 脳梗塞, ⑤心筋梗塞, 虚血性心疾患, 心膜炎, 心不全, ⑥胸膜炎, 肺出血→削除, ⑦消化管出血, 腸梗塞, ⑧多発性単神経炎, ⑨皮下結節, 皮膚潰瘍, 壊疽, 紫斑, ⑩多関節痛(炎), 筋痛(炎), 筋力低下

2. **組織所見**
   中・小動脈フィブリノイド壊死性血管炎の存在

3. **血管造影所見**
   腹部大動脈分岐, とくに腎内小動脈の多発小動脈瘤と狭窄, 閉塞

4. **判　定**
   ①確実(deifinite):主要症候2項目と血管造影所見または組織所見のある例
   ②疑い(probable):主要症候のうち①を含む6項目以上ある例

5. **参考となる検査所見**
   ①白血球増加(10,000/μl以上), ②血小板増加(400,000/μl以上), ③血沈亢進, ④CRP強陽性

6. **鑑別診断**
   ①Wenener肉芽腫症, ②アレルギー性肉芽腫性血管炎, ③顕微鏡的PN, ④川崎病血管炎

7. **参考事項**
   ①組織学的にI期変性期, II期急性期炎症期, III期肉芽期, IV期瘢痕期の4つの病期に分類される.
   ②臨床的には, I, II病期は全身の血管の高度の炎症を反映する症候, III, IV期病変は侵された臓器の虚血を反映する炎症を呈する.
   ③除外項目の諸疾患は壊死性血管炎を呈するが, 特徴的な症候と検査所見から鑑別できる.

ている場合は, 逆にこれらの薬剤が腎機能を悪化させることがあるので注意が必要である. 血清クレアチニンが上昇する際には他の降圧薬(カルシウム拮抗薬など)に変更する必要がある[9].

2. 全身性強皮症(PSS;Progressive systemic sclerosis)

PSSによる血管障害ではRaynaud現象が有名だが, PSSの血管障害は肺高血圧やrenal crisisの発症にも関与している. PSSのrenal crisisでは半数に突然発症し急速に進行する重症な高血圧が認められ, いわゆる悪性高血圧の状態を呈することがある. 血漿レニン活性が高値であり, ACE阻害薬やアンジオテンシン受容体拮抗薬が有効であるという報告がある[10].

大動脈縮窄症(Coarctation of the aorta)

大動脈縮窄症は, 胸部あるいは腹部大動脈の一部に限局した狭窄を生じる疾患である. 大動脈炎症候群や動脈硬化により後天的に狭窄が生じることもまれにある. その際には腹部大動脈, 上行大動脈, 大動脈弓などにも発生することがあるが, 通常は, 胸部大動脈の左鎖骨下動脈直下に狭窄が生じる先天性奇形によるものと考えてよい(大動脈縮窄症の98%を占める). わが国の発生率は, 日本胸部外科学会による1999年の手術統計[11]では, 先天性心疾患9,082例中305例(3.3%)である. また, 他の心奇形との合併が305例中228例もあり, 動脈管開存症, 心室中隔欠損症, 大動脈弁狭窄症(先天性二尖弁)の頻度が高い. 男女比は2〜5:1と男性に多く, 動脈管開存症が女性に多いのと対照的である. 家族性発生はまれであるが, Turner症候群では約10%と高率にみられる[12].

1. 分　類

世界的に統一された分類はないが, 本奇形は狭窄部位が動脈管より中枢側か末梢側かによって側副血行路の発育程度が異なるため, 管前型, 管後型に分類されてきた. 胎児期に, 管前型では右室から動脈管を介して下行大動脈に血液が流れるので側副血行路の発育は少ないのに対して, 管後型では下行大動脈への血流が障害されるため下半身への側副血行路が発育する. さらに, 管前型では高率に心奇形が合併し, これが予後を左右するのに対し, 管後型では心奇形の合併は少なく高血圧が問題となる. しかし, 臨床症状は主に縮窄の程度と年齢により異なるとの見地から, この分類は誤解を招くおそれがあるので最近では避けるべきとの意見がある[13].

2. 臨床症状

　出生後の動脈管閉鎖に伴い，重篤な心奇形を合併する場合は，出生直後から心不全症状を呈し予後不良であるが，それ以外では乳幼児期には症状はほとんどなく発育も障害されない．

　幼児期以降の主な臨床上の所見は上肢と下肢の収縮期血圧の違いだが，拡張期血圧はあまり差が認められないことが多い．幼児期になって初めて上肢の高血圧あるいは運動時の間欠性跛行が現れる．軽度の大動脈縮窄症では安静時の上下肢の血圧差がほとんどなく，トレッドミルなどで運動を負荷した後，上下肢の血圧差が明らかとなることがある．

　幼小児期に診断されず，成人になって発見されるのは高血圧がほとんどである[14]．高血圧領域では血管収縮，低血圧領域では血管拡張という自動能（Autoregulation）により局所の血流が保たれているため，間欠性跛行を訴える一部の患者を除くと，ほとんどの患者は重症な高血圧が存在しない限り無症状である．機械的な血流の障害が上肢の血圧上昇の大きな原因と考えられるが，加えて腎の虚血によるレニンの分泌亢進の関与も考えられている[15]．

　なお，左鎖骨下動脈の起始部の位置と縮窄の程度により四肢の血圧の所見が異なるので注意が必要である．ほとんどの症例では左鎖骨下動脈は狭窄部位より中枢側から分枝するので両上肢で高血圧となるが，とぎに左鎖骨下動脈が狭窄部位より末梢側から始まるため，左上肢の脈拍は減弱し下肢の脈拍と同様になる．また，3～4％の症例では，左右の鎖骨下動脈が狭窄部位より末梢側から始まるため上下肢とも脈拍が減弱する．

　軽症の大動脈縮窄症では，四肢の脈拍すべてが容易に触知され，単に下肢の脈拍が上肢に比べて遅いのみである．

3. 診　　断

　上下肢の血圧や脈拍の差といった身体所見の他，心電図上の左室肥大の有無や幼児期以降では拡張し，蛇行する肋間動脈による肋骨下部侵食像（rib notching）が胸部X線で認められることがあり大きな参考になる（図3）．

　重篤な心奇形を伴う新生児や乳幼児の場合を除けば，CT，MRI，心エコー，大動脈造影による大動脈の画像診断で診断される（図4）．心臓カテーテル検査は他の心奇形を合併しているときやカテーテルによる治療が必要となったときに行なわれる．

4. 治　　療

　外科手術やバルーンによる血管形成術がある．心不全を合併した乳児例では死亡率が高く，外科手術に先立って全身の管理が重要で，動脈管を開存させるため

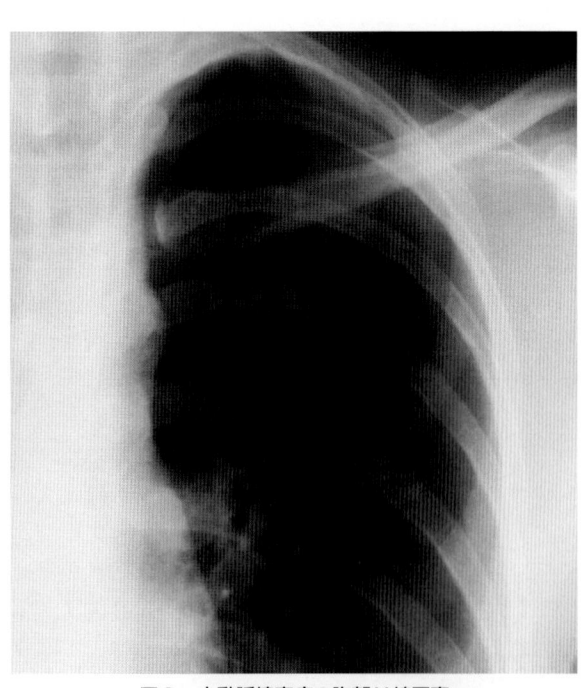

図3　大動脈縮窄症の胸部X線写真
特に上位肋骨の下部に，侵食像（rib notching）が認められる．

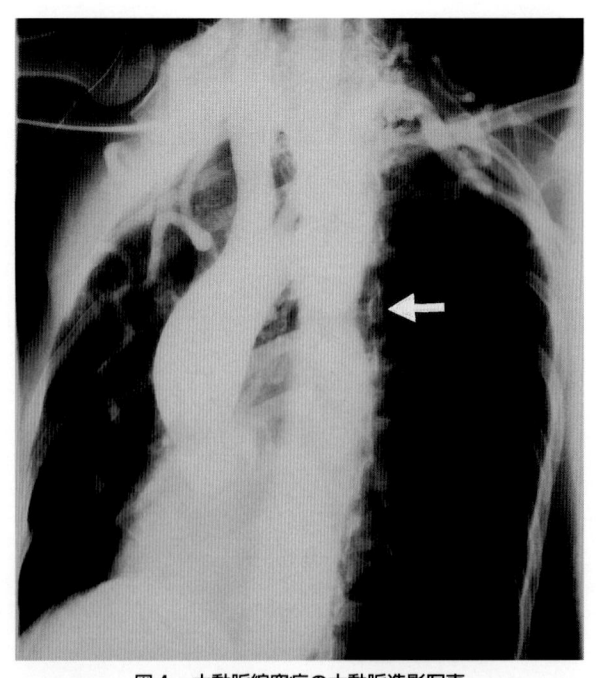

図4　大動脈縮窄症の大動脈造影写真
胸部大動脈の左鎖骨下動脈直下に狭いが強い狭窄が認められる（矢印）．発達した側副血行路も確認できる．

にプロスタグランディンE_1の持続静注などが行なわれる．心不全を伴わない症例では1～5歳の外科手術が望ましい．近年，カテーテル治療の進歩によりバルーンによる血管形成術が行なわれるようになった．特に根治手術後の再狭窄に対してはバルーン血管形成術が第一選択として施行されている．バルーン血管形成術後にステントを留置することも行われているが，再狭窄や急性期の破裂の問題もあり外科手術とどちらが良いかは確定していない．

[高血圧治療]

高血圧は本症の外科的修復後においても主要な問題のひとつである[14]．一般に血圧は修復後に低下するが，高血圧が持続したり再燃することもめずらしくはない．外科的修復された年齢にもよるが，小児期に外科的手術を受けた後，正常血圧である割合は5年では90％だが，20年では50％，25年で25％に低下する[14]．また正常血圧患者でも運動時収縮期血圧の上昇反応が大きいことがよくある．

この外科的修復後の高血圧については不明な点も多いが，高血圧と左室肥大の存在がその後の虚血性心疾患や脳血管疾患による死亡と関係しているので，十分な治療が必要である．

5．予　　後

多数の患者における長期予後として，Mayo Clinicで1946年～1981年の間に手術された571名のデータがある[16]．それによれば，生存率は10歳，20歳，30歳がそれぞれ91，84，72％となっている．10歳以前に手術された患者の予後が一番良く，死亡原因は冠動脈疾患，突然死，心不全，脳血管疾患，動脈瘤破裂の順となっている．

●文　献●

1) Numano F, Okawara M, Inomata H, et al. : Takayasu's arteritis. Lancet 356 : 1023-1025, 2000
2) 小林　靖，沼野　藤夫，中島　伸之，ほか：厚生省特定疾患免疫疾患調査研究班難治性血管炎調査研究班平成10年度研究報告書．1999．
3) Koide K : Takayasu arteritis in Japan. Heart Vessels 7 : 48-54, 1992
4) Arend WP, Michel BA, Block DA, et al. : The American College of Rheumatology 1990 criteria for the classification of Takayasu arteritis. : Arthritis Rheum 33 : 1129-1134, 1990
5) Numano F, Kobayashi Y, Maruyama Y, et al. : Takayasu arteritis : clinical characteristics and the role of genetic factors in its pathogenesis Vasc. Med 1 : 227-233, 1996
6) Eichhorn J, Sima D, Thiele B, et al. : Anti-endothelial cell antibodies in Takayasu arteritis. Circulation 94 : 2396-2401, 1996
7) Ishikawa K : Natural history and classification of occlusive thromboaortopathy (Takayasu's disease). Circulation 57 : 27-35, 1978
8) 橋本　博史，他：厚生省特定疾患対策研究事業難治性血管炎に関する調査研究班平成11年度研究報告書．2000．
9) Coruzzi P, Novarini A., : Which antihypertensive treatment in renal vasculitis (letter) ? Nephron 62 : 372, 1992
10) Prisant LM, Loebl DH, Mulloy LL : Scleroderma Renal Crisis. J of Clin Hypertens. 5 : 168-170, 2003
11) Yasuda K, Ayabe H, et.al. : Thoracic and Cardiovascular Surgery in Japan during 1998. Annual Report by the Japanese Association for Thoracic Surgery. Jap J Thoracic Cardiovasc Surg, 49 : 530-531, 2001
12) Gotzsche CO, Krag-Olsen B, Nielsen J : Prevalence of cardiovascular malformations and association with karyotypes in Turner's syndrome. Arch Dis Child 71 : 433-436, 1994
13) Brickner ME, Hills LD, Lange RA : Congenital heart disease in adults. First of two parts. N Engl J Med 342 : 256-263, 2000
14) Toro-Salazar OH, Steinberger J, Thomas W, et al. : Long-term follow-up of patients after coarctation of the aorta repair. Am J Cardiol 89 : 541-547, 2002
15) Alpert BS, Bain HH, Balfe JW, et al. : Role of the rennin-angiotensin-aldosterone system in hypertensive children with coarctation of the aorta. Am J Cardiol 43 : 828-834, 1979
16) Cohen M, Fuster V, Steele PM, et al. : Coarctation of the aorta. Long-term follow-up and prediction of outcome after surgical correction. Circulation 80 : 840-845, 1989

[平 山　陽 示/山 科　章]

総論 6-7

二次性高血圧
7）薬　剤

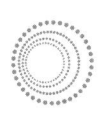

はじめに

　ある種の薬や化学物質は血圧上昇をきたし，継続的に服用，摂取した場合，高血圧の原因になる（表1）[1)-8)]．高血圧は外来受診患者の中で最も罹患率の高い疾患であり，特に高齢者では種々の疾患の治療薬を使用している場合が多いため，薬剤性高血圧の存在に注意する必要がある．一方で，薬剤性高血圧の項が総説で取り上げられていないことがあり，治療者の意識の中で片隅に追いやられがちである．高血圧患者，とくに治療抵抗性の高血圧を診た場合には常に念頭に入れて診療を行うべきである．症例によっては，高血圧性脳症や脳卒中などを発症する重篤なものがあり軽視できない．また，馴染みのない薬，処方薬以外の「くすり」や食品によって血圧上昇が生じる場合があることに注意を要する．

　本稿では，昇圧を目的として用いる薬は除き，有害反応として血圧上昇をもたらす薬および薬物（飲食物）相互作用による昇圧および降圧作用の減弱が認められるものについて，具体的な症例を提示し，かつそのメカニズムや対処法について概説する．

表1　薬，化学物質，食品などによる血圧上昇

1. ステロイド類
    1) 鉱質コルチコイド，甘草（グリチルリチン）
    2) 糖質コルチコイド
    3) 蛋白同化ステロイド
    4) エストロゲン，プロゲステロン（経口避妊薬）およびアンドロゲン，ダナゾール

2. 麻酔薬・麻薬
    1) コカイン
    2) ケタミン
    3) フェンタニール
    4) スコポラミン
    5) ナロキソン

3. 交感神経系に作用する薬
    1) 交感神経作動薬
        （フェニルプロパノールアミン[PPA]，フェニレフリン，アドレナリンなど）
    2) MAO阻害薬
    3) その他の抗うつ薬
    4) カフェイン
    5) メトクロプラミド
    6) グルカゴン
    7) リトドリン（切迫流・早産治療β_2刺激薬）

4. イオン
    1) ナトリウム
    2) リチウム
    3) カルシウム
    4) 重金属（鉛，カドミウム）

5. 原因不明や多要因による高血圧
    1) エリスロポエチン
    2) シクロスポリン
    3) カルバマゼピン
    4) ブロモクリプチン
    5) 非ステロイド性解熱鎮痛薬
    6) ジスルフィラム
    7) ニコチン
    8) アルコール
    9) アルキル化剤
    10) レフルノミド（抗リウマチ薬）

6. その他
    1) リファンピシン，バルビツール酸による血圧上昇
        （薬物動態学的相互作用）
    2) Rebound hypertension
        （中枢性降圧薬，β遮断薬などの中断）
    3) Paradoxical response
        （β遮断薬とα受容体を刺激する薬の併用）
    4) 降圧薬のノンコンプライアンス（服薬非遵守）

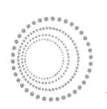

ステロイドホルモン類

【症例1】糖質コルチコイドによる血圧上昇
（薬剤性クッシング症候群）

患　者：65歳，女性[9]．

経　過：55歳から潰瘍性大腸炎に対して，経口プレドニゾロン1日最大投与量10 mgとスルファサラジン3 gを投与されていた．57歳の時に初めて血圧高値（190/110 mmHg）の指摘を受けた．62歳の時に経口プレドニゾロンを1日1回3 mgのベタメサゾンを含む坐薬に変更した．その後も血圧高値（186/96 mmHg）が持続した．ベタメサゾンの最大血中濃度は32.2 ng/mlと高値で，corticotropine-releasing hormone（CRH）負荷でadrenocorticotropic hormone（ACTH）の反応は見られなかった．潰瘍性大腸炎が落ち着いていたため，ベタメサゾンを含む坐薬を1週間に3回投与に減量したところ，CRH負荷後のACTHの反応が見られるようになった．抗アルドステロン薬スピロノラクトン50 mg，降圧利尿薬トリクロルメチアジド2 mg，カルシウム拮抗薬アムロジピン5 mgの内服を開始した後に血圧は144/90 mmHgに低下した．

1日あたり20 mg以上の糖質コルチコイドを長期に使用することにより，血圧が上昇する[10]．その昇圧メカニズムは，体液貯留以外にもカテコラミンに対する反応性の亢進や直接的な血管平滑筋への作用などが推測されている．本症例のように，糖質コルチコイドを局所投与しても全身性の作用が認められるため，糖質コルチコイド投与中の患者では常に薬剤性クッシング症候群の合併に注意する必要がある．糖質コルチコイド投与時の昇圧反応は主にナトリウムの貯留に伴うものであるため，可能であればステロイドの減量・中止を考慮し，さらに降圧利尿薬を投与するのがよい．この場合，血清カリウムの低下や耐糖能障害の出現および増悪に注意する．

【症例2】甘草による血圧上昇
（偽性アルドステロン症）

患　者：58歳，男性[11]．

経　過：脱力感があり，挙手できないために受診した．高血圧に対して利尿薬のクロルサリドンを1日あたり100 mg内服していた．血清カリウムの最低値は1.6 mEq/Lであった．代謝性アルカローシス，低レニン-低アルドステロン血症を示した．甘草を36 g含んだキャンディーを1日3本ずつ，6から7年間にわたって摂取していた．グリチルリチンの経口投与により同様の症候および症状が再現された．

薬剤性高血圧の中でもっとも馴染み深いものの一つがグリチルリチンによるものである．最近はグリチルリチンによってtype 2　11β-hydroxysteroid dehydrogenaseが抑制されることで，高血圧および低カリウム血症が生じるものと考えられている[12]．チューインガムや仁丹の摂取で同症が生じたとする報告もある[13][14]．さらに，非機能性副腎腺腫に合併する症例の報告もあり，正確な鑑別診断をする必要がある[15]．グリチルリチン摂取に気づいて，それを中止することによってのみ回復するものが多いが，カリウムの補給や抗アルドステロン薬スピロノラクトンの投与を要する症例もある．対症療法としてグリチルリチンを含む薬，漢方薬などを摂取している場合には，同時に肝機能障害，不整脈など基礎疾患の治療を行う事が肝要である．

【症例3】蛋白同化ステロイドによる血圧上昇

患　者：28歳，男性[16]．

経　過：遺伝性血管浮腫の治療にダナゾールを使用し，血圧が上昇した．ダナゾールの中止で血圧が低下し，再使用によって血圧上昇が再現された．1日あたり160 mgのβ遮断薬プロプラノロールでは血圧は低下しなかったが，降圧利尿薬ヒドロクロルチアジド50 mgにより低下した．

ダナゾールはテストステロンの誘導体で，わが国では子宮内膜症や一部の乳腺症の治療に用いられる．11-β-hydroxylationの抑制を介してナトリウム貯留作用により体液貯留や浮腫を引き起こす[7]．ダナゾールによる血圧上昇は血液量の増加に伴って生じるものと考えられる．ダナゾール投与患者では頻回の血圧測定が必要である．

【症例4】性ホルモンによる血圧上昇

患　者：65歳，男性[17]．

経　過：性欲増強の目的でテストステロンゲル（日本未発売）の塗布を始めた後に，ヘマトクリットの増加とともに血圧が上昇し，アンジオテンシンII受容体拮抗薬ロサルタンカリウム50 mgおよび降圧利尿薬ヒドロクロロチアジド12.5 mgを併用しても血圧は正常化しなかった．テストステロンゲルの塗布を中止した後にヘマトクリット値は徐々に正常化し，降圧薬を中止しても正常血圧を維持した．

避妊および閉経後の骨粗鬆症の予防を目的としてホルモン補充療法が行われており，5～20％の頻度で高血圧が生じるとされている．昇圧のメカニズムはエストロゲンによるレニン・アンジオテンシン系の亢進や鉱質コルチコイド様作用が考えられている[2]．最近，

欧米を中心として男性ホルモンの補充療法が行われるようになった．テストステロンは腎臓におけるエリスロポエチン産生を促したり，それを介さず直接的に赤血球数を増やしたりする作用がある．男性ホルモンの使用，しかも局所投与によって血圧が上昇する点に注意する．

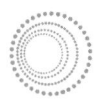

麻酔薬・麻薬

【症例1】コカインとアルコールとの併用例

患　者：36歳，男性[18]．

経　過：数時間かけて多量のウオッカとビールを飲んだ後に，頭痛，腹痛および吐気を訴えて転倒しているところを発見された．意識障害と血圧上昇がみられた．左片麻痺と両側のBabinski反射が認められた．血中エタノール濃度は高く，尿中薬物のスクリーニングでコカインのみが陽性を示した．頭部CT検査では多発性の脳内血腫があった．病前に少なくとも1月あたり2回コカインを摂取していた．脳出血を惹起する基礎疾患も処方薬もなかった．出血および凝固時間は正常範囲内であった．血管造影では血管奇形，脳腫瘍などは認めなかった．

アルコールは急性中毒の一症候として血圧を上昇させる事が知られている．本症例は，除外診断を行った上で，コカインの血管収縮反応を介してさらに昇圧することにより，脳内出血が生じたものと推測された．コカインとアルコールの間で，薬物動態学的相互作用が生じているか否かは不明である．初診時，特に救急患者では嗜好品，薬物などの摂取歴が不明のことも多く，この点に関しても注意が必要である．麻酔薬のケタミンなどで血圧上昇を示した症例の報告もある[19]．

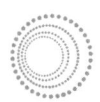

交感神経系に作用する薬

【症例1】フェニルプロパノールアミン(PPA)配合の食欲抑制薬とモノアミンオキシダーゼ(MAO)阻害薬との併用

患　者：28歳，男性[20]．

経　過：2年間抗うつ薬としてMAO阻害薬のフェネルジンサルフェート(日本未発売)を服用中であった．食欲減退作用を持つ薬(1錠あたり75 mgのPPAを含む)を併用した1時間後に，ひどい後頭部痛を伴った血圧上昇(220/115 mmHg)が認められた．異常な神経学的所見はなし．

PPAは一般的な風邪薬に含まれており，特にover-the-counter (OTC)薬に含有されていることが問題となる[21]．厚生労働省の勧告でもPPAは高血圧を生じる場合がある旨が報告されている[22]．PPAは単独でも血管収縮作用を有するため全身性の血圧上昇をきたす．症例のように，PPAの代謝がMAO阻害薬で阻害され，その結果として血圧が上昇する例もあることに注意する．

【症例2】交感神経作動薬による血圧上昇

患　者：生後7週，男児[23]．

経　過：鼻出血に対して10％フェニレフリン含有の点眼液を1日4回使用した．その後1週間で血圧(100/- mmHg)が上昇(180/100 mmHg)し，血管拡張薬ヒドララジン10 mg，β遮断薬プロプラノロール10 mgおよび利尿薬フロセミド8 mgを投与された．点眼薬を中止したところ血圧は徐々に低下して，降圧薬を中止した後も血圧は正常範囲内であった．

フェニレフリンは交感神経作動薬で血管収縮作用を有する．肝臓での抱合やMAOにより代謝を受けるが，小児ではこの経路が未熟であるために薬物血中濃度が高くなりやすく，有害反応も生じやすい[24]．本症例のように，点眼薬使用により血圧が上昇したとする多くの報告があり，外用薬の処方の有無および種類などにも注意が必要である[25]．特に小児での使用は勧められない．

【症例3】セントジョーンズワート服用後の高血圧緊急症(ヒスタミン中毒)

患　者：41歳，男性[26]．

経　過：見当識障害を有する状況で発見された．入院時の血圧値が210/140 mmHgで，心拍数が1分あたり115回であった．αβ遮断薬ラベタロールを経口投与し，α遮断薬フェントラミンを静脈内投与することにより血圧はコントロールされ，意識状態も改善した．7日前からストレスを緩和する目的でセントジョーンズワートを服用しており，さらに入院当日にチーズと赤ワインを摂取していたことが判明した．

セントジョーンズワートとは西洋オトギリソウのことでいわゆるハーブの一種であり，抗うつ作用を有する成分が含まれている[27]．それを含有した生活改善薬の種類は増加しており，手ごろに入手できるようになっている．セントジョーンズワートはある濃度以上でMAO活性を阻害することが示されており，この症例でもこのメカニズムを介してヒスタミンの代謝が阻害され，ヒスタミン中毒を生じたものと推測される．ヒスタミンやその前駆物質は，ワイン，チーズや腐りかけた魚などに豊富に含まれるため，これらの過剰摂取は避ける．また，セントジョーンズワートは薬物代謝酵素チトクロームP450 (CYP)誘導作用，P糖蛋白質

誘導作用を有する．CYP3A4で代謝される薬，特にカルシウム拮抗薬の多くがセントジョーンズワートの影響を受けて，その血中濃度が低くなる[28]．降圧作用の低下に対する注意が必要となる．

【症例4】セロトニン症候群における血圧上昇

患　者：31歳，男性[29]．

経　過：うつ病があり，自殺目的でフェネルジン（日本未発売），精神病治療薬ハロペリドール30 mg，マイナートランキライザーロラゼパム33 mgなどを経口摂取した．無気力状態で発見された．胃洗浄，活性炭投与を行い，ロラゼパムおよび精神病治療薬オランザピンを投与して状態が安定していた．薬物中毒で入院した12日後に，ベンラファキシン（日本未発売）を単回投与した1時間後に不穏が出現した．頻脈，頻呼吸とともに血圧上昇（150/82 mmHg）および発熱がみられた．オランザピンとベンラファキシンを中止して，1日あたり60 mgのβ遮断薬プロプラノロールと2.6 gの解熱鎮痛薬アセトアミノフェンを投与した．翌日には血圧は低下して，その他の症状・症候も正常化した．

セロトニン症候群における血圧上昇の頻度は5〜35％程度と報告されている．フェネルジンはMAO阻害薬でセロトニンの代謝を抑制する．セロトニン作動性神経を活性化させるベンラファキシンを併用したことにより，セロトニン症候群が生じたと推測された．MAO阻害薬の服用中および中止後数週間以内は，ベンラファキシンのようなセロトニンの活性を高める作用をもつ薬の服用には注意が必要である．治療は対症療法が一般的である．

4症例の他にも，カフェイン，抗うつ薬，消化器機能異常治療薬メトクロプラミドや膵臓ホルモングルカゴンなどを使用して重篤な血圧上昇をきたす症例もある[30]．

イ オ ン

【症例1】炭酸リチウムによる血圧上昇

患　者：36歳，女性[31]．

経　過：2度の出産時には正常血圧であった．3カ月前から躁うつ病が悪化して1日あたり1200 mgの炭酸リチウムを服用していた．血漿リチウム濃度は0.5 mmol/L（治療域0.5〜1.5 mmol/L）であった．精神状態が悪化し，炭酸リチウムの投与量を2倍にした．1週間後に昏迷状態になり，嘔気を伴った．血圧が上昇（230/150 mmHg）し，眼底出血が認められた．血漿リチウム濃度は2.2 mmol/Lであった．血管拡張降圧薬ヒドララジン12.5 mgを筋肉内投与したところ血圧は160/110 mmHgになった．炭酸リチウムを中止し，減塩食とともに降圧利尿薬クロルサイアザイド500 mgを開始した．4日後血漿リチウム濃度は1.6 mmol/Lに減少したが，血圧は依然高値（160〜170/100〜110 mmHg）であった．さらに，クロルサイアザイドおよび減塩食を中止することにより，2日後に血圧は正常化（130/80 mmHg）した．

炭酸リチウムは躁病および躁うつ病の躁状態を改善する目的で使用される．炭酸リチウムの昇圧メカニズムは血管に対する直接作用によると考えられている．本症例の経過から見て降圧利尿薬は避けるのが望ましいと考えられる．ナトリウムをはじめとして，カルシウムや重金属などで血圧が上昇することが知られている．特にナトリウムの過剰摂取は抵抗性高血圧の原因として分類されている[32]．食品として摂取されるものの他に，脳浮腫改善薬（グリセオール）や抗菌薬の投与キットなどに多くの食塩が含まれており，高血圧患者に対する投与は注意する．

そ の 他

【症例1】シクロスポリンによる血圧上昇

患　者：39歳，女性[33]．

経　過：Basedow病の治療を目的として，免疫抑制薬シクロスポリンを1日あたり10 mg/kgと抗甲状腺薬メチマゾールを50 mgを開始し，1カ月後にシクロスポリンを半量にした．シクロスポリン投与開始36時間後から血圧が上昇して，170/110 mmHgになった．シクロスポリン中止後，甲状腺機能は正常範囲であったが，高血圧は持続した．腎組織では間質の線維化がみられた．薬以外の2次性高血圧は除外診断された．1日あたり400 mgのβ遮断薬メトプロロールと50 mgのACE阻害薬カプトプリルを内服することで血圧は良好にコントロールできた．

わが国でも生体肝移植が開始されるとともに臓器移植患者が増加しており，術後の免疫抑制薬の使用も増えている[34]．免疫抑制薬の適応疾患はリウマチ性疾患をはじめ，種々の疾患に拡大されており，今後免疫抑制薬による血圧上昇の症例も増加すると思われる．本邦ではBasedow病に対するシクロスポリンの投与は適応外である．シクロスポリンの昇圧メカニズムは，シクロスポリンによる細胞内カルシウム反応増強作用やエンドセリンや一酸化窒素の関与を介して血管平滑筋の収縮が増強し，特に腎輸入細動脈が収縮するためにナトリウムの貯留が起こるためと推測されている．アルギニンが有効との報告もあるが，現在のところシクロスポリンの減量と中止（タクロリムスへの変更），

さらに減塩療法，カルシウム拮抗薬をはじめとした降圧薬の使用が現実的対処法である[35]．ただし，カルシウム拮抗薬はCYP3A4で代謝を受けるため，同じ酵素で代謝されるシクロスポリンの代謝が拮抗的に阻害される[36]．その結果シクロスポリンの血中濃度が増加することにより，その有害作用が増強する可能性がある．ACE阻害薬は腎機能障害を促進させることがあるため腎機能をモニターしながら使用する．そのほかのカテゴリーの降圧薬も，シクロスポリンによる血圧上昇に対して同等の降圧効果があると認められている．他の免疫抑制薬であるタクロリムスでも同様に血圧上昇を生じる[37]．

【症例2】エリスロポエチンによる血圧上昇

患　者：75歳，女性[38]．

経　過：慢性腎不全による貧血の治療のため，エリスロポエチン3500単位を週3回，皮下投与し始めた．開始前の血圧は良くコントロールされていた（110～130 / 60～80 mmHg）．エリスロポエチン投与開始前には27.2 %であったヘマトクリット値が，治療開始5週間後には45.7 %に上昇した．血圧が220/120 mmHgとなったため，まずエリスロポエチンを中止し，ニトログリセリンまたはニトロプルシッドで降圧を図り，次にカルシウム拮抗薬ニフェジピン，β遮断薬，中枢性降圧薬クロニジンおよび利尿薬フロセミドを投与することにより血圧をコントロールした．

わが国においても透析患者が着実に増加しており，さらに保存期腎不全や自己血貯血時にもエリスロポエチン投与の適応が拡大して，その使用も増加している[39]．エリスロポエチンの昇圧メカニズムは血液量および血管抵抗の増加などによる．投与量の減量・中止（ヘマトクリットおよびヘモグロビンの上昇率は1月あたり8 %および2 g/dlまでに抑え，ヘマトクリットおよびヘモグロビンの値は36 %および12 g/dlまでとする．エリスロポエチンの維持量の決定までは1～2週ごと，決定後は4～6週ごとにこれらをモニターするのが望ましい），透析条件の再設定，降圧薬の使用が現実的対処法である[38]．

【症例3】カルバマゼピンによる血圧上昇

患　者：33歳，男性[40]．

経　過：てんかんの治療のためにフェニトインを用いたが歯肉腫脹が生じたため，カルバマゼピン400 mgの1日2回経口投与に変更した．当初の血圧は118/70 mmHgであった．1ヵ月後にフェニトインを完全に中止して，カルバマゼピンを600 mg 1日2回投与に増量した．その後血圧が150/112 mmHgに上昇した．薬以外の二次性高血圧は除外された．カルバマゼピンを中止し，ガバペンチン（日本未発売）に変更したところ血圧が低下し，その後2年間も正常血圧であった．

抗けいれん薬による血圧上昇は極めてまれである．カルバマゼピンの昇圧メカニズムは明らかにされていないが，抗利尿ホルモンや中枢性のノルアドレナリンを介した作用などが推測されている．さらに，カルバマゼピンは薬物代謝酵素の活性を誘導するため，併用するカルシウム拮抗薬の代謝を促進することにより，その降圧効果を減少させる[24]．カルシウム拮抗薬を投与する事が不可欠な場合には，代謝される率の小さな（生体内利用率の大きい）薬（アムロジピンなど）を使用する．逆に，カルシウム拮抗薬がフェニトインの代謝を抑制するとの報告もある[41]．

【症例4】ブロモクリプチンによる血圧上昇

患　者：22歳，女性[42]．

経　過：正常血圧の経産婦が乳汁分泌を抑制する目的で，出産直後から1日あたり5 mgのメシル酸ブロモクリプチンの投与を受けていた．産後5日目に頸部痛が生じ，血圧上昇（166/88 mmHg）がみられた．頭部CT上異常はなく，痛み止めの筋肉内投与を受けた．夜間に始まった頭痛と翌朝に出現した意識障害を主訴に再診した．血圧はさらに上昇（186/98 mmHg）し，再検した頭部CT上左脳出血が認められた．出産後10日目に死亡した．病理解剖所見上，動脈瘤および血管奇形はなかった．

ブロモクリプチンは出産後の乳汁漏出症や高プロラクチン血症を伴う下垂体性巨人症などの治療に用いられる．ブロモクリプチンは直接脳血管を収縮させると推測されている[6]．ブロモクリプチン使用時には定期的に血圧を測定し，必要最小限のブロモクリプチンを投与する．

【症例5】非ステロイド性解熱鎮痛薬による血圧上昇

患　者：78歳，男性[43]．

経　過：当初の血圧は127/84 mmHgであった．腰痛に対して1日あたり1500 mgのサルサレート（サリチル酸のプロドラック）を服用し始めた．血圧が150/95 mmHg程度に上昇したため，同薬を1日あたり4,000 mgのアセトアミノフェンに変更したところ，血圧は速やかに正常化した．その間，食事，体格や内服薬には変化はなかった．

非ステロイド性解熱鎮痛薬による血圧上昇のメカニ

ズムは，血管拡張作用のあるプロスタグランジン産生の減少，ナトリウム貯留，血管抵抗の上昇，腎でのエンドセリン1の合成亢進などが考えられている[44]．非ステロイド性解熱鎮痛薬を開始する前に既に血圧が高い時や，高齢者では血圧上昇のリスクが高いため，より注意が必要である．非ステロイド性解熱鎮痛薬による血圧上昇の有無およびその程度は，COX II選択性の程度に関係しないようである．

【症例6】 リファンピシン服用による血圧上昇（薬物動態学的相互作用）

患　　者：62歳，男性[45]．
経　　過：本態性高血圧の診断でカルシウム拮抗薬ニフェジピン徐放薬を内服していた．咳嗽があり，喀痰培養の結果から結核の再燃と診断された．1日あたり450 mgのリファンピシン投与を受けた後，カルシウム拮抗薬ニトレンジピン，α遮断薬ウラピジルおよび利尿薬フロセミドを併用しても血圧コントロールは不良であった．リファンピシンを中止したところ血圧が低下した．リファンピシン併用時のニトレンジピン血中濃度に比して，非併用時のニトレンジピン血中濃度は著明に増加した．

わが国では結核患者の新規発生数は増加している[46]．さらに他国と比較して高血圧患者に対してカルシウム拮抗薬を処方する頻度が高く，抗結核薬とカルシウム拮抗薬との併用頻度は少なくないと考えられる[47]．本症例は，抗結核薬のリファンピシンが薬物代謝酵素の活性を亢進させ，併用したニトレンジピンの代謝が促進された結果，その降圧作用が減弱したものと推測された．抗結核薬の投与法は多剤併用を原則とするため，両薬の相互作用を回避するためには，カルシウム拮抗薬を他のカテゴリーの降圧薬に変更するか，やむを得ず使用する場合には生体内利用率の大きい薬（アムロジピンなど）を使用する．

その他には，嫌酒薬のジスルフィラム，ニコチン，ハーブの一種のpanax ginseng（チョウセンニンジン）なども血圧を上昇させることがある[4,48]．

【症例7】 反兆性高血圧（rebound hypertension）

患　　者：65歳，男性[49]．
経　　過：10年来の高血圧患者で，1日あたり0.2 mgの塩酸クロニジンと100 mgの酒石酸メトプロロールを服用し，血圧コントロールは良好であった．多量飲酒および震戦の治療のために入院したが，不注意で服薬を中断した．24時間後に精神錯乱状態になり，血圧上昇（210/105 mmHg）および心拍上昇（126回/分）が生じた．ニトロプルシッドを静脈内投与しても拡張期血圧は低下しなかった．1日あたり1600 mgのラベタロールで血圧および心拍はコントロールできた．

中枢性降圧薬やβ遮断薬の中断により，交感神経系の亢進を介して反兆性の血圧上昇が起こることがある．クロニジンなどの中断後の血圧上昇に対しては，β遮断薬の単独投与は末梢血管を収縮させ，さらに血圧上昇を起こす（paradoxical response）ために禁忌である．β遮断薬の休薬症候にはβ遮断薬を再開するか，αβ遮断薬を投与する．これらの降圧薬を使用する患者に対しては，突然休薬しないように事前に指導する．

まとめ

慢性疾患の治療のために外来を受診している患者の中で，処方薬以外の嗜好品や大衆薬を服用している場合が相当数存在する[50]．最近，ハーブの一種であるセントジョーンズワートと処方薬との相互作用や，漢方薬や一般用かぜ薬を服用後に間質性肺炎や劇症肝炎が生じたとする報告がなされており，これらは必ずしも安全ではないと認識されるようになった[51]．また，高齢者では多種多様の薬を服用していることが多く，相互作用が生じる可能性は必然的に高くなる[24]．今後はますます，生活改善薬，健康食品，食品などに対する注意が必要となる．さらにノンコンプライアンス（服薬非遵守）も血圧がコントロールされない大きな原因である[52]．薬が正しく服薬されているかどうか，常に確認したいものである．

薬剤性高血圧すべてに共通する対処法は，まず疑うこと，次に原因となっている薬や物質を明らかにすること，さらにそれらの減量，中止および血圧を上昇させない他種同効薬への変更を考慮することである（表2）．その昇圧メカニズムに即した降圧薬を投与して，可及的速やかに降圧を図るのが望ましい（表3）．またライフスタイルの改善が必要であることは改めて言うまでもない[32]．

多くの患者さんは病気をなおしたい，軽くしたいという希望を持って病院を受診する．薬剤性高血圧という面から，「薬が毒になる」ということを改めて考えておきたいものである．

表2　薬剤性高血圧の対処法

❶	まず薬剤性高血圧の存在を疑う．
❷	原因となっている薬や物質を明らかにする．
❸	原因薬および物質の減量，中止および他種同効薬へ変更する．
❹	個々の昇圧メカニズムに即した降圧薬を投与する．

表3　薬剤性高血圧に対する降圧薬治療

原因薬物	好ましい降圧薬
糖質コルチコイド	降圧利尿薬，ACE阻害薬など
鉱質コルチコイド，グリチルリチン	抗アルドステロン薬（スピロノラクトン）
経口避妊薬	抗アルドステロン薬（スピロノラクトン）
ダナゾール	降圧利尿薬＞β遮断薬
交感神経作動薬	αβ，α遮断薬
MAO阻害薬の併用	αβ，α遮断薬
抗うつ薬	αβ，α遮断薬
ヒスタミン中毒	αβ，α遮断薬など
セロトニン症候群	β遮断薬など
ナトリウム	降圧利尿薬など
カルシウム	カルシウム拮抗薬，ACE阻害薬，抗アルドステロン薬など
リチウム	降圧利尿薬以外の降圧薬
シクロスポリン（タクロリムス）	降圧利尿薬，カルシウム拮抗薬など
エリスロポエチン	カルシウム拮抗薬，ACE阻害薬など
カルバマゼピン	カルシウム拮抗薬以外の降圧薬
ブロモクリプチン	カルシウム拮抗薬，ACE阻害薬など
非ステロイド性解熱鎮痛薬	カルシウム拮抗薬など
リファンピシンとの薬物相互作用	カルシウム拮抗薬以外の降圧薬
反跳性高血圧	
中枢性降圧薬	αβ遮断薬
β遮断薬	αβ遮断薬，β遮断薬

● 文　献 ●

1) 徳留悟朗，近藤誠，細谷龍男：概論：薬物，化学物質，食品による高血圧. 日本臨牀. 高血圧（下巻）58：603-611, 2000
2) 杉本孝一，藤村昭夫：F. 二次性高血圧 11. 薬剤性高血圧. 循環器科 46：256-264, 1999
3) 加藤貞治，金子智子，田中政枝，ほか：薬剤による高血圧. 日本臨牀 47：129-133, 1989
4) Handler J：Drug-induced hypertension. J Clin Hypertens 5, 83-85, 2003
5) Calhoun DA, Zaman MA, Nishizaka MK：Resistant hypertension. Curr Hypertens Rep 4：221-228, 2002
6) Clyburn EB, DiPette DJ：Hypertension induced by drugs and other substances. Semin Nephrol 15：72-86, 1995
7) Grossman E, Messerli FH：High blood pressure. A side effect of drugs, poisons, and food. Arch Intern Med 155：450-460, 1995
8) Brown MJ, Haydock S：Pathoaetiology, epidemiology and diagnosis of hypertension. Drugs 59：1-12, 2000
9) Tsuruoka S, Sugimoto K, Fujimura A：Drug-induced Cushing syndrome in a patient with ulcerative colitis after betamethasone enema：evaluation of plasma drug concentration. Ther Drug Monit 20：387-389, 1998
10) 日本高血圧学会高血圧治療ガイドライン作成委員会：高血圧治療ガイドライン 2000年版. 78-79, 2000
11) Conn JW, Rovner DR, Cohen EL：Licorice-induced pseudoaldosteronism. Hypertension, hypokalemia aldosteronopenia, and suppressed plasma renin activity. JAMA 205：492-6, 1968
12) Tanahashi T, Mune T, Morita H, et al：Glycyrrhizic acid suppresses type 2 11 beta-hydroxysteroid dehydrogenase expression in vivo. J Steroid Biochem Mol Biol 80：441-447, 2002
13) de Klerk GJ, Nieuwenhuis MG, Beutler JJ：Hypokalaemia and hypertension associated with use of liquorice flavoured chewing gum. BMJ 314：731-732, 1997
14) Kamei H, Arakawa K：A case of pseudoaldosteronism due to addiction of Jintan, a mouth refresher popular among Japanese. Jpn Heart J 23：651-659, 1982
15) 野畑俊介，大平智明，永江浩史，ほか：漢方薬による偽アルドステロン症を契機に発見された内分泌非活性副腎腫瘍の一例. 泌尿紀要 47：633-635, 2001
16) Bretza JA, Novey HS, Vaziri ND, et al：Hypertension. A complication of danazol therapy. Arch Intern Med 140：1379-1380, 1980
17) Tangredi JF, Buxton LLO：Hypertension as a complication of topical testosterone therapy. Ann Pharmacother 35：1205-1207, 2001
18) Green RM, Kelly KM, Gabrielsen T, et al：Multiple intracerebral hemorrhages after smoking crack cocaine. Stroke 21：957-962, 1990
19) Murphy JL Jr：Hypertension and pulmonary oedema associated with ketamine administration in a patient with a history of substance abuse. Can J Anaesth 40：160-164, 1993
20) Smookler S, Bermudez AJ：Hypertensive crisis resulting from an MAO inhibitor and an over-the-counter appetite suppressant. Ann Emerg Med 11：482-484, 1982
21) Lake CR, Gallant S, Masson E, et al：Adverse drug effects attributed to phenylpropanolamine；a review of 142 case reports. Am J Med 89：195-208, 1990

22) http://www1.mhlw.go.jp/houdou/1211/h1120-1_15.html (ホームページ)
23) Saken R, Kates GL, Miller K : Drug-induced hypertension in infancy. J Pediatr 95 : 1077-1079, 1979
24) 大森正規：妊婦，授乳婦，小児，高齢者の薬物投与法. 疾患からみた臨床薬理学，じほう，85-93，2003
25) Fraunfelder FW, Fraunfelder FT, Jensvold B : Adverse systemic effects from pledgets of topical ocular phenylephrine 10%. Am J Ophthalmol 134 : 624-625, 2002
26) Patel S, Robinson R, Burk M : Hypertensive crisis associated with St John's wort. Am J Med 112 : 507-508, 2002
27) Sugimoto K, Ohmori M, Tsuruoka S, et al : Different effect of St John's wort on the pharmacokinetics of simvastatin and pravastatin. Clin Pharmacol Ther 70 : 518-524, 2002
28) 藤村昭夫編著：疾患別これでわかる薬物相互作用. 日本医事新報社，2000
29) Mason PJ, Morris VA, Balcezak TJ : Serotonin syndrome. Presentation of 2 cases and review of the literature. Medicine 79 : 201-209, 2000
30) Filibeck DJ, Grimm D, Forman WB, Leidner BA : Metoclopramide-induced hypertensive crisis. Clin Pharm 3; 548-549, 1984
31) Michaeli J, Ben-Ishay D, Kidron R, Dasberg H : Severe hypertension and lithium intoxication. JAMA 251 : 1680, 1984
32) Chobanian AV, Bakris GL, Black HR, et al : The Seventh Report of the Joint Committee on Prevention, Detection,Evaluation,and Treatment of High Blood Pressure : the JNC7 report. JAMA289 : 2560-2572, 2003
33) Sennesael JJ, Dupont AG, Verbeelen DL, et al : Hypertension and cyclosporine. Ann Intern Med 104 : 729, 1986
34) Chen CL, Fan ST, Lee SG, et al : Living-donor liver transplantation : 12 years of experience in Asia. Transplantation 75 : 6-11, 2003
35) Gomez CA, Crowley DC, D'Alecy L, et al : Effect of arginine on cyclosporine-induced systemic hypertension after cardiac transplantation in the young. Am J Cardiol 87, 927-930, 2001
36) 大森正規，藤村昭夫：降圧薬の薬物動態と薬効評価. 臨床高血圧，97-103，朝倉書店，2002
37) Mori A, Tanaka J, Kobayashi S, et al : Fatal cerebral hemorrhage associated with cyclosporine-A/FK506-related encephalopathy after allogeneic bone marrow transplantation. Ann Hematol 79 : 588-592, 2000
38) Novak BL, Force RW, Mumford BT, et al : Erythropoietin-induced hypertensive urgency in a patient with chronic renal insufficiency : case report and review of the literature. Pharmacotherapy 23 : 265-269, 2003
39) 望月隆弘，高橋元洋：慢性腎不全. 日本臨牀 60 : 508-514, 2002
40) Jette N, Veregin T, Guberman A : Carbamazepine-induced hypertension. Neurology 59 : 275-276, 2002
41) Cachat F, Tufro A : Phenytoin/isradipine interaction causing severe neurologic toxicity. Ann Pharmacother 36 : 1399-1402, 2002
42) Kirsch C, Iffy L, Zito GE, et al : The role of hypertension in bromocriptine-related puerperal intracranial hemorrhage. Neuroradiology 43 : 302-304, 2001
43) Phillips BB, Joss JD, Mulhausen PL : Blood pressure elevation in a patient with salsalate. Ann Pharmacother 36 : 624-627, 2002
44) Oates JA : Antagonism of antihypertensive drug therapy by nonsteroidal anti-inflammatory drugs. Hypertension 11 : 4-6, 1988
45) Harada K, Ohashi K, Sakamoto K, et al : A case report : Decreased plasma concentration of nitrendipine and its antihypertensive effects by rifampicin. Jpn J Ther Drug Monit 14 : 266-271, 1997
46) Rahman M, Takahashi O, Goto M, Fukui T : BCG vaccination and tuberculosis in Japan. J Epidemiol 13 : 127-135, 2003
47) 猿田享男，島田和幸，小林和夫，ほか：Ca拮抗薬の最近の動向. 臨床医薬 18 : 250-265, 2001
48) Coon JT, Ernst E : Panax ginseng. A systemic review of adverse effects and drug interactions. Drug Safety 25 : 323-344, 2002
49) Mehta JL, Lopez LM : Rebound hypertension following abrupt cessation of clonidine and metoprolol. Treatment with labetalol. Arch Intern Med 147 : 389-390, 1987
50) 大森正規，荒川昌史，新木信隆，ほか：一般内科外来における大衆薬および嗜好品の使用状況調査-preliminary report-. 臨床薬理 34 : 141-142, 2002
51) http://www.mhlw.go.jp/houdou/2003/05/h0530-3.html (ホームページ)
52) 大森正規，藤村昭夫：血圧変動の著しい高齢者高血圧. 症例に学ぶ高血圧治療. 専門医のみるポイント49，メジカルビュー社，182-184，2000

［大森　正規/藤村　昭夫］

疾患編

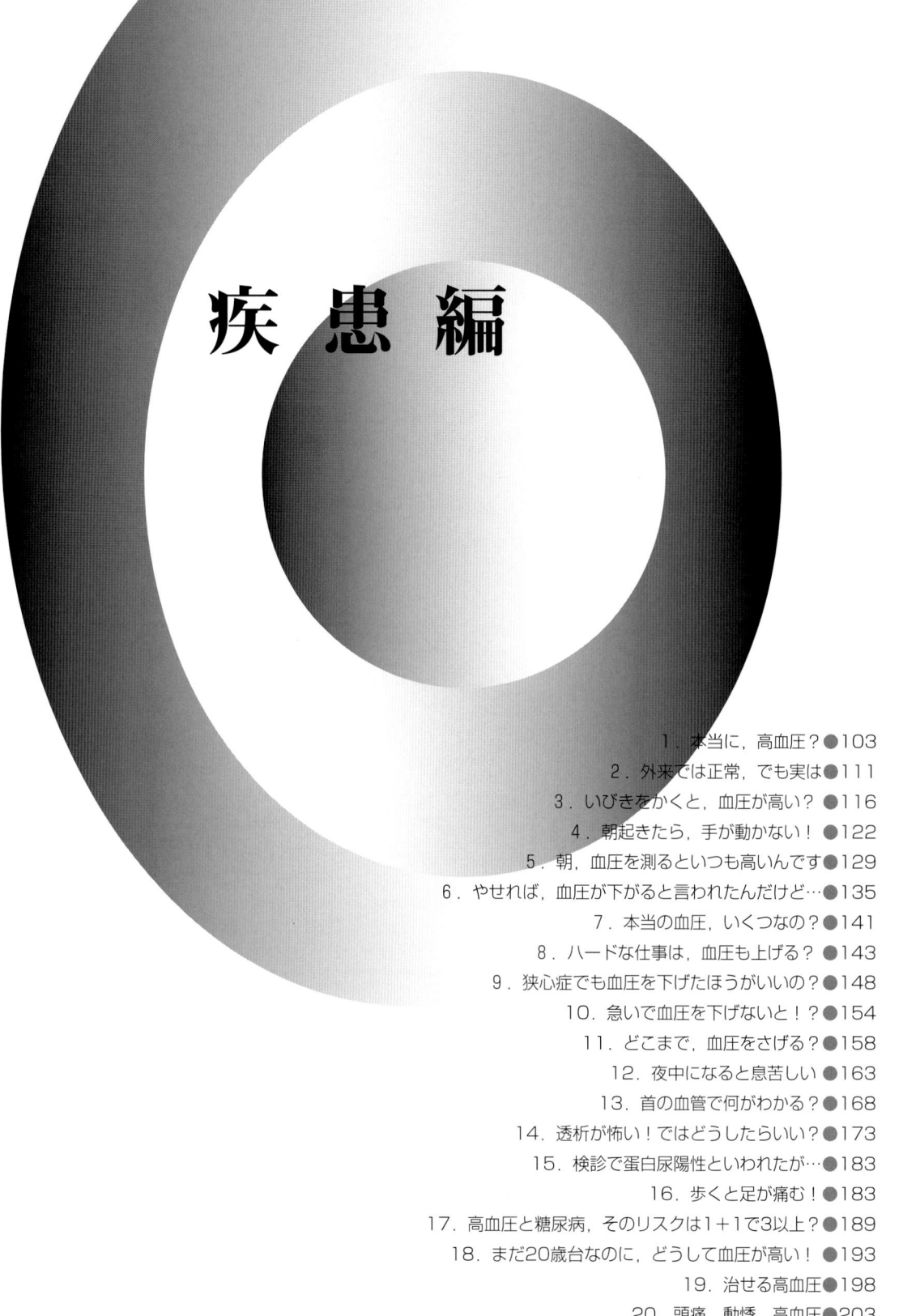

1. 本当に，高血圧？ ●103
2. 外来では正常，でも実は ●111
3. いびきをかくと，血圧が高い？ ●116
4. 朝起きたら，手が動かない！ ●122
5. 朝，血圧を測るといつも高いんです ●129
6. やせれば，血圧が下がると言われたんだけど… ●135
7. 本当の血圧，いくつなの？ ●141
8. ハードな仕事は，血圧も上げる？ ●143
9. 狭心症でも血圧を下げたほうがいいの？ ●148
10. 急いで血圧を下げないと！？ ●154
11. どこまで，血圧をさげる？ ●158
12. 夜中になると息苦しい ●163
13. 首の血管で何がわかる？ ●168
14. 透析が怖い！ではどうしたらいい？ ●173
15. 検診で蛋白尿陽性といわれたが… ●183
16. 歩くと足が痛む！ ●183
17. 高血圧と糖尿病，そのリスクは1＋1で3以上？ ●189
18. まだ20歳台なのに，どうして血圧が高い！ ●193
19. 治せる高血圧 ●198
20. 頭痛，動悸，高血圧 ●203
21. ただの肥満じゃないんです ●208
22. 漢方で血圧が上がるって本当？ ●213
23. この高血圧は直ちに入院が必要です！ ●217
24. 立ち上がるとふらっとする高血圧 ●223
25. 元気な子供を生むための血圧管理とは ●229

疾患 1 本当に，高血圧？

問題編

症例と設問

症例 1

S.E. 54歳，女性．
主　訴：動悸
家族歴：特記事項なし
既往歴：平成7年　子宮筋腫．子宮・左右卵巣摘出．
現病歴：平成10年7月の検診でBP173/105 mmHg，脈拍102/分を指摘され，高血圧であり近医への受診が必要と指示されたが，その夜自宅で就寝前に家人が購入していた家庭血圧計で再度測定したところ，112/66 mmHgと低く，脈拍数も60であった．その後も，家庭血圧を繰り返し測定したが，いずれの測定値も100～115／55～70 mmHgと正常であったため放置していた．同年8月13日，風呂上りに冷たい水を飲んだ後，心臓がどきどきし始めたが数時間で自然と軽快．8月18日の夜にも，特に誘引なく動悸が出現．20日の朝，起床後から再び，動悸がするため受診．

初診時現症：身長165cm，体重68kg．BMI 25.0．血圧188/110 mmHg，脈拍102/分整．眼瞼結膜貧血なし，眼球結膜黄染なし．心音S1（↑），S2（→），心雑音　第2肋間胸骨右縁でLevine 3度の駆出性収縮期雑音を聴取．呼吸音正常．腹部：肝腎脾触知せず，血管雑音（－）．下肢の浮腫（－）．

［初診時検査成績］
＜検尿＞蛋白（－），潜血（－），糖（－），沈渣：異常なし．
＜CBC＞　WBC 6400，RBC 490万/μl，Hb 14.0 g/dl，Ht 42.2%，Plt 27.6万/μl．
＜生化学＞　TP 7.5 g/dl，Alb 4.4 g/dl，T.Bil 0.9 mg/dl，ALP 293 IU/l，GOT 27，GPT 25 IU/l，LDH 204 IU/l，γGTP 25 IU/l，T-Cjol 203 mg/dl，HDL 41 mg/dl，TG 89 mg/dl，BUN 14.5 mg/dl，Cr 0.50 mg/dl，UA 4.7 mg/dl，Na 140 mEq/l，K 4.1 mEq/l，Cl 102 mEq/l，随時血糖 103 mg/dl，HbA1c 5.7%，
＜内分泌機能＞FT3 2.62 pg/ml（2.8～6.0 pg/ml），FT4 1.27 ng/ml（0.8～2.1 ng/ml），TSH 0.89 μIU/ml（0.24～3.70 μIU/ml），レニン定量（活性型）32 pg/ml（15～58 pg/ml），Ald 67.0 pg/ml（56.9～150.3 pg/ml），Cortisol 3.8 μg/dl（2.7～15.5 μg/dl），E 0.08 ng/ml（<0.12 ng/ml），NE 0.29 ng/ml（0.05～0.40 ng/ml），DA 0.03 ng/ml（<0.20 ng/ml）
＜心電図＞心拍数95/分．洞調律．SVI＋RV5；32mm．ST・T；変化なし．
＜胸部X線＞心胸郭比　52%．肺野に異常陰影なし．

設問

問題1 ここまでで考えられる診断は何か？
1. 本態性高血圧
2. 二次性高血圧
3. 悪性高血圧
4. 白衣高血圧
5. 心臓神経症

問題2 本症例の診断のために最も有用な検査はどれか？
1. 心エコー図
2. 自由行動下自動血圧 Ambulatory Blood Pressure（ABP）
3. 家庭血圧　Home Blood Pressure（HBP）
4. 精神的ストレス負荷試験

5. ホルター心電図

われわれは，検診あるいは診察時に著しい血圧上昇がみられるにもかかわらず，自宅での家庭血圧値が正常であることから，白衣高血圧の可能性が大きいと診断し，ABPとHBP測定を計画した．また，くりかえし動悸を訴えていることから，ホルター心電図を用いて不整脈の有無を確認することにした．

＜ホルター心電図＞1日総心拍数102,300拍．心室不整脈なし．有意のST・T変化なし．

その結果，臨床上有意の不整脈は観察されなかった．動悸の出現に一致して，心拍数が100～120に増大しており，一過性の洞頻脈と診断された．

＜自由行動下血圧記録　Ambulatory Blood Pressure（ABP）＞受診後の翌日より，30分間隔で40時間連続（11:00時から翌々日の03:30まで）ABPを記録．図1にその結果を示す．夜間睡眠中の血圧は昼間に比べて低い，正常血圧変動様式（dipper型）を呈し，起床とともに一過性の血圧上昇が観察されるもののその程度は軽く，ABP記録開始からの24時間分の平均値（と標

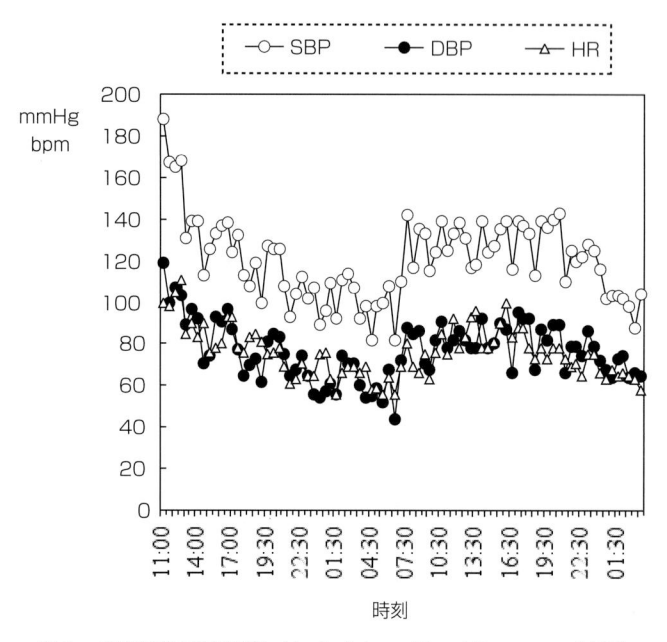

図1　自由行動下血圧記録（Ambulatory Blood Pressure;ABP）

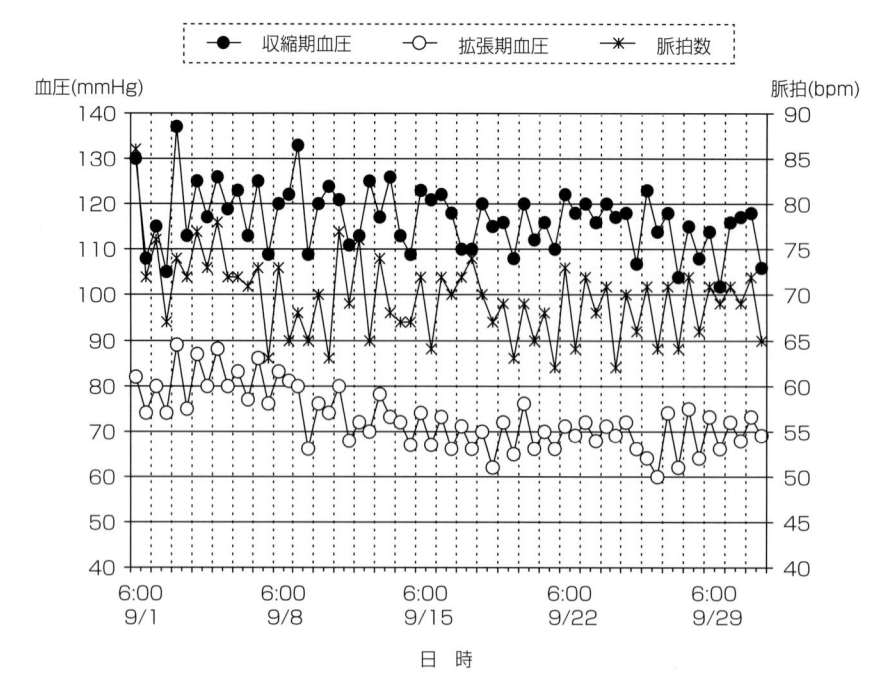

図2　朝と就寝前の家庭血圧．9月1日からの1ヵ月の記録．

準偏差）は，収縮期血圧 119.3 mmHg（22.5 mmHg），拡張期血圧 75.5 mmHg（16.1 mmHg），脈拍数 75.4 bpm（12.8 bpm）と正常血圧であった．注目される所見は，ABP装着時からの4回の測定値（収縮期/拡張期血圧/脈拍数，おのおの mmHg，mmHg，bpm）がそれぞれ，118/119/100 167/100/98 165/107/105 168/103/111 とその他の測定値に比し著しく高いことである．この4回の記録は，医師の前での診察時を含み病院にて計測されたものであった．

診察室で170～190／100～120 mmHgと著しい高血圧を呈するにも関わらず，診察室を離れると正常血圧になる，典型的な白衣高血圧であることがわかる．この症例では血圧だけではなく心拍数も一過性に著しく増大することが特徴である．

＜家庭血圧記録＞

ABPに続いて9月1日から10月1日まで，1カ月間家庭血圧の記録を実施した．家庭血圧は朝起床後に1回測定するよう丁寧に説明し，就寝前にもさらに1回の測定を行うよう指導した．その結果が図2に示されている．朝と就寝前の測定値は，ほとんどの測定日で，収縮期血圧・拡張期血圧・脈拍数とも就寝前に比し朝に高い様子が観察される．31日間62回の各測定値の平均（ならびに標準偏差）は，おのおの 116.8（7.02）mmHg，72.8（6.70）mmHg，70.5（4.43）bmpであった．外来での測定値は検診時の血圧と同様に，血圧 188/110 mmHg，脈拍 102/分ともに高値であったにもかかわらず，ABPの結果と同様に，家庭血圧による測定値は正常であった．

記録日誌によれば，日々，日常のストレスが大なり小なり存在していたにもかかわらず，決して著しい血圧上昇は観察されていない．家庭血圧からも，診察室（あるいは，検診の場）での測定値が，白衣をみることに伴う一過性の高血圧であることが確認された．

問題3 この疾患の予後に関して，次の中で正しいものを選べ．
1. 心肥大をもたらす．
2. 脳出血やくも膜下出血を誘発する危険性がある．
3. 高血圧性腎症をもたらす．
4. 無害ではなく，臓器障害のリスクになり得る．
5. 心臓神経症や心身症・精神疾患を合併する頻度が高い．

この症例に実施した心電図・心エコー図検査は正常で，心肥大もなく，腎機能も正常であった．その後実施した頭部CT・MRIでも異常はみられなかった．暗算負荷試験をはじめとする精神ストレス試験にても，異常はみいだされなかった．

問題4 この高血圧がどのように治療すれば良いか？ 次の治療法の中で妥当であるものを選べ．
1. 一過性とは言え，著しい血圧上昇であり，直ちに治療を開始すべきである．
2. ABP，HBPから正常血圧であると診断されているのであるから，治療の必要はない．
3. 血圧変動様式の経過を観察しつつ，状況に応じて，治療を開始することが必要である．
4. 白衣高血圧の背景には精神的ストレスの関わりが大きいので，心身医学的治療がひつようである．
5. 生活スタイルを再考し，その改善を図るべきである．

臓器障害の合併が認められないことから，この症例では降圧薬は処方せず，BMIが25.0と軽度の肥満がみられることから，食塩制限を含めた栄養指導を定期的に実施している．血圧変動の評価を目的に，朝と就寝前の家庭血圧を記録することを指示し，厳格な外来通院管理の上で，経過観察としている．初診後3年を経過した現在，あいかわらず白衣高血圧であるが，臓器障害も合併症もなく良好に経過している．

解 説 編

診療所で測定された血圧値が高く，しかし，家庭で自動血圧計を用いて測定した血圧値が正常値の場合，このような状況は白衣高血圧と呼ばれる．その頻度は外来高血圧患者の20％以上に及ぶとされている．白衣現象は拡張期血圧より収縮期血圧のほうが強く現れやすい．一方，診察室における血圧の上昇は，医師によって血圧測定がなされることが唯一の原因ではないと考えられるため，白衣高血圧（white coat hypertension）という名称よりも，診察室高血圧（isolated office hypertension あるいは isolated clinic hypertension）

という名称の方が適当であるとの意見もある．

また，同様の白衣現象は，高血圧症の患者にも観察される．診療所で測定された高血圧症の患者の血圧値が，家庭で自動血圧計を用いて測定した血圧値より高い場合は，このような現象は白衣効果とよばれ区別されている．白衣効果は重症高血圧においてよくみられる．現時点では，白衣高血圧と白衣効果が同じ成因に拠る現象であるのか，その背景機序は1つであるのか多因子性であるのか，まだ十分にはわかっていない．

問題の解答および解説

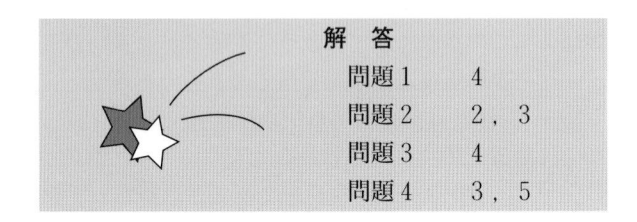

解 答	
問題1	4
問題2	2, 3
問題3	4
問題4	3, 5

問題1　白衣高血圧の診断

HBPやABPで普段は正常血圧であることがわかっているにもかかわらず，受診時のみ高血圧（140/90 mmHg以上）を示す場合を，「白衣高血圧」と呼ぶ．白衣高血圧の評価には，診療所でどの程度高い血圧値を示しているのか，家庭での血圧値と比較することが肝要である．白衣高血圧の頻度は加齢により増加する．「白衣効果」は高血圧においてもみられる．Paratiら[1]は28名の高血圧外来患者を対象に，診療所血圧と昼間のABPを比較し，146.6±3.6/ 94.9±2.2 mmHg vs 135.5±2.5/ 89.2±1.9 mmHg診療所血圧が有意に大きい（p<0.01）と報告した．この場合は院外での血圧値も高値であるため白衣高血圧とは言えない．一方，受診時の血圧値が院外での血圧値より高値を示しても，それが高血圧の基準を満たさない場合は白衣高血圧とは言わない．これらの白衣効果の機序は，十分には明らかにされていないが，交感神経系の関与があると推測されている．すなわち，白衣効果は医療環境に対する，ひとつの防衛反応（defense reaction）あるいは警鐘反応（alerting reaction）であると考察されている．Myersら[2]は27人の治療中の高血圧症を対象に，よく慣れた医師が患者のそばにいる場合といない場合との診療所血圧を比較した．その結果おのおの155±4/ 80±2 mmHg vs 157±3/ 83±2 mmHgで，両者間に統計上有意の差は認められなかった．しかし，これらの読みとり値は，覚醒中の携帯型血圧計測定値（ABP）の145±3/ 78±2 mmHg よりは大である（P<0.0001）ため，医師がいる，いないに関わらず，白衣効果は見られることになる．

ZwartとKimpen[3]は81名の小児を対象に，白衣と普段着で現れた医師に対する反応を調査したが，特に白衣に特別な感情を示すことはなかったらしい．一方，Paratiら[4]はSyst-Eur調査のサブスタディとして，白衣効果の変動性と，年齢あるいは外来血圧値とを比較検討した．その結果，白衣効果は壮年者（平均年齢51歳）に比し高齢者（平均年齢71歳）で大であったこと，外来血圧値の読みとり値が大きくなると血圧変動性も大きくなることを報告している．すなわち，外来血圧値の再現性は十分ではないことになる．

Lantelmeら[5]は，白衣効果と精神負荷との関連を検討した．血圧変動のスペクトル解析を行い，血圧変動の周波数解析と言う立場から見れば，白衣効果は低周波数（LF）成分の増大を伴う非特異的な交感神経機能の亢進に過ぎないと言及している．Le Pailleurら[6]は白衣効果に及ぼす談笑，読書，沈黙の効果を検討した．その結果，談笑が白衣効果と最も大きく関与すること，そのため白衣効果の疾病予後を評価するためには，談笑に伴う血圧値を間引いた昼間のABP平均値を用いることが大切であると提唱している．

Nystromら[7]は91名の男性と88名の女性を対象に，外来血圧値，24時間ABP，血漿コーチゾルとNPYを測定し，白衣効果に血漿NPYではなく血漿コーチゾルが関与することから，白衣効果は「闘争か逃避反応あるいは防衛反応（fight-flight-response）」と言うよりも，「挫折反応（defeat reaction）」と言えるかも知れないと論じている．

精神ストレス試験のひとつである暗算負荷試験と白衣効果の間に相関があることが報告されている[5)6)]．一方，白衣高血圧患者では，両者の間に相関性がみられないとの報告がある[1]．白衣高血圧と白衣効果は別々の成因に拠る現象であるのかもしれない．あるいは，その背景機序は多因子性であるが故に，このような相反する成績が報告されているのかもしれない．

問題 2

白衣高血圧の診断に，ABPと家庭血圧HBPがいずれも有用であることが知られている．それではいずれがより有用であろうか．筆者らはHBPが良いと考えている．図3は56歳女性のHBPの記録である．すでに12年間の記録が得られているが，その7年間の朝のHBP記録を図示している．受診のたびに診療所では160〜180/ 90〜100 mmHgの高血圧を示しているが，家庭での血圧計測では，図3に示すとおり，再現性良く，正常血圧であることが観察されている．朝のHBPの7年間平均値（ならびに標準偏差）は，収縮期血圧114.0（11.1）mmHg，66.5（6.0）mmHgと正常血圧

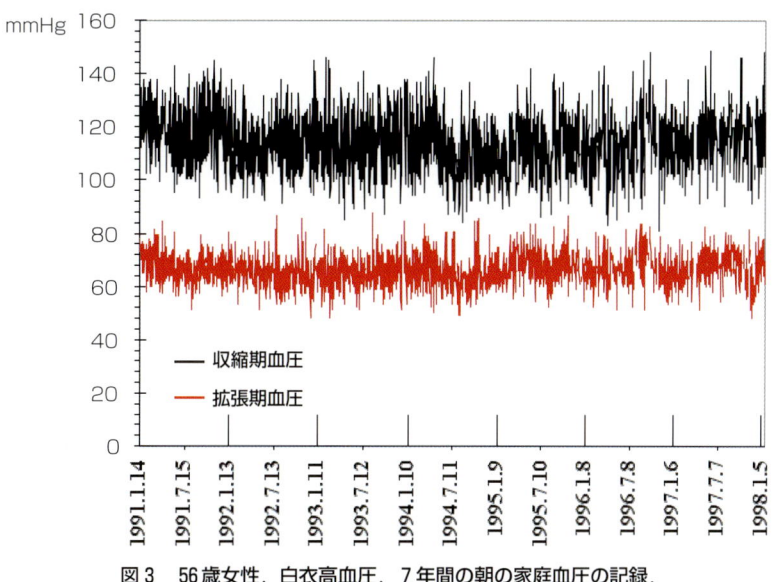

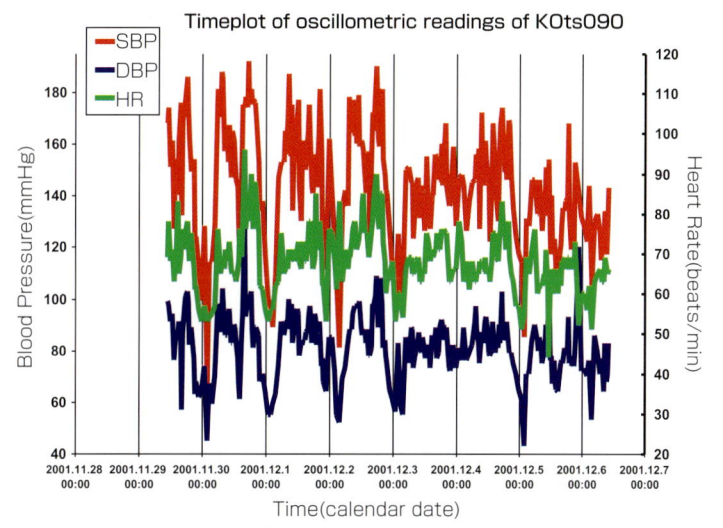

図3 56歳女性．白衣高血圧．7年間の朝の家庭血圧の記録．

図4 症例2．56歳女性．白衣高血圧．24時間血圧の7日間の記録．

である．

この症例のABPを図4に示す．2001年11月29日から12月7日までの7日間連続ABPの記録であるが，ABP記録開始の前半はABPでも高血圧を呈し，記録7日目にはじめて正常血圧の日内変動様式を呈している．24時間血圧の7日間の変化を表1に示すが，24時間血圧（収縮期/拡張期）は，(150.7/83.6)(152.2/84.0)(150.6/83.9)(147.3/83.7)(144.9/82.6)(142.7/81.1)(128.7/76.8)mmHgと日毎に低値となっている．ABPはまだ無拘束とは言えないため，計測に伴う負担のためにABPが著しく大きくでてしまった1例である．

問題3 白衣高血圧と臓器障害

持続性高血圧患者に比べて，臓器障害の頻度は少ないとの報告が多い．Pierdomenicoら[9]は21名の白衣高血圧症例に対して，LDL oxidationへの影響を検討した．その結果，白衣高血圧ではアテローム硬化を進展させる危険性は少ないと報告した．すなわち，これまでPerloffら，Verdecchiaらの報告の通り，白衣効果の予後は健常者に近く，持続性高血圧に比べれば予後はよいと考えられてきた．最近，検査手法が進歩し新しい検査法が登場した結果，より繊細に臓器障害が評価できるようになった．頚動脈エコーを用いて内膜中膜厚やプラークの計測が実施されるようになった．白衣高血圧症群において内膜中膜厚やプラークスコアは正常血圧群に比し高値であり，持続性高血圧群と同等であることが報告されている[10]．MRIを用いて非侵襲的に脳内虚血病変を評価した結果，白衣高血圧の存在は，症候性脳卒中のリスクにはならないものの，MRI上の無症候性脳梗塞の独立した規定因子である

表 1

Systolic Blood Pressure (SBP)

Day	24-Hour N	Mean	SD	Day Time N	Mean	SD	Night Time N	Mean	SD	Dipping%
1	38	150.7	27.3	16	159.9	16.9	9	123.6	34.9	22.7
2	38	152.2	26.3	16	159.7	21.0	8	118.6	24.4	25.7
3	39	150.6	22.0	16	157.2	13.1	9	126.2	24.0	19.7
4	39	147.3	22.1	16	160.3	16.1	9	123.7	21.0	22.8
5	38	144.9	11.5	16	142.7	10.7	9	142.3	10.3	0.2
6	38	142.7	17.9	16	151.3	14.1	9	124.9	18.6	17.4
7	38	128.7	13.4	16	126.9	12.9	9	128.8	11.4	−1.5
Overall	28.8	145.3	21.9	112	151.1	18.8	62	127.0	22.1	16.0

Diastolic Blood Pressure (DBP)

Day	24-Hour N	Mean	SD	Day Time N	Mean	SD	Night Time N	Mean	SD	Dipping%
1	38	83.6	14.6	16	89.2	11.2	9	70.4	16.9	21.0
2	38	84.0	15.2	16	89.7	15.7	8	66.5	12.0	25.9
3	39	83.9	11.2	16	88.4	5.8	9	70.9	12.3	19.8
4	39	83.7	12.8	16	90.5	8.8	9	69.9	13.3	22.8
5	38	82.6	6.1	16	82.3	5.1	9	81.0	6.0	1.5
6	38	81.1	10.3	16	86.0	6.7	9	71.1	14.2	17.3
7	38	76.8	11.7	16	76.4	10.8	9	77.9	18.1	−1.9
Overall	268	82.3	12.1	112	86.1	10.6	62	72.6	03.9	15.6

```
Wakeup Time      = 08:00      Bed Time       = 21:30
Begin Day Time   = 11:00      End Day Time   = 18:30
Begin Night Time = 22:30      End Night Time = 7:00
```

ことが報告されている[11]．

一方，Palatiniら[12]は，HARVEST研究から，白衣高血圧の臨床的意義を次のように述べている．持続性高血圧に比し，たとえ臓器障害を合併する頻度が小さいとは言え，正常血圧者に比べれば明らかに大きな危険性を持っていると考えるべきである．中でも心機能への影響が，腎機能へのそれに比し先行して発現することを，特に認識しておくべきだと警鐘している．最近発表されたPAMELA研究のサブアナリシスにおいて，1,637名中診察室高血圧が9〜12％に観察され，この集団において左室肥大の頻度が正常血圧群に比し有意に高値であることが明らかにされた[13]．このように大規模臨床試験の成績は，白衣高血圧においては健常者に比べると臓器障害の頻度は大きく，完全に無害ではないとする結果が示されている．筆者もこの考え方を支持したい．

問題4　白衣高血圧の治療

白衣高血圧の臓器障害や予後に関する結論が十分には明らかにされていないため，持続性高血圧と同様の治療を行うべきか否かについては，明確な結論がないのが現状である．1999年のWHO/ISHガイドラインで，はじめて白衣高血圧のマネージメントに関するコメントが加えられた．その中で，白衣高血圧であっても個々の患者背景によって治療の適応を考慮すべきであると記載されている．適正な体重を維持することを中心に，生活習慣の改善を積極的に推奨し，HBP（あるいは状況に応じてはABP）を注意深くモニターし，血圧上昇傾向が観察される場合には，薬物療法を考慮すべきである．

白衣高血圧に長時間作用型のdoxazosinが良いことを報告したのは，Pickeringら[14]である．HALT研究の中から，112名の軽症高血圧を対象にして，doxazosinを16週間，就寝時に服薬させている．白衣効果は高齢（65際以上）の女性に多く，doxazosinは24時間ABPと外来血圧の両者を有意に低くした．興味深い点は，特に高齢者においては，その降圧の程度が24時間ABPに比し，外来血圧で大であったことである（すなわち，白衣効果をより明瞭に抑制したことになる）．白衣高血圧に関する解析でも興味深い成績が報告されている．doxazosinは持続性高血圧では，24時間ABPも外来血圧も降圧したが，白衣高血圧では，24時間ABPに影響を及ぼすことなく，外来血圧だけを低くしたことである．Pickeringらのこの論文は，白衣高血圧症に対して，少量のdoxazosinを，就寝時に服薬させることの妙を表している．さらには，白衣現象の背景に存在する自律神経系―内分泌系等を改善するための配慮も必要である場合も存在する．自

律訓練法等の心身医学的治療の有用性も少しずつ実証されてきている[15]．

レベルアップをめざす方へ

　高齢者の高血圧症は動揺性が大きいことから，白衣高血圧あるいは白衣効果を併せ持つ頻度が高い．そのため家庭血圧値を上手に利用することが望ましい．就寝前の血圧値は，一般的には家庭血圧のなかでも最も低い．著者らはこの値が125/80 mmHg以下に維持できるように，降圧治療の目標値を定めている．日本高血圧学会から家庭血圧による降圧評価についての最近の考え方が提唱された．それによれば，白衣高血圧をはじめとする高血圧の降圧治療は，家庭血圧で評価されることが望ましいとされている．本邦では年間1千万台の家庭血圧計（HBP）が製産され，既に3,000万台のHBPが各家庭に配置されている．1995年イタリアで行われたPAMELA研究では，家庭血圧が138/87mmHg以上の場合は高血圧との提唱がなされ，東北大学のImaiらは岩手県大迫研究[16]の報告を基に以下のように提唱している．家庭血圧で135/80 mmHg以上を高血圧と診断し，135/85 mmHg以上なら確実な高血圧と考える．一方125/80 mmHgを正常とし，125/75 mmHg未満を確実な正常血圧とする．これらの家庭血圧値の評価は，測定条件を以下の如く規定し，統一化されることが望ましい．すなわち，上腕カフオシロメトリック法装置を用いること，上腕カフを右心房の位置に保持し，腕は伸展させた状態で測定すること，測定部位としては，利き腕と対側の上腕を用いる（左右差が明らかな場合は，常に高い側で測定する）ことと勧告されている．家庭血圧計の精度確認には，同時両側法あるいは片側交互法を用い使用開始時，使用中に行うこととし，対象と装置の適合性は聴診法との較差が5 mmHg以内にあることが必要である．さらに，家庭血圧測定時の条件として，次のごとく規定している．朝の測定は，起床後1時間以内で，排尿後，座位1～2分の安静後，服薬前，朝食前に，また夜の測定は，就床時に座位1～2分の安静後に行うこと．朝，夜それぞれ少なくとも1回の測定を基本とし，1機会に複数回測定した場合には，その測定値を全て記録すること．そして，最も大切なこととして出来る限り長期間の測定を行うこと．記録された全ての血圧値のうち，朝，夜それぞれ最初の1回目の記録の平均値（通常2週～4週の平均を単位とする）を算出し，この値をもって高血圧の診断ならびに降圧効果の判定を行うことと推奨されている．家庭血圧は様々な高血圧の降圧評価に極めて有用である．今後，家庭血圧を用いたこのような臨床試験が推敲され，降圧治療の質が向上して行くことを期待する．

●文　　献●

1) Parati G, Ulian L, Santucciu C, et al : Difference between clinic and daytime blood pressure is not a measure of the white coat effect. Hypertension 31 : 1185-1189, 1998.
2) Myers MG, Meglis G, Polemidiotis G : The impact of physician vs automated blood pressure readings on office-induced hypertension. J Hum Hypertens 11 : 492-493, 1997.
3) Zwart DL, Kimpen JL : The white coat in pediatrics : link between medical history and preference for informally dressed physicians. Ned Tijdschr Geneeskd 141 : 2020-2024, 1997.
4) Parati G, Omboni S, Staessen J, et al. : Limitations of the difference between clinic and daytime blood pressure as a surrogate measure of the white-coat effect. Syst-Eur investigations. J Hypertens 16 : 23-29, 1998.
5) Lantelme P, Milon H, Gharib C et al. : White coat effect and reactivity to stress : cardiovascular and autonomic nervous system responses. Hypertension 31 : 1021-1029, 1998.
6) Le Pailleur C, Helft G, Landais P et al. : The effects of talking, reading, and silence on the "white coat" phenomenon in hypertensive patients. Am J Hypertens 11 : 203-207, 1998.
7) Nystrom F, Aardal E, Ohman KP : A population-based study of the white-coat blood pressure effect : positive correlation with plasma cortisol. Clin Exp Hypertens 20 : 95 -104, 1998.
8) Nakao M, Shimosawa T, Nomura S, et al : Mental arithmetic is a useful diagnostic evaluation in white coat hypertension. Am J Hypertens 11 : 41-45, 1998.
9) Pierdomenico SD, Costantini F, Bucci A et al. : Low-density lipoprotein oxidation and vitamin E and C in sustained and white-coat hypertension. Hypertension 31 : 621-626, 1998.
10) Muldoon MF, Nazzaro P, Sutton-Tyrrell K, et al : White-coat hypertension and carotid artery atherosclerosis. Arch Intern Med 160 : 1507-1512, 2000.
11) Kario K, Shimada K, Schwartz JE, et al : Silent and clinically overt stroke in older Japanese subjects with white-coat and sustained

hypertension. J Am Coll Cardiol 38 : 238-245, 2001.
12) Palatini P, Mormino P, Santonastaso M, et al. : Target-organ damage in stage I hypertensive subjects with white coat and sustained hypertension : results from the HARVEST study. Hypertension 31 : 57-63, 1998.
13) Sega R, Trocino G, Lanzarotti A, et al : Alterations of cardiac structure in patients with isolated office, ambulatory, or home hypertension : Data from the general population（Pressione Arteriose Monitorate E Loro Associazioni [PAMELA] Study）. Circulation 104 : 1385-1392, 2001.
14) Pickering TG, Levenstein M, Walmsley P, et al. : Differential effects of doxazosin on clinic and ambulatory pressure according to age, gender, and presence of white coat hypertension. Results of the HALT study. Am J Hypertens 7 : 848-852, 1994.
15) Pickering TG : White coat hypertension. Current Opinion Nephrol Hypertens 5 : 192-198, 1996.
16) Imai Y, Hozawa A, Ohkubo T, et al. : Predictive values of automated blood pressure measurement : what can we learn from the Japanese population - the Ohasama study. Blood Press Monit 6 : 335-339, 2001.

［大塚　邦明］

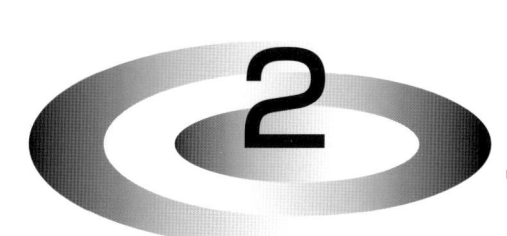

疾患 2 外来では正常，でも実は…

問題編

症例と設問

症例
66歳男性，元大工．
主　訴：労作時胸部絞扼感．
家族歴：父が脳卒中で死亡．
既往歴：脂肪肝で通院中，喫煙（60歳まで10本/日，40年間）．

現病歴1
　40歳時に検診で高血圧を指摘されたが，自覚症状がないため放置していた．47歳時，頭重感を主訴に当科初診．高血圧の治療が開始された．外来血圧はニフェジピン持効錠（アダラートL 40mg分2朝夕）の内服で，110〜136/60〜80mmHgで安定して経過していた．しかし最近起床時の家庭血圧が170〜180mmHgあるというので24時間自由行動下血圧測定（ABPM）を外来で行った．その結果，図1のような血圧日内変動を認めた．

問題1 外来血圧，家庭血圧，ABPMにより，外来受診の時間帯の血圧は140/90mmHg以下であるが，家庭血圧，とくに早朝の血圧上昇が明らかとなった．本症例の降圧薬として不適当なものはどれか．
1．長時間作用型降圧薬への変更
2．α遮断薬の就寝前投与
3．ACE阻害薬追加
4．少量の降圧利尿薬の追加
5．短時間作用型Ca拮抗薬の起床時内服

現病歴2（同一症例）
　平成13年12月25日，500mほど離れた近所の家に行こうと急いで歩いている途中で，前胸部から背部にかけての強い絞扼感と冷汗を自覚し，1時間ほど持続した．その後，歩行時や軽作業時に胸痛を自覚するようになった．平成14年1月21日当科再診し，狭心症を疑われ，同日入院した．

　入院時現症：身長164cm，体重80kg，Body Mass

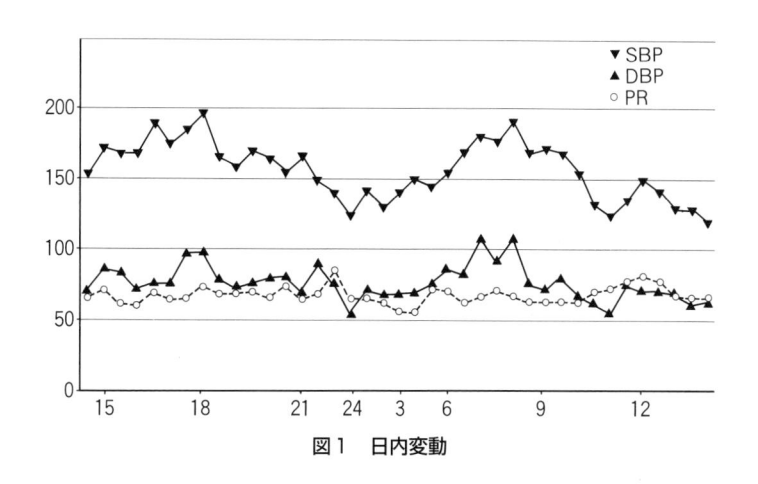

図1　日内変動

Index（BMI）29.7，血圧 142/84mmHg・左右差なし，脈拍 86/min 整，結膜に貧血・黄疸なし，頸部：甲状腺触知せず，頸静脈怒張なし，心音：S2 やや亢進，S3（−），S4（−），肺音：ラ音なし，腹部：肝・脾・腎，触知せず，四肢：浮腫なし．

入院時検査所見

＜検尿＞pH 6.0，タンパク（−），糖（−），ウロビリ（±），潜血（−），比重 1.016

＜CBC＞WBC 5640/μl，RBC 407万/μl，Hb 12.6 g/dl，Ht 39.6％，Plt 11.1万/μl

＜生化学＞TP 6.2 g/dl，Alb 3.5 g/dl，T.Bil 1.0 mg/dl，GOT 92 IU/l，GPT 191 IU/l，LDH 241 IU/l，γ-GTP 53 IU/l，CK 228 IU/l，CK-MB 11 IU/l，BUN 16 mg/dl，Cr 0.9 mg/dl，Na 143 mEq/l，K 3.8 mEq/l，Cl 106 mEq/l，Ca 8.9 mg/dl，T.Cho 191 mg/dl，HDL-C 43.2 mg/dl，LDL-C 118.8 mg/dl，TG 145

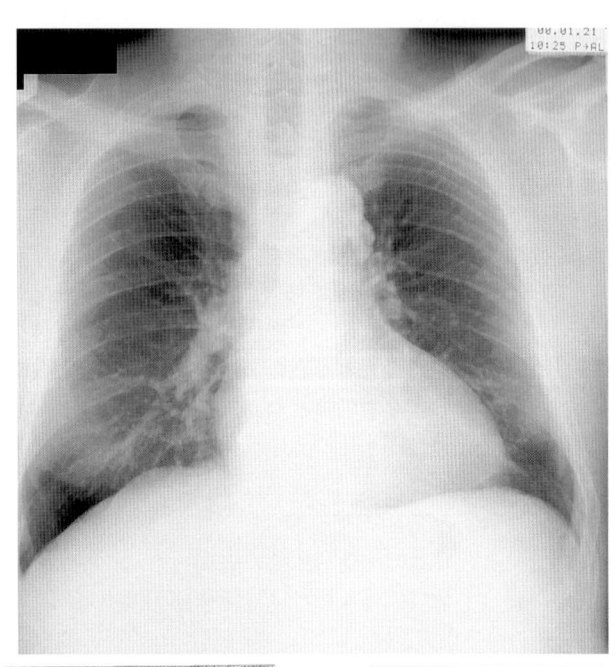

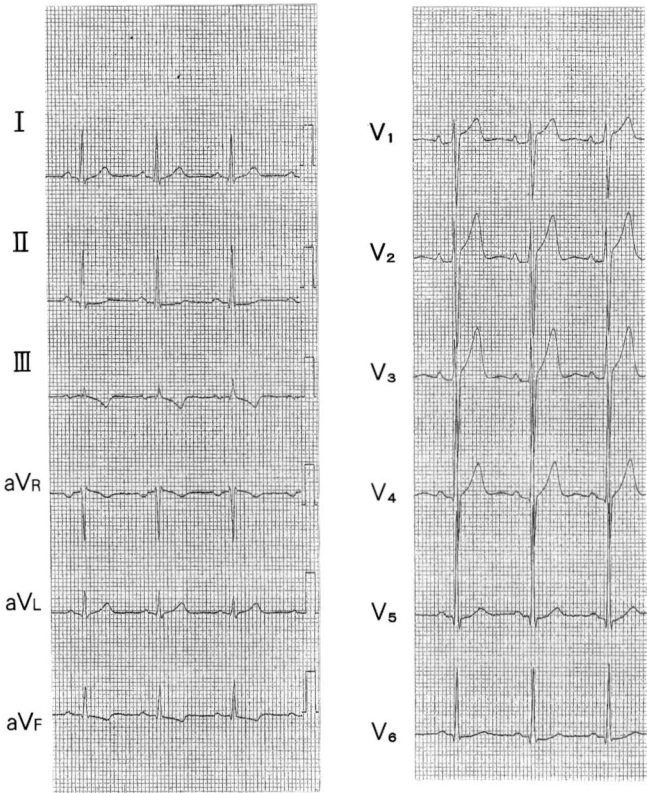

図2 入院時X線像（上）と心電図（下）

mg/dl, FBS 90 mg/dl, HbA1c 5.4%, PRA 0.1ng/ml/h, PAC 108 pg/ml, CRP 0.3 mg/dl, 24hCcr 70ml/min

＜75g-OGTT＞

時間（分）	0	30	60	90	120
Glucose (mg/dl)	87	129	147	102	100
Insulin (μU/ml)	20.1	84.3	113.5	76.0	81.3

＜動脈血液ガス分析＞pH7.387, pCO2 45.4 Torr, pO2 63.7 Torr, HCO$_3^-$ 26.7 mEq/l

入院時画像所見

入院時の胸部X線像と心電図を図2に示す．
（心エコー図）左房径40mm，心室中隔厚11mm，左室後壁厚12mm，左室拡張末期径56mm，左室収縮末期径39mm，%FS 30.2%，左室下壁は軽度壁運動低下あり（図3）．

安静時心筋血流シンチグラム（テトロフォスミン）後下壁領域の集積低下あり．

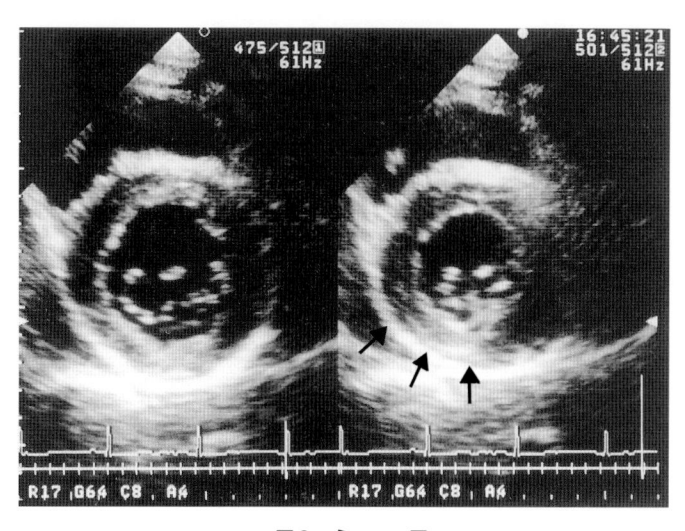

図3　心エコー図

問題2　ここまでで考えられる診断は何か？
1. 冠攣縮性狭心症
2. 安定労作狭心症
3. 不安定狭心症
4. 急性心筋梗塞
5. 急性大動脈解離

待機的に冠動脈造影を行い，右冠動脈近位部（AHAのSegment 1）に90%の狭窄病変を認め（図4），責任病変と考えられた．負荷心筋シンチグラムでも右冠動脈領域の虚血が証明された．後日，右冠動脈に対しカテーテルインターベンション（ステント留置）を行い良好な結果（狭窄率0%）を得た．

問題3　本例において，重要と考えられる冠危険因子はどれか．3つ選べ．
1. 喫煙歴
2. 糖尿病
3. 脂肪肝
4. インスリン抵抗性
5. 高血圧

問題4　本例の今後の管理方針として不適当なものはどれか
1. 減量（BMI＜25）
2. 外来血圧≦140/90mmHg
3. β遮断薬投与
4. アスピリン100mg/日投与
5. LDLコレステロール＜100 mg/dl

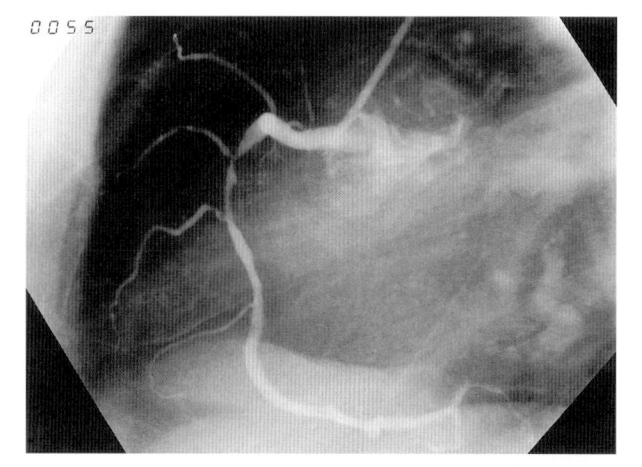

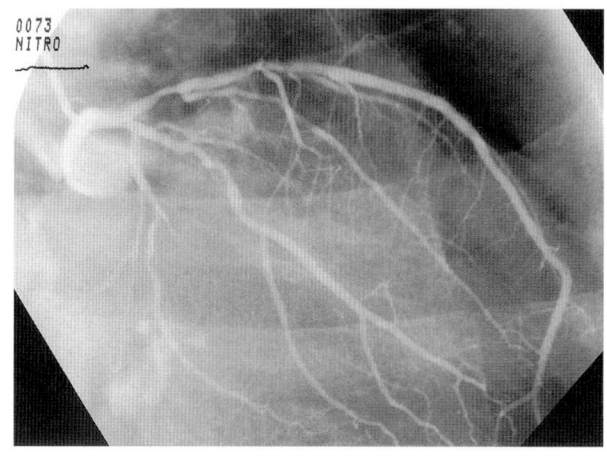

図4　冠動脈造影

解説編

　本例は外来血圧が正常にもかかわらず，外来受診時間帯以外，とくに早朝から起床後の高血圧が明らかとなった症例である．病歴および検査所見等から本態性高血圧と考えられ，降圧薬治療中である．Pickering は，外来血圧が正常にもかかわらず，家庭血圧や自由行動下24時間血圧測定値（ABP）が高い患者群に対し，masked hypertension（仮面高血圧）と名付けた[1]．彼は診察時のみ血圧が高い白衣高血圧，外来血圧とABPがともに高い持続性高血圧，仮面高血圧の中で，仮面高血圧が脳心血管疾患の最大のリスクであり，その原因として仮面高血圧では24時間にわたる血圧コントロールに必要な降圧薬の投与が不十分であった可能性を指摘している．未治療高血圧患者における仮面高血圧の機序や意義はいまだ明らかにされていないが，降圧薬服用者では降圧薬の種類や血中濃度により仮面高血圧を来たす可能性がある．一方，本例でも見られた早朝高血圧と臓器障害との関連が注目されている．すなわち，心筋梗塞や脳血管障害の発症には日内変動があり，特に早朝から午前中の発症が多いことが指摘されている[2]．

● 問題の解答および解説

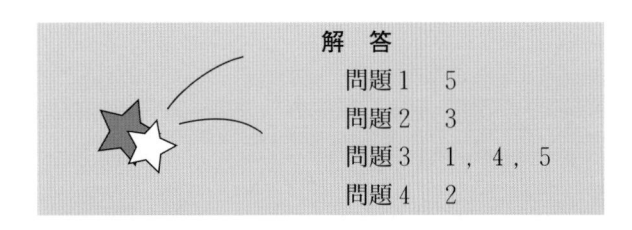

解　答
問題1　5
問題2　3
問題3　1，4，5
問題4　2

問題　1

　早朝の血圧上昇を認め，いわゆるモーニングサージを示している．モーニングサージとは覚醒・起床とともに交感神経系およびレニン・アンジオテンシン系が活性化され，早朝の血圧上昇が生じる現象である．朝食後のニフェジピン持効錠の内服により，日中10時から14時頃までの血圧はほぼコントロールされているが15時頃から再び上昇している．この一因として，ニフェジピン持効錠が1日2回投与でも24時間カバーできていないことが考えられ，長時間作用型のニフェジピンCR錠やアムロジピンへの変更が望ましい．また，早朝高血圧の予防にα遮断薬の就寝前投与が有用との報告がある．ABPMの結果から血圧の平均値は収縮期154mmHg，拡張期77mmHgと高いことから他の第一選択薬の併用により，全体的な降圧を図る必要がある．短時間作用型カルシウム拮抗薬，とくにニフェジピンカプセルは強力な血管拡張作用のため舌下投与や内服により短時間で降圧が得られるが，持続時間が短く，反跳性に昇圧する恐れがあるため，使用すべきではない．

問題　2

　最近の症状は労作時のみであるが，入院約1ヵ月前の症状は，持続が1時間と長く冷汗を伴うものであった．入院時の胸部X線写真はCTR 50％で左1，3，4弓突出と大動脈の石灰化を認めるが肺うっ血はない．心電図は正常洞調律で，II誘導でのST低下（0.5mm）と，III，aVF誘導での陰性T波を認め，これは以前の心電図にはなかった所見である．この心電図変化や心エコー図での壁運動異常から，右冠動脈領域の強い虚血が示唆される．1ヵ月前の強い発作が急性心筋梗塞だったかどうかは確認できないが，急性冠症候群として扱ってよいものと思われる．現時点での診断は不安定狭心症とするのが妥当である．

問題　3

　喫煙・高血圧・高脂血症は冠動脈疾患の三大危険因子と呼ばれる．入院時の血糖，HbA1c，75g-OGTTの結果から，本症例は糖尿病ではない．しかし，空腹時および糖負荷後のインスリン値が高値であり，インスリン抵抗性の指標であるHOMAインデックスは4.3（基準値1.6未満）である．近年，インスリン抵抗性（高インスリン血症）が冠動脈疾患の独立した危険因子であることが報告されている[3]．また，早朝高血圧とインスリン抵抗性の関連を示唆する成績もある．脂肪肝は肥満の合併症の可能性があるが直接的な危険因子ではない．

問題　4

　冠動脈疾患という臓器障害を有する症例の降圧目標値として外来血圧140/90mmHg以下というのは適当でない．脳や腎など他の臓器の虚血にも注意しながら正常血圧である130/85mmHg以下を目標とすべきである．ただし，本例のように仮面高血圧を示す場合は降圧薬の投与量や種類を調整した後，家庭血圧やABPも積極的に活用する．1999年WHO/ISHのガイドラインでは家庭血圧，ABPのいずれも125/80mmHgが外来血圧の140/90mmHgに相当するとしている．降圧にあたっては長時間作用型のものを

使用し，緩徐に行うべきである．減量等の非薬物療法も積極的に行う．冠動脈疾患を伴う高血圧患者では β 遮断薬は積極的適応であり，そのなかでも ISA のないものが推奨されている．ただし，運動誘発性冠攣縮性狭心症の場合には長時間作用型 Ca 拮抗薬と β 遮断薬の併用を考慮すべきである．

●文　献●

1) Pickering TG, Davidson K, Gerin W, et al : Masked hypertension. Hypertension 40 : 795-796, 2002.
2) Muller JE, Stone PH, Turi ZG, et al : Circadian variation in the frequency of onset of acute myocardial infarction. N Engl J Med 313 : 1315-1322, 1985.
3) Despres JP, Lamarche B, Mauriege P, et al. : Hyperinsulinemia as an independent risk factor for ischemic heart disease. N Engl J Med 334 : 952-957, 1996.

[高橋　文彦 /竹原　有史/ 菊池健次郎]

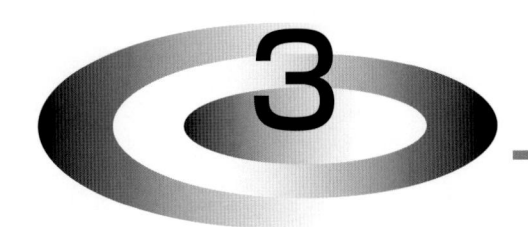

疾患 3 いびきをかくと，血圧が高い？

問題編

症例と設問

症例

S.S. 56歳 男性
主訴：耐え難い日中の眠気
家族歴：特記事項なし
既往歴：特記事項なし
現病歴：家人より20年前より鼾，5年前より夜間頻回に出現する30秒以上の呼吸停止を指摘される．本人はその頃より疲労感，堪え難い日中の眠気，ならびに夜間の頻尿を自覚．近医に受診し，睡眠覚醒障害の精査目的で当院睡眠医療センターに紹介される．

初診時現症：身長162cm 体重89kg 血圧184/102 mmHg 脈拍84/分整 意識障害（−） 眼瞼結膜貧血（−）・黄疸（−） 扁桃肥大あり（Mackenzie分類2度） 口蓋垂肥大（−） 下顎の後退軽度にあり 心音・呼吸音清 腹部：肝腎脾触れず 血管雑音（−） 下腿浮腫（−）

当院の問診表の結果では，眠気尺度（Epworth sleepiness scale；ESS）は19/24点 入眠時幻覚（−） 情動脱力発作（−） 睡眠麻痺（−）

睡眠覚醒障害精査のため終夜睡眠ポリグラフ検査（Polysomnography；PSG）を予定し，また，来院時に高血圧を認めたため，採血および携帯型血圧測定（Ambulatory blood pressure monitoring；ABPM）を施行した（図1）．

問題1　図1に示す血圧変動パターンは？
a. Extreme dipper
b. Dipper
c. Non-dipper
d. Riser
e. Afternoon dip

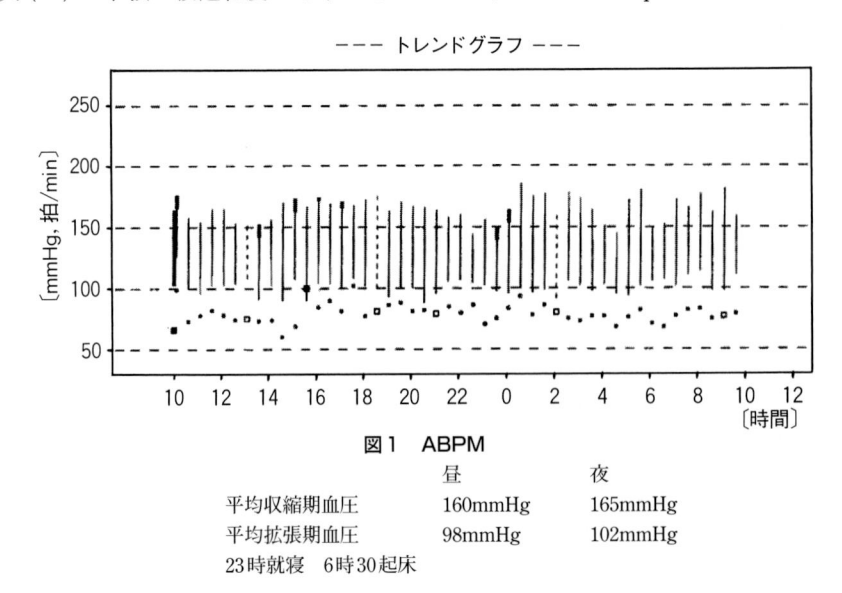

--- トレンドグラフ ---

図1　ABPM

	昼	夜
平均収縮期血圧	160mmHg	165mmHg
平均拡張期血圧	98mmHg	102mmHg

23時就寝　6時30起床

入院時血液検査所見
<CBC> WBC 7.1×103/μl RBC 5.62×103/μl Hgb 17.1g/dl Plt 197×103/μl
<生化学> TP 6.9g/dl Alb 4.4g/dl T-bil 0.54mg/dl UN 14.5mg/dl UA 4.8mg/dl Cre 0.84mg/dl AST 23 IU/l ALT 19 IU/l Na 143mEq/l K 3.9mEq/l Cl 105mEq/l Ca 8.6mg/dl T-cho 175mg/dl TG 199mg/dl HDL-cho 45mg/dl LDL-cho 108mg/dl Hb-A1c 4.8% IRI 5.7μl/ml ACTH 32pg/ml コルチゾール 10.2μg/dl ノルアドレナリン 438pg/ml レニン活性 0.7 ng/ml/hr アルドステロンP 62pg/ml
<凝固系> PT(%) 98% PT(INR) 1.01 APTT(秒) 42.0秒 fib 382 IU/l

入眠後30分のPSG所見を図2に示す.

問題2 ここまでで最も疑われる睡眠覚醒障害は何か？
a. ナルコレプシー (Narcolepsy)
b. 上気道抵抗性症候群 (upper airway resistance syndrome; UARS)
c. 閉塞性睡眠時無呼吸症候群 (Obstructive sleep apnea syndrome; OSAHS)
d. 中枢性睡眠時無呼吸症候群 (Central sleep apnea syndrome; OSAHS)
e. ムズムズ脚症候群 (Restless legs syndrome; RLS)

PSGの結果，無呼吸低呼吸指数 (AHI) は60.5/hr 平均血中酸素飽和度は85% 最低血中酸素飽和度は70%であったが，周期性四肢運動 (periodic limbs movements; PLMs) がなかった．

問題3 この睡眠時呼吸障害に対する治療として最も適切なものは何か？
a. 塩酸メチルフェニデート投与
b. 持続気道陽圧呼吸 (continuous positive airway pressure; CPAP)
c. 口腔内装置 (Oral appliance; OA)
d. クロナゼパム等のベンゾジアゼピン投与
e. 口蓋垂軟口蓋咽頭形成術

睡眠時呼吸障害への治療を開始し，日中の眠気は改善したため，高血圧症に対し運動療法 (30分以上の散歩を週3回) と食事療法 (カロリー制限1,600Kcal，塩分制限NaCl 6g以下) を約3カ月間行った．その後のABPMを図3に示す．

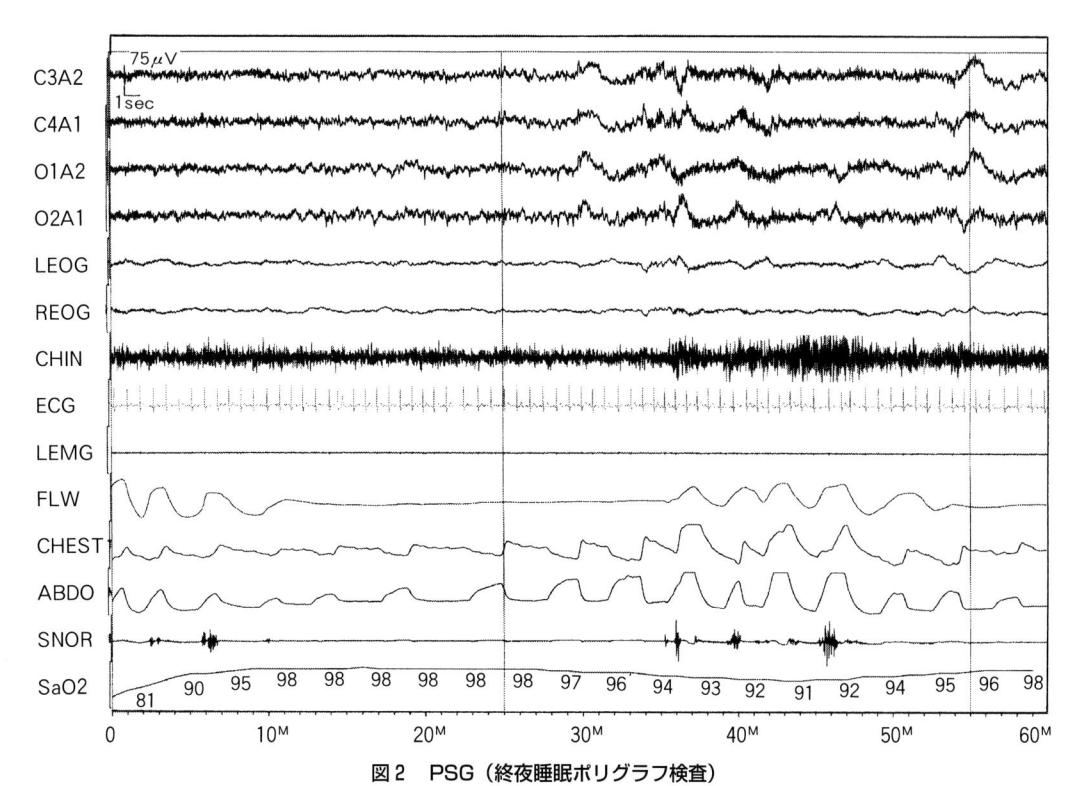

図2 PSG（終夜睡眠ポリグラフ検査）

注）略語は上から脳波（C3A2～O2A1），眼球運動（LEOG，REOG），顎筋電図（CHIN），心電図（ECG），前脛骨筋筋電図（LEMG），呼吸気流（FLW），胸壁運動（CHEST），腹壁運動（ABDO），いびき（SNOR），SaO2（経皮的動脈血酸素飽和度）

--- トレンドグラフ ---

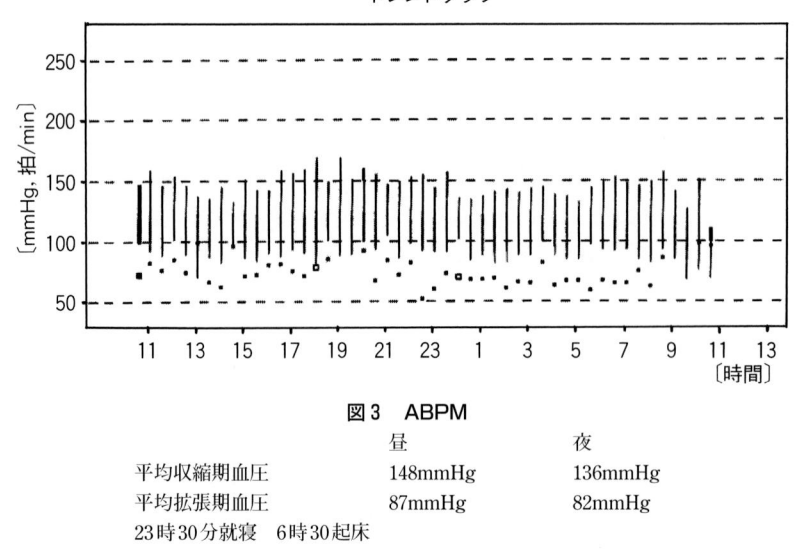

図3　ABPM

	昼	夜
平均収縮期血圧	148mmHg	136mmHg
平均拡張期血圧	87mmHg	82mmHg

23時30分就寝　6時30起床

問題4　追加すべき治療法として適切なものは何か？
（1）気管切開術
（2）扁桃摘出術
（3）AII受容体拮抗薬などの持続性降圧薬の投与
（4）栄養指導と体重減量指導の中止
（5）在宅酸素療法

a（1），（2）　b（1），（5）　c（2），（3）
d（3），（4）　e（4），（5）

解　説　編

テーマ疾患の概説（総論）

　未治療の閉塞性睡眠時無呼吸症候群（OSAS）における高血圧の合併率は15〜56％で，本態性高血圧症におけるOSASの合併率は26〜48％と高く，またOSASと高血圧の合併は米国高血圧合同委員会第6次報告書（JNC-VI）でも取り上げられ，夜間非降下型高血圧（non-dipper）との関連が指摘されている．ABPMを用いた血圧日内変動の観察は，従来の断片的な評価に比べ臓器障害の予測に優れており，non-dipperあるいは夜間上昇型高血圧（riser）などの異常が，より臓器障害を予測しうることが示唆されている．米国高血圧合同委員会第7次報告書（JNC-VII）では，異論は残されているが，睡眠時無呼吸は2次性高血圧の一つとして分類された．

主要疾患の解説

疾患概念

　OSAHSは，夜間の繰り返される無呼吸あるいは低呼吸に起因する脳波上覚醒によって睡眠が分断され日中に過度の眠気をきたす疾患である．以前よりOSAHSと高血圧との関連性ついては議論され，夜間の無呼吸に続き一過性に生じる血圧上昇が明らかになっている．健常人に見られる血圧日内変動は，日中に高く夜間に低値を示すいわゆるdipper typeである．しかし，OSAHS患者の血圧日内変動は，睡眠中に血圧下降を認めないnon-dipper typeあるいは日中よりさらに高値を示すriser typeを認めることがある[1]．この場合，OSAHSでは心房利尿ホルモン（ANP）の増加による夜間頻尿があり，その主症状の一つである中途

覚醒に伴う夜間排尿がnon-dipper typeやriser typeに関係があることも考慮する必要がある．この夜間頻尿は，鼻マスク式持続気道陽圧呼吸（nasal CPAP；NCPAP）などの適切な治療によって速やかに消失する．

症　候

OSAHSの二大症状としては，日中の過剰な眠気（excessive daytime sleepiness；EDS）といびきが挙げられる．この他に記憶力，集中力，意欲，性的機能の低下，起床時の頭痛，咽頭痛，窒息感，夜間の多動性睡眠，頻尿などがある．合併症には，高血圧症，肺高血圧症，夜間狭心症，右心不全，左心不全，不整脈，脳血管障害，二次性多血症，高インスリン血症，糖代謝異常，脂質代謝異常などが挙げられる[2)3)4)]．夜間血圧上昇に関しての特有な症状はない．

病　因

OSAHSに認められる夜間血圧上昇の主な機序は，1）気道閉塞に対抗し努力呼吸を行うため胸腔内圧が大きく変動し，動脈圧受容体を介する，2）無呼吸中の低酸素血症により化学受容器を介する，3）覚醒反応に伴う，などの交感神経の緊張により発症すると考えられている．

診　断

OSASは1976年Guilleminaultによって提唱され，「いびきや日中に過剰な眠気などの自他覚症状を伴い，睡眠中に10秒以上の気流停止が，1時間に5回以上出現する症候群」と定義される．その後，呼吸気流の低下である低呼吸においても，臨床上無呼吸と同等の意義があることが分かり現在では閉塞性睡眠時無呼吸低呼吸症候群（OSAHS）の用語を用いる．5≦AHI<15を軽症，15≦AHI<30を中等症，AHI≦30を重症としている．1999年のthe American Academy of Sleep Medicine（AASM）の発表からOSAHSの診断にEDSなどの臨床症状が加わり，より臨床に則した診断基準となった．

治　療

OSAHSの治療に使用されるNCPAPにより，夜間の血圧上昇のみならず昼間の高血圧が通常10％程度改善される．この事はOSAHSと高血圧症の直接的な関連性を支持するものである[5)6)]．このため降圧剤を服用している未治療のOSAHS患者がNCPAPを使用する場合は過度の血圧低下に注意を要する．多くの場合（特に肥満患者の場合）はNCPAP治療によりOSAHSの改善が期待できる．改善しない場合はOSAHSの原因別に治療を考慮すべきで，外科的治療として軟口蓋咽頭形成術（uvlopalatopharyngoplasty；UPPP），扁桃切除術，口腔内装具としてOAなどを選択するが，肥満患者の外科的なUPPP手術成績は効果の悪い場合もある．OAは，この例のように重症OSAHS者の生命的予後を改善することが証明されておらず，第一選択の治療法ではNCPAPを優先する．

OSAHSに合併する高血圧症における降圧剤治療は難治性のことがあり，OSAHSの治療後も残存する場合は，それぞれの患者背景にあわせた薬剤を考慮すべきである．

予　後

OSAHS患者が，夜間の血圧上昇によって高血圧性緊急症を呈することや無呼吸により突然死をきたすことは稀である．しかしながら，OSAHS患者に合併する種々の生活習慣病により長期的にはOSAHS患者の生命予後に大きな影響を与えている．

● 患者の生活指導

OSAHS患者の約7割が肥満者であり，前述のごとく多くの生活習慣病を合併するため，その生活指導はきわめて重要である．しかし，患者が充分な睡眠を取ることができず，つねに日中過眠を自覚している状態で，減量を目的とした食事療法や運動療法を指導することは，肉体的にも精神的にも非常に負担がかかる．そのため，当愛知医大睡眠医療センターでは，食事療法，運動療法に優先してOSAHSの改善（睡眠療法）に努めている．

● 問題の解答および解説

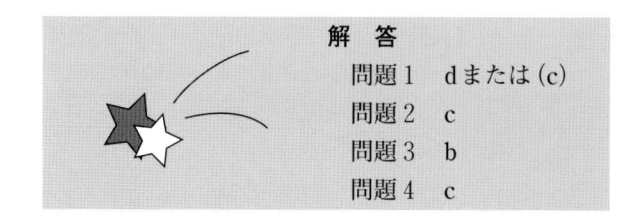

解　答
問題1　dまたは(c)
問題2　c
問題3　b
問題4　c

問題　1

健常人に見られる血圧日内変動は日中に高く夜間に低い，いわゆるdipper typeであり，夜間の収縮期血圧の下降が10～20％の間にとどまるものを言う．この範囲以下に低下するものをextreme-dipper，0～10％とあまり変化しないものをnon-dipper，むしろ夜

間に上昇するものをriserと定義するものが多い．本症例では昼間よりも夜間に収縮期及び拡張期血圧が上昇しているため，riser typeの高血圧と診断できる．一方，この血圧日内変動では，昼食後の血圧低下（afternoon dip）は認められない．なお，前記したごとくOSAHS患者の夜間頻尿が血圧の変動に及ぼす影響もABPMのみの検討ではつねに配慮が必要である．

問題 2

日中の眠気の訴えや病歴から，睡眠呼吸障害による高血圧症を考慮する必要がある．図2は，30秒ほどの呼吸気流停止の間，胸壁及び腹壁はそれぞれ奇異性に運動が持続し，呼吸気流の再開とほぼ同時に脳波上覚醒を認めるためOSAHSと考えられる．

他のナルコレプシーやRLSは，OSAHSと同様に過眠症の代表的疾患であるが，この例では金縛り，情動脱力発作，睡眠発作，入眠時幻覚がないことからナルコレプシーは否定され，RLSも臨床症状とPLMがないことから否定的であった．

問題 3

PSGの結果より，重症のOSAHSと診断される．このため，まずNCPAP治療を考える．肥満患者の外科的なUPPP手術成績は効果の悪い場合もあり，手術適応の判断には注意を要する．OAは比較的軽症から中等症の症例に良い適応となるが，この例のように重症OSAHS者の生命的予後を改善することが証明されておらず，第一選択の治療法ではNCPAPを優先する．肥満が原因のOSAHS患者の場合，減量療法は根本的な治療につながる．しかし，昼間の眠気や疲労の訴えが強い場合は無理に減量指導を行っても継続することが難しく，OSAHSの治療を行ったうえで患者の回復を待ってダイエットの計画を立てることが望ましい．

また，本症例においては2度の扁桃肥大があり場合により扁桃摘出術の適応となる．外科的治療は，risk-benefitを考え内科的に治療が難しい場合，十分な栄養指導や運動指導を施行後の減量後に選択すべきである．

問題 4

NCPAPを併用した運動療法や栄養指導の指導6か月後に，ABPMによる降圧効果が不十分であるため，降圧剤を追加投与し，さらに扁桃摘除を考慮する．気管切開やHOTは行わない．運動療法や栄養指導は，できる限り，標準体重にもどるまで指導を継続する．

レベルアップをめざす方へ

OSAHSでは夜間の血圧上昇ばかりでなく，昼間の高血圧との関連性が指摘されている．OSAHSに合併する多くの生活習慣病（肥満，高脂血症，高インスリン血症，喫煙習慣）の存在によりそのメカニズムについて証明する事は難しく，現在も多方面での検討が行われており，徐々に証明されつつある．現在考えられているOSAHS患者における昼間の高血圧発症の主なメカニズムは，

1）夜間の頻回に繰り返される交感神経の緊張によりこれらが昼間にも持ち越される．
2）圧受容体或いは化学受容器の感受性の低下．
3）血管内皮細胞由来因子を介した末梢血管における拡張機能の減弱．
4）カテコラミン等の抗インスリンホルモンを介したインスリン抵抗性の存在．
5）昼間の眠気に対抗し，覚醒を維持させることによるストレスを介した交感神経の緊張．

などが挙げられる．

OSAHSは患者自身の問題にとどまらず，社会的，医療経済的な問題に発展しうる疾患である．本疾患に対する医療従事者の理解を深めることが生活習慣病の早期発見につながり，予防医学，医療経済学，交通事故，社会的な生産力の向上に影響を与える可能性がある．

●文　献●

1) Suzuki M, Guilleminault C, Otsuka K, et al : Blood pressure "dipping" and "non-dipping" in obstructive sleep apnea syndrome patients. Sleep 19 (5) : 382-7, 1996 Jun.
2) 塩見利明, 篠邉龍二郎, 小林正：睡眠呼吸障害　生活習慣病の危険因子として．閉塞性睡眠時無呼吸と高血圧症　呼吸と循環 (0452-3458) 46 (12) : 1163-1168, 1998.
3) Dart RA, Gregoire JR, Gutterman DD, et al : The association of hypertension and secondary cardiovascular disease with sleep-disordered breathing. Chest 123 (1) : 244-60, 2003.

4) Wolk R, Kara T, Somers VK : Sleep-disordered breathing and cardiovascular disease. Circulation 108 (1) : 9-12, 2003.
5) Becker HF, Jerrentrup A, Ploch T, et al : Effect of nasal continuous positive airway pressure treatment on blood pressure in patients with obstructive sleep apnea. Circulation 107 (1) : 68-73, 2003.
6) Pepperell JC, Ramdassingh-Dow S, Crosthwaite N, et al : Ambulatory blood pressure after therapeutic and subtherapeutic nasal continuous positive airway pressure for obstructive sleepapnoea: a randomised parallel trial. Lancet 359 (9302) : 204-10, 2002

[大竹 一生/塩見 利明]

122　Ⅱ．疾患編

疾患 4　朝起きたら，手が動かない！

問題編

症例と設問

症例　1
M.K. 67歳男性
主訴　左半身麻痺
既往歴　19年前より高血圧．
現病歴　2年前に呂律緩慢が出現しMRI上ラクナ梗塞ありチクロピジン開始された．この時血圧は180/105mmHgで，その後の外来血圧は180〜160/105〜70mmHgと不安定であった．平成12年2月に背部痛出現，CTにて血栓閉塞型の下行大動脈解離と診断された．以後，抗血小板剤中止しアムロジピン5mg分2投与により外来血圧140〜120/80〜60mmHgにコントロールされたが，時々めまいを自覚していた．平成12年8月5日朝4時排尿後に左手の脱力を自覚し，1時間の安静でも改善しないため緊急入院となった．

入院時現症　身長163cm，体重62kg，血圧134/76mmHg，脈拍72/分，整，意識清明，腹部に異常所見なし，軽度の左上肢の運動麻痺（MMT4），左

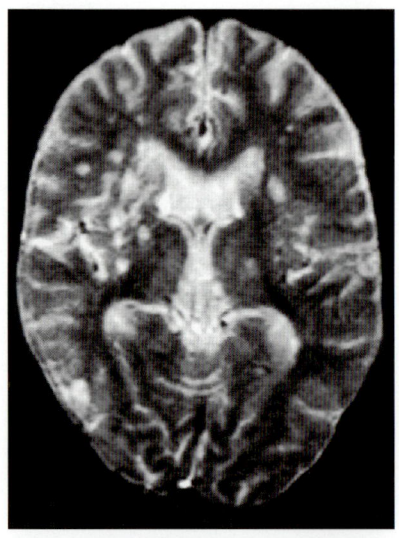

図1　第5病日頭部MRI（T2強調画像）
右中大脳動脈領域に広範囲に高信号域を認める．

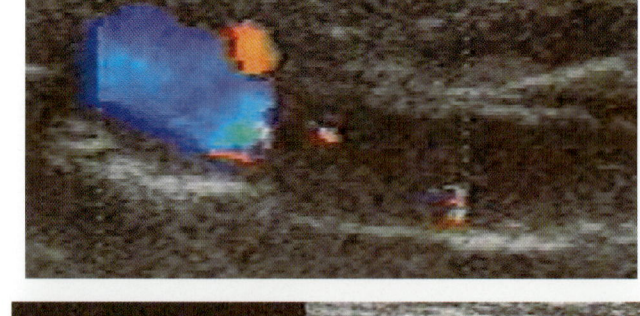

図2　頸動脈エコー所見（長軸像）▶
上：総頸〜内頸動脈移行後に95％狭窄内径狭窄をつくる低エコー輝度プラークを認める．
下：狭窄部の最大血流速度は268m/secと著明に亢進．

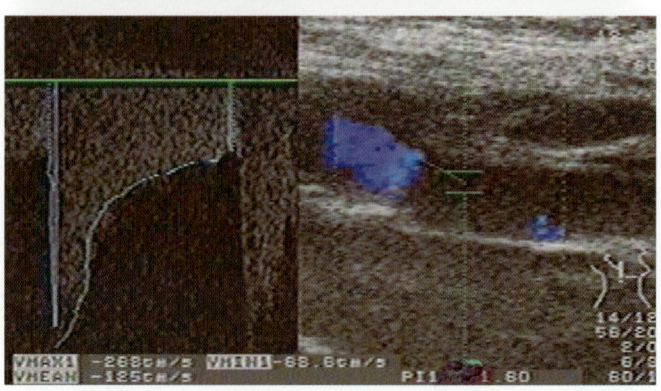

右頸部に明らかな血管雑音は聴取しなかった．

検査所見 ヘマトクリット上昇など脱水を思わせる所見は認めず．＜心電図＞洞調律で左室高電位を認める．＜胸部レントゲン＞CTR52％と軽度の心拡大を認める，縦隔の拡大は認めず．第5病日のMRI所見を図1に，第6病日の頸動脈エコー所見を図2に示す．

入院後経過 入院後降圧剤を中止し，オザクレルの点滴2回/日施行したが，麻痺は毎朝徐々に進行し下肢にも拡大（MMT3）．血管造影を施行したところ左内頸動脈分岐直後に95％の偏心性狭窄プラークを認めた（図3）．その後頸動脈内膜切除術（endoarterectomy）施行された．手術後の平成13年1月に発症前と同様の服薬下に携帯型血圧一日測定（ABPM）を施行したところ図4のような結果が得られた．

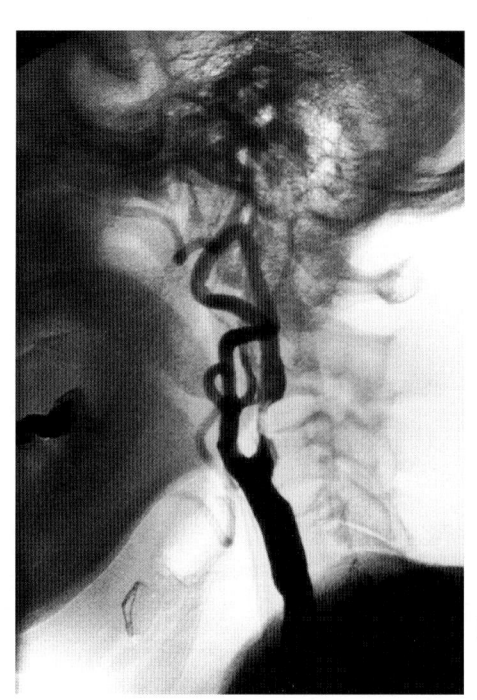

設　問

問題1　本例の半身麻痺を増悪させた因子と考えられるものは何か？2つあげよ

1. 上行大動脈への解離の進展
2. 夜間の血圧上昇
3. 夜間の血圧低下
4. 日中の血圧の低下
5. 有意な内頸動脈狭窄の存在

問題2　本例の脳梗塞発症の再発の予防に最も有効であったであろう方法は何か？1つあげよ

1. 外来血圧を120/60mmHg以下に下げる
2. 外来血圧を160/90mmHg以上に上げる
3. 夜間血圧を120/60mmHg以上に上げる
4. 頸動脈内膜切除術
5. 抗血小板薬の継続

図3　頸部動脈造影所見
右内頸動脈分岐後に95％の偏心性狭窄を認める．

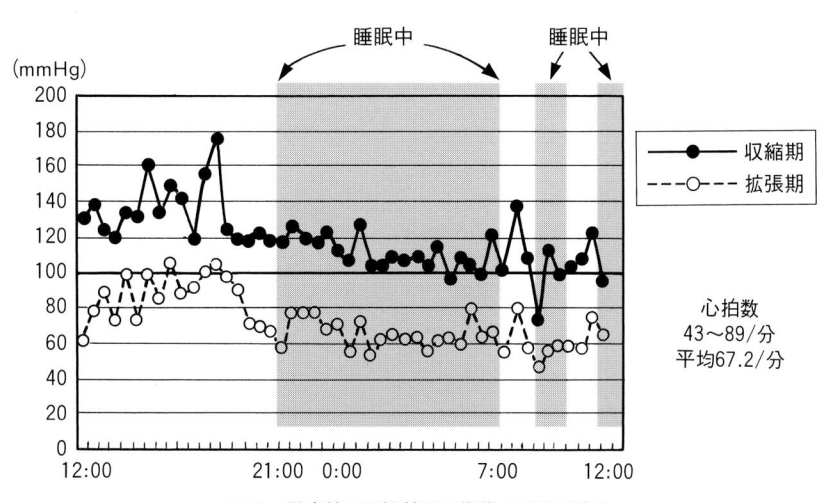

図4　発症前と同投薬下の術後ABPM所見
睡眠中の収縮期血圧がしばしば100mmHg以下となった．

症例 2

T.M. 87歳女性

主訴 右半身麻痺

既往歴 77歳より糖尿病,高血圧.85歳時TIA,慢性硬膜下血腫.

現病歴 平成13年7月9日8：00起床時に呂律緩慢と右上肢の脱力に気がつき近医受診.脳梗塞疑いにて当院紹介入院となった.

入院時現症 身長152cm,体重52kg,血圧139/70mmHg,脈拍64/分,整,意識清明,腹部に異常所見なし.知覚鈍麻を伴う軽度の右上肢の運動麻痺(MMT4)を認める.左右頸部に軽度の血管雑音聴取した.

検査所見 ＜心電図＞洞調律,特記すべき所見なし.＜胸部レントゲン＞CTR51％と軽度の心拡大を認める.

画像所見 第3病日のMRI所見を図5に,第2病日の頸動脈エコー所見を図6に示す.

入院後経過 入院後低分子デキストランを日中点滴し小康状態であったが,第2病日の朝6:00に右上下肢に麻痺が増悪している状態(MMT3)で発見された.同日よりオザグレルの昼夜持続点滴とした.しかし,第3病日の朝も麻痺が増悪した状況で発見され,起立困難となった(MMT2).

図7に第3病日の夜間血圧モニターの結果を示す.以後,夜間ドパミン2γ投与にて麻痺の進行は停止し,第14病日より眠前のメチル硫酸アメジニウム10mg服用に変更.第21病日に同薬服用下,第28病日に非服用下にABPM施行,その結果を図8に示す.

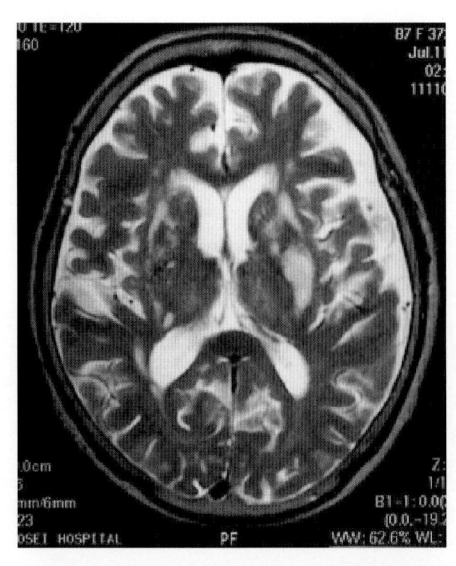

図5 第3病日のMRI所見（T2強調像）
両側の大脳白質にラクナ梗塞散在,左被殻に高信号域あり.

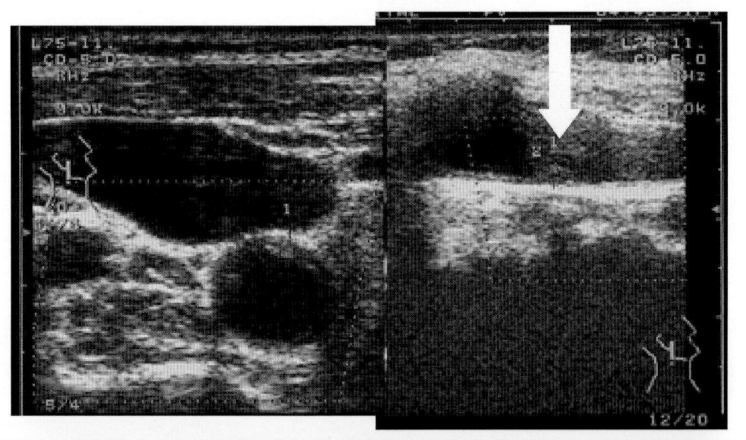

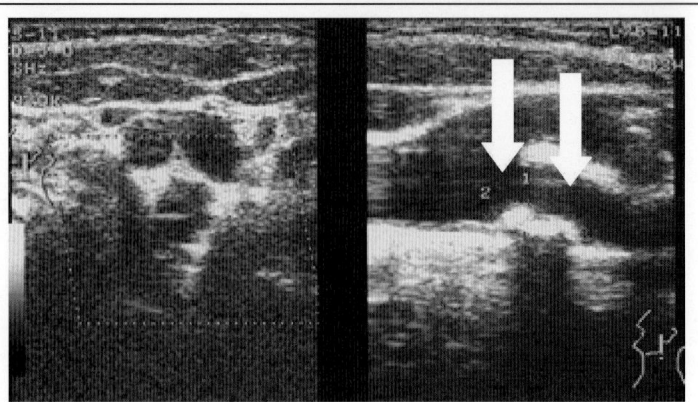

図6 頸動脈エコー所見
上：右総頸〜内頸動脈,小プラークあり.
下：左総頸〜内頸動脈,プラークは大きく周辺不整（破裂プラーク）.

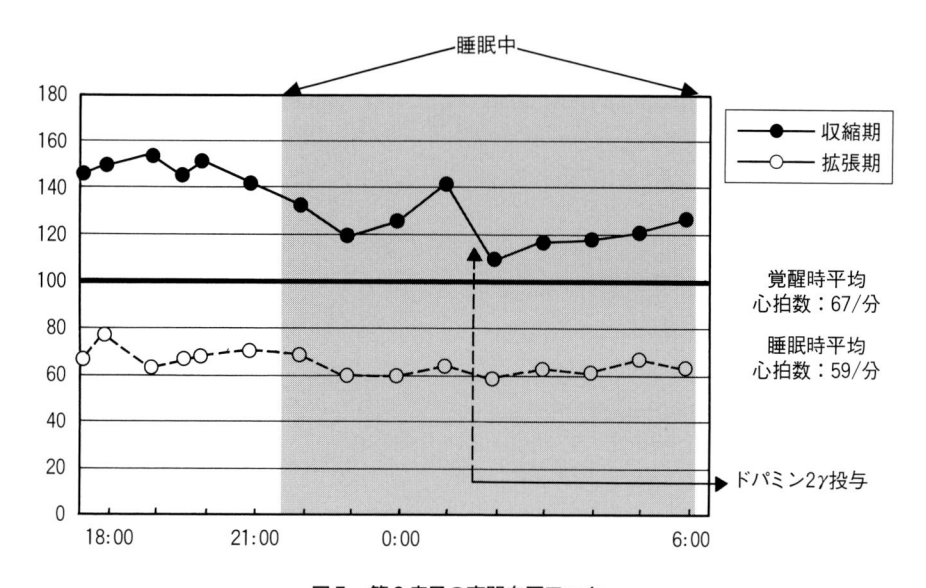

図7 第3病日の夜間血圧モニター
2:00に収縮期血圧120mmHg以下となった時点で昇圧剤を開始.

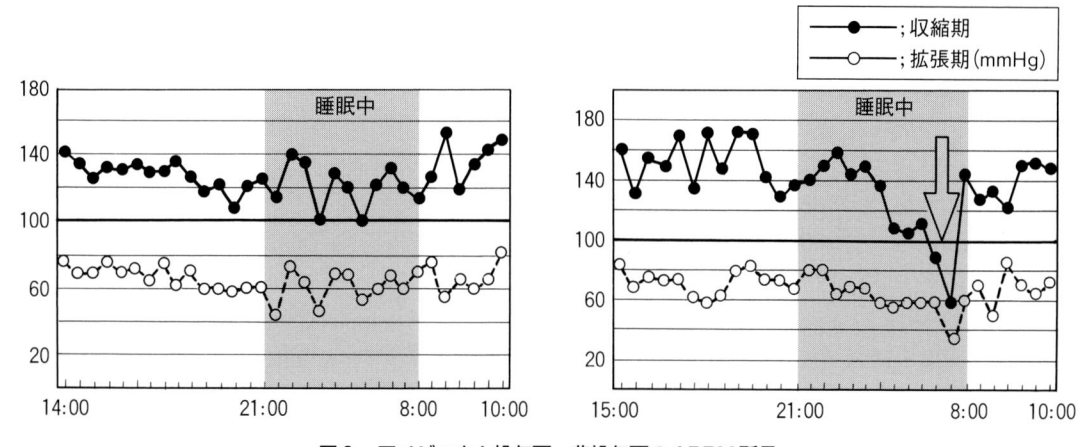

図8 アメジニウム投与下,非投与下のABPM所見
左：投与下では睡眠時収縮期血圧は100mmHg前後まで低下.
右：非投与下では睡眠時収縮期血圧は2：00より低下し始め,6:30には60mmHgまで低下した.

設問

問題3 本例の診断として適切なものはどれか？3つあげよ
1. ラクナ梗塞
2. 血行力学性梗塞
3. 睡眠時無呼吸症候群
4. 頸動脈有意狭窄
5. 頸動脈プラーク破裂

問題4 本例の麻痺の出現,進行の原因は何が考えうるか？3つあげよ
1. 破裂プラークデブリスによる塞栓症
2. 頸動脈プラーク部に生じた血栓による artery to artery embolism
3. 著しい動脈硬化による末梢循環不全
4. 脳梗塞後に生じた夜間血圧の著明な低下
5. 脳梗塞以前より存在する夜間低血圧

解 説 編

脳梗塞の分類は1990年のNational Institute of Neurological Disease and Strokeのものが広く用いられている[1]．このうち血行力学性梗塞(hemodynamic stroke)とは，主幹動脈に高度狭窄を有し，その灌流領域の脳血流が低下している状態において血圧の低下，心拍出量の低下，高度の不整脈などによって脳灌流圧が低下し脳虚血を生じるものとされる．典型例は主幹血管にアテローム性プラークによる有意狭窄が存在していた場合で，アテローム血栓性梗塞の1型と理解される．しかし，高血圧性細小動脈病変によるラクナ梗塞でも血行力学的梗塞は起こりうる（表1）[2]．症例1はMRI上，前/中大脳動脈の境界領域型梗塞を思わせる．頸動脈エコーにて高度狭窄があり，この部の血流速度が著明亢進している．左右の内頸，椎骨動脈はウイリス動脈輪で互いに交通しあって脳動脈を出しており，高度狭窄があってもすぐに脳梗塞に陥ることはない．しかし収縮期血圧が100mmHgを下回ると，神経学的な症状を起こしうることが報告されている[3,4]．

また，中大脳動脈の皮質枝と穿通枝の境界領域も血行動態の影響を受けやすく，ここに起きた梗塞はterminal zone infarctionと呼ばれ，心房細動の合併症が有意に多く，塞栓的な機序の関与が強調されている[5]．症例2はもともとextreme-dipper型の夜間低血圧があるところにプラーク破裂が起こり，プラークデブリスによる塞栓がトリガーとなり梗塞が発症し，夜間低血圧が影響して梗塞が増悪したと思われる．

表1 大脳の血管支配と皮質枝系，穿通枝系梗塞の概念

領域	支配血管	亀山の分類	NINDSの分類
大脳皮質	皮質枝	皮質枝系梗塞	アテローム血栓性梗塞 ｛塞栓性／血栓性／血行力学性
皮質下白質	表在穿通枝		
深部白質	境界領域		
基底核，内包	深部穿通枝	穿通枝系梗塞	ラクナ梗塞 ｛細小動脈硬化／微小塞栓／血行力学性

血行力学性梗塞はアテローム血栓性梗塞でもラクナ梗塞でも起こりうる．

問題の解答および解説

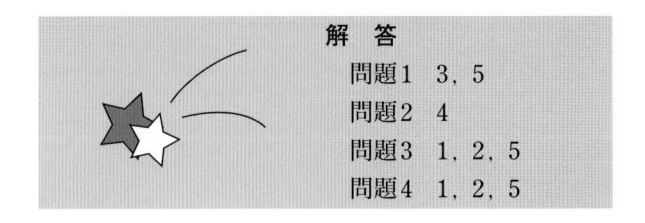

解 答
問題1　3, 5
問題2　4
問題3　1, 2, 5
問題4　1, 2, 5

問題1

レントゲン上の縦隔の拡張はなく，上行〜大動脈弓の解離を示唆する症状はない．ABPMの結果3:00〜6:00に収縮期血圧が≦100mmHgとなっており，頸動脈有意狭窄下では脳虚血を引き起こした可能性が高い[3,4]．急性期に降圧剤を持続し降圧を続けたなら，更に血圧が低下し，症状は進行したと思われる．日中は症状は安定しており，日中の血圧を更に上げても効果は期待しにくい．

問題2

本例のようなアテローマがある場合血液粘性が亢進したり，アテローマ部分に血栓が形成され梗塞を起こす場合がある[6]．しかし本例のヘマトクリットは上昇しておらず，抗血小板薬，抗凝固薬の効果は期待しずらかった思われる．外来では大動脈解離の既往のため血圧を収縮期140〜120mmHgとしていたが，さらに低下させていれば危険はより増大したはずである．外来血圧や夜間血圧を高めにしておけば当面の脳虚血は避けられた可能性があるが，頸動脈病変は増悪し，いずれ症状を起こしたことが予想される．早期に頸動脈病変をスクリーニングし，手術や[7]，ステント留置[8]などの治療を施すことが梗塞の再発予防には必要であったと思われる．

問題3

症例2は両側，特に左優位のラクナ梗塞でありsensorimotor型の障害を示している．ラクナ梗塞でも血行力学的梗塞は起こしうる．その際心房細動など塞栓的要因の関与が疑われている[5]．この塞栓子として，頸動脈の破裂プラークのデブリスや，この部に出来る血栓も重要である[9]．本例のプラークは有意狭窄を作るまでは成長していなかった．いびきをかく患者は脳梗塞発症が多いという報告はいくつかあり[10]，睡眠時

無呼吸症候群と脳梗塞の関連は現在注目されている．ABPMではSpO₂を同時に計測することも多い．本例では夜間のSpO₂の明らかな低下は見られなかった．

問題4

本例は有意狭窄はないものの，左内頸動脈の分岐直後に不整の高エコー輝度プラークがあり，症状の発症にはプラークの一部の塞栓や，プラーク表面に形成された血栓の塞栓も可能性が高い．MRアンギオでは両側のM1領域にそれぞれ中等度の狭窄が疑われた（図9）が，穿通枝の病変については評価困難であった．総頸動脈抵抗 pulsality index は左/右：2.2/2.7と中等度亢進を認めたが，普通これだけでは麻痺の進行はみられない．そして，慢性期のABPMにて夜間の血圧低下がとらえられた．脳梗塞後は脳血流を維持するために血圧は上昇することが多い．本例の夜間低血圧は梗塞後生じたというよりも，梗塞以前より存在し，梗塞後にも出現して脳潅流圧を低下させたために梗塞の進展を引き起こしたと考えられる．

外来にて夜間の昇圧剤を継続し，発症21カ月後の頸動脈エコーの再検を行った．左側の破裂プラークは著明に成長しており，発症時のプラークが不安定プラークだったことを確認した（図10）．

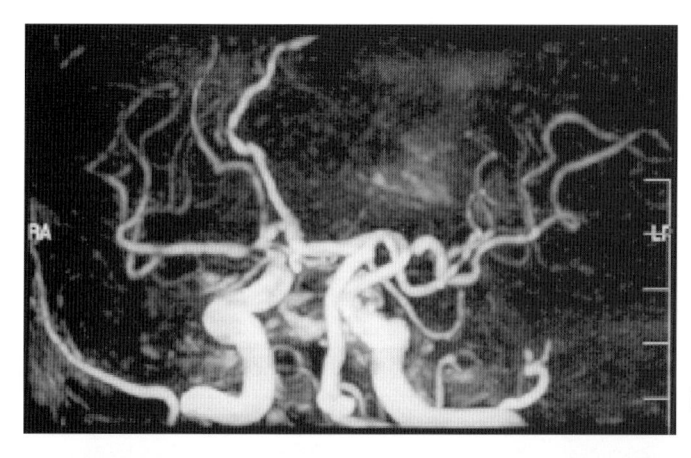

図9 症例2のMRアンギオ所見
全体に蛇行，左右のM1領域に中等度の狭窄を認める．

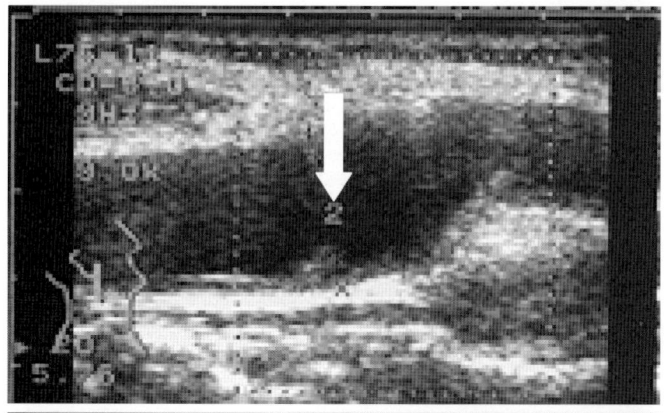

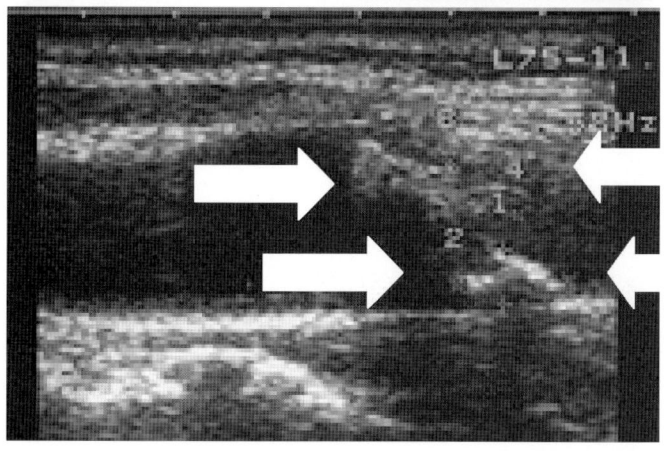

図10 症例2の発症21カ月の頸動脈エコー所見
上：右総頸〜内頸動脈，プラークサイズはほぼ不変．
下：左総頸〜内頸動脈，プラークは全周性の不整プラークとなっている．

レベルアップをめざす方へ

　米国ではいくつかの臨床試験が施行され，脳梗塞急性期に血圧を上げると，殆ど副作用なく症状が改善することが多いことが判っている．本邦では脳梗塞急性期に出来る限り降圧をしないことはコンセンサスが得られているが，昇圧剤まで投与することは稀である．Rodorfらによると，脳梗塞急性期にフェニレフリンを0.4～6ガンマを点滴したところ，収縮期血圧の閾値（120～190，平均156mmHg）をもって33％の患者で神経症状が改善した[11]．症例2でも収縮期血圧120mmHg以下になった時点で昇圧剤を開始したところ麻痺の進展は停止した．

　最近，我々は夜間血圧が著明に低下し収縮期血圧60～70mmHgになる右中大脳動脈後枝領域梗塞例を経験した．本例は74歳男性で，血圧低下時には軽いめまいと生あくびが出現し，発症前にも同様の徴候がしばしばみられていた．本例も右の総頸動脈に破裂プラークが存在した（図11）．夜間に血圧が著明に低下する群は一定の割合で存在していると思われ，これらの群に心房細動による心原性塞栓や，プラーク破裂などによる塞栓的機序がトリガーとなり梗塞が発症し，血圧が低下するため夜間に梗塞が増悪すると思われる．

　脳梗塞全例に昇圧剤を投与する必要はないが，夜間収縮期血圧の低下している場合，発症初日より昇圧剤を投与できれば症状の進行をくい止めるだけでなく，症状を改善出来る可能性がある．

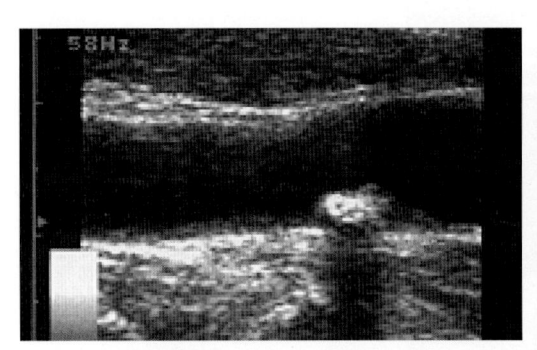

図11　74歳男性．血行力学性梗塞のMRI，頸動脈エコー所見
左：右総頸～内頸動脈移行部では破裂プラークあり．
右：右中大動脈後枝に梗塞巣あり（FLAIR画像）

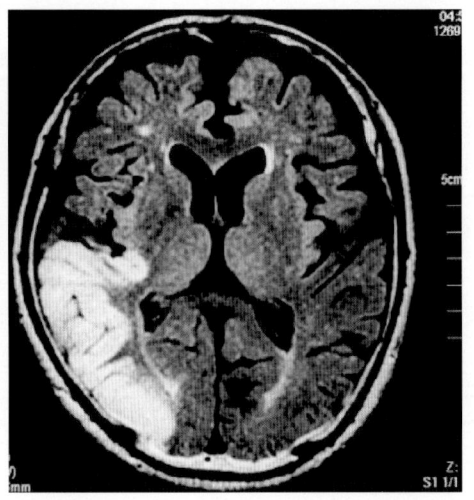

● 文　　献 ●

1) Comittee established by the director of the NINDS : Classification of cerebrovascular disease III. Stroke 21 : 637-676, 1990.
2) 武田克彦：I．血管障害，脳梗塞，皮質枝系粥状硬化性脳梗塞．日本臨牀（別冊）神経症候群I，p105～108, 1999.
3) Niehaus L, Neuhouser H, Meyer BU : Hemodynamically-induced transitory ischemic attackes. A diffierential focal motor seizure diagnosis? Nevenarzt 69 : 91-94,1998.
4) Obayashi K, Kimura K, Hashimoto Y, et al. : A case of transient ischemic attacks preceded by postprandial hypotension. Rhinsho Shinkeigaku 35 : 1054-1056, 1995.
5) Mounier-Vehier F, Leys D, Godfory O, et al. : Borderzone infarct subtypes : preliminary study of presumed mechanism. Eur Neurol 34 : 248-253, 1985.
6) 田中耕太郎：I．血管障害，脳梗塞，境界領域梗塞．日本臨牀（別冊）神経症候群I，p133～137, 1999.
7) North American Symptomatic Carotid Endarterectomy Trial Collaborators. Beneficial effect of carotid endarterectomy in symptomatic patients with high-grade carotid stenosis. N Engl J Med 325 : 445-453, 1991.
8) Roubin GR, New G, Iyer SS, et al. : Immediate and late clinical outcomes of carotid artery stenting in patients with symptomatic symptomatic carotid artery stenosis, a 5-year prospective analysis. Circulation 103 : 532-537,2001.
9) 田淵正康：I．血管障害，脳梗塞，ラクナ梗塞．日本臨牀（別冊）神経症候群I，p109～111, 1999.
10) Palomaki H : Snoring and the risk of ischemic brain infarction. Stroke 22 : 1021-1025, 1991.
11) Rordorf G, Cramer SC, Efird JT, et al. : Pharmacological elevation of blood pressure in acute stroke. Clinical effects and safety. Stroke 28 : 2133-2138, 1997.

［渡辺　慎太郎］

疾患 5

朝，血圧を測るといつも高いんです

問題編

症例と設問

症例

H.T. 72歳男性
主　訴：家庭血圧計で測定した早朝時血圧高値
家族歴：兄が高血圧，父は脳卒中で死亡
既往歴：21年前尿管結石が自然に流出，3年前痛風発作

約30年前から会社での検診で高血圧を指摘され，25年前から断続的に降圧薬を服用している（図1）．

現病歴：早朝に動悸を感じることがあって，3年前に購入した家庭血圧計をしばらく使用しなかったが，最近，朝方に血圧を測定すると180/100mmHg以上もあるので近医を受診した．降圧薬の投薬を受けて以降に測定した起床時と夕食後の血圧を定期的にほぼ毎日記録すると，午後の血圧は正常か正常下限近くにまで下降しているのに今でも朝の血圧は，しばしば160/90mmHgを超えて高い．したがって，血圧記録を図にすると図1のように鋸歯状の変化が明らかである．

現　症：身長167cm，体重74kg，体温36.4℃，血圧142/88mmHg，脈拍69/分，意識は清明で，顔貌も正常，眼瞼結膜に貧血なく，眼球結膜に黄疸なし．呼吸音は正常で，心音にも特筆すべき異常はない．腹部触診では肝腎脾は触知せず，腹部の血管雑音もない．下腿の浮腫も認めない．神経学的には，構語障害なく，顔面神経に異常なく，四肢麻痺はなく，腱反射は正常

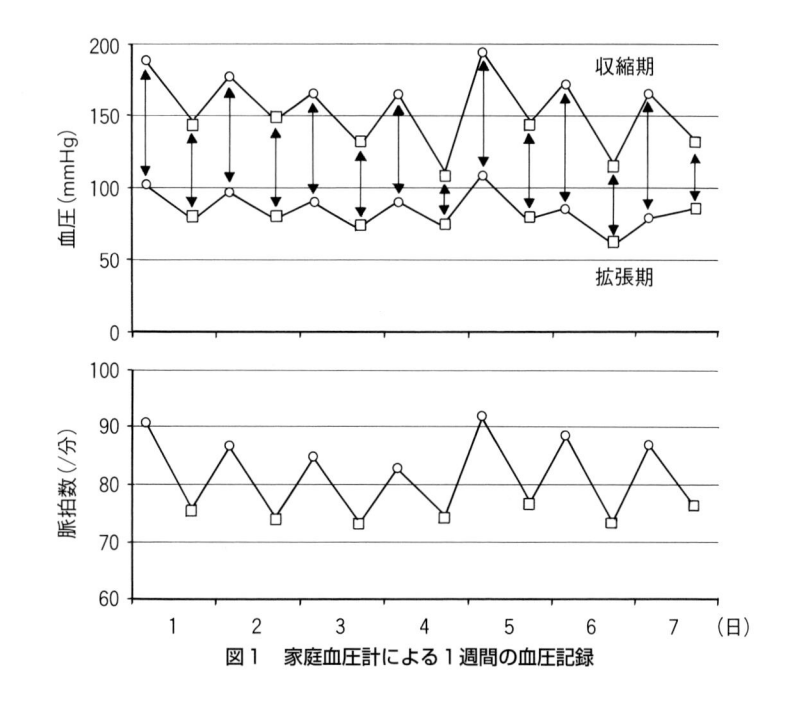

図1　家庭血圧計による1週間の血圧記録

130　Ⅱ. 疾患編

で病的反射はない．

生活習慣：約45年間の喫煙歴があるが，65歳以降は禁煙している．30歳代〜50歳代にかけては，ほぼ毎日大量の飲酒歴があり，現在も一日1合〜3合の晩酌を楽しんでいる．過去に運動習慣はなかったが退職後は一日7千歩から1万歩の散歩を欠かさず行っている．

近医初診時の検査所見
＜検尿＞蛋白（±），糖（−），潜血（＋）
＜CBC＞WBC 7,200，RBC 396万/μl，Hb 14.2g/dl，Ht 42.1%，Plt 43万/μl
＜生化学（空腹時）＞TP 7.8g/dl，Alb 4.9g/dl，T.Bil 1.0mg/dl，ALP 145IU/l（基準107〜323），AST 32Iu/l（基準12〜31），ALT 52IU/l（基準7〜35），LDH 226 IU/l（基準105-210），γGTP 124IU/l（基準11〜64），ChE 223IU/l（基準103〜226），T-Chol 256mg/dl，HDL-Chol 33mg/dl，TG 338mg/dl，BUN 17mg/dl，Cr 0.9mg/dl，UA 8.2mg/dl，Na 140mEq/l，K 4.1mEq/l，Cl 99mEq/l，CRP 0.1mg/dl，Glucose 114mg/dl
＜内分泌検査＞血漿レニン活性 0.5ng/ml/hr，アルドステロン濃度 102pg/ml
＜心電図＞左室肥大所見
＜眼底所見＞Sheie分類でH1，S1
＜胸部X線＞心胸郭比53%，心陰影，肺野に異常所見なし

問題1　考えられる診断は何か？
1. 本態性高血圧症
2. 原発性アルドステロン症
3. クッシング症候群
4. 腎血管性高血圧
5. 腎性高血圧

問題2　本症例における高血圧増悪要因として考えられるのはどれか？
1. 糖尿病
2. 高尿酸血症
3. 肥満
4. 電解質代謝異常
5. 飲酒

問題3　早朝の血圧上昇要因として考えられるのは何か？
1. 血中アルドステロンの増加
2. 下垂体-副腎皮質系の亢進
3. 交感神経活動の亢進
4. レニン活性の亢進
5. 心拍出量の増加

問題4　早朝高血圧の効果的な治療法として正しいのはどれか？
1. T/P比の高い降圧薬の選択
2. 夜間血圧を下降させ過ぎない
3. 交感神経活動を抑制する降圧薬
4. アンジオテンシン系抑制薬
5. 飲酒制限

解説編

中高年齢層でしばしば遭遇する症例を提示した．家族歴を有する高血圧で，二次性高血圧を疑わせる所見は見当たらない．肥満は明らかな高血圧増悪要因で，血糖値からは耐糖能も低下している可能性が考えられる．本態性高血圧症ではインスリン抵抗性を伴う例が多く[1]，肥満がこれを増悪させる．さらに，肥満は高尿酸血症をもたらし，腎機能障害の要因となる．高血圧症の合併症は，標的臓器である脳，心，腎に頻発し，本症例では，それぞれ眼底所見，心拡大と心電図異常，蛋白尿から標的臓器障害が疑われる．これらはいずれも血管病変であり，動脈硬化を基盤とした変化である．動脈硬化症の危険因子は，高血圧自体に加えて糖尿病，高脂血症，喫煙，肥満，高尿酸血症，などであるが，本症例では，いずれも当てはまる．高脂血症では，従来はLDLコレステロールの役割が重要視されたが，最近の研究ではHDLコレステロール[2]や中性脂肪（TG）[3]が同等か，それ以上に強く動脈硬化症に関与するとされている．本症例においては，肥満，飲酒から高TG血症，低HDL血症，高LDL血症を示し，動脈硬化症のリスクが高いパターンである．LDLコレステロールはFriedewaldの式で計算すると156mg/dlとなる．総コレステロールではなく，LDLコレステロールで高コレステロール血症を評価することを心がける必要がある．

飲酒後の血圧は著明に下降するが，翌日の血圧は前日に飲酒しない日と比較するとより高値になる[4]．高TG血症の要因でもあり，本症例ではγGTPが高いことからも飲酒の影響が強く見られる．さらに，赤血球数が少なく，ヘマトクリットが正常であることはMCVが高いことを意味するが，このように飲酒の常習者では大球性貧血に傾く．

従来は，早朝高血圧を確認する手段がなかったために見過ごされてきた感が強いが，24時間血圧を記録する携帯型の血圧計や観血式の電気血圧計による早朝の血圧記録から，このような病態が明らかになってきた[5]．さらに，家庭血圧を容易に，かつ正確に測定する機器が普及[6]してから，本症例のように自宅で自分自身によって起床直後に血圧を記録する機会が増えて，予想以上に早朝高血圧を呈する患者が多いことが明らかになった．また，早朝に起きる心・血管系合併症の頻度は他の時間帯と比べて数倍高いことが知られており，その原因は早朝高血圧と共通の機序が考えられている．

問題の解答および解説

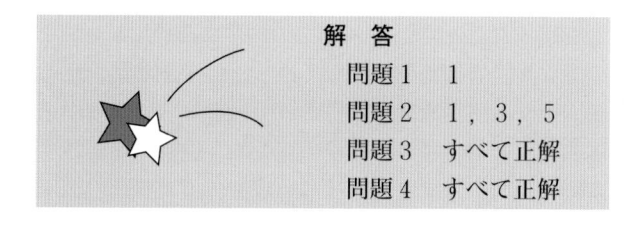

解　答	
問題1	1
問題2	1，3，5
問題3	すべて正解
問題4	すべて正解

問題　1

家族歴，既往歴，現病歴を眺めると，高血圧の家族歴は本態性高血圧症を考える際に参考になる．40歳頃の高血圧発症と考えられ，特別に若年の発症でないことは二次性高血圧には否定的要素である．蛋白尿があることから慢性糸球体腎炎を鑑別する必要があるが，既往歴に腎炎（蛋白尿）がないことは否定的である．すなわち，学校，職場では定期健康診断が普及しており，蛋白尿・血尿（腎炎）の既往がないことは重要な所見であり，慢性糸球体腎炎は考え難い．血漿レニン活性とアルドステロン濃度が基準範囲にあることは原発性アルドステロン症を否定できるが，腎血管性高血圧は，厳密には否定できない．すなわち，長期間経過した腎血管性高血圧ではレニン活性は低下して基準範囲内となることも少なくないが，本症例のように低いことも稀である．クッシング症候群や褐色細胞腫についても完全に否定する根拠はないが，理学的所見で肥満以外に特徴がないこと，少なくとも典型的な高血圧発作は認められないこと，明らかな糖尿病を呈さ

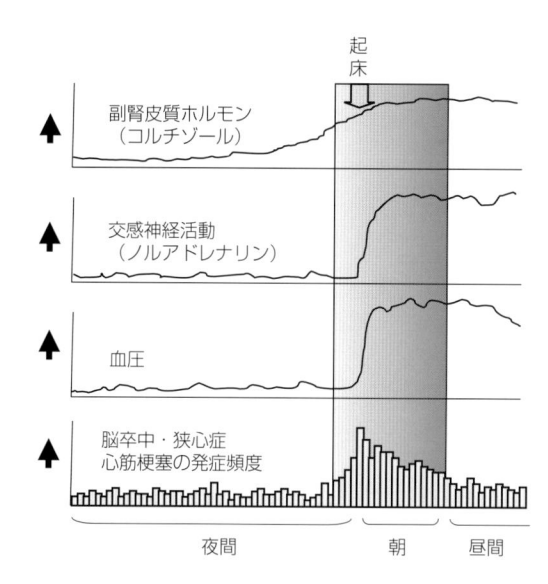

図2　心・血管系合併症の発症頻度と血中コルチゾール・アドレナリン，血圧との時間関係

ないことなどは否定要因である．これらは比較的稀な疾患であり，高血圧だけの所見で鑑別診断のために高価な費用をかけて特異的な検査を行うことは避けるべきである．

問題　2

高血圧の増悪要因として最も明らかなのは肥満であり，食塩の過剰摂取，過剰な飲酒習慣，何らかの要因による腎機能障害，運動不足，薬剤（NSAID，甘草，サイクロスポリン，エリスロポエチン，鼻閉治療薬，ステロイドホルモン，など），などが挙げられる．肥満による高血圧は，交感神経活動の亢進，増加したインスリンによる循環血漿量の増加，レプチンの作用，などが想定されている（図2）．

問題　3

早朝高血圧の発症機序としては様々なものが考えられるが，夜間と早朝の起床時で大きく変化する要因が重要に関与する．すなわち，夜間にその活動が低下している交感神経活動と視床下部-下垂体前葉-副腎皮質系とが早朝には急激に亢進する．副腎皮質から分泌されるコルチゾールはアンジオテンシンAT1受容体数を増加させ[7]，同時にα1アドレナリン受容体数をも増加[8]させる．交感神経終末から放出されるノルアドレナリンはα1受容体を介して血管を収縮させ，心拍数と心拍出量を増加させるが，その効果はコルチゾールが増加している早朝に増強される．腎交感神経活動亢進はβ受容体を介してレニンの放出を促す．すなわち，早朝にはレニン-アンジオテンシン-アルドステロン系も亢進するが，AT1受容体数が増加しているこの

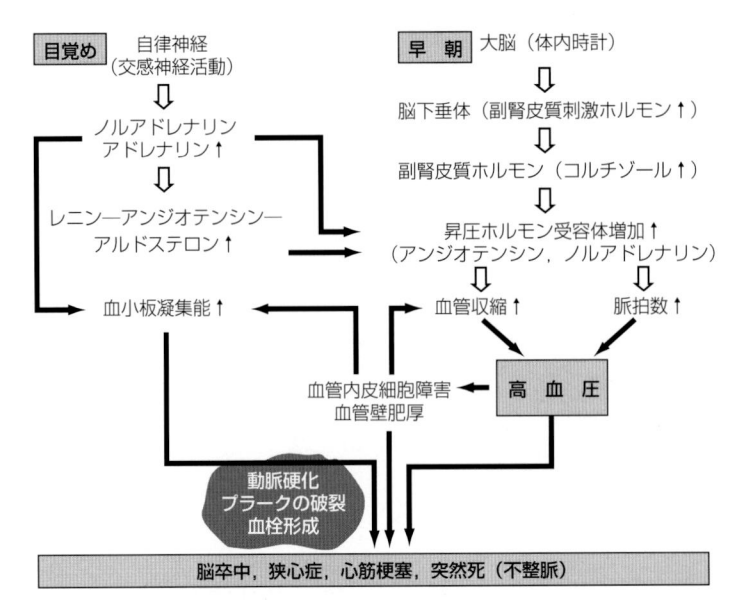

図3 想定される早朝高血圧と臓器合併症の発症機序

時間帯にはその作用は増強されている．最近では，アルドステロンの臓器傷害作用[9]が注目を集めており，早朝高血圧と血管合併症の要因としての役割も考えられる．これらの総和として，早朝は他の時間帯と比較して血圧がより上昇し易くなっている．これは，健常人において，覚醒後の日常活動に支障がないように血圧を高める生理的機構であるが，標的臓器障害を有し，心肥大，血管中膜の肥厚がある高血圧患者ではその効果が過剰に表現されるために，著しい早朝高血圧がもたらされ，臓器合併症を併発する引き金になるものと考えられている．

さらに，飲酒の影響も懸念される．十分な研究成果はないが，夕刻の飲酒は翌日の血圧を過剰に上昇させることが知られており[4]，一部の飲酒症例では飲酒が早朝高血圧の一要因である可能性がある．同様の機序であるが，トラフ／ピーク（T/P）比の低い強力な降圧薬で治療した際には早朝のトラフの時期で降圧効果が不足し，昼間の血圧値をターゲットに治療すると相対的に早朝高血圧となる（図3）．

問題 4

問題3で示した早朝高血圧のメカニズムを理解すると，その原因を抑制すれば効果的な降圧療法ができることは容易に理解できる．最も重要なことは，早朝に降圧薬が有効な血中濃度を保っていることであり，その降圧効果のT/P比が50％を超えて高ければ高いほど有用であると言える．次に，交感神経系とアンジオテンシン系の抑制薬が優れているはずであるし，それを支持する研究成果が報告されている[10)11]．この両系は夜間に抑制されているので，それらの効果を遮断する薬剤の血中濃度が夜間に高値であっても夜間の血圧を下げ過ぎるものではない．カルシウム拮抗薬のような強力な降圧薬を夕方に投与することで夜間血圧が下降し過ぎて脳梗塞を発症させる可能性が指摘されている．交感神経系の抑制薬は，α_1受容体遮断薬と中枢性降圧薬（α_2受容体作動薬）であり，それらは作用時間が比較的短いためにより有効に使用するには眠前投与が推奨される．アンジオテンシン系の抑制薬は，変換酵素阻害薬（ACEI）とAT1受容体拮抗薬（ARB）である．これらにはT/P比が極めて高い薬剤が上市されており，1日1回朝食後の服用でも翌朝の血圧を著明に低下させる．しかし，T/P比は薬剤間で違いがあるので，早朝高血圧症例には，特にT/P比が高い薬剤を選択することが望ましい．

● レベルアップをめざす方へ

早朝高血圧患者では，すでに動脈硬化性血管病変を有して標的臓器障害を有しているのでさらに治療面では配慮が必要である．極論すれば，"動脈硬化の危険因子を増悪させずにむしろそれらを低下させる降圧療法"に尽きる．すなわち，具体的にこのような患者の治療に際して考慮すべきキー・ワードは，前述の早朝高血圧に特化した治療法に加えて，①交感神経活動を亢進させない（脈拍数を増加させない），

②血小板凝集を抑制する，③脂質代謝を悪化させない，④糖質代謝を悪化させない，⑤抗炎症作用がある，⑥抗酸化作用がある，⑦副作用が少ない，などであろう．副作用が少ない治療法については当然として，血小板凝集抑制，抗炎症作用，抗酸化作用については比較的新しい考え方であり，これらについては新知見が加わりつつあるが，Evidence-Based Medicine（EBM）の視点で十分なエビデンスがあるかと問われれば，現状では多少の疑問は残る．その結果として，①血管内皮細胞保護作用，②血管平滑筋細胞遊走・増殖抑制作用，⑥動脈硬化性プラークの安定化作用，などがもたらされて血管が血栓形成から保護されることになる．このような降圧療法はすべての高血圧患者において考慮されるべき点であるが，特に冠動脈疾患を合併した患者では留意すべき点である．

紙面の関係から詳細については書けないが，

①交感神経活動を刺激する薬剤は淘汰されつつある．ヒドララジンなどの血管拡張薬と短時間作用型のカルシウム拮抗薬である．心拍数を増加させることで心負荷を増大するのみならず，血管壁のずり応力を増加させて血管を傷害する．さらに，積極的に交感神経活動を抑制するのは$α_2$受容体作動薬が強力で，弱いながら同様の作用を有するのはシルニジピン，エホニジピン，ドキサゾシン，ブナゾシン，などである．ARBの中でもテルミサルタン[12]では心拍数抑制と交感神経活動抑制作用が指摘されているが，アンジオテンシンIIは交感神経活動を刺激するので納得できる作用である．

②早朝には交感神経活動の亢進で血小板凝集能が亢進しており，各種血管合併症の重要な増悪因子である．アスピリンの有用性がこのことを支持している．血小板凝集抑制作用は，カルシウム拮抗薬，$α_1$遮断薬，$α_2$受容体作動薬，ARBなどが有している．特に，カルシウム拮抗薬の場合は胃潰瘍を有する患者には投与は慎重であるべきとされるが，最近，報告されたALLHAT研究[13]ではリスクは否定されている．

③脂質代謝に悪影響の無いのは血管拡張性の薬剤で，特に$α_1$ブロッカーは代謝を積極的に改善する．

④糖質代謝を改善するのは一般的に血管拡張性降圧薬であり，$β$ブロッカーでも血管拡張性の薬剤はインスリン抵抗性を改善する．中でも$α_1$ブロッカーは耐糖能を改善する．

⑤抗炎症作用がどの程度合併症の予防に有用であるかは現時点では不明であるが，一部のカルシウム拮抗薬やARBではそのような作用が知られている．

⑥抗酸化作用についてもその長期効果の有用性が証明されているとは言えないが，一部の$β$ブロッカー，カルシウム拮抗薬やARBで報告[14,15]がある．

● 文　献 ●

1) Reaven GM : Insulin resistance/compensatory hyperinsulinemia, essential hypertension, and cardiovascular disease. J Clin Endocrinol Metab 88 : 2399-403, 2003
2) Barter P, Kastelein J, Nunn A, et al : High density lipoproteins (HDLs) and atherosclerosis ; the unanswered questions. Atherosclerosis. 168 : 195-211, 2003
3) Segrest JP : The role of non-LDL : non-HDL particles in atherosclerosis. Curr Diab Rep 2 : 282-8, 2002
4) Kawano Y, Pontes CS, Abe H, et al : Effects of alcohol consumption and restriction on home blood pressure in hypertensive patients : serial changes in the morning and evening records. Clin Exp Hypertens. 24 : 33-9, 2002
5) Kuwajima I, Mitani K, Miyao M, et al : Cardiac implications of the morning surge in blood pressure in elderly hypertensive patients : relation to arising time. Am J Hypertens. 1995 Jan ; 8 (1) : 29-33
6) Moller DS, Dideriksen A, Sorensen S, et al : Accuracy of telemedical home blood pressure measurement in the diagnosis of hypertension. J Hum Hypertens. 17 : 549-554, 2003
7) Hatakeyama H, Inaba S, Takeda R, Miyamori I. : 11 $β$-Hydroxysteroid dehydrogenase in human vascular cells. Kidney Int 57 : 1352-1357, 2000
8) Souness GW, Brem AS, Morris DJ : 11 $β$-Hydroxysteroid dehydrogenase antisense affects vascular contractile response and glucocorticoid metabolism. Steroids 67 : 195-201, 2002
9) Brown NJ : Eplerenone : cardiovascular protection. Circulation. 107 : 2512-8, 2003
10) Pickering TG, Levenstein M, Walmsley P : Differential effects of doxazosin on clinic and ambulatory pressure according to age, gender, and presence of white coat hypertension. Results of the HALT Study. Hypertension and Lipid Trial Study Group. Am J Hypertens 7 (9 Pt 1) : 848-52, 1994
11) Hashimoto J, Chonan K, Aoki Y, et al : Therapeutic effects of evening administration of guanabenz and clonidine on morning hypertension : evaluation using home-based blood pressure measurements. J Hypertens. 21 : 805-11, 2003
12) Monton M, Jimenez A, Nunez A, et al : Comparative effects of angiotensin II AT-1-type receptor antagonists in vitro on human platelet activation. J Cardiovasc Pharmacol. 35 : 906-913, 2000

13) Major outcomes in high-risk hypertensive patients randomized to angiotensin-converting enzyme inhibitor or calcium channel blocker vs diuretic : The Antihypertensive and Lipid-Lowering Treatment to Prevent Heart Attack Trial (ALLHAT). JAMA. 18 ; 288 : 2981-2997, 2002
14) Noguchi N, Nishino K, Niki E. : Antioxidant action of the antihypertensive drug, carvedilol, against lipid peroxidation. Biochem Pharmacol. 59 : 1069-76, 2000
15) Rachmani R, Levi Z, Zadok BS, et al : Losartan and lercanidipine attenuate low-density lipoprotein oxidation in patients with hypertension and type 2 diabetes mellitus : a randomized, prospective crossover study. Clin Pharmacol Ther. 72 : 302-7, 2002

[高橋　伯夫]

疾患 6

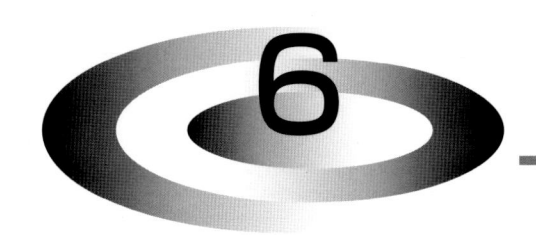

やせれば．血圧が下がると言われたんだけど…

問題編

症例と設問

症 例

56歳男性

患者プロフィール：石油会社の営業課長で仕事のストレスをよく感じている．一人娘は嫁ぎ，妻女と2人暮らし．

嗜好：25度焼酎1合/日，タバコ20本/日

家族歴：母親82歳は高血圧，脳梗塞のため寝たきり．父親は胃癌で52歳時に死亡．

現病歴：45歳頃から健診で血圧高値，肥満，高脂血症，脂肪肝を指摘されているが自覚症状なく放置していた．今年の健診で身長167cm，体重74kg，血圧170/96mmHg，空腹時中性脂肪246mg/dl，血糖111mg/dl，総コレステロール243mg/dl，HDLコレステロール48mg/dl，γ-GTP 96のため医務室より紹介受診となった．

初診時血圧164/96mmHg，脈拍数72／分整，身体所見に異常なし，随時血糖167mg/dl，HbA1c5.7％，尿酸7.2mg/dl，クレアチニン0.9mg/dl，LDLコレステロール152mg/dl，尿一般・沈渣，安静時心電図は正常．

問題1　治療方針として適切なのはどれか

1．非薬物療法により4～6カ月間経過を観て140/90未満に降圧しなければ降圧薬療法を開始する．
2．非薬物療法により2～3カ月以内に140/90未満に降圧しなければ降圧薬療法を開始する．
3．非薬物療法と同時に降圧薬療法を開始する．

　本例は日本高血圧学会ガイドラインの中等度リスクに相当し，その場合は高血圧患者については，生活習慣指導により3カ月以内に140/90未満に降圧しなければ降圧薬療法の導入が勧められている．本例では，1カ月間で1.5kg減量し，血圧は154/94前後となったが，その後1カ月間は減量ができず血圧も同様であったので，ＡＣＥ阻害薬（エナラプリル5mg）を処方した．1カ月後の血圧は148/94でありエナラプリルを10mgに増量した．その1カ月後の血圧144/92であり，カルシウム拮抗薬（アムロジピン2.5mg）を追加し，1カ月後にアムロジピンを5ｍｇに増量した．2剤の併用後，ここ2カ月間の外来血圧は140/92，138/90であった．体重は72kgで，最近の血液検査はLDLコレステロール134mg/dl，空腹時中性脂肪190mg/dl，尿酸6.7mg/dlとなっている．

問題2　次のステップとして適切なのはどれか．

1．血圧はそのままでよいが，HMGCoA還元酵素阻害薬を併用する．
2．血圧はそのままでよいが，フィブラート系薬剤を併用する．
3．少量利尿薬を併用し，さらに降圧する．
4．ACE阻害薬をアンジオテンシンⅡ受容体拮抗薬に変更する．
5．β遮断薬を併用する．

　降圧目標を達成していないので，半錠のサイアザイド系利尿薬を追加し，血圧は130～135/84前後となり，減量を指導中である．

　日本高血圧学会ガイドラインでは，中等度リスク高血圧患者については，生活習慣指導により3カ月以内に140/90未満に降圧しなければ降圧薬療法の導入を

勧めている．本例では，1カ月間で1.5kg減量し，血圧は150/94前後となったが，その後1カ月間は減量ができず血圧も同様であったので，ACE阻害薬（エナラプリル5mg）を処方した．しかし，血圧は144/94前後であり1カ月後にカルシウム拮抗薬（アムロジピン2.5mg）を追加し，1カ月後にアムロジピンを5mgに増量した．2剤の併用後，ここ2カ月間の外来血圧は140/92，138/90であった．体重は72kgで，最近の血液検査はLDLコレステロール134mg/dl，空腹時中性脂肪190mg/dl，尿酸6.7mg/dlとなっている．

解説編

本態性高血圧患者における肥満の頻度は正常血圧者の2～3倍であり，代謝異常を伴うことが多い．危険因子が複合する場合に単独の因子を改善しても心血管系疾患予防を十分に達成できないとの意味を含めてmetabolic syndromeの概念が提唱された[1]（表1）．高血圧患者の治療目的は心血管系疾患を予防し，健康寿命を延長することにある．危険因子の複合が症候群として注目されたのは，このような病態を示す場合に血圧管理は極めて重要であるが，血圧管理のみでは冠動脈疾患の予防が十分に達成できないことが1970年代に実施された介入試験で示されたからである．その後metabolic syndromeと考えられる高血圧患者を対象にした介入試験により，血圧以外の危険因子を積極的に改善することにより生命予後を改善できることが示された[2]．さらに，最近になって高血圧患者に伴う軽度の高コレステロール血症をstatinにより積極的に下げることが脳卒中予防に有効なことも示された[3]．肥満は高血圧と代謝異常の背景，あるいは発症過程からみるとそれらの上流に位置する病態と考えられる．故に，肥満を伴う高血圧患者ではmetabolic syndromeの病態全体を改善するために減量が重要な課題になる．

表1 Metabolic syndrome の指標

○血　　　　圧	→ >130/180mmHg
○腹 部 肥 満	→ ウエスト周径；男>120cm，女>88cm
	（日本人では男女とも85cm程度が妥当と考えられる）
○空 腹 時 中 性 脂 肪	→ >150mg/dl
○HDLコレステロール	→ 男<40mg/dl，女<50mg/dl
○空 腹 時 血 糖	→ >110mg/dl

（文献1）より引用）

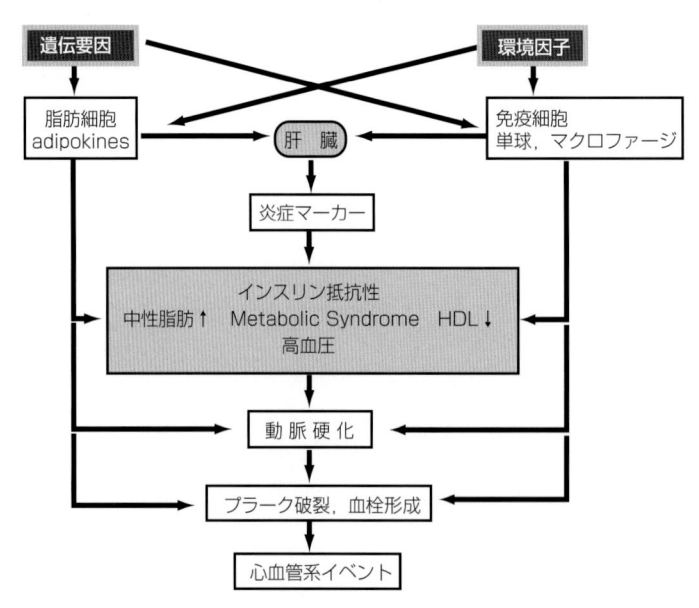

図1 metabolic syndrome の病態（Reilly MP, et al, 2003[4] より引用）

病　因

　肥満がなぜ高血圧と代謝に関連するのかは十分に明らかにされたわけではない．現状では，図1のような病態が想定されている[4]．さらに，肥満者では睡眠時無呼吸の頻度が高くなり，治療抵抗性高血圧と心血管系疾患リスク増加の要因となる．疑いがあれば夜間 pulse oxymeter などのスクリーニング検査を実施すべきである．

診　断

　肥満は過剰な体脂肪が蓄積した状態と定義される．体脂肪量を正確に知るためには，比重法，アイソトープ法などがあるが実用的でないし，metabolic syndrome に関連するのは上半身肥満，あるいは内臓肥満と呼ばれる腹腔内脂肪の蓄積である．定量的な評価には腹部CT，超音波などの画像診断が必要になるが，臨床的には骨格の成長が終了した18歳前後の体重やウエスト増加，臍高部のウエスト絶対値により診断可能である．

治　療

　肥満高血圧患者を対象にした減量療法のメタ分析から，1kgの減量で収縮期，拡張期血圧ともに1.7mmHgの降圧が期待できる．10kg減量の余地がある場合に，減量が成功すれば薬物療法に匹敵する降圧効果となる．問題は減量し，望ましい体重を維持するのが極めて困難なことである．肥満の成因に倹約遺伝子説があるように，肥満には遺伝と環境が強く関与しており，個人の意思により減量することは困難なことを承知した上で指導する必要がある．無理な減量を強いれば，患者は挫折し来院しなくなり，結果的に高血圧が放置されてしまうことになる．また，BMI35kg/m^{2}以上の高度肥満者は，精神的なストレスが過食の背景にあることを考慮すべきであり，専門外来に依頼することを勧める．ここでは，BMI30kg/m^{2}前後までの肥満者に対する指導について述べる．

基本方針

　摂取エネルギー制限（減食）と消費エネルギー増加（運動）の併用が必要である．減食は脂質と糖質の制限を主体とし，必須アミノ酸，脂肪酸，ビタミン類などは不足しないように配慮する．摂取カロリーが少ないほど，一定期間の減量は大きくなるが，アミノ酸サプリメントなどを用いない場合は一日800kcalが限界となる．一日1,000kcal以下の減食では，摂取する食品数が減るため，栄養士により必須栄養素の摂取状況を確認した方がよい．1,200kcal前後の減食では，必須栄養素不足になる心配は減るが，運動療法を併用しないと減量は困難である．最大酸素摂取量の70％前後となる運動の消費エネルギーは大きいが，運動に伴う心血管系疾患発症リスクが増大する．American College of Sports Medicine では metabolic syndrome に該当する高血圧患者では，中等度以上の強さの場合運動処方前に運動負荷試験による確認を勧めている．結局，運動は，高血圧患者については軽い運動（一日40～50分の歩行）が勧められる[5]．

指導者の心構え

　多くの患者にとり減量をし，望ましい体重を維持することが困難なことである．無理な減量を強いて患者を挫折させ，医療自体から遠ざかってしまわないように配慮が必要である．
　減量を指導する際には，
　①肥満を改善することは，血圧に大きな効果があり，同時に代謝異常も改善できること．今の薬は単剤でそのような効果が期待できるものはないこと，
　②肥満の原因には，過食，運動不足の他に遺伝が関連しており，意思の力のみで減量をするのが困難こと，
　③標準体重に到達しなくても，2kg程度の減量により相当な効果が期待できるので，肥満の解消を目指すのではなく，数kg減量しそれを維持してみることが勧められること，
　④減量により血圧と代謝異常を正常化できる可能性はあるが，時間がかかるので，高血圧と代謝異常があれば心血管系疾患の高リスク状態のため，薬物療法を早めに導入する必要があること，
　⑤薬物療法を導入後に好ましい血圧と代謝指標が半年くらい続けば減薬～休薬する用意があること，
　⑥減量の過程には，踊り場現象と呼ばれる，体重が変化しない時期があること，
　⑦減食が必要であるが，必須栄養素は十分摂る必要があり，通常の食品による減食では一日1,000kcalは食べる必要があること，
　⑧食品のカロリーを知れば，今食べている量から毎日200kcal前後少なくすることは無理なくできること，
　⑨健康増進に役立つのは軽い運動であり，毎日40～50分のさっさ歩きの散歩が勧められる．その程度の運動で消費するのは150kcal前後であるが，200kcalの減食と組み合わせれば月に0.7kgくらいの減量が期

待できること，

⑩諸般の事情で当面減量ができなくても，今より体重を増やさないようにすること，などを必要に応じて説明するとよい．

肥満を伴う高血圧患者では，metabolic syndromeを念頭におくべきで，血圧と並存する代謝異常は厳格な管理が必要である．心血管系の臓器障害を伴わない場合は，減量療法により数カ月から半年間経過を観ても良いが，臓器障害を伴う場合は減量指導と並行して早期に積極的な薬物療法を導入すべきである．肥満の改善は医療職者の試金石ともいえる．患者を挫折させることなく長期的な視野に立った減量指導が結果的には良いことが多い．

●文　献●

1）Expert Panel on Detection, Evaluation, and Treatment of High Blood Cholesterol in Adults : Expert. JAMA 285 : 2486-2497, 2001
2）Fagerberg B, Wikstrand J, Berglund G et al : Mortality rates in treated hypertensive men with additional risk factors are high but can be reduced : a randomized intervention study. Am J Hypertens 11 : 14-22, 1998
3）Sever PS, Dahlof B, Poulter NR, Wedel H et al : Prevention of coronary and stroke events with atorvastatin in hypertensive patients who have average or lower-than-average cholesterol concentrations, in the Anglo-Scandinavian Cardiac Outcomes Trial-Lipid Lowering Arm（ASCOT-LLA）: a multicentre randomised controlled trial. Lancet 361 : 1149-1158, 2003
4）Reilly MP and Rador DJ : The metabolic syndrome. Circulation 108 : 1546-1551, 2003
5）Fletcher GF, Balady g, Blair SN et al : Statement on exercise : benefit and recommendations for physical activity programs for all Americans. Circulation 94 : 857-862, 1996

［久代　登志男］

疾患 7 本当の血圧，いくつなの？

問題編

症例と設問

症例

K.J. 77歳男性
　主　訴：めまい，ふらつき，活動性の低下
　家族歴：特記すべきことなし
　既往歴：時期不明〜高血圧，7年前に萎縮性胃炎，5年前に脳梗塞（右不全片麻痺）
　家族歴：母および兄が高血圧
　生活歴：一日20本50年（現在禁煙），飲酒 焼酎一日400ml
　現病歴：時期不明より高血圧を指摘されていたが，放置していた．平成7年に近医に著しい高血圧を指摘され以来，降圧薬による内服加療を開始していた．平成9年に脳梗塞を発症したが，その後の入院加療やリハビリテーションにて独歩可能なまでになった．平成12年頃に近医にて「血圧が正常だった」ことを期に再び受診しなくなった．平成14年になり，日中歩行時のふらつきがひどくなり，また徐々に無口になり日中も外出しなくなってきた．家族が心配になり，3月24日外来受診となった．

　外来受診時：意識清明，血圧158/72mmHg，神経学的所見に変化はなかった．血糖値（随時）210mg/dl，HbA1c 8.3％と糖尿病を指摘された．普段のふらつきがひどく，日常生活に支障を来たすと判断され，平成14年4月10日入院精査加療となった．

　入院時現症：身長156cm，体重55kg，体温36.1℃，血圧170/78mmHg，脈拍76/分整，意識清明，眼瞼結膜貧血なし，眼球結膜黄疸なし，心音S1（→），S2（→），S3（−），S4（−），心尖部にてLevine II/VIの収縮期雑音を聴取．呼吸音正常．腹部所見に異常を認

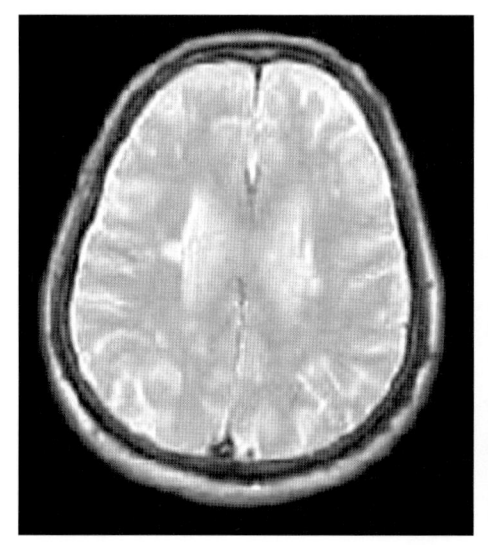

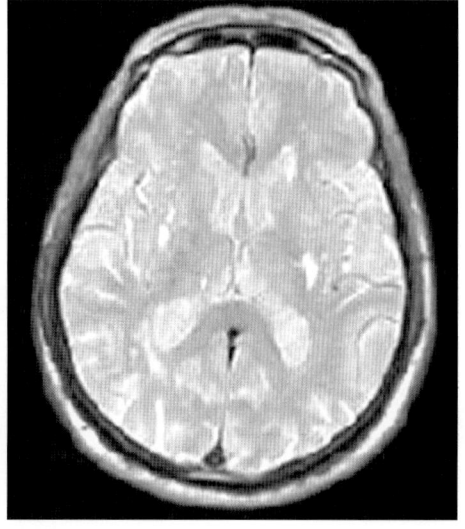

図1　入院中に施行の頭部MRI（T2強調画像）

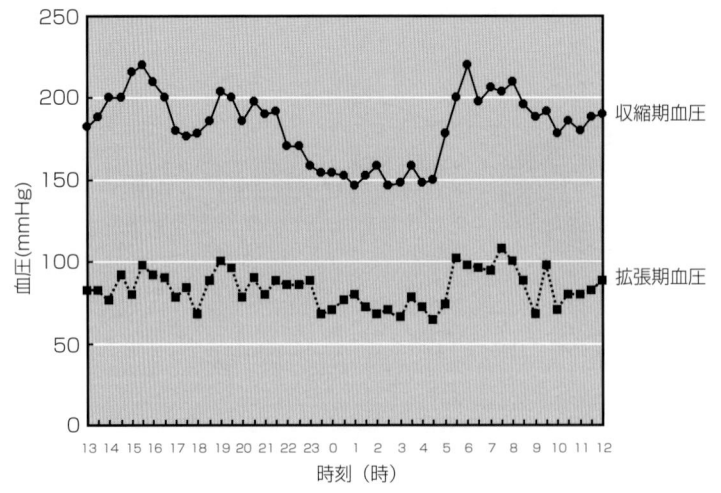

図2 入院中に行ったABPMの結果. 6時30分起床, 21時00分就寝.

めず. 血管雑音の聴取なし. 下腿浮腫（－）. 神経学的所見（いずれの所見も以前と変化なし）：右不全麻痺（＋）, 筋力の低下（－）, 両側膝蓋腱・アキレス反射亢進.

入院時検査所見

＜検 尿＞尿蛋白（２＋）, 潜血（－）, 糖（＋）, 沈渣:RBC 0-1/H, WBC 0-1, 顆粒円柱（＋）

＜CBC＞WBC 4900, RBC 369×10⁴/μl, Hb 12.8g/dl, Ht 39.2%（MCV 93.2fl, MCH 30.6pg, MCHC 32.8%）, Plt 26.0×10⁴/μL

＜生化学＞TP 6.3g/dL, Alb 4.0g/dL, T.Bil 0.6mg/dL, GOT 16IU/L, GPT 21IU/L, LDH 163IU/L, ALP 193IU/L, γ-GTP 19IU/L, AMY 61IU/L, T.chol 234mg/dL, TG 187mg/dL, HDL-C 35mg/dl, UA 8.3mg/dL, BUN 22.2mg/dL, Cr 1.68mg/dL, CK 121IU/l, Na 139mEq/L, K 4.3mEq/L, Cl 102mEq/L, Ca 9.0mg/dL, Glu 119mg/dL（随時）, HbA1c 7.7%

入院時画像所見

＜胸部単純X線＞ CTR 60%, 胸水（－）, 大動脈石灰化あり.

＜心電図＞ 洞調律, 65/分, 左室肥大（＋）

＜頭部MRI＞両側大脳白質, 基底核にT2強調像の多発あり, multiple lacunar infarctionを強く疑う（以前の所見と著変なかった）.（図1. 供覧）

入院後のAmbulatory Blood Pressure Monitoring（ABPM）による24時間血圧測定を図2に示す.

問題１．このABPMの結果から得られる所見は以下のどれか. 二つ選べ.

a. 拡張期血圧が正常の収縮期高血圧で, 高齢者には稀である.

b. 夜間降圧が異常に大きいextreme-dipper typeである.

c. 早朝に血圧の急激な上昇を認めるmorning surge現象が認められる.

d. 日内変動が大きいため, 二次性高血圧の可能性は否定できる.

e. このように血圧変動の激しい患者は, ABPMによる評価は適さない.

神経学的所見や頭部MRI, Holter心電図その他の心機能検査において, 特にめまいの原因となるような有意な所見は得られなかった. 以前より起立時にめまいの訴えが多かったため, 臥位と立位での血圧の測定（表１）を行った. その結果, 立位時に急激な血圧の低下が認められ, この時にめまいを訴えた. 過度の降圧が誘発された結果引き起こされためまいと考え, 降圧薬による治療を開始し, 起立時には必ず座位を経てゆっくりと立ち上がるように指導した. 約10日後, 血圧の下降とともに徐々にふらつきの頻度は減少するようになった.

表1 臥位・立位時の血圧・脈拍数の変化

	血圧（mmHg）	脈拍数（/分）
安静臥位	180/78	68
立位3分後	160/62	70

問題２．高齢者において次の日常的な行為のうち, 急激な血圧の低下を来たす可能性の高いものはどれか.

（１）喫煙　　（２）食事　　（３）飲酒
（４）入浴　　（５）着衣

a （１），（２），（３）　b （１），（２），（５）　c （１），（４），（５）
d （２），（３），（４）　e （３），（４），（５）

3週間後にふらつきは解消したが，活動性の低下は依然認められ，日中よりボーッとするという所見は残った．本人は何でもないというが，同居する家族はここ数カ月おとなしい性格になったという．精査の結果，痴呆があることが新たにわかった．

問題3．次のうち痴呆を評価するためのスケールはどれか．
（1）Katz Index
（2）Mini Mental State Evaluation（MMSE）
（3）改訂長谷川式簡易知能評価スケール（HDS-R）
（4）Barthel index
（5）Rorschach' test
a(1),(2)　b(1),(5)　c(2),(3)　d(3),(4)　e(4),(5)

解説編

高齢高血圧患者では，しばしば著しい血圧変動を認める．加齢に伴う心血行動態の変化の特徴としては，大動脈壁伸展性の低下に由来する拡張期血流の低下（拡張期血圧が低下）や総末梢血管抵抗の増加に由来する収縮期血圧の上昇があげられ（＝収縮期高血圧），収縮期血圧の上昇と脈圧の開大は心血管疾患の危険因子とされる[1)2)]．その他，高齢者では高血圧以外の合併症をもっていることが多く，動脈硬化を起こしており，圧受容体の機能低下もあるため，さらに血圧の上昇や著しい血圧変動を生み出す原因になっていると考えられる．このような高齢患者においてはone pointの血圧だけでなく，血圧の短期変動性や概日変動性，夜間血圧を評価するために血圧のABPMを施行することが重要である[3)4)]．この患者においても外来受診時の血圧は偶然高値を示さず，ABPMにて初めてコントロールの非常に悪いextreme-dipper型の高血圧であることがわかった．

高齢高血圧患者においては高血圧だけでなく高血圧性臓器障害の存在を常に疑う必要がある．この患者においては，血管の石灰化や脳梗塞の発症，蛋白尿，心電図上の心肥大，脳血管性と思われる痴呆が認められた．虚血性心疾患の可能性や将来透析導入になる潜在性をもっていることが疑われる．糖尿病の合併も認められているが，高血圧の管理不十分によりこのような障害を来たした可能性が高い．高齢化社会になりADLや認知機能の障害により介護の負担，金銭的な負担などが増大していることは大きな社会問題であり，逆に高血圧に対する適切な治療により将来的に転倒の予防や痴呆発症の抑制など，患者のQOLの向上につながることを理解する必要がある．

問題の解答および解説

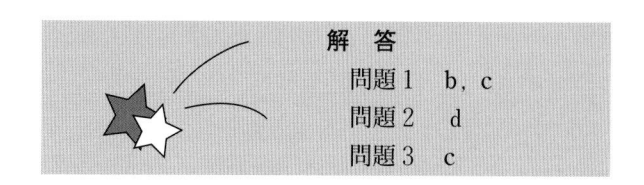

解　答
問題1　b，c
問題2　d
問題3　c

問題　1

夜間血圧が昼間血圧の10％以上低下するものをdipper，20％以上低下するものをextreme-dipper，逆に10％未満しか低下しないものをnon-dipperと呼ぶ．健常人においてはdipper typeであるが，extreme-dipper，non-dipperは異常な日内変動であり，高血圧性臓器障害が大きいことが報告されている[5)6)]．Morning surgeについても脳血管疾患の危険因子といわれており[7)]，いずれも降圧療法の必要があると考えられる．また，一般に二次性高血圧は血圧日内変動は障害されるが，診断の根拠とはならない[8)]．

問題　2

わが国では起立時に平均血圧で10％以上血圧が低下する頻度は正常血圧老年者で14％，高血圧老年者では24％との報告がある[9)]．このような血圧変動の顕著な事例として，起立性低血圧だけでなく食後低血圧の問題が指摘されている．起立性低血圧は自律神経障害に伴って生じるものが多いが，本態性低血圧も少なくない．食後においては血流が腹部臓器に集中することが原因で，急激な降圧が生じ，脳血流の低下から脳虚血を誘発する．いずれも転倒による骨折や硬膜下出血によって寝たきりの大きな要因となる．高血圧患者では血圧変動を少なくするために降圧療法をそれぞれに応じて適切に行う必要がある．

さらに，高齢高血圧患者では入浴中に突然死するこ

とが社会的に問題となっており，年間1万人を超えるといわれている．11月～3月の寒い時期に集中しており，原因として血圧の変動の影響が指摘されている．一般に脱衣に伴い血圧が上昇し，お湯につかることによって末梢血管が拡張して血圧が急激に下降する．高血圧患者ではわずか10分の間に収縮期血圧が50 mmHgほど下降し，脳虚血が誘発されて溺死の原因となる．お湯の温度が高いほど血圧変動が大きく事故になりやすい．高齢者では熱い湯や長湯，飲酒後や食事直後の入浴は避ける必要がある．

問題 3

高齢者高血圧患者では痴呆を発症する危険が高いことが様々な研究により報告されている．日本においても久山町研究の解析[10]により脳血管性痴呆の危険因子の一つとして年齢，収縮期血圧その他があげられている．認知機能の簡単な評価方法としては，Mini Mental State Evaluation（MMSE）や改訂長谷川式簡易知能評価スケール（HDS-R）などがあり，いずれも30点満点で外来において評価できる方法として実用化されている．Katz indexやBartel indexはADL（日常生活動作・活動）の評価方法として国際的に実用されているものである．

この患者においては痴呆やADLの低下が認められており，CTの所見よりラクナ梗塞が以前から，認められていた．このような患者では脳血管性痴呆の発症について注意深く観察する必要があると思われる．

●文　献●

1) National High Blood Pressure Education Program Working Group. National High Blood Pressure Education Program Working Group Report on Hypertension in the Elderly. Hypertension 23 : 275-285, 1994
2) Madhavan S, Ooi WL, Cohen H et al. : Relation of pulse pressure andblood pressure reduction to the incidence of myocardial infarction. Hypertension 23 : 395-401, 1994
3) 日本高血圧学会高血圧治療ガイドライン作成委員会．高血圧治療ガイドライン2000年版（JSH2000）
4) 循環器病の診断と治療に関するガイドライン（1998-1999年度合同研究班報告）．24時間血圧計の使用（ABPM）基準に関するガイドライン．J Circ J 64（suppl V） 1207-1243, 2000
5) Shimada K, Kawamaoto A, Matsubayashi K et al. : Diurnal blood pressure variations and silent cerebrovascular damage in elderly patients with hypertension. J Hypetens 10 : 875-878, 1992
6) Kario K, Pickering TG, Matsuo T et al. : Stroke Prognosis and Abnormal Nocturnal Blood Pressure Falls in Older Hypertensives. Hypertension 38 : 852-857, 2001
7) Kario K, Pickering TG, Umeda Y et al. : Morning Surge in Blood Pressure as a Predictor of Silent and Clinical Cerebrovascular Disease in Elderly Hypertensives. Circulation 107 : 1401-1406, 2003
8) 南　尚義，今井　潤：二次性高血圧における血圧日内変動．Heart View 1 : 338-343, 1997
9) Masuo K, Mikami H, Ogihara T et al. : The frequency of orthostatic hypotension in elderly patients with essential hypertension, isolated systolic hypertension, and borderline hypertension. J Hypertens 11（suppl.5）: S306-S308, 1993
10) Yoshitake T, Kiyohara Y, Kato I et al. Incidence and risk factors of vascular dementia and Alzheimer's disease in a defined elderly Japanese population : the Hisayama Study　Neurology 45 : 1161-1169, 1995

［小島　太郎/大内　尉義］

疾患 8
ハードな仕事は，血圧を上げる？

　近年日本では，自殺や過労死などストレスと関連する悲惨な死亡が急増している．いずれも働き盛りの男性で増加しており，日本における心理，社会ストレスの増加は勤労男性を直撃しているようである[1]．過労死の多くは，高血圧と密接に関連する脳，心臓疾患によるものである．一方，過労死男性の基礎疾患としては高血圧が最も多く，40％程度に認められるという[2]．よって，ストレスと関連しておこる高血圧や血圧変動は一般医家にとって無視できない重要事項といってよい．

　「ストレス性高血圧」という概念が注目されている理由は2つある．第1は，冒頭でのべたように，日本の心理，社会ストレスが急増していること，第2に，病院外の様々な状況下での血圧測定が可能となり，ストレス状況における血圧測定が可能となったこと，があげられる．

　本稿では，まず，ストレスによる昇圧の機序を説明し，ついで具体的な症例を提示しながら，ストレス性高血圧の病態の把握と対処法を説明する．ストレスは血圧のみならず，心理面，行動面などにも，多彩な影響を与えるがこれらの影響は，直接，間接的に血圧変動に影響し，また患者のQOLを大きく左右する．ストレス性高血圧の病態は多様であり，治療者側はこれらを適切に把握し対処する必要がある．

ストレス性高血圧の機序

　ヒトのストレス性高血圧をみる場合大きく，3つの機序を考慮する必要がある．一つは，交感神経系や下垂体-副腎系を介する，神経，液性反応によるものである（図1）．ストレスは大脳で認識され，視床下部から延髄血管運動中枢を介して交感神経を興奮させ

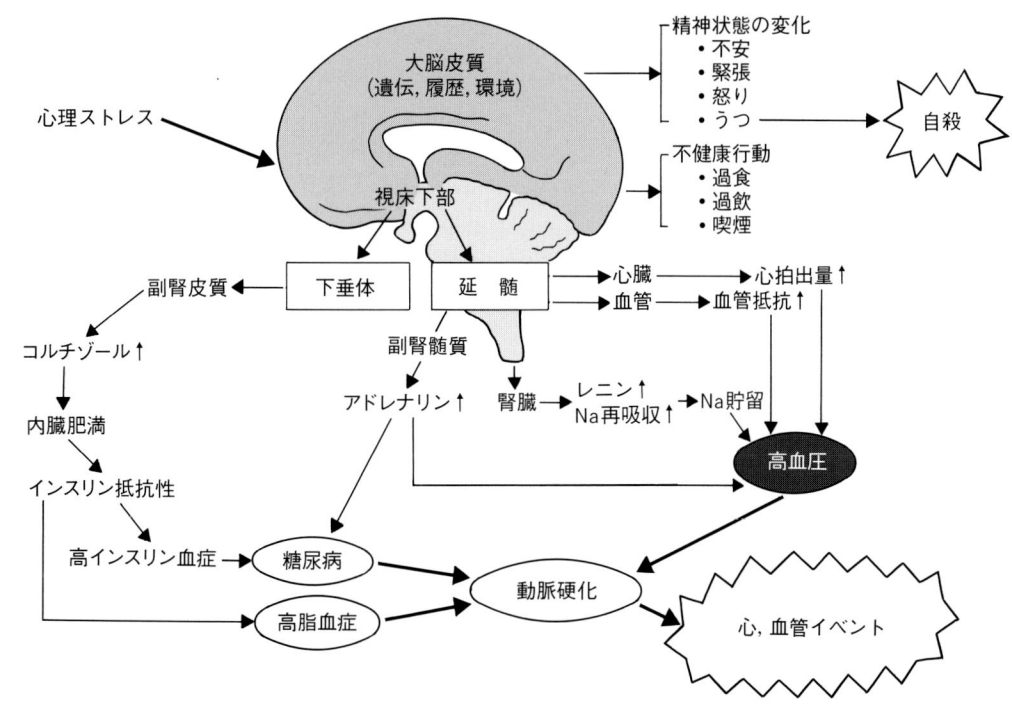

図1　ストレスの精神，心理状態，行動ならびに神経，内分泌系に及ぼす影響

る．交感神経の興奮は，血管を収縮させ，心拍出量を増加させる．また，腎臓を支配する交感神経の興奮はβ1受容体を介するレニン―アンジオテンシン系の亢進，α1受容体を介するNa再吸収増加を引き起こし，血圧上昇に関与する．2つ目は，ストレスをうけることによる生活習慣の悪化である．ストレスにより過食，アルコールの過剰摂取が慢性化すると，肥満が進行し，ストレスによる高コルチゾール血症とも相まって，インスリン抵抗性を引き起こし，高血圧に拍車をかける．また，インスリン抵抗性そのものが糖尿病や高脂血症を引き起こし，高血圧と相乗的に動脈硬化を進行させる．喫煙などの不健康な習慣も動脈硬化の促進因子となる．そして第3番目が，心理，情動的な要因である．「不安」や「緊張」は血圧を動揺させる．長引くストレスにより「うつ」状態になることもあるが，「うつ」は交感神経緊張から高血圧を増悪させることがある．ストレス社会を反映してか，「不安」レベルの高い症例や「うつ」を合併する症例がしばしばみられる．ストレス社会の高血圧治療においては，心理，情動面の把握も重要である．

問題編

症例提示

症例

59歳，職業，大学教授

既往歴：特になし

家族歴：父親が高血圧

現病歴：40歳頃より，高血圧．血圧変動が大きいとのことで，平成15年4月，某病院にて入院精査す．入院中の検査では，腎臓，副腎に異常なく，本態性高血圧症の診断となる．入院中は外来で観察された血圧変動がみられなくなったことより，ストレス性の血圧変動が疑われるとのことで当院紹介となる．図2は前医での入院前から入院中の自己測定による収縮期血圧変動を示す．入院前はとくに午後から夕方に血圧上昇がみられる．入院中は血圧は安定しており，退院して，仕事を開始すると，血圧は再度変動する様子がみられている．仕事がストレスとなって血圧を変動させている可能性が示唆される．

まず，一般的な検索として，高血圧の成因と臓器障害の評価，24時間血圧測定による血圧変動パターンの評価を行った．コレステロール，中性脂肪がそれぞれ244, 167mg/dLとやや高値であった．臓器障害として，左内頸動脈にハードプラークがみられ，LVMIが130g/m^{2}と心肥大がみられた．腎臓，副腎には異常なく，アルドステロンは80pg/mL，血漿レニン活性は0.3ng/mL/hrであり，低レニン型の本態性高血圧の診断であった．24時間測定では，午後から夕方の仕終了前にかなり血圧が上昇し，帰宅してワインをのむと低下するという，自己血圧測定と矛盾しない，血圧日内変動パターンがみられている（図3）．また，日中の脈拍平均は67±8bpmであり，血圧の上昇する時間帯においても頻脈ではない．

この患者は大学教授であり，仕事中はコンピュータに向かって，論文をかいたり講義をしたりすることが多い．仕事には「ストレスを少し感じている」が裁量権があり，基本的には好きな仕事をしている．したがって，自覚的ストレス度（perceived stress）は高いわ

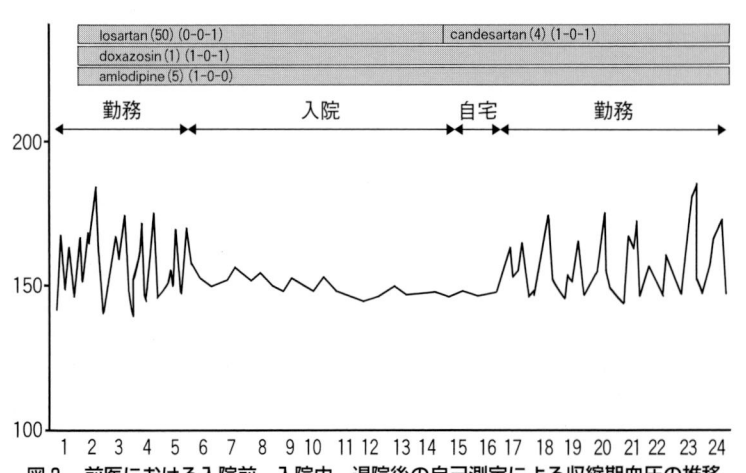

図2 前医における入院前，入院中，退院後の自己測定による収縮期血圧の推移

図3 仕事日の24時間血圧

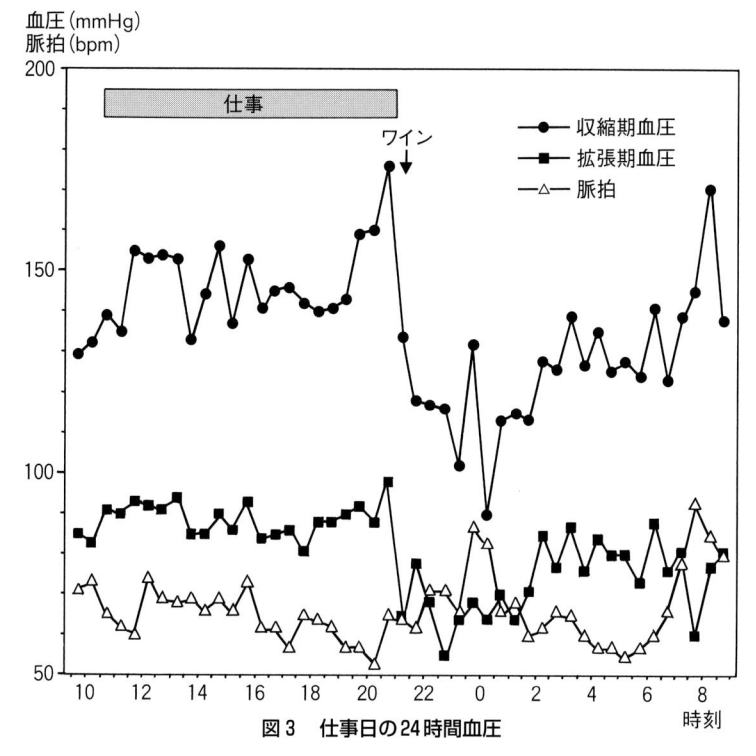

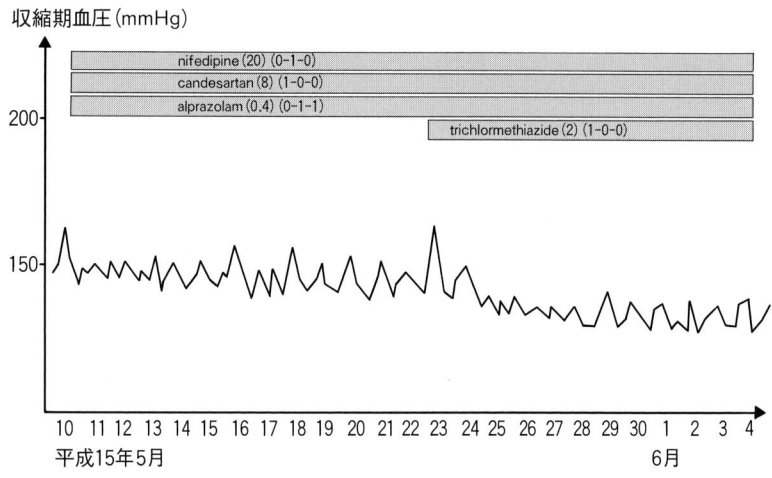

図4 投薬変更後の自己測定による収縮期血圧の推移

けではない．SRQ-Dは6点で低く，仮面うつ傾向はない．しかし，SATIによる「不安」の得点をみると，状態不安43点，特性不安58点で，得に特性不安の点数が高かった．さらに，身体症状を詳しく調査すると，循環器（動悸），消化器（げっぷ，腹部膨満感），皮膚（発汗），に多彩な愁訴がみられた．このように，高い「不安」状態と多彩な自律神経症状を合併した場合，神経質でストレス感受性が高く，自覚的ストレス以上に体は過敏に反応していることが多い．

本症例の場合，candesartan (4) 2T, doxazisin (1) 2Tを(1-0-1)で，amlodipine (5) 1Tを(1-0-0)で投与されていたが，依然，昼間の昇圧を抑制できていない．すなわち，ストレス性の高血圧が疑われるが交感神経 α受容体の遮断が昼間の血圧上昇を抑制できていない．本症例の場合，「不安」レベルが高いことより中枢性の情動的要因がストレス性の血圧上昇につよく関与している可能性や低レニンであることから，体液貯留が交感神経刺激に対する血圧反応を亢進させている可能性などが考えられた．

そこで，本症例では，降圧薬をnifedipine (20) (0-1-0), candesartan (8) (1-0-0)とし，日中から夜の仕事中の血圧上昇が情動過敏による可能性を考慮し，alprazolam (0.4)を(0-1-1)で使用してみた（図4）．これにより，夕方の血圧上昇はかなり抑えられていることがわかる．興味深いのは，処方変更で動悸，げっぷ，発汗などの身体愁訴が軽減したことである．これらの

結果は，本症例の血圧変動や身体症状の一因として情動的要因が関与することをしめすものである．2週間の投与で夕方の血圧変動は小さくなったが，依然，自己血圧測定では収縮期血圧が135から160mmHgと高値であった．そこで体液貯留の改善を目的として，trichlormethiazide（2）1Tを追加したところ，血圧は緩やかに低下し，収縮期血圧は120-130mmHgで安定した．

解説編

ストレスによる高血圧には自律神経系が密接に関係することより，その治療には，交感神経遮断薬が第一選択薬になるように思われる．確かに，正レニンから高レニンで頻脈を伴うストレス性高血圧であれば，β遮断薬やαβ遮断薬が血圧コントロール，動悸などの症状改善に有効である．しかし，本症例のように，ストレスと関連した血圧変動がみられるにも関わらず，頻脈でなく，交感神経遮断薬で血圧コントロールがつかないケースがある．紹介をうけるのはむしろこのようなケースが多く，あえて今回は，非定型的なストレス性高血圧を提示した．このような場合，交感神経を制御する上位中枢，あるいは交感神経により調節される血管のリモデリングや体液貯留状況に目をむけることが必要である．

Pageは，本態性高血圧症のなかに情動変化により発作性に血圧上昇が起こり，同時に不安と胸部や腹部の不定愁訴を呈する病態が存在することを指摘し，これを偽性褐色細胞腫と命名した[3]．その病因は間脳の自律神経中枢の異常興奮にあると推測し，治療にはバルビツール系の薬剤が有効とのべた．われわれは高血圧患者に合併するパニック発作においてしばしば急激な血圧上昇が見られること，この治療に抗不安薬が有効であることを報告した[4]．各種高血圧のガイドラインには，情動変化が引き起こす高血圧の診断や治療についての記載はない．これは，中枢神経の機能は指標化が難しくエビデンスが得られにくいことによると思われる．しかし，Pageが70年近く前に述べているように，情動反応が引き金となって血圧上昇をきたす症例は存在するのであり，このような症例では抗不安薬が奏功することを理解しておく必要がある．本症例は，高い不安レベルと多彩な身体愁訴の訴えが見られることより，中枢神経系の関与を想定し，抗不安薬の併用をおこなったところ血圧変動が縮小し，腹部症状，皮膚症状の改善をみた．

心理指標の評価は一般的な内科医は不得手であることが多いが，ストレスを議論する場合，この作業はさけては通れない．不安（STAI），うつ（SDS），仮面うつ（SRQ-D）などはそれぞれカッコ内に示された方法で簡単に点数化できる[5]．また，問診ではなかなか時間がかかり聞き取れない身体愁訴はCornel Medical Indexなどでまとめて評価できる．ある程度，トレーニングすればそれほど心理指標の評価は難しくない．また，不安の高い症例にβ遮断薬はよい適応であるがうつを合併すると，β遮断薬の投与は不適である．降圧薬の投与を決定するうえでも心理指標の評価は重要である．

本症例はARB投与下でのレニンが低値であるから体液貯留型の高血圧である．実際，利尿薬を追加後，自己血圧測定による収縮期血圧は120mmHg程度で安定し，日中の血圧上昇も見られなくなっている．このことは，体液貯留状態がストレス性高血圧の一因となっていた可能性を示唆する．われわれは，褐色細胞腫様の著明な血圧変動を呈した原発性アルドステロン症において，腺腫摘出により血圧は低下し，血圧変動が安定した症例を報告した[6]．体液貯留型の高血圧では交感神経活動は高くないとされる[7]が，症例によってはわずかな交感神経刺激が著しい血圧上昇を引き起こしうることを念頭におく必要がある．しかし，血圧変動の大きい症例を短絡的にストレス性高血圧としないよう注意する必要がある．実際，われわれが報告した原発性アルドステロン症の症例は降圧剤を4剤使用しさらに抗不安薬を併用してもまったく血圧変動は安定しなかった．本症例のように，外的なストレス要因と血圧との相関が見られること，すなわちストレス要因を解除すると血圧が安定することが十分条件である．

冒頭にも述べたが，過労死が近年，急増している．過労死の多くは，働き盛りの男性におこり，その多くは，高血圧と密接に関連する脳，心臓疾患によるものである．われわれは，男性の本態性高血圧症患者においてストレス性昇圧と心肥大が有意な正相関をしめすこと，さらに女性ではこのような関係はみられないことを報告した[8]．このことは，男性のストレス性高血圧が過労死の一因となる可能性を示している．ストレス性高血圧という用語は世界的に認められたものではない．しかし，過労死が急増していること，そして本稿で紹介したようにストレスと関連して血圧が大きく

変動する症例があることを考えると，少なくとも，日本においては，高血圧診療の疾患概念として，その対処法を心得ておくことが必要ではないかと考える．

●文　献●

1) 宗像正徳：高血圧とストレスマネジメント．綜合臨牀　50（1）：160-163, 2001
2) 上畑鉄之丞：過労死の研究．日本プラニングセンター，1993
3) Page, IH: Syndrome simulating diencephalic stimulation occurring in patients with essential hypertension. Am J Med Sci 190 : 9-14, 1935.
4) 宗像正徳：高血圧診療におけるストレス緩和医療—Masked panic attackの診断と治療—．綜合臨牀 52（4）：1606-1608, 2003
5) 久保千春：心身医学標準テキスト．医学書院，1996
6) 宗像正徳：著しい家庭血圧の変動を呈した原発性アルドステロン症の一例．臨床高血圧 6（4）：260-264, 2000
7) Miyajima E, Yamada Y, Yoshida Y, et al. : Muscle sympathetic nerve activity in renovascular hypertension and primary aldosteronism. Hypertension 17（6 Pt 2）：1057-1062, 1991
8) Munakata M, Saito Y, Nunokawa T, et al. : Clinical significance of blood pressure response triggered by a doctor's visit in patients with essential hypertension. Hypertens Res 25 : 343-349, 2002

［宗像　正徳］

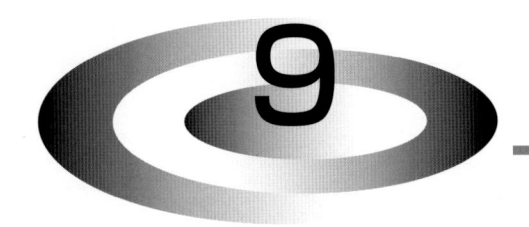

疾患9 狭心症でも血圧を下げたほうがいいの？

問題編

症例と設問

症例

N.N. 54歳女性
　主　訴：頭重感，不安感
　家族歴：特記事項なし
　既往歴：18歳時，虫垂炎手術．50歳時，高血圧の治療を当院にて開始．
　現病歴：降圧治療は順調に経過していた．平成15年1月15日頃，風邪症状が出現．翌日には頻脈と背部の圧迫感が出現したが，風邪のためと考え様子をみていた．頭重感がとれないこと，脈拍の増加と背部に出現する圧迫感さらに不安感が消えないため，1月20日，当院を受診した．
　受診時現症および経過：身長151cm，体重58.0 kg．血圧211/124 mmHg，脈拍数98/分．心音S1正常，S2亢進，S3（-），S4（+），2/VIの収縮期雑音．腹部雑音なし．呼吸音正常．胸部X線写真は心胸郭比は42％と小さく異常を認めなかった．心電図（図1）は胸部誘導のT波が尖鋭化し，心筋虚血を示唆する所見が示唆されたがST上の変化は認められなかった．診察医は甲状腺機能亢進症あるいは2次性高血圧症を疑い一般的採血検査に加え，これらの疾患を考慮した採血検査を行った．高血圧はニカルジピンの点滴注射で降圧をはかり，患者を帰宅させた．採血結果は以下のごとく，甲状腺機能亢進症や2次性高血圧症は考えられなかった．
　一般検査：WBC $5.0 \times 10^3/\mu l$, RBC $4.43 \times 10^6/\mu l$, Hb 14.0 g/dl, Plt $27.7 \times 10^4/\mu l$, GOT 24 IU/l, GPT 13 IU/l, LDH 209 IU/l, Cr 0.6 mg/dl, BUN 7 mg/dl, T-cho 171 mg/dl, TG 109 mg/dl, HDL-C 56 mg/dl, HbA1c 4.9％．特殊検査：TSH 2.14 μIU/ml, Free-T3 2.88pg/ml, Free-T4 0.98ng/dl, PRA 0.4ng/ml/h, aldosterone 12.3ng/dl, adrenaline 0.11ng/ml, noradrenaline 0.27 ng/ml, dopamine 0.01 ng/ml 以下．

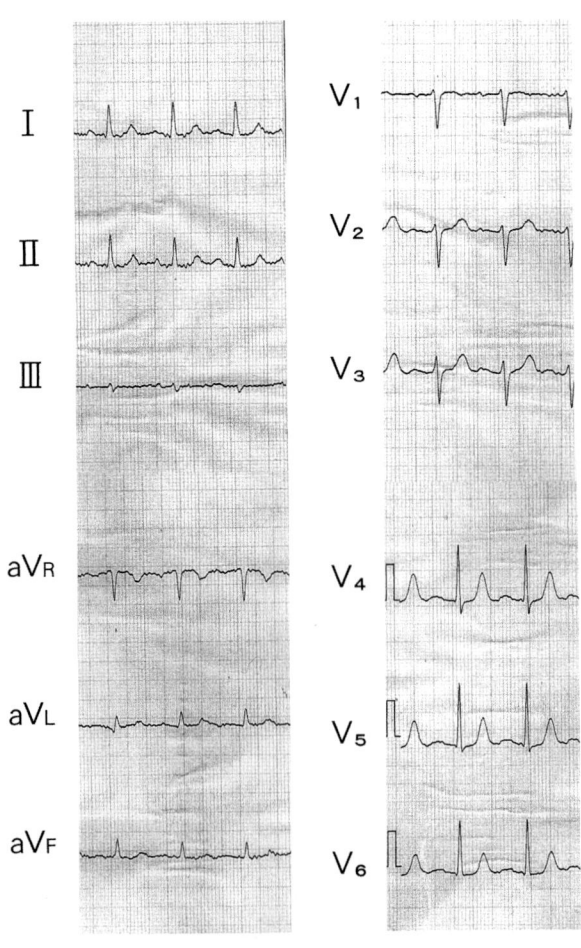

図1　今回受診時の心電図

高血圧を除き冠動脈疾患の危険因子もなかったことより，投与薬剤をアムロジピンからバルサルタンおよび持続型ニフェジピンに変更，さらに安定剤を追加投与した．しかし，自覚症状が消えず，受診後の5～6日は夜間にも受診するようになった．心エコー図（図2）も左室後壁厚の軽度の増加（9.4 mm）と左房収縮の増強があるが，壁運動には異常はなかった．平成15年，1月27日の早朝，左側胸部の痛みを訴え来院したことより，血管攣縮性狭心症を疑い，心臓カテーテル検査を施行することにした．

心臓カテーテル検査：左室内圧上，左室拡張末期圧には異常を認めなかったが，冠動脈は図3(A，B)に示すように，左前下行枝のAmerican Heart Association (AHA)分類の6番に90％の狭窄を認めた．"high-risk"

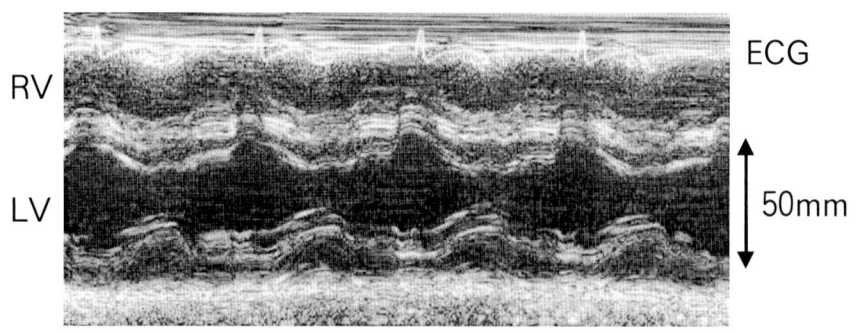

図2 今回受診時のMモード心エコー図

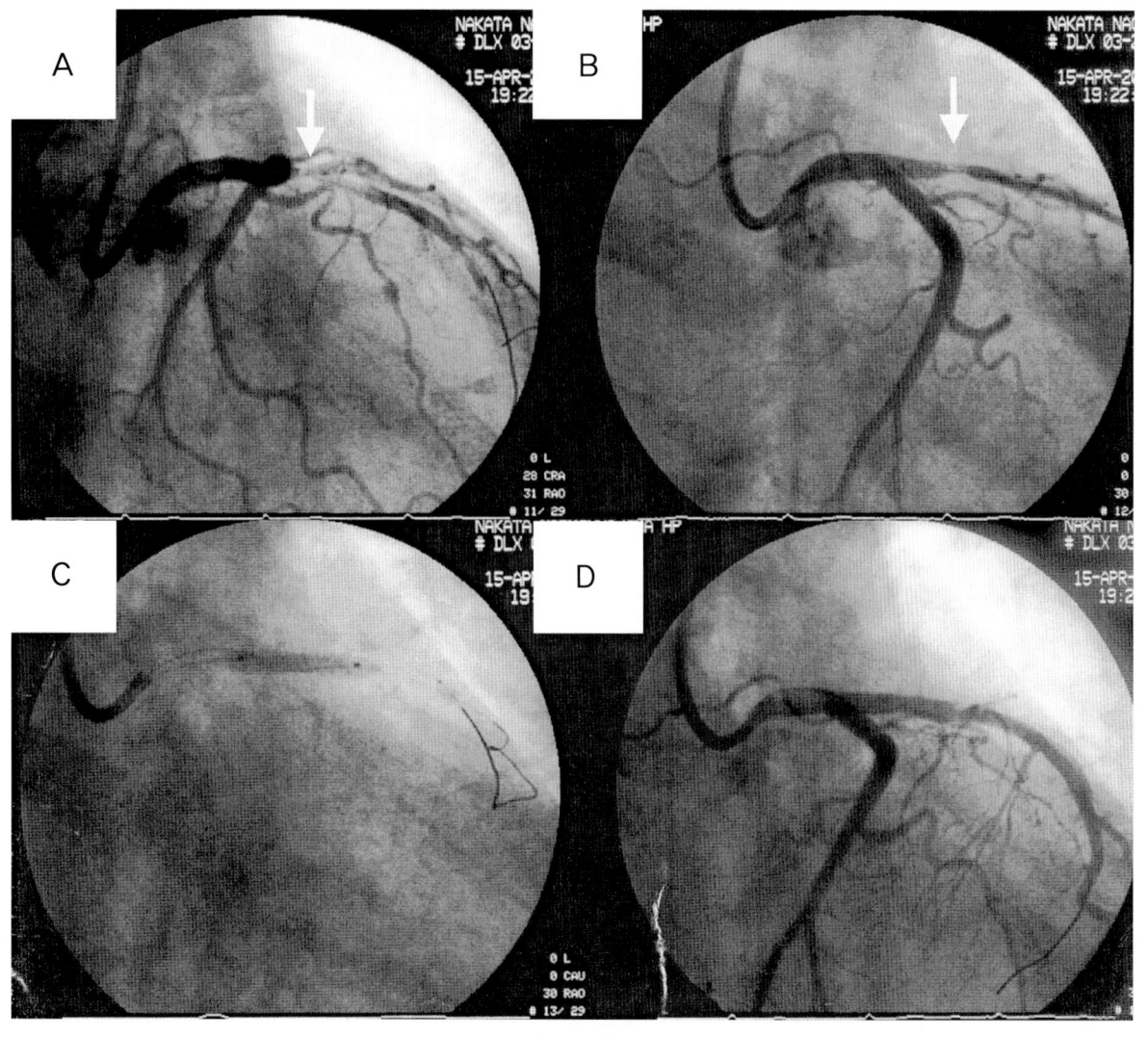

図3 左冠動脈造影像

病変であり，血管拡張療法に加え，ステントを留置して終了した(C, D)．終了後より，患者の自覚症状ならびに血圧値は減少し，正常近くに復した．4カ月後に確認した冠動脈造影上にも有為狭窄は認められなかった．

問題1 血管攣縮性狭心症の発作予防薬として相応しくない薬剤はどれか？
1. カルシウム拮抗薬
2. 亜硝酸薬
3. β遮断薬
4. 利尿薬
5. カリウムチャネルオープナー(ニコランジル)

問題2 労作性狭心症病変の内，high-risk病変と考えられているのはAHA分類上，次のどれか？
1. 5番
2. 6番
3. 7番
4. 1番
5. 11番

問題3 高血圧性心肥大に伴う陰性T波は12誘導心電図上，どこの誘導に最も良く出現するか？
1. V2〜V5
2. II, III, aVF
3. I, aVL
4. V5, V6
5. 一定の法則はない．

解説編

　高血圧は虚血性心疾患の三大危険因子の一つであり，高血圧自体が虚血性心疾患に悪影響を及ぼすことに加え，高血圧に伴う心肥大が虚血性心疾患の冠予備能を著しく低下させる．また，逆に，狭心症発症時あるいは狭心症を発症しやすい不安定期には通常血圧値は高値をとることが圧倒的に多い．本症例はこのような時期に遭遇していたものと考えられる．本患者の診断が遅れたのは，①比較的若い女性患者であったこと，②冠動脈硬化症の危件因子が高血圧のみであったこと，③自覚症状が狭心症としては非典型的であったこと，④心電図が狭心症として典型的でなかったことなどが挙げられる．しかし，もう少し丁寧な問診がなされていれば，もう少し早く診断に到った可能性もある．最近は，心音，心機図が無視され，心エコー図もMモード記録用のストリップチャートがない時代では，問診までもが短絡化している可能性がないか，再検討してみる必要がある．

● 問題の解答と解説

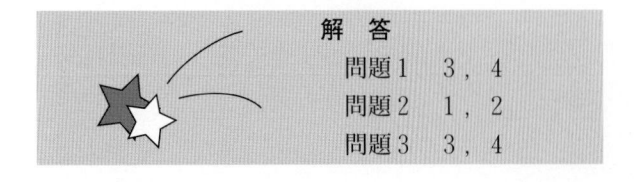

解　答
問題1　3, 4
問題2　1, 2
問題3　3, 4

問題　1
　労作性狭心症や心筋梗塞の男性の発症は30歳頃から多発するが，女性の発症は通常50歳前後からと遅い．しかし，血管攣縮性狭心症の発症年齢に男女差はない．血管攣縮性狭心症の発作予防薬として，利尿薬は無効であり，β遮断薬は，血中ノルエピネフリンを増加させ，α優位とするため通常禁忌薬とされている．

問題　2
　左心室の心筋が一度に30〜40％傷害されると通常ショックに陥るか死亡する患者が増加する．このような領域はAHA分類では5番，さらに多くの患者では6番が相当する．5，6番の狭窄病変を有する患者が左前下行枝の第一中隔枝が虚血になると(発作時，あるいは運動負荷時)多くの患者では左軸偏位が出現し診断の手助けとなる．

問題　3
　通常心室中隔に比較し左室自由壁の運動は約40％ほど亢進している．したがって，高血圧患者では左室自由壁の増加が著しい．このため，高血圧性心肥大に伴う陰性T波は側壁を反映するV5，V6，I，aVLに出現する．これを支持するようにV7〜V9も陰性T波が出現する．これに対し，日本人に多い心尖部肥大型心筋症の陰性T波は圧倒的にV2〜V6に出現し，最も深い陰性T波はほとんどV3あるいはV4である．

レベルアップをめざす方へ

1）心肥大と冠予備能

冠血管は生理的冠灌流圧の範囲（60〜120 mmHg）では，自己調節機構を有し，冠血管抵抗を変化させることにより冠血流量を一定に維持している．図4はPoleseらによる冠血流量に及ぼす高血圧の影響を示している[1]．A1は正常心，A2は高血圧による肥大心，D1とD2は最大拡張に伴う冠血流量，R1とR2は冠予備能を示している．左室肥大を伴う高血圧患者の自己調節機構は右上方に偏位し，冠予備能も著しく減少する．すなわち，高血圧患者では過度の降圧により心筋虚血が誘発されやすいことを示している．われわれは高血圧患者の安静時冠血流量は心筋重量と極めて良好な正相関を示すが，図5に示すように，単位心筋当たりの冠血流量は心筋重量と共に低下することを報告した[2]．図6はStrauerによるジピリダモール負荷による冠血流量予備能を正常対照者，高血圧患者，高血圧に狭心症を合併する患者で比較したものである[3]．高血圧患者ならびに高血圧に狭心症を合併する患者では冠予備能が著しく低下している．

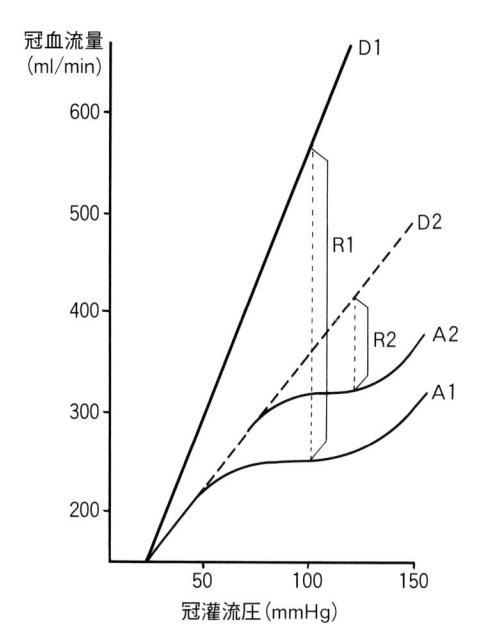

図4 冠血流量に及ぼす高血圧の影響
(Polese A, et al, 1991 [1])

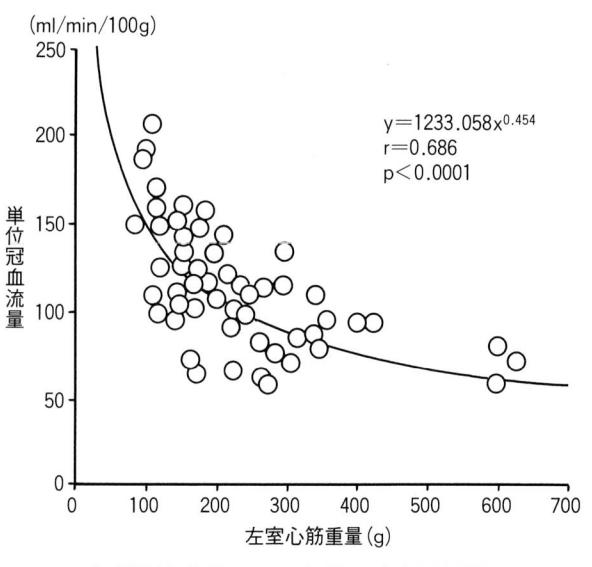

図5 左室単位心筋当たりの冠血流量と左室心筋重量の関係
(Hamada M, et al, 1998 [2])

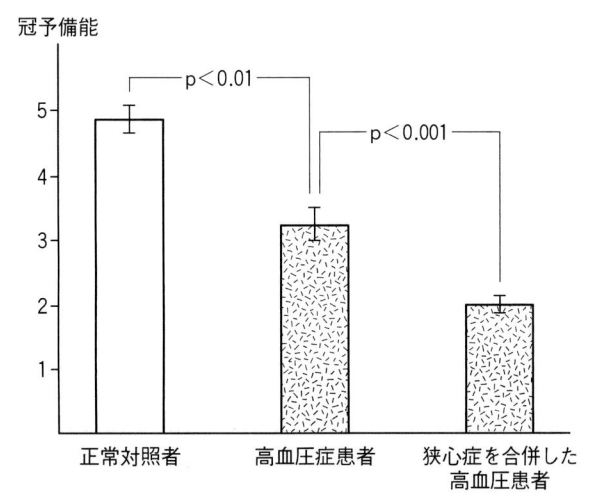

$y = 1233.058 x^{0.454}$
$r = 0.686$
$p < 0.0001$

図6 高血圧および狭心症の冠予備能に及ぼす影響
(Strauer BE, 1980 [3])

2）降圧治療と虚血性心疾患の発症予防

17の大規模介入試験をまとめたHebertら[4]によれば，降圧治療により，脳卒中の発症は38％減少したのに対し，虚血性心疾患の発症は16％の減少にとどまっていた．長期の降圧治療に伴う虚血性心疾患発症の抑制低下の一つの理由として，過度の降圧，すなわち"Jカーブ現象"が指摘されている．図7はFarnettら[5]による降圧治療と虚血性心疾患発症頻度に関する13の大規模介入試験をまとめたものである．虚血性心疾患の発症率と拡張期血圧の間にはJカーブ現象が存在している．Jカーブ現象の存在そのものが争点となっている理由の一つは，報告の多くがretrospectiveな解析結果に基づいていることによる．Prospectiveな手法による解析結果が期待された，Hypertension Optimal Treatment Study（HOT study）では，拡張期血圧が100〜115 mmHgの患者を，90 mmHg以下，85 mmHg以下，80 mmHg以下の3群に分け，心血管事故を検討している[6]．本論文では，降圧目標は140/85 mmHgが妥当であり，Jカーブ現象は認められなかった．しかし，この結果は必ずしも，Jカーブ現象の存在を否定するものではない．薬剤の使用により，降圧効果に加えて血管および心臓に対するリモデリング効果も考慮に入れる必要があるからである[7]．また，我が国のように，高齢者の多くが虚血性心疾患を持っている可能性の高いところでは，拡張期血圧が既に低い患者が多い．現状では，冠動脈疾患を合併する患者には慎重に降圧するというのが妥当と言える．

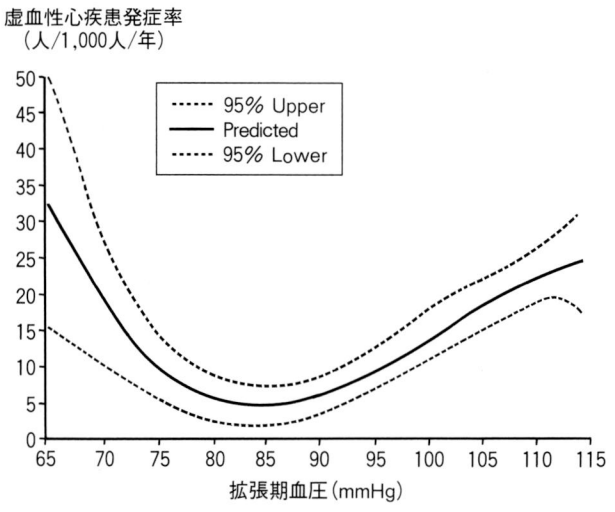

図7　降圧治療と虚血性心疾患発症頻度に関する大規模介入試験を用いた虚血性心疾患の発症率と拡張期血圧の関係（Farnett L, et al, 1991 [5]）

3）高血圧を合併する狭心症の治療戦略

高血圧を合併する狭心症の治療戦略上重要なことは，狭心症のタイプ，狭心症の重症度の評価である．血管攣縮性狭心症の合併であれば，降圧作用の強い長時間作用型カルシウム拮抗薬が当然第一選択薬となる．最近行われた，心筋梗塞後の患者を対象に冠攣縮の誘発される頻度を検討した結果では，日本人が白人に比し3倍高いことが確認された[8]．したがって，冠攣縮のないことが確認された高血圧を合併する労作性狭心症では，β遮断薬あるいはカルシウム拮抗薬による降圧が第一選択であり，重症例では両者の併用も極めて有効である．

高血圧に狭心症を合併している患者では冠動脈造影検査は必須である．有意狭窄を認める狭心症患者では，内服薬治療，PTCA，バイパス治療と選択の幅は広い．糖尿病を合併する患者ではPTCAによる再狭窄率も高く，AHA分類の5番，3枝病変，あるいは6番の病変ではバイパス手術が良いと思われる．最近のバイパス手術に関する外科的操作は，患者に優しく，費用もPTCAに比し少ない場合も多い．いずれを選択するにしても，冠動脈硬化症の危険因子を少しでも改善することが重要である．

4）高血圧を合併する狭心症患者の予後

狭心症に高血圧を合併した患者の予後は心肥大の程度により大きく左右されることが考えられる．血圧が正常化しても，心筋重量が高値の患者では冠予備能は障害されたままとの報告[9]や心肥大の退縮により心血管事故が著しく減少するとの報告[10]は左室心筋重量が高血圧患者自体の予後を左右する重要な要因であることを示している．図8はSullivanら[11]による冠動脈狭窄の有無と左室肥大の有無により4群に分類された患者の長期予後を比較したものである．冠動脈狭窄と左室肥大を合併した患者の予後は著しく低下しており，左室肥大に伴う心筋虚血の進展が予後の悪化に密接に関連していることを示唆しているものと思われる．したがって，高血圧を合併する狭心症患者の予後の改善，さらには冠予備能の改善をはかるには，冠動脈の狭窄度自体を改善することも重要な要素の一つではあるが，左室心筋重量の減少をはかることも重要である．

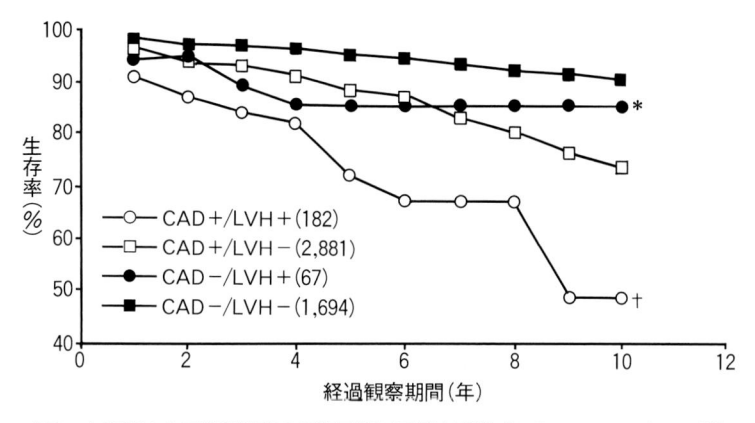

図8　左室肥大と冠動脈狭窄の長期予後に及ぼす影響（Sullivan JM, et al, 1993[11]）
＊ $p＝0.016$ vs CAD －/LVH －
† $p＝0.001$ vs CAD ＋/LVH －

●文　献●

1) Polese A, De Cesare N, Montorsi P, et al. : Upward shift of the lower range of coronary flow autoregulation in hypertensive patients with hypertrophy of the left ventricle. Circulation 83 : 845-853, 1991
2) Hamada M, Kuwahara T, Shigematsu Y, et al. : Relation between coronary blood flow and left ventricular mass in hypertension : noninvasive quantification of coronary blood flow by thallium-201 myocardial scintigraphy. Hypertens Res 21 : 227-234, 1998
3) Strauer BE : 3.2 Coronary blood flow, coronary reserve and myocardial oxygen consumption. In Hypeertensive Heart disease. Springer-Verlag, Berlin, Heiderberg and New York, p 23-36,1980
4) Hebert PR, Moser M, Glynn RJ, Hennekens CH : Recent evidence on drug therapy of mild to moderate hypertension and decreased risk of coronary heart disease. Arch Intern Med 153 : 578-581, 1993
5) Farnett L, Mulrow C, Linn W, et al. : The J-curve phenomenon and the treatment of hypertension. Is there a point beyond which pressure reduction is dangerous? JAMA 265 : 489-495, 1991
6) Hansson L, Zanchetti A, Carruthers SG, et al. : Effective of intensive blood pressure lowering and low-dose aspirin in patients with hypertension : principle results of the Hypertension Optimal Treatment (HOT) randomized trial. Lancet 351 : 1755-1762, 1998
7) Motz W, Strauer BE : Improvement of coronary flow reserve after long-term therapy with enalapril. Hypertension 27 : 1031-1038, 1996
8) Pristipino C, et al : Major racial differences in coronary constrictor response between Japanese and Caucasians with recent myocardial infarction. Circulation 101 : 1102-1108, 2000
9) Antony I, Nitenberg A, Foult J-M, et al. : Coronary vasodilator reserve in untreated and treated hypertensive patients with and without left ventricular hypertrophy. J Am Coll Cardiol 22 : 514-520, 1993
10) Verdecchia P, Schillaci G, Borgioni C, et al. : Prognostic significance of serial changes in left ventricular mass in essential hypertension. Circulation 97 : 48-54, 1998
11) Sullivan JM, Vander Zwaag RV, el-Zeky F, et al : Left ventricular hypertrophy : effect on survival. J Am Coll Cardiol 22 : 508-513, 1993

［濱田　希臣］

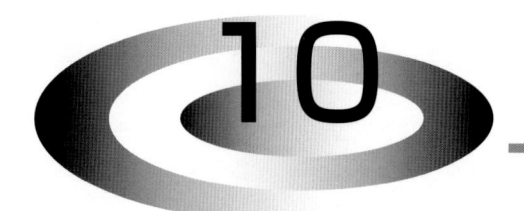

疾患 10 急いで血圧を下げないと！？

問題編

症例と設問

症例

81歳，男性

主訴：構音障害，右片麻痺．

既往歴：高血圧・糖尿病内服治療中．

61歳時に左前頭葉の脳梗塞の既往があったが抗血小板薬等による再発予防は行われていなかった．起床時より構音障害，右片麻痺が出現しており当院を受診した．神経学的に意識清明でdysarthriaおよび右片麻痺（上下肢ともにMMT3/5程度）を認めた．初診時血圧192/96mmHg，心拍数68/分で整，一般身体所見に特記事項なし．頭部CTでは左前頭葉に陳旧性脳梗塞と思われる低吸収域を認める以外に特記すべき所見を認めなかった．心電図では異常所見を認めなかった．

問題1 病歴，診察所見，頭部CT所見より，この時点で行ってよい治療はどれか．

(1) 酸素の投与
(2) 脳保護剤（フリーラジカルスカベンジャー）の投与
(3) Ca拮抗剤の舌下
(4) 降圧薬の静注
(5) 抗けいれん薬の点滴

a (1), (2)　　b (1), (5)　　c (2), (3)
d (3), (4)　　e (4), (5)

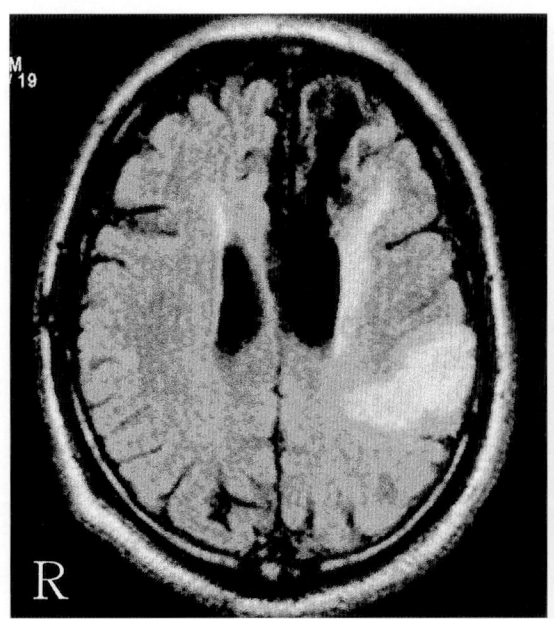

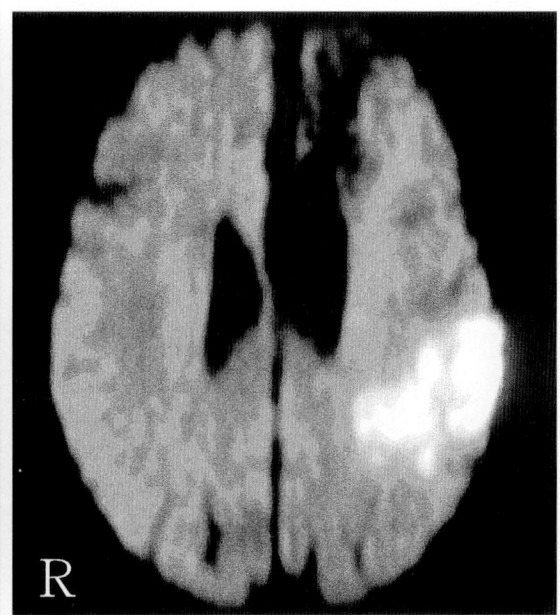

図1　頭部MRI
FLAIR画像（a）にて左側頭および頭頂葉に高信号，拡散強調画像（b）で高信号を呈する急性期の脳梗塞を認める．

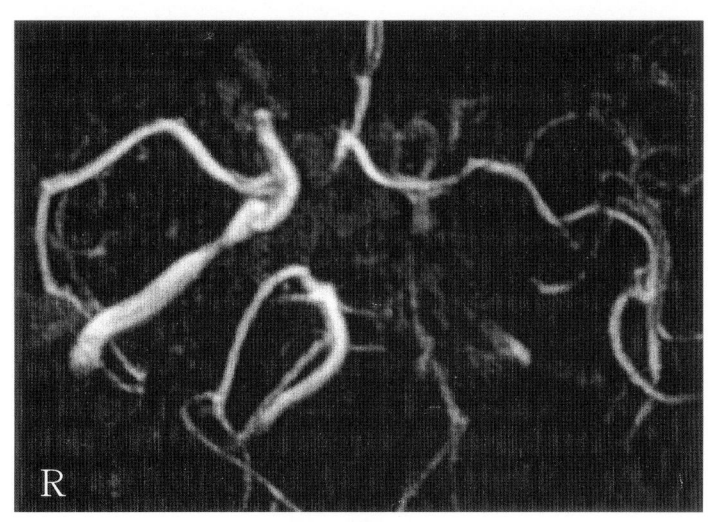

図2 頭部MRA
左内頸動脈の描出が不良である.

問題2 同日に施行した頭部MRI(図1)およびMRA(図2)を提示する.診断は何か.
a. 心原性脳塞栓
b. アテローム血栓性脳梗塞
c. ラクナ梗塞
d. その他の脳梗塞
e. 脳出血

問題3 入院時より血圧は164～185/70～100mmHgで推移した.入院後の脳梗塞急性期の血圧管理として適切なのはどれか.
a. 降圧薬内服にて収縮期血圧140mmHgかつ拡張期血圧90mmHg以下を目標に降圧を行う.
b. 降圧薬を服用せずに血圧の推移をみる.ただし収縮期血圧220mmHgまたは平均血圧130mmHg以上であればCa拮抗剤の舌下を行う.
c. 降圧薬を服用せずに血圧の推移をみる.ただし収縮期血圧220mmHgまたは平均血圧130mmHg以上であれば降圧薬静注を行う.
d. 昇圧薬を使用し収縮期血圧190mmHg以上を維持する.

解説編

問題 1

脳梗塞の既往があり,糖尿病や高血圧といった危険因子を有する患者が局所神経症状を呈した場合には,脳卒中を疑うべきである.しかし脳卒中が疑われた場合,必ずしもMRIを緊急に撮像できる環境にないことも多く,神経学的所見と頭部CTで初期診断を行わなければならないことも多い.局所の神経脱落症状を認め脳卒中が強く疑われた場合,頭部CTで脳出血が否定されれば脳梗塞を疑い,急性期の治療を開始する.急性期治療としては脳保護剤(フリーラジカルスカベンジャー)の投与,抗凝固・抗血小板薬投与,酸素投与,抗脳浮腫剤の投与,血栓溶解療法などがある.脳梗塞急性期では,むやみに降圧を行わないことが重要である.2003年に発表された米国心臓協会(AHA)の勧告[1]では大動脈解離,急性心筋梗塞,肺水腫,高血圧性脳症を合併しなければ収縮期血圧＜220mmHgまたは平均血圧＜130mmHgであれば降圧しないとされている.本例の血圧レベルでは降圧を行うべきではないと考えられる.なお,Ca拮抗薬の舌下は急激な血圧低下を来す恐れがあり使用すべきではない.

問題 2

頭部MRIにて左側頭および頭頂葉に拡散強調画像で高信号・ADC (apparent diffusion coefficient)の低下を示す急性期の脳梗塞を認め,頭部MRAにて左内頸動脈閉塞が疑われた(左中大脳動脈は前交通動脈を介して描出されていた).診断は脳梗塞であるが,脳梗塞の臨床分類として米国NINDSによる脳血管障害の分類第III版ではアテローム血栓性脳梗塞,心原性脳塞栓症,ラクナ梗塞,その他の4つに分類している

2). それぞれの病型によって治療方針も異なるため脳梗塞を臨床病型に分類することは重要である．心原性脳塞栓症は心疾患を基盤とし栓子が脳塞栓を起こすもので，突発完成型の発症がほとんどである．また一般的に内頸動脈閉塞を来すような心原性脳梗塞症では高度の意識障害を伴うことも多く，鑑別に有用であることもある．本例では心電図にて心房細動などの心原性脳梗塞症の原因となるような不整脈を認めず，意識も清明であった．ラクナ梗塞は穿通枝動脈の閉塞によっておこる梗塞であり大きくても1.5～2.0cmである．アテローム血栓性脳梗塞は頭蓋内・外の主幹動脈のアテローム硬化を基盤とする脳梗塞である．本例ではMRAで頭蓋内主幹動脈（左内頸動脈）の閉塞を認めたものの中大脳動脈は対側より描出され，ある程度側副血行は保たれていたと考えられ，長期間危険因子にさらされた結果アテローム硬化が進行し，脳梗塞を発症したと考えられた．なお，本例では頸動脈エコー検査にて左内頸動脈閉塞および右内頸動脈にも中等度の動脈硬化性変化を認めた．動脈硬化の危険因子もあり，アテローム血栓性脳梗塞と診断し，アルガトロバン点滴およびアスピリン内服にて加療するとともに急性期よりリハビリテーションを開始した．リハビリテーションを継続し，次第にADLの改善を得ている．脳卒中が疑われた場合には頭部MRIによる病変の確認のみでなく，必ずMRAを施行し，頭蓋内・外の主要血管の状態を把握することが必要である．

問題 3

脳卒中急性期に血圧が上昇する原因としては，脳卒中を発症したストレス，膀胱の充満，疼痛，高血圧症の合併，低酸素に対する身体的な反応，頭蓋内圧の亢進が挙げられている．脳卒中急性期の血圧管理についてのAHAの勧告を表に示す（表1）．本例は動脈硬化の危険因子を有し，MRAおよび頸動脈エコーで左内頸動脈閉塞を認めている．このようなアテローム血栓性脳梗塞の症例では，急性期に不用意に降圧を行うと梗塞範囲の拡大をまねく危険性が高く，さらに多臓器の動脈硬化を併発していることも予想されるため，脳以外の臓器の虚血による障害を招く危険もある．したがって，高度の内頸動脈病変を伴った急性期の脳梗塞症例では，高度の血圧上昇を除いてむやみに降圧を行うことは避けるべきであると思われる．ラクナ梗塞は一般的には穿通枝動脈領域の梗塞のため降圧によって影響を受ける可逆性の領域（ペナンブラ）はほとんど存在しないと考えられるが，主幹動脈のアテローム硬化による穿通枝動脈入口部の閉塞による梗塞（branch atheromatous disease）もラクナ梗塞の原因となり，血行力学的な原因でラクナ梗塞となりうることを考えると，梗塞巣の増大を予防する意味でも，不用意な降圧は避けるべきと考えられる．一方，心原性脳塞栓症では側副血行路がほとんど存在せず，急激な動脈の閉塞によって支配領域全域の虚血が生じるため，ペナンブラは非常に小さいと考えられる．したがって降圧により虚血巣が拡大する危険性は少なく，また閉塞した動脈が再開通することも多く，そのために出血性梗塞となることも多いため，場合によっては降圧を考慮することも必要である．また，血栓溶解療法を行う場合の厳格な血圧管理についてもAHAによって勧告されている（表2）．このように脳梗塞でも臨床病型により血圧管理に違いがあることを理解しておくことが必要である．また，初診時に運動麻痺が軽度であっても，入院後に進行性の運動麻痺を呈する症例を経験することもある．これは本例のようなアテローム血栓性脳梗塞や症状の増悪が容易に予想される心原性脳塞栓症に限ったことではなく，ラクナ梗塞にも起きうることである[3]．したがって，入院後24時間以内は症状の変化に十分注意し，症状の増悪時には拡散強調画像を含めた頭部MRIを再検し梗塞巣の拡大の有無を評価したうえで適切な処置を行うことが重要である．

表1 急性期虚血性脳卒中（血栓溶解療法非適応症例）の血圧管理

SBP<220またはDBP<120	大動脈解離，急性心筋梗塞，肺水腫，高血圧性脳症の合併例以外では降圧しない
SBP>220またはDBP>121～140	labetalol（10～20mg）を1～2分以上かけて静注，10分毎に追加（最大量300mg）またはnicardipine（5mg/hr）を初期量として点滴静注，5分毎に2.5mg/hrずつ増量し最大15mg/hrまで可 血圧の10～15%低下を目標
DBP>140	nitroprusside（0.5μg/kg/min）を初期量として点滴静注，持続的に血圧測定 血圧の10～15%低下を目標

SBP：収縮期血圧，DBP：拡張期血圧（単位mmHg）
（Adams Jr HP, 2003[1]）より引用）

表2 血栓溶解療法適応症例の血圧管理

開 始 前	
SBP＞185またはDBP＞110	labetalol（10～20mg）を1～2分以上かけて静注，再度静注またはnitropaste1～2インチ SBP≦185およびDBP≦110が維持できなければrtPAを使用しない

血栓溶解療法中および後	
血 圧 測 定	開始後2時間は15分毎，2～8時間は30分毎，6～16時間は1時間毎
DBP＞140	sodium nitroprusside（0.5μg/kg/min）を初期量として点滴静注，不十分なときは追加
SBP＞230またはDBP121～140	labetalol（10mg）を1～2分以上かけて静注 labetalolを10分毎に10～20mg追加（最大量300mg）または初期量をボーラス投与後2～8mg/minで点滴静注 またはnicardipine（5mg/hr）を初期量として点滴静注，5分毎に2.5mg/hrずつ増量し最大15mg/hrまで可，不十分なときはsodium nitroprussideを考慮
SBP180～230またはDBP105～120	labetalol（10mg）を1～2分以上かけて静注 labetalolを10～20分毎に10～20mg追加（最大量300mg）または初期量をボーラス投与後2～8mg/minで点滴静注

SBP：収縮期血圧，DBP：拡張期血圧（単位mmHg）
（Adams Jr HP, 2003[1])より引用）

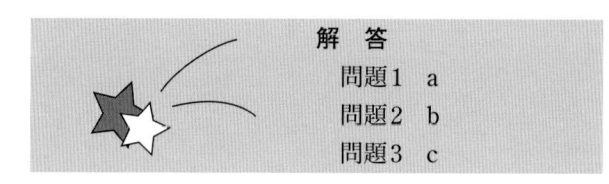

解 答
問題1　a
問題2　b
問題3　c

レベルアップをめざす方へ

1. 脳出血の急性期血圧管理

　脳出血の危険因子としてもっとも重要なものは高血圧であり，一方脳出血急性期にも血圧は上昇しているのが一般的である．しかし，脳出血急性期に積極的な降圧を行うべきか否かについては依然明らかではない．血腫増大予防のために降圧すべきとする意見もあれば，血腫増大と血圧の間には関連がなく，むしろ脳循環を保つために積極的な降圧は行わない方がよいとする意見もある．血腫の増大は発症後6時間以内に起こることが多いので，この時期には収縮期血圧160mmHgを超えないように降圧し，その後は収縮期血圧160～180mmHg以下にコントロールすべきとの意見が多い[4]．

2. くも膜下出血の急性期血圧管理

　脳動脈瘤の破裂によるくも膜下出血でも発症時には高度の血圧上昇を来していることが多い．破裂脳動脈瘤の急性期管理において重要なことは再破裂の予防である．どの程度まで降圧すべきかについては明確な基準はないが，血圧上昇により動脈瘤への圧が高まり，再破裂の危険性が高まるため，積極的に降圧を行い，少なくとも収縮期血圧140mmHg以下に血圧を保つ必要があると思われる．また，激しい頭痛，不穏がさらなる血圧上昇を来すため鎮痛剤や鎮静剤の使用を行う．

●文　献●

1) Adams Jr HP, Adams RJ, Brott T, et al : Guidelines for the early management of patients with ischemic stroke: a scientific statement from the stroke council of the American Stroke Association. Stroke 34 : 1056-1083, 2003
2) Special Report from the National Institute of Neurological Disorders and Stroke. Classification of Cerebrovascular Diseases III : Stroke 21 : 637-676, 1990
3) Wolfgang S, Stephan CL : Lacunar stroke is the major cause of progressive motor deficits. Stroke 33 : 1510-1516, 2002
4) 神谷達司：a.内科的治療．C.治療．13脳出血．脳血管障害のすべて．神経内科58：428-433, 2003

［仲　博満/野村　栄一/松本　昌泰］

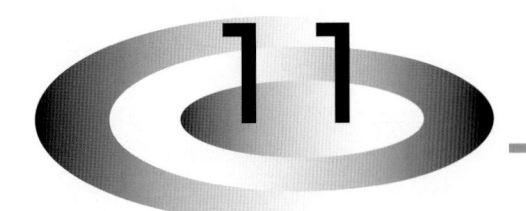

疾患 11 どこまで血圧を下げる？

問題編

症例と設問

症例

67歳男性

＜第1回入院＞

主　訴：呂律困難，歩行障害

既往歴：高血圧，糖尿病

現病歴：2001年10月26日，言葉がもつれる，歩行のふらつきがあり，右下肢に力が入らないことを自覚．

入院時所見：構音障害，右下肢麻痺 (4/5)

血圧170/100 mmHg，血糖；315 mg/dl，HgA1C；8.0％，総コレステロール238 mg/dl，中性脂肪217 mg/dl，51 mg/dl

MRI所見；両側基底核部から放線冠にかけて多発ラクナ梗塞を認める．左側のラクナが今回の責任病巣と考えられた．また側脳室後角周囲に軽度の白質病変を認める（図1：a～c）．認知機能障害なし

その他，頸動脈MRA，エコーにて頸部血管の異常を認め，血管撮影を行ったところ，左内頸動脈と左椎骨動脈の起始部にに90％の狭窄性病変を認めたため，内頸動脈病変には頸動脈内膜剥離術を，椎骨動脈病変にはPTAを行った．

退院時処方：コバシル8mg，ノルバスク5mg，フルイトラン2mg，メバロチン10mg，パナルジン200mg，オイグルコン1.25mg

＜第2回入院＞

主　訴：めまい，ふらつき

現病歴：退院後，近医にて加療を受けていたが受診・服薬は不規則であった．2003年6月頃より，めまい感が増強，歩行時のふらつきを覚える様になったため受診・入院した．

入院時所見：発語が乏しく小声，構音障害，右片麻痺 (4/5)，左下肢麻痺 (4/5)

血圧158/98 mmHg，血糖；122 mg/dl，HgA1C；6.1％，総コレステロール208 mg/dl，中性脂肪102 mg/dl，41 mg/dl

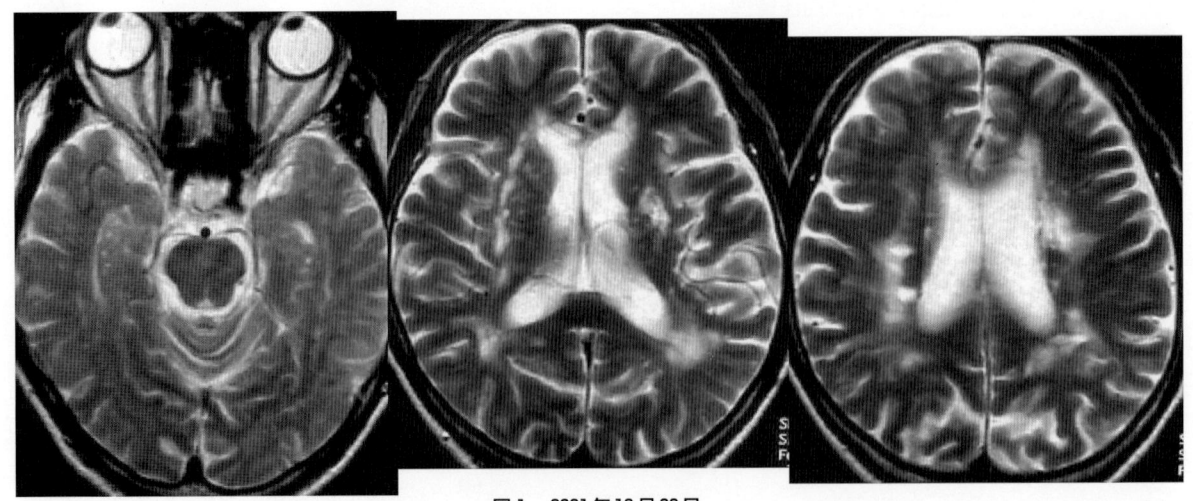

図1　2001年10月30日

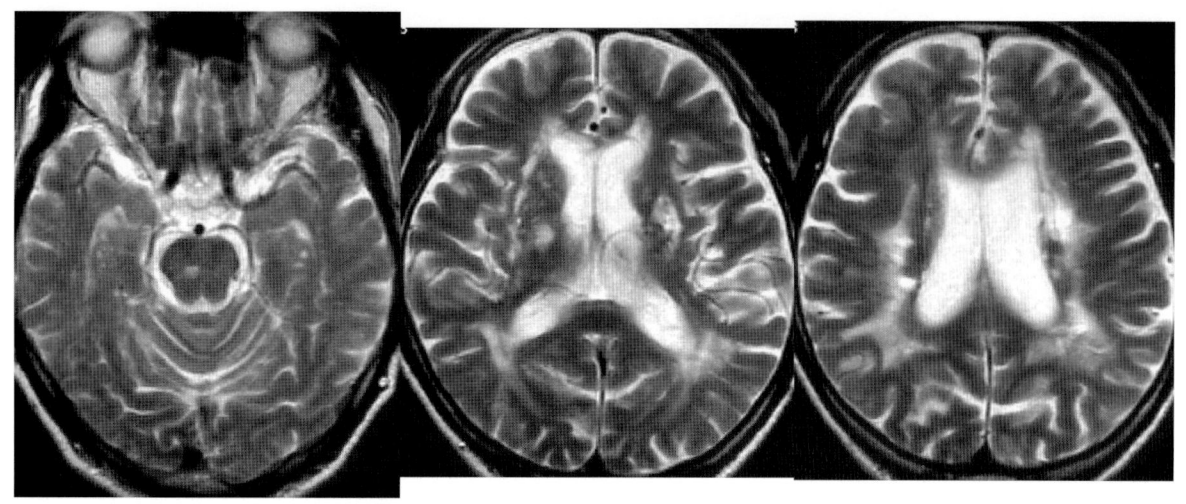

図2　2003年6月25日

内服薬を継続したままで行った24時間血圧測定の記録は図3のごとくである．
認知機能障・痴呆が認められる．MMSE: 18/30

問題1　最初のMRI所見と約2年後のMRI所見でどのような変化がみられるか．
1．新たなアテローム血栓性梗塞が生じた．
2．基底核部，橋に，ラクナ梗塞の新たな増加がみられる．
3．虚血性びまん性白質病変の増加がみられる．
4．心原性塞栓と考えられる新たな梗塞が生じた．
5．変化はみられない

A．1, 2, B．1, 5, C．2, 3, D．3, 4, E．4, 5

問題2　ラクナ梗塞，白質病変について正しいものはどれか．
1．ラクナ梗塞は15mm以下の小梗塞で血管支配と関係なく生じる．
2．びまん性白質病変は，髄質動脈の硬化により引き起こされる虚血性が変化主体で，脳室周囲などの穿通枝の終末領域に生じる．
3．認知機能障害や痴呆により関連するのはラクナ梗塞よりびまん性白質病変である．
4．両者とも基盤にある細小動脈硬化の血管径はほぼ同じである．
5．高血圧患者では一般的にラクナ梗塞のほうがびまん性白質病変より早期に出現する傾向にある．

A．1, 2, B．1, 5, C．2, 3, D．3, 4, E．4, 5

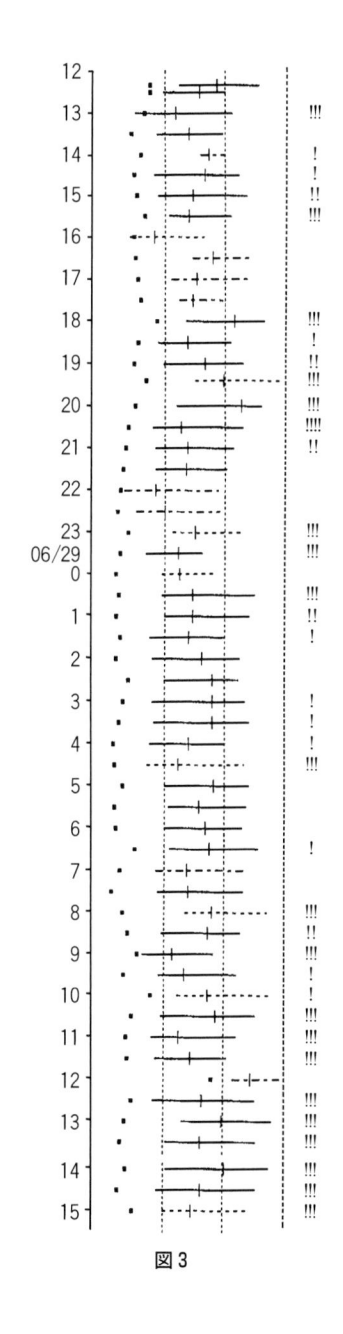

図3

II. 疾患編

問題3 図3は入院後安定期に，従来の降圧薬を続行して測定した24時間血圧測定記録である．正しいものはどれか．

1. この24時間血圧測定のデータから血圧コントロールは良好である．
2. この血圧変動パターンはextreme dipperパターンである．
3. この血圧変動パターンはnon-dipperパターンで高血圧臓器障害が進展していることを示唆する．
4. 24時間血圧平均値からすると，この血圧は更に治療を要する．
5. 血圧日内変動パターンは脳梗塞急性期・慢性期などの影響を受けず固有のリズムを有する．

A. 1, 2, B. 1, 5, C. 2, 3, D. 3, 4, E. 4, 5

解説編

脳梗塞の一次予防に降圧療法が有用であることはあらゆる大規模試験で一貫して指摘されており，高血圧がある場合，降圧療法による脳卒中の発生抑制率は，メタアナリシスにより約42％であると試算されている．しかし，二次予防における降圧療法の有用性については，脳卒中や一過性脳虚血発作の場合，脳細小血管の硬化による脳血流自動調節能の障害や主幹動脈の狭小化などが想定され，一定の血圧値以下に低下させることにより脳虚血が増大するとの考えから，二次予防に対する降圧療法の有用性に関しては論議が続き，Jカーブ[1]の指摘などで過度の降圧を行うと脳梗塞再発や痴呆発症を促進するとの指摘がなされてきた．しかし，2001年に発表された初めての脳卒中二次予防の大規模試験であるPROGRESS[2]により，降圧療法の有用性が明らかにされた．

PROGRESSは，過去5年以内に脳卒中あるいは一過性脳虚血発作の既往のある6,105例を，平均4年間前向きに観察した試験である．ACE阻害薬であるペリンドプリルを基礎治療薬として，3,015例が実薬群，3,054例がプラセボ群に割りつけられた．全患者のエントリー時の血圧の平均は147/86mmHgで，実薬群で血圧は平均SBP/DBP：9/4mmHg低下した．脳卒中再発は，実薬群で307件，プラセボ群で420件で再発リスクは実薬群で28％低下した．また，ペリンドプリルにインダパミドが追加された群では平均SBP/DBP：12.3/5.0mmHg低下し，この場合の脳卒中再発抑制率は43％と高率であったが，ペリンドプリル単独では平均SBP/DBP：4.9/2.8mmHg低下したのみで，有意の抑制効果は得られなかった．

とくに注目すべきは，高血圧者のみならず正常血圧者（エントリー時の血圧の平均が136/79mmHg）においても脳卒中再発リスクが減少したことである（図4）．降圧レベルをみた試験ではないが，正常血圧者においてもさらなる降圧が有効であったことは従来のJカーブ理論に否定的な結果を示したといえる．

ところで，脳卒中の二次予防に関する報告ではPROGRESSが唯一のごとく語られる傾向があるが，それ以前にも多数例の検討はある．Post-stroke antihyper-

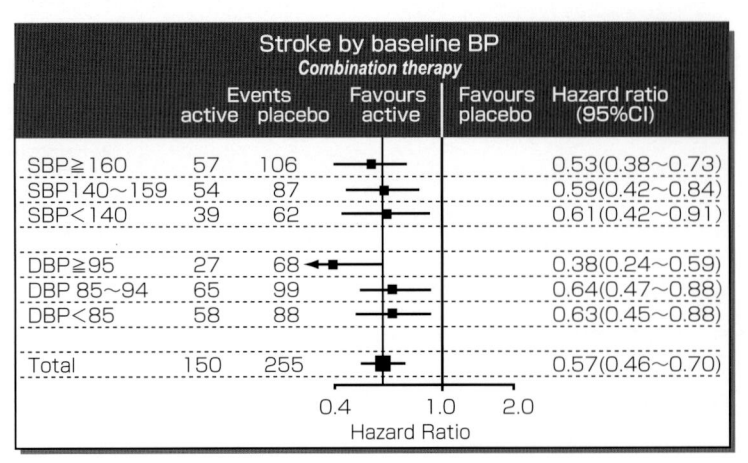

	Events active	Events placebo	Hazard ratio (95%CI)
SBP≧160	57	106	0.53(0.38〜0.73)
SBP140〜159	54	87	0.59(0.42〜0.84)
SBP<140	39	62	0.61(0.42〜0.91)
DBP≧95	27	68	0.38(0.24〜0.59)
DBP 85〜94	65	99	0.64(0.47〜0.88)
DBP<85	58	88	0.63(0.45〜0.88)
Total	150	255	0.57(0.46〜0.70)

Stroke by baseline BP *Combination therapy*

図4

tensive treatment study (PATS)[3]では，5,665人の脳卒中・TIA患者が封筒法によってプラセボ群とインダパミド群に分けられ3年間追跡された．3年間の血圧の変化はプラセボ群およびインダパミド群でそれぞれ，SBP：149mmHg，144mmHg，DBP：89mmHg，87mmHg，脳卒中再発は，プラセボ群で12.3％，インダパミド群で9.4％で，29％（p=0.0009）のリスク軽減が得られた．また，The United Kingdom TIA aspirin trial[4]は，TIAまたはminor stroke 2435例について約2/3にaspirinを投与し平均4年間追跡した試験で，230人の再発が見られたが，その後に，血圧についての解析がなされた．拡張期血圧：79≦，80〜89，90〜99，≧100，収縮期血圧：129≦，130〜149，150〜169，≧170，に分けて，年齢，性，喫煙，アスピリン治療を調整して算出した脳卒中再発の相対リスクは，直線関係となり，拡張期血圧5 mmHg，収縮期血圧10mmHgでそれぞれ，34％，28％のリスクの軽減が試算された．ただこの試験では，観察中の血圧ではなくベースラインの血圧である点が限界であった．さらに，Fridayら[5]は，PROGRESSとほぼ同時期に，脳卒中再発におけるJカーブ現象が存在するか否かを再検討するため，脳卒中患者662人を年ごとに前向きに4年間追跡した．拡張期血圧60mmHg以下，収縮期血圧130mmHg以下を基準とするとそれ以上の血圧高値群で再発率は高かった（図5）．すなわち，130/60 mmHg以下で再発率は最低となりJカーブは認められなかった．

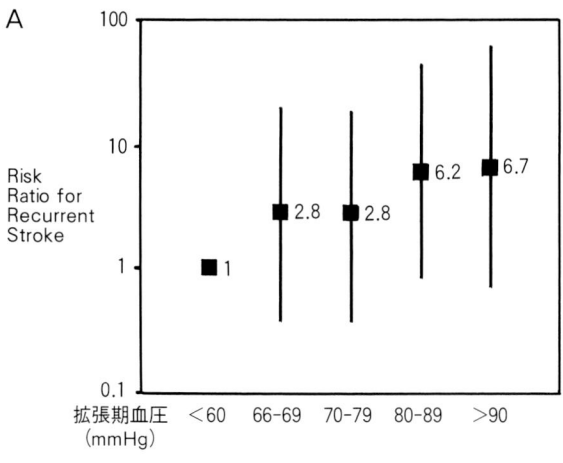

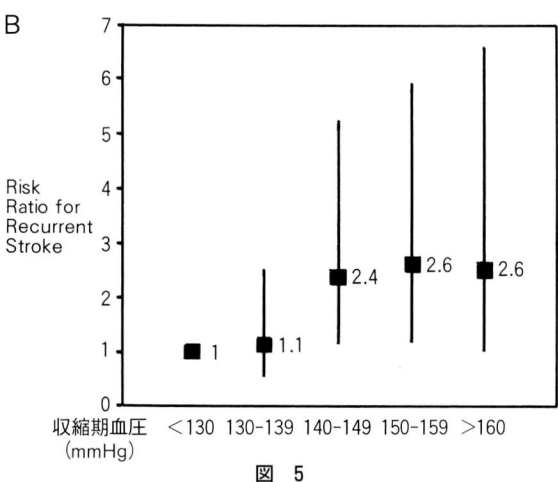

以上の，PROGRESSを含めた脳卒中2次予防試験では，Jカーブは認められず，130/70mmHg位まで血圧をコントロールすることが示唆されている．

また，PROGRESSのサブ解析によって，MMSEを用いた認知機能障害・痴呆の評価が行われたが，実薬群では認知機能低下のリスクが19％低下，脳卒中再発後のリスクに限ると45％有意に低下させた[6]．とくに血管性の認知機能障害・痴呆の進展が血圧低下によるとの考えがあるが，この試験からは，降圧による認知機能障害抑制効果を示唆している．他に，Ca拮抗薬を用いたSyst-Eur trialにおいても痴呆抑制効果が示されている[7]．

問題の解答および解説

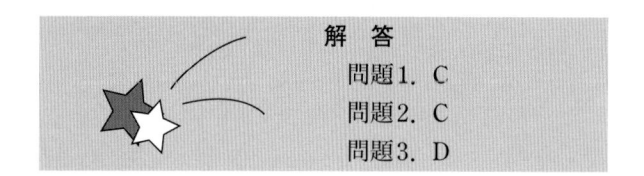

解　答
問題1. C
問題2. C
問題3. D

問題 1

約2年足らずで，右基底核部，橋にラクナ梗塞があらたに生じている．さらに，びまん性白質病変が広範に拡がっている．糖尿病や高脂血の管理は良好のようであるが，このようなラクナ梗塞，白質病変の増加は，高血圧性細小血管病変の進展の脳におけるマーカーともいえる．患者は十分な管理を行っていなかったことが，受け持ちの開業医より明らかにされている．

さらに，入院後3週間目に測定した24時間血圧測定では，24時間血圧平均値が165/99.4mmHgとかなり高い．この高血圧持続がラクナ梗塞，びまん性白質病変を進展させたと考えられる．またこの患者は，ふらつき，易転倒性，認知機能障害が認められ，脳血管性痴呆・脳血管性パーキンソニズムの状態に近いといえる．高血圧性細小血管病変の進展による進行期の典型例である．

問題 2

ラクナ梗塞は単数の穿通枝の梗塞と定義されるのにたいして，白質病変は皮質動脈より分岐した細い径の髄質動脈の硬化により生じた低灌流により引き起された慢性虚血といえる．ラクナを形成する穿通枝は通

図 5

常200〜300μの径を中心とするが，髄質動脈は50-100μの径を主体とする．脳室周囲は髄質動脈および基底動脈からの穿通枝の終末領域でもあり，虚血を生じやすい．

軽度の白質病変は高齢高血圧者によく見られるもので，しばしば脳ドックで無症候性脳梗塞と診断されるが，穿通枝の梗塞であるラクナ梗塞より意義は少なく，区別されるべきである．しかし，脳室周囲に広範に広がる白質病変は認知機能障害・痴呆と深い関連を有する．

問題 3

この血圧日内変動は夜間就眠中の血圧が下降しないいわゆるnon-dipperパターンである．高血圧性臓器障害の進展を示唆するが，24時間血圧平均値は，165/99.4 mmHgである．24時間血圧平均値は125/75 mmHgが正常，135/80 mmHg以上が治療対象とされることを考えると，著しく高い血圧である．このように，ラクナ梗塞が多発し，びまん性白質病変が進展しているような脳の高血圧性臓器障害の進展期にはnon-dipperであることが多い．われわれのラクナ梗塞200例の検討では，non-dipperは77％に達した．降圧薬を投与されているがなお高く，重要なことは，日中血圧だけをみるとやや高いという程度であるが，24時間血圧平均値は著しく高く，この患者の血圧コントロールは非常に不十分であったことになる．このことが，短期間に，ラクナ・白質病変を進行させたと考えられる．

レベルアップをめざす方へ

24時間血圧測定(ABPM)の導入以来多くの知見が集積され，ABPMによる脳卒中の一次予防に関して発症予測が優れている事が報告されている．われわれは，二次予防の点でも24時間血圧測定が有用な指標となること[8]，さらに，9年後の転帰に24時間血圧値が有用であることを示した[9]．特に夜間血圧高値例で，脳梗塞発症や脳血管性痴呆進展例が多い．Syst-Eur trialのサブスタディでも，心血管イベントの予測能は，夜間血圧，日中血圧，24時間血圧，外来血圧の順であった[10]．夜間の過剰降圧が脳梗塞発症や脳血管性痴呆進展を促すとの考えは否定的であると我々は考えている．

さきに述べたように，脳血管障害患者の多くはnon-dipperであり，外来血圧のみで良好な血圧が得られていると考えられても24時間血圧平均値からみると不十分なことが多い．PROGRESSでも，利尿薬のインダパミドの追加の有用性が示されたが，夜間血圧を有効に下降させた可能性も推察される．PROGRESSをはじめとする二次予防の試験より，脳卒中患者の血圧は，130/70mmHg位が目標値とも考えられるが，高齢者，主幹動脈狭窄の高度な例では，緩徐に行うべきである．頸部血管エコー，MRAでこれらの危険群は用意に除外できるものである．

●文　献●

1) Irie K, Yamaguchi T, Minematsu K, et al. : The J-curve phenomenon in stroke recurrence. Stroke 24 : 1844, 1993.
2) PROGRESS Collaborative Group : Randomized trial of a perindopril-based bood-pressure-lowering rigimen among 6105 individuals with previous stroke or transient ischemic attack. Lancet 358 : 1033, 2001.
3) PATS Collaborative Group : Post-stroke Antihypertensive treatment study. Chinese Medical Journal 108 : 710, 1995.
4) Rogers A, MacMahon S, Gamble G, et al. : Blood pressure and risk of stroke in patients with cerebrovascular disease. BMJ 313 : 147, 1996.
5) Friday G, Alter M, Lai SM, et al : Control of hypertension and risk of stroke recurrence. Stroke 33 : 2652, 2002
6) The PROGRESS Collaborative Group. Effect of blood pressure lowering with perindopril and indapamide therapy on dementia and cognitive decline in patients with cerebrovascular disease. Arch Inter Med. 163 : 1069, 2003
7) Forette F, Seux ML, Staessen JA, et al. : The prevention of dementia with antihypertensive treatment. Arch Inter Med 163 : 2046, 2002.
8) Staessen JA, et al. : Predicting cardiovascular risk using conventional vs ambulatory blood pressure. JAMA 282 : 1932, 1999
9) Yamamoto Y, Akiguchi I, Oiwa K, et al. Adverse effect of nighttime blood pressure on the outcome of lacunar infarct patients. Stroke 29 : 570, 1998
10) Yamamoto Y, Akiguchi I, Oiwa K, et al. : Twenty-four hour blood pressure and MRI as predictive factors for different outcome in patients with lacunar infarct. Stroke 33 : 297, 2002.

［山本　康正］

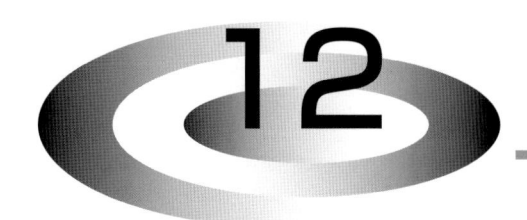

疾患 12 夜中になると息苦しい

問題編

症例と設問

症例
A.Y　65歳男性
主訴：起座呼吸
既往歴：特記すべきことなし．
現病歴：平成5年の健診にてBP160/102mmHgと高血圧を指摘され，その後も毎年指摘されるも放置していた．平成12年春頃より3階までの階段歩行で息切れを自覚するようになり同年11月頃からは2階までの階段歩行でも息切れするようになった．平成13年1月中旬には下腿の浮腫，1週間で約3kgの体重増加を認め，この頃から夜間就寝後に呼吸困難感で覚醒することが多くなった．1月23日買い物に出かけて荷物を運搬し強い呼吸困難感を自覚，帰宅後安静にて若干改善したが夜間就寝後より再び増悪し起座呼吸の状態となり，同日深夜救急車にて当院に搬送された．

＜入院時現症＞
身体所見：BP210/110mmHg，脈拍100/分・整，呼吸数30/分，起座呼吸，体温36.5度，意識清明，皮膚は湿潤でやや冷たい，下腿及び顔面に浮腫を認める．
頭頸部：頸静脈の怒張を認める．
胸部：胸骨左縁第3肋間に収縮期雑音Levine II/VI，III音を聴取する．全肺野に湿性ラ音を聴取するが両下肺野の呼吸音は減弱．
腹部：肝を右鎖骨中線上で3横指触知する．

来院後ただちに血液検査，胸部X線写真（図1），標準12誘導心電図（図2），心エコーを行った．

入院時検査所見
＜血液ガス分析＞（room air）pH 7.466，PaO_2 54mmHg，$PaCO_2$ 22mmHg，HCO_3^- 20.0mEg/l
＜CBC＞ WBC7450/μl，RBC464×10^4/μl，Hb14.5g/dl，Ht43％，Plt 22.0×10^4/μl

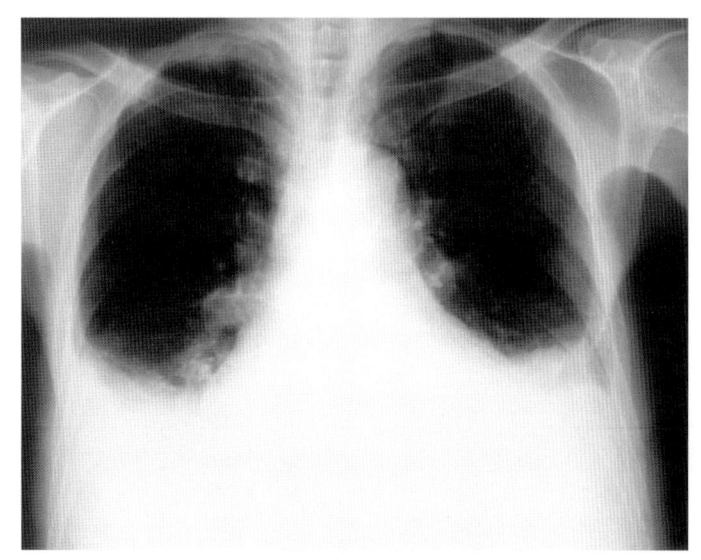

図1　入院時胸部レントゲン写真

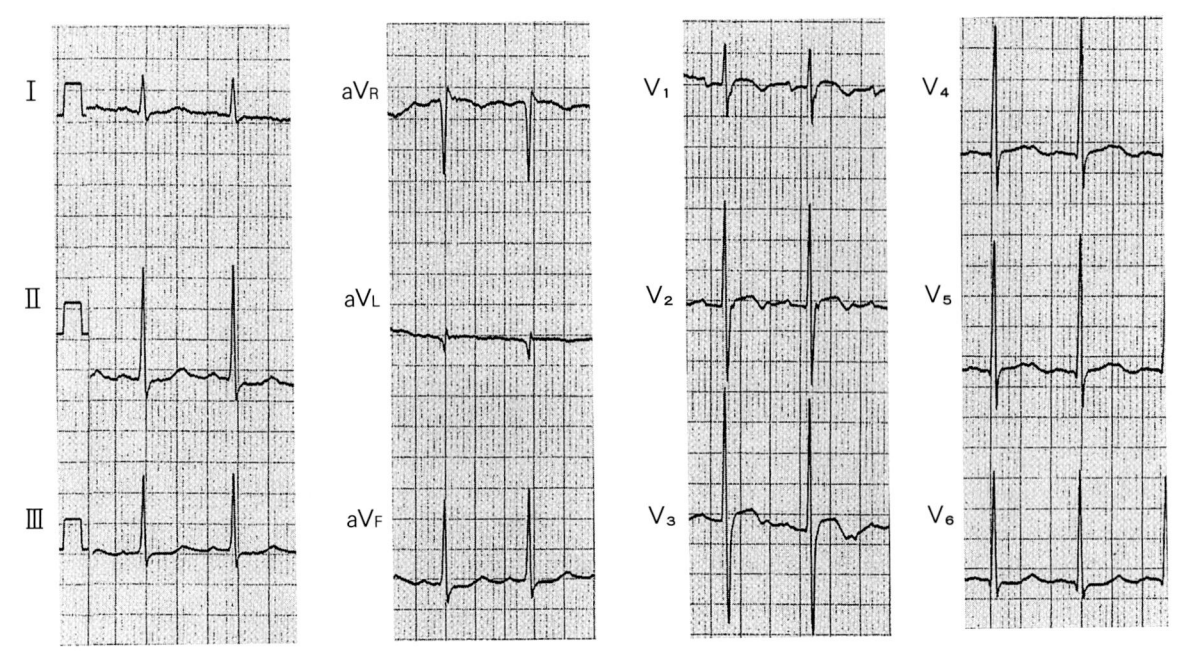

図2 入院時標準12誘導心電図

<血液生化学> AST62IU/l, ALT85IU/l, γ-GTP52IU/l, LDH214IU/l, BUN19.0mg/dl, Cr1.0mg/dl, TP7.0g/dl, Alb4.3g/dl, CPK125IU/l, Ch-E420IU/l, Na141mEq/l, K3.1mEq/l, Cl104mEq/l, BS135mg/dl, CRP0.5mg/dl, BNP415pg/ml

<心エコー>左心室：壁の肥厚を認め（中隔壁厚/後壁壁厚13/13mm）内腔は拡大（拡張末期径/収縮期径 60/48mm），壁運動は全周性に低下．左室短縮率20％，左室駆出率42％．左心房：拡大を認める．右心房・右心室：若干拡大．下大静脈径24mmと拡大．

弁　膜：軽度の僧帽弁閉鎖不全，中等度の三尖弁閉鎖不全を認める．

問題1 来院後，上記の検査に併行しておこなうべき処置として適切なものをすべて選べ．
1. 末梢静脈ルートの確保
2. 心電図モニターの装着
3. Trendelenburg体位
4. 酸素投与

問題2 本症例に対する初期治療として適切なものをすべて選べ．
1. フロセミド20mgの静注
2. ニフェジピン5mgの舌下投与
3. カルベジロール20mgの内服
4. ニトログリセリン0.1μg/kg/minの持続静注
5. ドパミン10μg/kg/minの持続静注

胸部X線にて胸水，肺うっ血，心拡大を認め，高血圧の病歴，心電図での左室肥大，左房負荷の所見，心エコーでの左室肥大と全周性の壁運動低下から高血圧性心疾患を原因疾患とする急性心不全と診断し治療を開始した．

Fowler位として心電図モニターを装着，酸素10l/minをマスクにて投与開始した．降圧による後負荷の軽減および利尿による前負荷の軽減をはかるため，直ちに末梢静脈からニトログリセリン0.1μg/kg/minの持続静注およびフロセミド20mgの静注をおこなった．フロセミドへの反応は良好であり静注直後より利尿が得られたが，血圧は160/95mmHgと依然高値であったためニトログリセリンを0.3μg/kg/minまで増量し，130/85mmHg程度まで降圧した．その結果治療開始4時間後までに約1,500mlの利尿を認め呼吸困難はかなり改善した．さらにフロセミド20mgの静注を適宜追加して利尿をはかった．翌朝から徐々に内服薬への変更を行った．

問題3 この時点で内服薬として第一選択で使用すべき降圧薬は何か？
1. Ca拮抗薬
2. ACE阻害薬
3. β遮断薬
4. AngII受容体拮抗薬
5. ヒドララジン

第1病日からエナラプリル5mgの内服を開始し第

2病日からニトログリセリンの持続静注を次第に減量して第3病日に中止した．しかしニトログリセリンの持続静注を中止すると血圧は150/95mmHgまで上昇したため血清K値が高値でないことを確認後バルサルタン80mgを追加し最終的に第7病日には血圧は130/85mmHg程度に落ち着いた．第2病日にはフロセミド60mg，スピロノラクトン50mgの内服を開始し第3病日には肺うっ血，胸水および浮腫は消失した．以後同様の内服薬にて安定し，心不全の再増悪がないことを確認しながら徐々に活動度のstep upを行った．併行して心機能低下の原因疾患の精査を行うこととした．

第12病日に心臓カテーテル検査を施行．冠動脈造影にて有意狭窄を認めず心筋生検では心筋細胞の肥大と間質の線維化を認めるのみであり，本症例の心機能低下の原因は高血圧性心疾患と考えられた．

心不全が安定したことを確認後カルベジロールを2.5mgから開始，1ヵ月かけて徐々に増量し最終的に20mgまで増量し，心不全の再増悪がないことを確認後，3月2日退院となった．図3に退院時の胸部レントゲン写真を示す．なお退院時のBNPは170pg/mlであった．

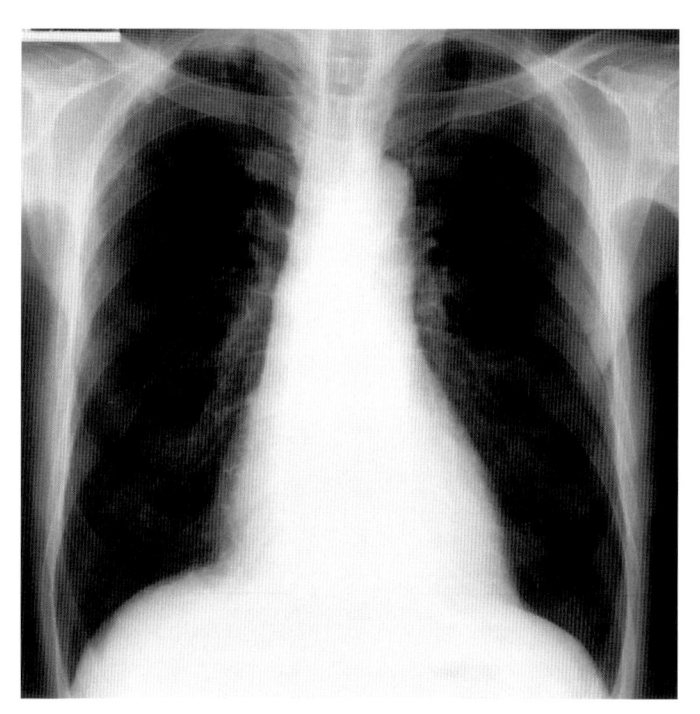

図3　退院時胸部レントゲン写真

解　説　編

長期にわたる高血圧は心臓の仕事量を増大させる．この負荷に対して心臓は初期には求心性肥大をきたすことにより適応するが，やがて破綻し心収縮性の低下，心内腔の拡大をきたして心不全にいたる．この適応から破綻へいたる過程では物理的な圧負荷に加え交感神経系やレニン―アンギオテンシン―アルドステロン系,エンドセリンなどの神経体液因子が関与しており，これらの因子による心筋細胞の肥大および間質の線維化が高血圧性心不全を引きおこす（図4）．

自覚症状は最初は労作時息切れ，易疲労感などの左心不全症状が中心である．症状の重症度評価にはNYHA心機能分類が用いられる．進行すると浮腫，肝うっ血などの右心不全症状が出現し，就寝時に臥位になると心臓への静脈還流が増加して肺うっ血が増強し呼吸困難が増悪する夜間発作性呼吸困難もみられる．この状態で過労，心房細動などの頻脈性不整脈，感染症などの誘因が加わると本症例のように急激に増悪し，入院の上緊急治療が必要となる．

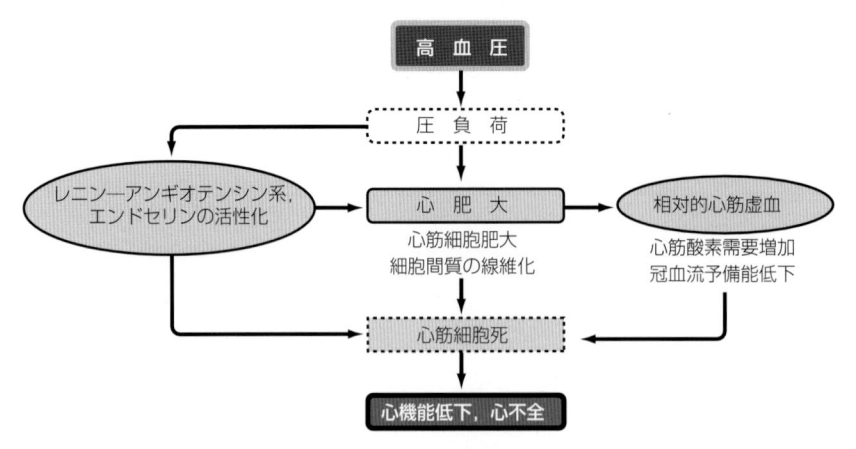

図4 高血圧性心不全の発症メカニズム

　急性心不全では破綻した血行動態を一刻も早く是正し，症状を改善することを目標として治療をおこなう．病態把握のために簡単な病歴と理学所見，心電図，胸部レントゲン撮影，心エコーなどのベッドサイドで可能な検査を速やかに行う．必要時に応じてSwan-Ganzカテーテルも用いて前負荷，後負荷，心収縮性などの情報を得て血行動態を把握し治療を開始する．主に用いられる薬剤は血管拡張薬と利尿剤であるが，低心拍出状態のために末梢循環が不良と判断される場合にはカテコラミンなどの強心作用のある薬剤も併用する．近年ではヒトナトリウム利尿ペプチド（hANP）製剤，ホスホジエステラーゼ（PDE）III阻害剤などの急性心不全治療薬も登場しており，病態に応じてこれらの使用も考慮する．

　慢性期においては急性増悪の防止，QOLの改善，長期予後の改善を目標として治療を行う．他の原因による慢性心不全と同様に，大規模臨床試験などで得られたエビデンスを参考に薬剤を選択し使用する．主に使用される薬剤は，ACE阻害薬，β遮断薬，AngII受容体拮抗薬，利尿剤，抗アルドステロン薬である．ACE阻害剤はV-HeFT II[1]，SOLVD[2]，CONSENSUS[3]等の大規模臨床試験により軽症から重症心不全まで予後改善効果があることが示されており心不全治療の第一選択薬である．β遮断薬も多数の大規模臨床試験において慢性心不全予後改善効果が証明されている薬剤であり，近年ACC/AHAから発表されたガイドライン[4]では無症候性心機能低下からNYHA IV度の重症心不全まで忍容性がある限り使用するように勧められている．Ang II受容体拮抗薬はELITE II[5]，RESOLVD[6]，Val-HeFT[7]等の研究で，ACE阻害剤との比較およびACE阻害剤との併用の効果が検討された．結果単独ではACE阻害薬を上回ることはなかったが，併用ではACE阻害薬単独よりも長期予後を改善することが示された．抗アルドステロン薬（スピロノラクトン）は近年行われたRALES試験[8]において利尿作用と関係なく死亡率抑制効果があることが明らかになり心不全治療薬として注目されている．Ca拮抗薬は日本では多用される降圧薬だが慢性心不全の予後を改善するというエビデンスはなく，積極的な適応とはならない．

　近年，血漿BNP濃度が心不全の重症度や左室拡張末期圧と非常に良い相関を示すことが明らかとなり，慢性心不全の経過観察に用いられるようになっている．

問題の解答と解説

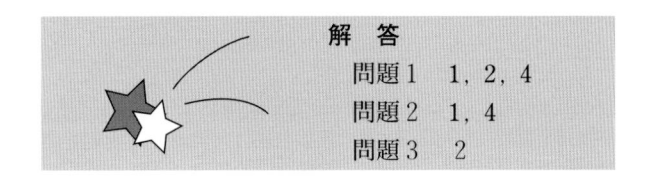

解　答
問題1　1, 2, 4
問題2　1, 4
問題3　2

問題　1

　本症例は心機能低下を伴う肺うっ血，胸水貯留があり急性心不全と診断するのは容易である．まず静脈還流を減少させうっ血を軽減させるためにFowler位とする．低酸素血症による呼吸困難があり酸素投与もおこなう．急性心不全は前述の通り緊急的な治療を要する病態であって経静脈的に薬剤を投与する必要があるため，末梢静脈ルートの確保は必須である．また心室頻拍などの致死的不整脈が出現する危険性が高いため，心電図モニターを装着し出現してもすぐに対処できるようにしておく．Trendelenburg体位はショックの場合には有用であるが静脈還流を増加させうっ血を増強させるため，この場合には禁忌である．

問題　2

　明らかに全身的なvolume overloadがあり血圧も非常に高い．すなわち前負荷，後負荷ともに過剰になっ

ている状態であり，この過剰な負荷を軽減するためにフロセミドとニトログリセリンの静注を行った．両薬剤とも作用の発現が早く初期治療に適している．ニフェジピンの舌下投与は陰性変力作用があるため，また血管拡張作用が強すぎて反射性に脈拍を増加させるため心不全においては使用すべきではない．カルベジロールは陰性変力作用が強いため急性心不全では禁忌である．ドパミンは末梢の冷感，チアノーゼなど末梢循環不全を伴うほどの低心拍出状態で適応となるが，本症例にはその所見はなく，カテコラミンによる催不整脈作用を考慮すると使用を控えて利尿剤と血管拡張剤による治療を優先すべきであろう．

問題 3

まだうっ血が残存しており急性期から完全には脱していないので陰性変力作用がなく血管拡張作用を有する降圧薬を選択すべきである．また慢性期にまで継続して服用することになるため長期予後を改善するエビデンスのある薬剤が望ましい．その観点からACE阻害薬が第一選択と考えられる．β遮断薬は導入にあたって心不全が安定していることが必要であり，本症例でも設問の時点では使用せず後日に導入した．Ca拮抗薬とヒドララジンには心不全におけるエビデンスはないため，現時点では適応とならない．

レベルアップをめざす方へ

今回は収縮不全による心不全について述べたが，高血圧性心疾患では収縮機能は保持されているにも関わらず心不全症状を呈する症例が存在する．このような症例における心不全発症は左室拡張機能障害のみによるとされ，このような病態を「拡張不全(Diastolic heart failure)」と呼んでいる．しかし，いまだ臨床的に確立した拡張機能評価法がなく実験的にもモデル動物がないために十分な研究がなされていなかった．

われわれのグループは，高血圧性心疾患から拡張不全に移行する動物モデル作成に世界に先駆けて成功し，このモデルを用いた研究から，

(1) 圧負荷初期の代償性心肥大形成にはカルシウム−カルシニューリン系が関与する[9]．
(2) 代償性肥大形成後における過度の肥大と線維化の進展が心不全発症に寄与しており，これにレニン−アンジオテンシン系やエンドセリン系の活性化が大きく寄与する[10][11]．
(3) phospholambamのリン酸化レベルの低下が拡張不全モデルでの弛緩障害に寄与している[12] 等を明らかにした．

臨床的には拡張機能評価法の確立が急務である．現在までに様々な方法が提唱されているが，いまだ確立された評価法として認知されるに至っているものはない．Zileらは左室拡大なく左室駆出率が保持されているものの左室肥大を有する症例では，臨床的な心不全の診断基準を満たしていれば，拡張機能不全を直接的に評価しなくても「拡張不全」と診断して差し支えないという報告をしており，臨床的にはこの方法で診断しているのが現状である．また，治療法についても現在のところ拡張不全に有効であることが確認されたものはない．今後拡張不全の診断法の確立と臨床的エビデンスの蓄積が治療法の開発にとって重要であると思われる．

●文　献●

1) Cohn JN et al. N Engl J Med 314 : 1547-52, 1986.
2) The SOLVD Investigattors. N Engl J Med 327 : 685-91, 1992.
3) The CONSENSUS Trial Study Group. N Engl J Med 316 : 1429-35, 1987.
4) Hunt SA et al. Circulation 104 : 2996-3007, 2001.
5) Pitt B et al. Lancet 355 : 1582-7, 2000.
6) McKelvie RS et al. Circulation 100 : 1056-64, 1999.
7) Cohn JN et al. N Engl J Med 345 : 1667-75, 2001.
8) Pitt B et al. N Engl J Med 341 : 709-17, 1999.
9) Sakata Y et al. Circulation 102 : 2269-75, 2000.
10) Sakata Y et al. J Am Coll Cardiol 37 : 293-9, 2001.
11) Yamamoto K et al. J Hypertens 20 : 753-61, 2002.
12) Sakata Y et al. Cardiovasc Res 57 : 757-65, 2003.

[彦惣　俊吾/堀　正二]

疾患 13 首の血管で何がわかる？

問題編

症例と設問

症例

72歳 男性

主訴：ふらつき

家族歴：両親に高血圧，父に脳卒中．5人兄弟のうち本人を含む4人で高血圧，兄と姉に糖尿病．

既往歴：特記すべきことなし

現病歴：57歳時に健診で高血圧を指摘されるが放置．67歳に頭痛で近医受診し170/96mmHgの高血圧を指摘された．Ca拮抗薬とプラバスタチンの内服開始．血液検査では，総コレステロール251mg/dLの高値のほかは，異常を指摘されなかった．尿検査で蛋白，糖は陰性であった．69歳に，食後3時間の血糖値が高値であったことから経口糖負荷試験を実施し，糖尿病と診断された．以後，αグルコシダーゼ阻害薬を内服している．

1ヵ月前から，起床後の排尿後や夕食後，テレビを見ていて立ち上がった時などにふらつくことがあるとのことで当院受診．

[受診時現症と検査所見]

BP 132/70 mmHg, 脈拍 62/分 整．起立1分後 BP 114/62 mmHg, 起立5分後 BP 128/66mmHg．眼瞼結膜 貧血なし，心雑音なし，呼吸音 清，下腿および顔面に浮腫なし，甲状腺腫 触知せず，頸部血管雑音なし，腹部血管雑音なし．近医で処方されている内服薬は，アムロジピン5mg, エナラプリル5mg, ボグリボース0.6mg, プラバスタチン10mg.

<生化学> Na 142 mEq/L, K 4.3 mEq/L, Cl 98 mEq/L, Cr 1.4 mg/dL, BUN 18 mg/dL, UA 7.2mg/dL, T-chol 205mg/dL, LDL-chol 133mg/dL, HDL-chol 40mg/dL, TG 175mg/dL, 空腹時血糖 125mg/dL, HbA1c 7.2％.

<末梢血> RBC 4.22 × 10^6/mm^3, Hb 13.8 g/dL, Hct 42％, WBC 6200/mm^3

<検尿> 蛋白1＋，糖±，沈査 異常なし

[画像所見]

<胸部レントゲン>心胸郭比 52％

<心電図>左室肥大 RV$_5$＋SV$_1$ 4.2mV

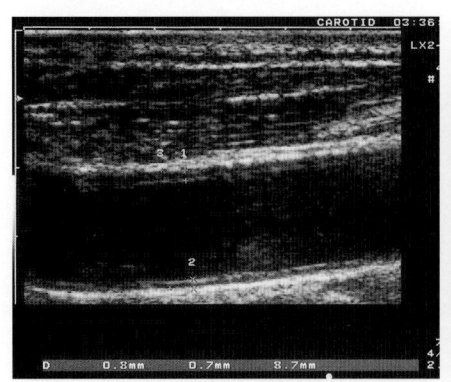

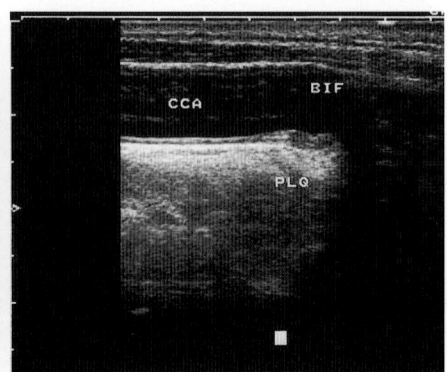

図1　頸動脈エコーBモード（左：健常例，右：本症例）
総頸動脈から頸動脈洞にかけて描出されている．本症例の場合，頸動脈洞の遠位側にIMT 2.8mmのプラークが認められる．

（写真提供：河本秀宣先生）

<心エコー> 中隔壁厚/左室後壁厚 13/12mm，LVMI 128g/m², 壁運動異常なし

<頸動脈エコー・ドプラ> 左頸動脈洞遠位側でmax-IMT 2.8mm（図1），左右とも総頸動脈遠位側IMTは1.2mm，プラークはいずれも均質な中等輝度．有意狭窄なし．パルスドプラ血流速は左右同等で収縮期最高流速に異常亢進なし．拡張末期血流も左右差なし．

問題1 高血圧患者の標的臓器障害として誤りはどれか？

a. 頸動脈エコーでのプラークの存在
b. 頸動脈エコーでの内膜中膜複合体厚（IMT）1.1mm
c. C反応性蛋白（CRP）0.7 mg/dL
d. 1日アルブミン尿 100 mg/日
e. 血清クレアチニン 1.3 mg/dL

問題2 頸動脈エコー・ドプラ検査で得られる情報として誤りはどれか？

a. 早期動脈硬化病変
b. プラーク内の出血や粥腫の存在
c. 総頸動脈より末梢の血管狭窄
d. 脈波速度
e. 内頸動脈閉塞

問題3 IMTに関する記述で正しい組み合わせはどれか？

1. 年齢と相関が認められる
2. インスリン抵抗性とは関連がない
3. 一般に総頸動脈の体表に近い血管側でのプラークが描出しやすい
4. 虚血性心疾患や脳血管疾患の予後と関連する
5. 血圧と相関が認められる

a (1), (2), (3)　b (1), (2), (5)　c (1), (4), (5)
d (2), (3), (4)　e (3), (4), (5)

解説編

　本症例は，ふらつきを主訴として来院した高齢患者で，外来診察にて高血圧が明らかにされ，血液検査で糖尿病と高コレステロール血症も判明した．肥満は伴わないが，インスリン抵抗性を基盤にした代謝症候群があると思われる．問診から高血圧は病歴が長く15年であり，ようやく5年前から治療を開始している．糖尿病は，高血圧の治療開始時には指摘されていないが，尿検査と空腹時の血液検査だけであったこと，その2年後に尿糖陽性を指摘されたことから，耐糖能異常は早くからあったものと思われ，糖尿病も5年前の段階で併発していた可能性も否定できない．これらの病歴から，高血圧性あるいは糖尿病性の臓器障害について精査が進められるべきで，主訴のふらつきも起立直後の軽い症状であることから，動脈硬化や糖尿病性の末梢神経障害と関連した圧受容体反射機能低下に基づく起立性低血圧の関与が示唆される．

　外来診察時の起立後1分後と5分後の血圧測定により収縮期血圧が18mmHg，拡張期血圧が8 mmHg低下した．起立試験としては陰性であるが，脱水や不眠，睡眠薬併用，飲酒などの要因が加わることにより，主訴であるふらつきに関与する血圧低下をきたす可能性は十分にある．本症例でのふらつき発症の誘引や時間帯から，高齢者に比較的多い排尿後低血圧や食後低血圧が強く疑われる．高齢者に特徴的な収縮期血圧だけ高値を示しており（収縮期高血圧），血管弾性低下が強く示唆される．

　血管弾性の低下や血管肥厚は，圧受容体機能低下を示唆する所見である．本症例では，高血圧，糖尿病，高コレステロール血症，高齢と多くの動脈硬化危険因子を持っていることから頸動脈エコー検査は必須である．平成13年に，いわゆる過労死予防のために労災保険制度において二次健康診断等給付が行なわれるようになった脳および心臓疾患に関連した動脈硬化判定にも頸動脈エコー検査が取り上げられている．本症例の場合，ふらつきを主訴としているために，血管肥厚を検査するだけでなく，狭窄病変や閉塞病変の有無を検討することも頸動脈エコー検査の重要な目的になる．ドプラー法を用いて異常血流の有無を検索する．

　図1に示すように，頸動脈洞に相当する部位にプラーク形成を認め，IMTは2.8mm程度である．有意な狭窄病変や閉塞は認めず，十分な降圧治療は継続すべきである．排尿後や食後の起立性低血圧の機序について十分に説明し，ゆっくりと動作することや転倒防止の注意を指導する．増悪因子として脱水などにも注意が必要である．高血糖に伴う高浸透圧利尿もあるので十分な飲水を心がけるように指導する．

糖尿病と高コレステロール血症のコントロールも重要である．糖尿病に伴う自律神経障害では，厳格な血糖コントロールが重要である．コレステロールについても，スタチン系製剤での治療によりIMT増悪が有意に抑制できることが確認されている[1]．

問題の解答および解説

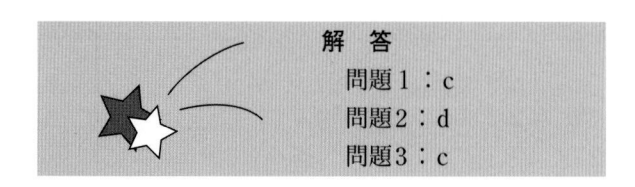

解　答
問題1：c
問題2：d
問題3：c

問題　1

2003年の欧州高血圧学会／欧州心臓病学会による高血圧治療ガイドラインでは，内膜中膜複合体厚（intima-media thickness, IMT）0.9mm以上あるいは動脈硬化性プラークを高血圧に伴う標的臓器障害としてリスク層別化の指標にあげている[2]．その他の標的臓器障害としてあげられているものは，心臓に関しては左室肥大で，心電図と心エコーでの評価基準をあげている．腎臓に関しては血清クレアチニンの軽度上昇（男性 1.3～1.5mg/dL，女性 1.2～1.4mg/dL）と微量アルブミン尿（30～300mg/24hrまたはアルブミン／クレアチニン比 男性＞22mg/g，女性＞31 mg/g）があげられている．さらに進展した病態としては，脳卒中，一過性脳虚血発作，心筋梗塞，狭心症，心不全，蛋白尿（300mg/日以上），腎障害・腎不全，閉塞性動脈疾患，大動脈解離，高血圧性重症網膜症（出血，浸出液，乳頭浮腫）があげられる．IMTで認められる血管障害は，早期動脈硬化の指標である．

問題文中のCRPは，心血管疾患の危険因子としてあげられているもので，動脈硬化が炎症性反応である考え方に基づく．1mg/dL以上をリスクにしているが，疾患との相関はさらに低値から認められる．また，炎症が高血圧に伴う臓器障害を助長することに関係しているかもしれないが，CRP上昇自体は，高血圧に伴う直接的な臓器障害とは考えられていない．

問題　2

頸動脈エコーで捉えることができるのは，内膜と中膜をあわせた構造である．IMTとしては，限局性に肥厚したプラークも含めた内膜中膜複合体厚を測定することが多い．自覚症のない対象者で実施された前向き調査で，IMTが1mm以上の群で心筋梗塞や脳卒中のリスクが2から6倍に増加すること，0.16mmの増加ごとに1.4倍リスクが増加することが報告されており早期動脈硬化病変といえる[1]．

プラークの内部性状については，均質か不均質とエコー輝度について低輝度（血液の輝度），等輝度（皮下の筋肉組織），高輝度（骨）の組み合わせで表現する．低輝度のものは，プラーク内出血や粥腫（脂質斑を含むアテローム）の存在を示唆する．

パルスドプラ検査の併用により流速測定ができる．狭窄の末梢側では，異常高速を示す．収縮期最高血流速で1.5m/秒を超える場合，血管径で70％以上狭窄の存在を疑う．拡張期末期血流速の30％以上の左右差は，血流速の遅い側で末梢側に有意な狭窄が存在することを示唆する．カラードプラやパワードプラにより血流の存在や方向性を確認することができ，動脈閉塞の検出に役立つ[3]．

脈波速度は，頸動脈と大腿動脈での脈波から計算される血流の伝播速度であり，動脈弾性が低下するほど脈波速度は亢進する．頸動脈エコーからの指標ではないが，動脈硬化の指標として重要である．

問題　3

IMTは，加齢とともに増加する．早期動脈硬化研究会がインターネットのホームページ（http://www.imt-ca.com）で公開している資料では，30歳代から0.1mm/10歳の割合で直線的に増加している．50歳代の健常者のmax-IMTは平均＋標準偏差で1.0mm以下であったことからこれを正常範囲の基準値とし，年齢が10歳増すごとに0.1mmずつmax-IMTの正常範囲も拡げている．平均値では，70歳代で0.9mmから1.0mmの範囲である．

高血圧患者は程度の差はあるがインスリン抵抗性を示す．グルコースクランプ法で正確にインスリン抵抗性を評価したところ，血圧は同程度であってもインスリン抵抗性の強い患者群の方が，心肥大傾向を示し，IMTは高値で，プラーク数も多かった[4]．

虚血性心疾患や脳梗塞との関連は多数報告があり，前向き調査でも関連が認められている．血圧値はもちろんIMTに影響する大きな因子である．

レベルアップをめざす方へ

1．IMT肥厚と病理変化

高血圧に伴って肥厚する血管は初期には末梢の抵抗血管に相当する細動脈レベルであるが，中動脈や

大動脈も徐々に肥厚する．頸動脈のような動脈での壁肥厚の初期像は，血管中膜の平滑筋細胞の肥大と細胞外基質の増生が主体である．血管壁の外膜側の線維化も生じる．内膜は，正常では血管内腔側を覆う一層の内皮細胞と，内弾性板の間に存在する少量の細胞で構成される．高血圧の血管合併症として認められる血管壁肥厚では，内皮細胞と内弾性板の間の内膜に多くの細胞が存在し，間質成分も増える．さらに，粥腫が形成されると脂質が沈着する．

2．エコー検査による血管組織性状診断

通常のBモードエコーで得られる情報は，組織性状の変化を鮮明にするようにエコー輝度の変局点を強調して境界明瞭な像にしているため，エコー輝度は，血液や骨に対するおよその相対的な評価でしか捉えることができない．このイメージについても，血液，筋肉，骨とのエコー輝度の比較で大まかな組織性状を診断することができる（表1）．近年，これを定量的にする目的で，超音波後方散乱法（IB: integrated backscatter）を併用した血管エコーが開発された．臨床的に使用可能な装置もあるが高価なために一般への普及にはいたっていない．この方法を用いると，粥腫や線維硬化性の程度を数値として示すことができる．われわれは，ヒト摘出血管をもちいて，同程度のIMTを持つ血管でも，IB値の低いものは粥腫性の要素が強く，IB値の高いものは線維硬化性の要素が強いことを明らかにしている[5]．粥腫性プラークやプラーク内出血を伴うものは，破裂しやすいとされ，血管腔内に血栓形成を起こし急性冠症候群や脳梗塞の原因となる．頸動脈でのこのような病変の存在が直接冠動脈や脳血管のプラーク破裂と結びつくものではないが，図2に示すようにリスクの高い患者群ほど粥腫に相当するIB値の部位数が増える．

表1 プラークのエコー所見から推定される病理所見

エコー所見	推定される病理所見
均質低輝度	プラーク内出血または粥腫
均質高輝度	線維性病変
音響陰影を伴った均質高輝度	石灰化病変
不均質	小病変：線維性病変
	大病変：複合病変
嚢胞状構造を伴った不均質	粥腫，出血を伴った複合病変
2mm以上の陥凹	潰瘍性病変

（日本脳神経超音波学会頸動脈エコー検査ガイドライン作成委員会，2002[3]から引用）

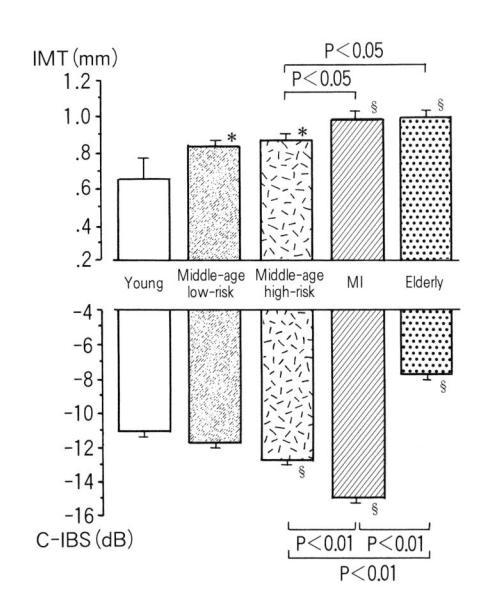

図2 頸動脈エコーでのIMTとIB値

心筋梗塞や脳梗塞の既往のない高齢者（Elderly）では，IMTは大きな値で，IB値も大きい．心筋梗塞発症間もない多枝病変患者（MI）では，IMTは同程度に肥厚しているが，IB値は明らかに小さい．同程度の年齢のmiddle-ageの中でも心血管危険因子を2つ以上持つHigh-rsik群と1つ以下のLow-risk群でもIB値に差を認める．低リスクの高齢者では，プラーク破裂の可能性の低い線維硬化性プラークが主体であり，逆に心筋梗塞患者では同程度のIMTで粥腫性病変が主体であることが示唆される．

グラフの値は平均±標準誤差．
＊$P<0.01$ 対 健常若年者（Young），
§$P<0.01$ 対 YoungとLow-risk群

（Takiuchi S, et al, 2000[5]から引用）

3. 抗血小板薬の適応

　抗血小板薬の使用については，頭部MRI/MRAなどの血管系の情報がすべて正常で，ラクナを含む脳卒中の既往が認められず，心疾患もないようであれば，頸動脈エコーのプラーク表面性状から必ずしも必須の治療ではない．ただし，高血圧患者の予後について少量のアスピリン投与によりわずかではあるが有意な心血管イベント抑制が報告されている．

4. 心血管予後・生命予後の代替指標としてのIMT

　動脈硬化の指標としてのIMTを臨床試験における心血管疾患の予後の代替指標とできるかは，薬剤介入試験でのIMTの変化と心血管予後が同様な変化を示すかが一つの基準である．アンジオテンシン変換酵素(ACE)阻害薬，カルシウム拮抗薬，スタチン系の高脂血症治療薬を用いた試験が多く報告されている．IMTの測定法として，多数部位での測定の平均を用いた方が，総頸動脈遠位部のIMTだけを用いるより予後との相関が良いとする報告もある．

●文　献●

1) Simon A, Gariepy J, Chironi G, et al. : Intima-media thickness : a new tool for diagnosis and treatment of cardiovascular risk. J Hypertens 20 : 159-69, 2002.
2) 2003 European Society of Hypertension-European Society of Cardiology guidelines for the management of arterial hypertension. J Hypertens 21 : 1011-53, 2003.
3) 日本脳神経超音波学会頸動脈エコー検査ガイドライン作成委員会，動脈硬化性疾患のスクリーニング法に関する研究班．頸動脈エコーによる動脈硬化性病変のガイドライン（案）．Neurosonology 15 : 20-33, 2002.
4) Kamide K, Nagano M, Nakano N, et al. : Insulin resistance and cardiovascular complications in patients with essential hypertension. Am J Hypertens 9 : 1165-71, 1996.
5) Takiuchi S, Rakugi H, Honda K, et al. : Quantitative ultrasonic tissue characterization can identify high-risk atherosclerotic alteration in human carotid arteries. Circulation 102 : 766-770, 2000.

［楽木　宏実/荻原　俊男］

疾患 14 透析が怖い！ではどうしたらいい？

問題編

◎ 症例と設問

症例

A.B. 65歳，男性
主　訴：高血圧のコントロール
家族歴：父　高血圧
既往歴：10年前より糖尿病にて内服薬にて加療中
生活歴：喫煙歴：なし　飲酒歴：なし　アルコール：ビール　600ml/日
現病歴：13年前より糖尿病，高血圧を指摘されていたが放置していた．3年前より健康診断で尿蛋白陽性を指摘されるようになった．この時同時に高血圧（166/102 mmHg）も指摘され，以後経口糖尿病薬ならびに降圧薬（アムロジピン）を処方されたが，空腹時血糖は140mg/dL，降圧レベルは140～150/90～100 mmHgであった．本年の健康診断で血液検査の結果，血清クレアチニン値の上昇（1.9 mg/dL）を指摘され，1カ月後の採血でも血清クレアチニン値が2.1mg/dLであったため，精査加療目的にて来院した．

[受診時身体所見]

身長168cm，体重78kg，血圧148/96 mmHg，脈拍76/分・整，体温36.3℃，眼瞼結膜貧血なし，眼球結膜黄疸なし，咽頭喉頭粘膜異常なし，甲状腺腫なし，頸部・鎖骨上・腋窩リンパ節触知せず，頸部静脈怒張なし，頸部血管雑音なし，肺野両側清，心音純心雑音なし，腹部平坦かつ軟，圧痛なし，筋性防御なし，肝脾触知せず，グル音正常，腹部血管雑音聴取，下腿浮腫あり，足背動脈触知両側にて不良，両下肢の腱反射ならびに振動覚の低下あり．

[初診時検査所見]

＜新鮮尿＞ pH 6.5 Glu（＋）Pro（++）Bld（－）Ket（－）Nit（－）Leu（-）Bil（－）Uro（±）円柱（顆粒円柱あり）
＜便ヘモグロビン＞（－）
＜末血＞ WBC 6,800/μl（Bands＋Segs 66％，Lymph 24％，Mono 6％，Eosino 3％，Baso 1％），RBC 429万/μl，Hgb 13.9 g/dl，Hct 42.2％，Plt 23.5万/μl
＜生化学＞ 総蛋白 7.4 g/dl，アルブミン 4.2 g/dl，総ビリルビン 0.5 mg/dl，尿素窒素 32.3 mg/dl，クレアチニン 2.8 mg/dl，尿酸 12.8 mg/dl，Na 141 mEq/l，K 3.9 mEq/l，Cl 103 mEq/l，Ca 9.4 mg/dl，iP 6.0 mg/dl，LDH 156 IU/l，GOT 23 IU/l，GPT 32 IU/l，ALP 223 IU/l，γGTP 43 IU/l，Amylase 184 IU/l，CPK 45 IU/l，CRP 0.01 mg/dl，総コレステロール 230 mg/dl，中性脂肪 369 mg/dl，HDL-コレステロール 38 mg/dl，血糖 134 mg/dl，HbA1c 7.6％，血漿レニン活性 6.3 ng/ml/h，血清アルドステロン濃度 359 pg/ml
＜ECG＞洞調律，特記すべき所見なし
＜胸部X線＞特記すべき所見なし，心胸郭比 52.0％
＜腹部X線＞特記すべき所見なし
＜腹部超音波検査＞腎サイズ　左11cm，右 11.5cm，肝，胆嚢，膵臓異常所見なし

経　過：食事指導を受け塩分を6g/日に制限するも，血圧の低下が見られなかった．蓄尿蛋白定量を施行したところ，3g/日の排泄量であったため，降圧薬の追加ならびに食事指導の徹底が検討された．

問題1　腎障害の原因追求として，さらにどの検査が必要か．
1．眼底検査
2．心エコー
3．腎血流エコー
4．頸動脈エコー

5. 尿 selectivity index

a (1,2,3) b (1,2,5) c (1,4,5) d (2,3,4) e (3,4,5)

問題2 降圧目標をどのレベルにすればよいか
- a. 160/95 mmHg以下
- b. 150/95 mmHg以下
- c. 140/90 mmHg以下
- d. 130/80 mmHg以下
- e. 125/75 mmHg以下

問題3 降圧薬として追加すべきものは
- a. アンジオテンシン変換酵素阻害薬を少量より追加する
- b. アンジオテンシン受容体拮抗薬を最大量投与する
- c. β遮断薬を投与する
- d. サイアザイド系利尿薬を少量投与する
- e. 中枢作動薬を投与する

問題4 本例において腎障害を進展させうる因子は
1. 高血糖のコントロール
2. 高中性脂肪血症に対するベザフィブラートの投与
3. 腎動脈狭窄の有無の確認のための造影CT検査
4. 0.7 g/kg程度の低蛋白食指導
5. 低用量のアロプリノール

a (1, 2) b (1, 5) c (2, 3) d (3, 4) e (4, 5)

解説編

糖尿病は種々の臓器障害をもたらし心血管イベントを引き起こすことが知られている．とくに腎障害が出現すると，ナトリウム排泄障害が生じる結果さらに血圧の上昇をもたらし悪循環を形成し，心血管系事故の発症率が増加することが証明されており（図1），腎障害の発症ならびにその進展をいかに食い止めるかが，高血圧患者の予後を規定する因子として重要であると認識されつつある．したがって，腎障害を伴う高血圧症では腎障害の進展阻止そのものが，血圧治療において重要な役割を果たしているが，高血圧における

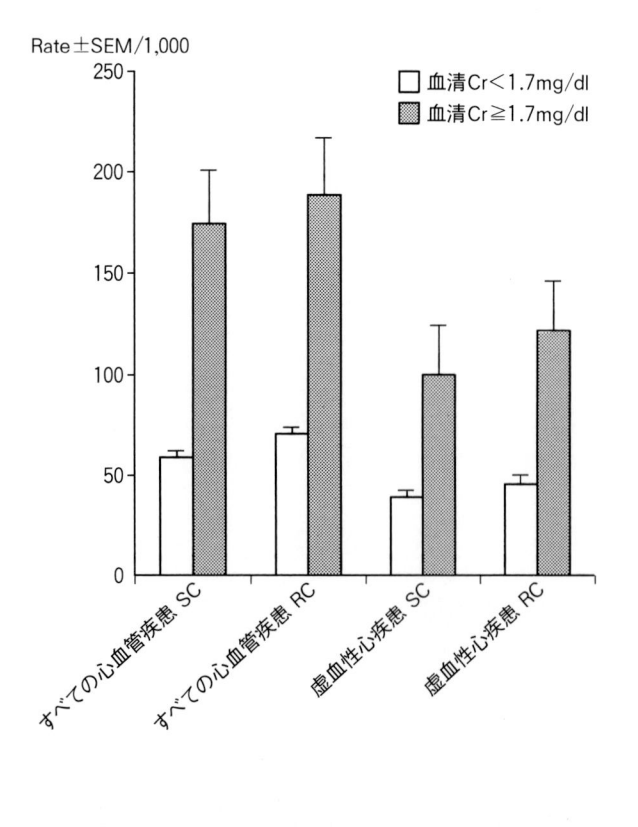

図1 高血圧患者における心血管疾患による1,000人あたりの8年死亡率の血清Crによる相違
Rate±SEM/1,000
SC : stepped care
RC : referred care
（Shulman NB, et al : Hypertension 13（supl I）: 180-193, 1989）

降圧治療を選択する際に，薬剤の腎に及ぼす影響を考慮する必要がある．

近年降圧薬の腎微小循環に対する影響が可視化され，降圧薬の種類により腎に対する影響に著明な差異が認められることが判明した．したがって，降圧療法を行うにあたり腎臓に対する薬剤作用を評価することは重要な課題である．

問題の解説とよび解答

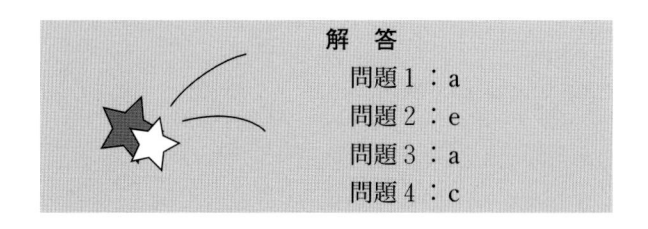

```
解  答
問題1：a
問題2：e
問題3：a
問題4：c
```

問題 1

本例は腎障害の原因として糖尿病性腎症ならびに高血圧性腎障害，さらに虚血性腎症，糸球体腎炎の偶発などが考えられる．糖尿病に伴う腎障害は糖尿病性網膜症（とくに増殖性）が存在すれば示唆される．一方，高血圧性腎障害では蛋白尿が少ない（通常1 g/日以下），他の臓器にも高血圧変化が見られる（心肥大，高血圧性眼底など）ことなどが診断価値があるとされる．糸球体腎炎では蛋白尿，血尿，円柱とともに血清クレアチニン値が緩徐に上昇することが多いため，血清クレアチニン値が3 mg/dlになると腎萎縮が見られることが多い．虚血性腎症では，糖尿病や動脈硬化により腎血管や大動脈起始部の血管狭窄をきたすため腎血流が減少する．このため腎エコーや腎－大動脈MRアンジオが有用である．尿蛋白排泄の選択性をみるselectivity indexはネフローゼ症候群，とくに微小変化群でその値が小さいことが有用であるが，糖尿病性腎症では選択性が悪いことが多い．

問題 2

腎障害，蛋白尿を伴う高血圧の治療では，全身血圧のコントロールが重要であるとされている．腎血行動態を規定する腎抵抗血管は，主として輸入細動脈ならびに小葉間動脈の末梢部，ならびに輸出細動脈であり，両者の抵抗調節により糸球体血行動態がコントロールされている．糸球体前に存在する細動脈では，全身血圧に反応して血管抵抗の調節が行われており，腎灌流圧の変化に対して糸球体内圧が一定になるように働いている．すなわち，全身血圧の変化にも関わらず輸入細動脈終の収縮により糸球体灌流圧はほぼ正常に保持される（腎自動調節能）．一般に，高血圧患者においても同様な機序により糸球体血行動態が維持されている．しかしながら，腎障害が存在すると腎輸入細動脈の圧刺激に伴う収縮反応障害が出現し，血圧による糸球体内圧への影響が誇張されるようになる（図2）．したがって，全身血圧値を正常化させても輸入細動脈抵抗の低下により，糸球体内圧が高値を示すことになる．すなわち，正常糸球体内圧を得るためには全身血圧を正常以下に低下させる必要がある．この輸入細動脈における障害は糖尿病においても観察されている．この様な理論とともに，実際に血圧の低下と糸球体濾過率の年間減少率とを評価した研究では，血圧が低値であるほど糸球体濾過率の減少度が少ないとの結果が示されている（図3）．

現在，日本高血圧学会では130/85 mmHg未満（蛋白尿が1 g/日以上では125/75 mmHg未満）に，また

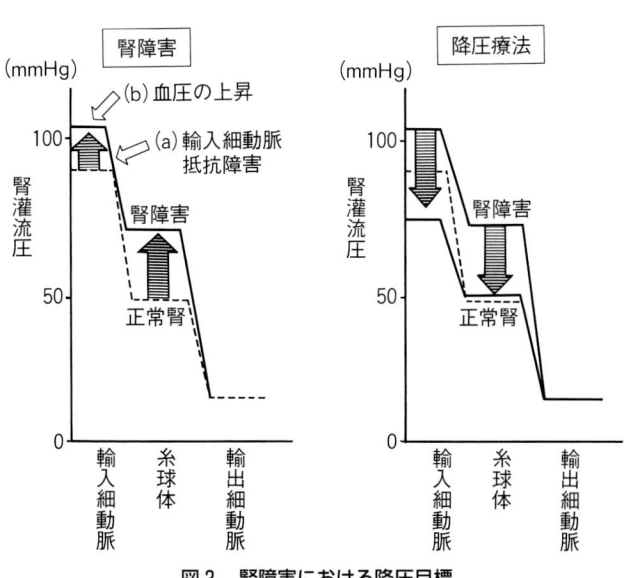

図2　腎障害における降圧目標

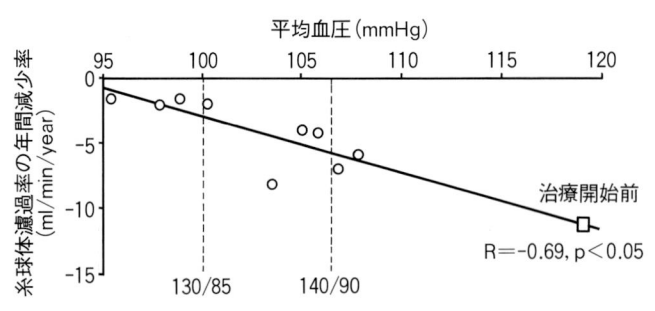

図3 腎障害における平均血圧と糸球体濾過の減少との関連

Parving HH, et al : Br J Med 1989
Viberti GC, et al : JAMA 1993
Klahr S, et al : N Engl J Med 1993
Hebert L, et al : Kidney Int 1994
Lebovitz H, et al : Kidney Int 1994
Maschio G, et al : N Engl J Med 1996
Bakris GL, et al : Kindney Int 1996
Bakris GL, et al ; Hypertension 1997
GIEN Group : Lancet 1997

(Bakris GL, et al : Am J Kidney Dis 36 : 646-661, 2000)

最近発表されたJNC-7（米国合同委員会第7次勧告）では130/80 mmHg未満，ESH-ESC（欧州高血圧学会ー欧州心臓学会）では130/80 mmHg未満（蛋白尿が1 g/日以上では125/75 mmHg未満）にコントロールすべきであるとしている．

問題 3

腎障害を伴う高血圧の治療では，各ガイドラインでアンジオテンシン変換酵素阻害薬が支持されている．これに準じてアンジオテンシン受容体拮抗薬も使用可能とされている．しかしながらこれらの薬剤は急性期に糸球体濾過率の低下をもたらすことが知られており，投与初期には少量から投与すべきである．この投与初期における腎障害を早期に発見するため，米国心臓学会では投与前の血清クレアチニン値が2.0 mg/dl以下の場合，投与1週間後の上昇が0.5 mg/dl以上の場合，投与前の血清クレアチニン値が2.0 mg/dl以上の場合，投与1週間後の上昇が1.0 mg/dl以上の場合には有意な急性腎機能障害として対応すべきであるとしている[1]．一方，JNC-7[2]ではアンジオテンシン変換酵素阻害薬ならびにアンジオテンシン受容体拮抗薬による血清クレアチニン値の上昇は35％まで許容範囲であるとした．これらの指針を念頭におき経過を観察すべきである．

一般に，β遮断薬は腎血管拡張作用を有さず，むしろ残存するα受容体作用が前面に出る可能性があり，いずれのガイドラインでも腎障害の第一選択薬として示されていない．一方，糖尿病に対して，β遮断薬は好影響を与える可能性は少なく，冠動脈疾患の合併時に用いるべきである．

高血圧治療における少量の利尿薬の使用に関しては，ALLHAT（The Antihypertensive and Lipid-Lowering Treatment to Prevent Heart Attack Trial）研究[3]以後少しずつ再認知されるようになった．ただし，この研究で利尿薬の使用により5年後の糖尿病の発症が増加したとも報告されている．さらに，本例では血清クレアチニン値が2.0 mg/dl以上であり，この様な場合にはサイアザイド系利尿薬は無効であり，もし利尿薬を使用するとなればループ利尿薬である．

中枢作動薬は腎障害や糖尿病を伴う場合にある程度の降圧作用を有し，実際に使用可能である．ただし，二次選択薬ではなく，アンジオテンシン変換酵素阻害薬あるいはアンジオテンシン受容体拮抗薬の上乗せにも関わらず十分な降圧が得られない場合に追加すべきである．

問題 4

腎障害の進展には種々の因子が関与する．糖尿病性腎症の基本治療は血糖のコントロールであるが，UKPDS[4]では血糖以上に血圧コントロールが重要であるとも述べている．糖尿病ならびに腎不全では脂質代謝異常が出現するが，本例のようにコレステロールならびに中性脂肪の両者の増加が見られることが多い．高中性脂肪血症の治療薬として，ベサフィブラートが有名であり，その治療効果は優れている．ただし，本薬剤は横紋筋融解症を起こす可能性があり特に腎障害の存在下で起こりやすいとされている．本例では血清クレアチニン値が2.0 mg/dlを上回っており，ベサフィブラートの投与は禁忌である．糖尿用患者では種々の偶発症・合併症を有しCT検査を必要とすることが多いが，本例のように腎機能が悪化している場合の造影剤使用は更なる悪化をもたらす可能性が高い．一般的な予防法として，0.45％生理食塩水（75～150 ml/時）の点滴を検査前12時間から終了12時間

後まで行う．一方，アセチルシステインの投与が有効との報告もある．

　腎障害における食事療法は古くより推奨されてきたが，窒素化合物の体内蓄積による尿毒症状・アシドーシスの改善目的のみでなく，腎不全の進行自体を抑制する可能性が示唆されている．

　腎不全では腎排泄障害により血清尿酸値が上昇するが，最近の研究では高尿酸血症が腎機能の予後予測因子となりうることが報告されている[5]．しかしながら，尿酸値を下げることが腎保護作用を示すことは証明されていない．したがって，腎障害時に血清尿酸値を下げるべきかについては意見が分かれるところであるが，投与するとすればアロプリノールの腎排泄性を考慮した場合本例では50 mg程度の少量を投与する．

レベルアップをめざす方へ

　腎障害の進行因子として，血圧・糸球体高血圧などの血行動態面のみならず，液性因子としてアンジオテンシンIIの関与が，多くの基礎ならびに臨床研究により明らかとなった．しかし近年，アンジオテンシン変換酵素阻害薬の長期投与中に，当初低下していた血清アルドステロン値が再び前値に戻ったりあるいは前値以上に上昇する例が観察され，アルドステロンエスケープ現象と名づけられた．近年，慢性心不全に対してアンジオテンシン変換酵素阻害薬にアルドステロン拮抗薬（スピロノラクトン）を上乗せすることにより心血管事故の減少をもたらすことが報告された（RALES)[6]．一方，腎臓ではアルドステロンが腎線維化をもたらすことが報告されており，アルドステロン拮抗薬であるエプレレノンが改善することが示された[7]．これらの結果はアルドステロンの抑制が腎障害の進行を阻止しうることを示しており，今後のヒトにおける検討が待たれる．

　一方，アンジオテンシン系を強力にブロックする手法として，アンジオテンシン変換酵素阻害薬とアンジオテンシン受容体拮抗薬の両者の併用による検討もなされている．Nakaoら[8]は非糖尿病性腎障害患者においてアンジオテンシン変換酵素阻害薬であるトランドラプリルとアンジオテンシン受容体拮抗薬であるロサルタンの併用投与を3年間にわたって行い，併用療法による腎機能温存効果を報告している．この結果では，アンジオテンシンII作用そのものの抑制なのか，アルドステロンの抑制を介するかは不明であるが，いずれにしてもレニン-アンジオテンシン系の抑制が重要であることを示している．

● 文　献 ●

1) Schoolwerth AC, Sica DA, Ballermann BJ, et al. : Renal considerations in angiotensin converting enzyme inhibitor therapy ; a statement for healthcare professionals from the Council on the Kidney in Cardiovascular Disease and the Council for High Blood Pressure Research of the American Heart Association. Circulation 104 : 1985-1991.
2) Chobanian AV, Bakris GL, Cushman WC, et al. : The seventh report of the Joint National Committee on Prevention, Detection, Evaluation, and Treatment of High Blood Pressure ; The JNC 7 report. JAMA 289 : 2560-2572, 2003.
3) The ALLHAT Officers and Cordinators for the ALLHAT Collaborative Research Group. Major outcomes in the high-risk hypertensive patients randomized to angiotensin-converting enzyme inhibitor or calcium channel blocker vs diuretics. JAMA 288 : 2982-2997, 2002.
4) UK Prospective Diabetes Study Group. Efficacy of atenolol and captopril in reducing risk of macrovascular and microvascular complications in type 2 diabetes : UKPDS39. Br Med J 317 : 713-720, 1998.
5) Ohno I, Hosoya T, Gomi H, et al. : Serum uric acid and renal prognosis in patients with IgA nephropathy. Nephron 2001;87 : 333-339.
6) Pitt B, Zannad F, Remme WJ, et al. : The effect of spironolactone on morbidity and mortality in patients with severe heart failure. Randomized Aldactone Evaluation Study Investigators. N Engl J Med 341 : 7090717, 1999.
7) Blasi ER, Rocha R, Rudolph AE, et al. : Aldosterone/salt induces renal inflammation and fibrosis in hypertensive rats. Kidney Int 63 : 1791-1800, 2003.
8) Nakao N, Yoshimura A, Morita H, et al. : Combination treatment of angiotensin-II receptor blocker and angiotensin-converting enzyme inhibitor in non-diabetic renal disease (COOPERATE) : a randomised controlled trial. Lancet 361 : 117-124, 2003.

［林　晃一］

疾患 15 検診で蛋白尿陽性といわれたが…

問題編

症例と設問

症例

H.N. 48歳　男性
　主　訴：後頭部，後頸部痛
　家族歴：父に高血圧
　既往歴：21歳頃に糸球体腎炎で半年間入院
　生活歴：飲酒なし，喫煙あり．
　現病歴：昭和50年ごろ（21歳時）に糸球体腎炎を指摘されて以来，蛋白尿が持続していた．平成3年の健康診断で蛋白尿2＋，ASO640の所見あり．血清クレアチニンは1.0〜1.2mg/dlで正常範囲であった．以降，多忙で健康診断は受けないことが多かった．平成12年4月に健康診断で初めて高血圧162/100を指摘された．平成13年10月に後頭部，後頸部痛の訴えがあり，医師の診察をうけたところ，血圧上昇174/110，蛋白尿3＋とともに両側に軽度の下腿浮腫も認めたため，当院を平成13年11月に受診した．
　身体所見：身長168cm，体重64kg，血圧160/102，脈拍76/分・整，眼瞼結膜貧血なし，眼球結膜黄疸なし，心音に異常なく，心雑音聴取せず，呼吸音正常，腹部で肝，脾，腎は触れず，血管雑音も聴取せず，下腿浮腫なし，神経学的に異常なし．
　［検査所見］
　＜検　尿＞　比重1.019，PH 6.0，蛋白（3＋），潜血（－），糖（－），RBC 5-10/hpf，WBC 0〜1/hpf，硝子円柱（＋）
　＜CBC＞WBC 5000（Neu 52.2，Lym 30.9，Mono 6，Baso 0.3，Eos 0.6），RBC 466，Hb 14.4，Ht 41.5，Plt 25.4
　＜生化学＞TP 7.1，Alb 4.2，GOT 18，GPT 25，LDH 165，γGTP59，AlP 151，T-Chol 240，HDL-C 45.2，TG110，FBS 102，HbA1c 4.5，BUN13.1，クレアチニン（Cr）0.89，UA6.0，Na140，K4.0，Cl 102，Ca9.0，iP3.3，CRP 0.3，IgG 1800，IgA 430，IgM 180，CH50 40.0，C3 106，C4 30，抗核抗体（－），抗DNA抗体（－），HbsAg（－），HCV（－），スポット尿による尿蛋白1420mg/g Cr
　＜胸部レ線＞　CTR=49％で心拡大なし．肺野に異常なし．
　＜心電図＞　正常範囲，ただしRV5+SV1=4.20mVと高電圧の傾向あり．

問題1　この症例の高血圧はどの可能性が一番高いか？
1. 本態性高血圧
2. 腎血管性高血圧
3. 糸球体腎炎に伴う腎実質性高血圧
4. 糖尿病性腎症に伴う腎実質性高血圧
5. 多発性のう胞腎に伴う腎実質性高血圧

問題2　この症例の治療方針として適切でないのはどれか？
1. 腎障害の進行を予防する．
2. 腎臓だけでなく高血圧に伴う他の臓器障害にも配慮する．
3. 高脂血症，喫煙などの危険因子にも配慮する．
4. ネフローゼ症候群を示していないので蛋白尿は放置する．
5. 心血管イベントの発症を予防する．

問題3　蛋白尿について適切でないのはどれか？
1. 降圧薬のうちACE阻害薬あるいはARBのみが蛋白尿を減少させる．
2. 一般に糸球体高血圧が低下すれば蛋白尿は減少する．
3. 蛋白尿は血圧と独立した腎障害の危険因子である．

4. 一般に降圧にともない蛋白尿は減少する．
5. 糸球体腎炎でみられる蛋白尿は主にアルブミンである．

問題4 この症例の降圧目標値としてはどれが一番望ましいか？
1. 150/95 mmHg 未満
2. 140/90 mmHg 未満
3. 130/80 mmHg 未満
4. 125/75 mmHg 未満
5. 120/70 mmHg 未満

問題5 この症例の治療にまず用いるのが望ましい降圧薬はどれか？
1. スピロノラクトン
2. ACE阻害薬あるいはARB
3. サイアザイド系利尿薬
4. ループ利尿薬
5. ジヒドロピリジン系Ca拮抗薬

解説編

蛋白尿を伴う高血圧での降圧治療の意義

継続的な蛋白尿は腎疾患とくに糸球体疾患の存在を示唆し，日常臨床では糸球体腎炎，糖尿病性腎症による症例が大多数である．ただし高齢者で本態性高血圧の経過が長期にわたると腎硬化症によって軽度の蛋白尿を認めることもある．糸球体腎炎や糖尿病性腎症ではその初期から高血圧を伴うことが多く，腎機能が低下するにつれ高血圧合併頻度も高率となる．しかも，血圧値が高いほど腎障害の進行が速く，末期腎不全に陥る確率が高くなる．

そして，降圧薬によって腎疾患患者で血圧を低下させると腎障害の進行も抑えられる．とくに多量の蛋白尿を認める症例ほど降圧による腎障害の進行への抑制効果が明瞭であり，血圧を低くできるほど，その効果も大きい．すなわち収縮期血圧，拡張期血圧，最近ではとくに前者が腎障害の危険因子と考えられており，糸球体疾患では腎障害の進行を予防するために血圧は良好にコントロールされる必要がある．

さらに腎疾患患者では本態性高血圧患者と同じく血圧値が高いほど脳血管障害，虚血性心疾患・心不全などの心血管イベントの罹患や死亡リスクが高いことが確認されている．良好な血圧コントロールはこれら心血管病を予防する意義もある．すなわち蛋白尿をともなった高血圧患者では腎障害の進行を抑えるとともに心血管イベントも予防するという2つの目的のもとに降圧治療が上手に行われる必要がある（図1）．とくに毎年1万人ずつ増加し，現在では22万人に達し，医療経済を圧迫している慢性透析患者数を将来的に減少させるためには，蛋白尿を指摘され腎疾患の存在が強く疑われる患者で早期に下記に述べるガイドラインに沿った降圧治療が行われることが必要条件である．

蛋白尿の意義

蛋白尿それ自体も血圧とは独立した腎障害の危険因子，心血管病の危険因子であることが確立している（図2）．すなわち多量の蛋白尿を認める腎実質性疾患では腎障害，心血管病のリスクが高い．そして，腎疾

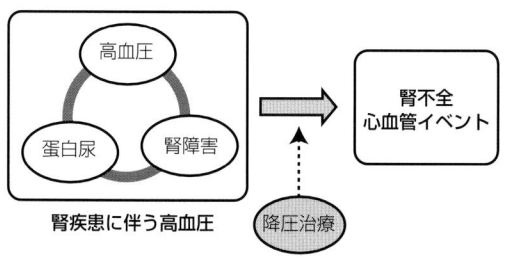

図1 腎疾患の高血圧における血圧管理の意義

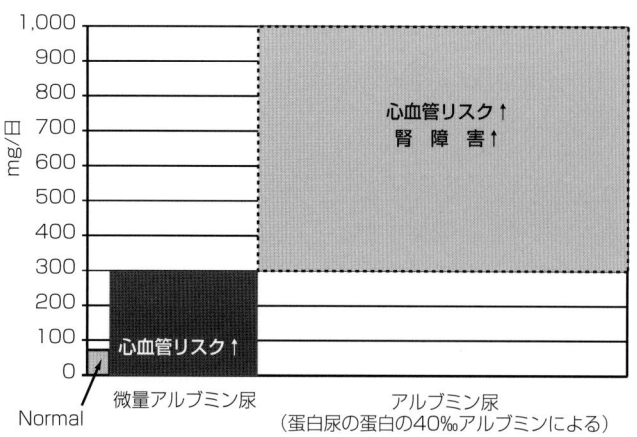

図2 蛋白（アルブミン）尿と腎臓および心血管リスク

表1 糸球体血圧の規定因子

規定因子	糸球体血圧の変化
全身平均血圧 ⇧⇩	⇧⇩
輸入細動脈血管抵抗 ⇧⇩	⇩⇧
輸出細動脈血管抵抗 ⇧⇩	⇧⇩

患の降圧治療については血圧低下のみならず蛋白尿を減少させなければ腎保護作用は期待できない．すなわち治療下の尿蛋白量は開始時の尿蛋白量よりも腎障害の危険因子として重要であることが証明されている．一般に蛋白尿は糸球体血圧や糸球体基底膜透過性と関連して増減する（表1）．糸球体血圧は主に輸入細動脈と輸出細動脈の血管抵抗によって調節されており，正常では40-50mmHg（全身血圧のおよそ半分）である（図2）．アンジオテンシンII（AII）は輸入細動脈に比べて輸出細動脈をより強く収縮させるので，糸球体血圧を高め，また糸球体基底膜透過性を変化させ，蛋白尿を増加させるので，AIIの作用をブロックすると蛋白尿は減少する．治療下の蛋白尿の推移の詳しい解析によって治療開始時に蛋白尿が多い程，ACE阻害薬による蛋白尿減少効果も大きいことが認められている．

しかし，糸球体腎炎，糖尿病性腎症など腎実質性疾患では早期から輸入細動脈血管抵抗の調節すなわち自己調節autoregulationが損なわれており，糸球体血圧は全身血圧の影響を強く受けるので，全身血圧のコントロールも極めて重要であり，全身血圧をきちんと下げると蛋白尿も減少する（表1）．

● 蛋白尿を伴う高血圧での望ましい降圧治療

1．血圧目標値

腎疾患患者の高血圧では治療中の血圧値に応じて腎機能の低下速度が規定される．すなわち血圧値が低いほど腎障害の進行は緩やかであり，そして蛋白尿が多いほど降圧による腎障害進行の抑制効果が期待できる．この観点から，腎疾患患者の高血圧治療の目標値として少なくとも130/80mmHg未満が提唱されている．蛋白尿が1g/日以上の例ではより低い目標値125/75mmHg未満を提唱するガイドラインもある．

2．降圧薬の選択

上述したように，蛋白尿それ自体も腎障害の独立した危険因子である．ACE阻害薬はAIIの作用をブロックして蛋白尿を他の降圧薬以上に確実に減らし，降圧とは独立して腎保護作用を示すことなどがほぼ認められている．このような点から腎疾患患者の高血圧治療ではACE阻害薬あるいはARBが優先して使用されるのが望ましい．蛋白尿が多い例ほどこの原則が守られるべきであり，尿蛋白量ができるだけ少量になるように（1g/日あるいは1g/g Cr未満）ACE阻害薬あるいはARBを増量することが望ましい．

またACE阻害薬あるいはARBの効果は存在する腎障害の程度にかかわらず期待され，むしろ腎障害進行例ほど相対効果は大きいので，血清Crレベル上昇例にも試みられるのが望ましい．もちろん腎障害の進行に応じて，高K血症や急激な血清Cr上昇などへの配慮が求められるのは言うまでもない．なおARBについてはACE阻害薬とほぼ同様の腎保護作用が糖尿病性腎症で証明されているが，非糖尿病性腎疾患ではまだエビデンスは得られていない．

3．併用療法の必要性

腎疾患患者の高血圧での血圧上昇はNaおよび体液量の増加に加えて，レニン-アンジオテンシン系，交感神経系など昇圧系の亢進とともにキニン，プロスタグランジン，NOなど降圧系の減少など複数の機序による．実際，腎疾患患者に伴う高血圧で単独療法にて上記の目標値を達成できる症例は多くなく，降圧薬の

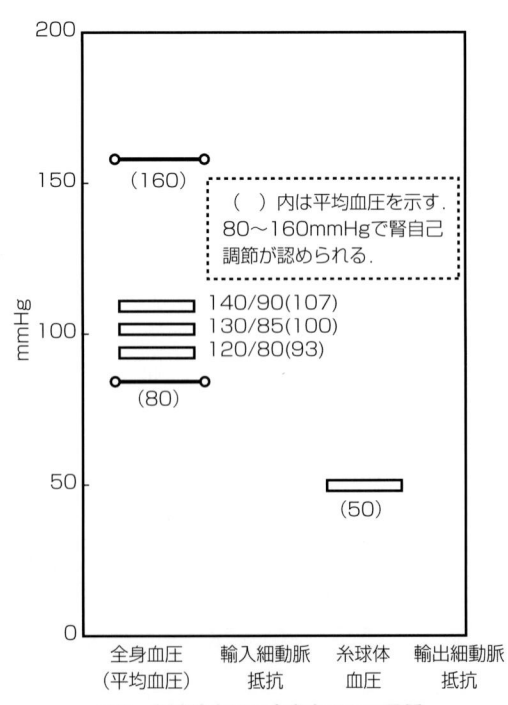

図3 糸球体血圧と全身血圧との関係

（ ）内は平均血圧を示す．
80〜160mmHgで腎自己調節が認められる．

全身血圧（平均血圧）：(160), 140/90(107), 130/85(100), 120/80(93), (80)
輸出細動脈抵抗：(50)

併用療法を積極的に行う必要がある．

とくに治療抵抗性の症例では必ず利尿薬を含め，その作用が長時間にわたって持続するよう努めるべきである．利尿薬はACE阻害薬の降圧ならびに蛋白尿減少作用を増強する効果もある．ジヒドロピリジン系Ca拮抗薬は降圧力は強いが，輸入細動脈のautoregulationを損い，全身血圧が反映されて必ずしも糸球体血圧を低下させないので，単独投与は好ましくない（図3）．しかし，ACE阻害薬やARBと併用するならば腎保護作用は期待できることは確認されている．

なおACE阻害薬とARBの併用療法についてはまだその有効性は必ずしも確立していない．十分なACE阻害薬あるいはARBとその他の降圧薬による併用療法によっても大量の蛋白尿を是正できない症例には試みても良い．

4. 注意点

腎疾患患者の高血圧での血圧目標値の達成率は低く，とくに拡張期血圧に比べて収縮期血圧のコントロール率が低いことが指摘されている．さらに夜間の血圧がきちんと下がっていない割合が高いことも指摘されており，この意味でもABPMによる24時間血圧測定などの種々の工夫によって，あくまでも血圧をきちんとコントロールすることを最優先すべきである．そして，腎疾患患者のfollow-upに際しては血圧値のみならず，尿蛋白/Cr比，血清Crを経時的に観察して，治療効果を評価すべきである．しかし，降圧治療のみで腎障害の進行を完全に抑えられる訳ではない．血糖，高脂血症，喫煙，摂取蛋白量などすべての腎障害の危険因子の改善を目指す多角的な強化治療が望まれる（表2）．

問題の解説と解答

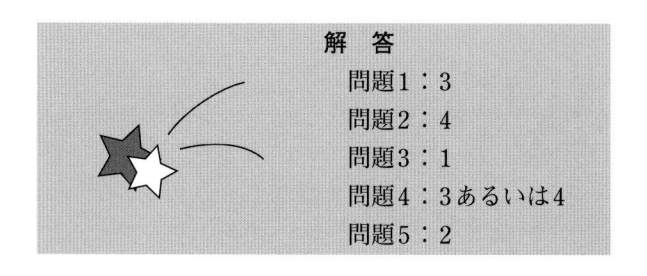

```
解　答
問題1：3
問題2：4
問題3：1
問題4：3あるいは4
問題5：2
```

問題 1

蛋白尿を伴う高血圧にはさまざまな病態が考えられ，糸球体腎炎，糖尿病性腎症，多発性嚢胞腎による腎実質性疾患や症例によっては腎動脈狭窄による腎血管性高血圧や虚血性腎症なども考慮する必要がある．糸球体腎炎でも種々の臨床像すなわち急性腎炎症候群，急速進行性糸球体腎炎RPGN，ネフローゼ症候群，無症候性尿沈査異常（血尿，蛋白尿）および慢性腎炎などを示すので，症例により当然のこととして腎生検ならびに副腎皮質ホルモン，免疫抑制薬などの薬物治療が必要とされ場合がある．糸球体腎炎のなかでも高血圧の合併頻度には差があり，巣状糸球体硬化症や膜性増殖性糸球体腎炎では65〜80％に達する．本症例は病歴などから糸球体腎炎に伴う腎（実質）性高血圧の可能性が高い．

問題 2

蛋白尿は腎障害および心血管病の危険因子であるのでネフローゼ症候群を示していなくても降圧治療が必要である．降圧治療に際しては心肥大など臓器障害の評価が重要である．血糖，高脂血症，喫煙などすべての腎障害の危険因子の改善も必要である．

問題 3

糸球体血圧は全身血圧の影響を強く受けるので，どの降圧薬を用いるにせよ，降圧治療によって血圧をきちんと下げると蛋白尿は減少する．糸球体疾患による蛋白尿の主成分はアルブミンであるので，糸球体疾患をより早期にとらえるためには微量アルブミン尿の測定が行われる．

問題 4

本症例では尿蛋白量が一日1gを超えているので，JNC6やわが国のガイドライン2000年版では125/75 mmHg未満がすすめられている．しかし，最新のガイドラインJNC7では，それ以降に発表された2つの大規模臨床成績で降圧目標によって腎障害の進行に差が認められなかったことを反映して，腎疾患患者の高血圧の降圧目標値は130/80 mmHg未満とされている．

問題 5

蛋白尿減少効果が確実なACE阻害薬あるいはARBがまず試みられるべきである．抗アルドステロン薬の蛋白尿減少効果も報告されているが，まだ確立してはいない．

レベルアップをめざす方へ

　末期腎不全患者数を減らすためは蛋白尿あるいは腎障害のある患者を日常診療あるいは健康診断で早期に発見することが第一歩となる．とくに高血圧，糖尿病の患者では腎障害，蛋白尿のスクリーニングが必ず行われなければならない．検尿はほとんどの現場で行われているが，腎機能の指標としての血清Cr測定も可能な限り実施されるのが望ましい．多くの一般住民で血清Cr測定が行われるとどの程度に腎障害が見い出されるのであろうか？アメリカの第三次国民保健栄養調査では17歳以上 16589例を対象として血清Cr男性1.6mg/dl以上，女性1.4mg/dl以上で腎障害があると判定した場合には全体の約3%であったと報告されている．しかも，腎障害のある例の70%には高血圧も認められた．この数値を全国民にあてはめると膨大な人数の末期腎不全予備軍が存在することになる．このような症例で降圧治療がどのように行われるかが重要なのである．

　なお血清Crの解釈に際しては高齢者や筋容量の減少している患者ではごくわずかの血清Cr上昇がかなりの腎障害を意味している可能性を忘れてはならない．見落としを防ぐためには蓄尿を必要とせずにCrクリアランスを推定できる下記のCockcroft-Gault式などを利用すべきである．むしろ検査室からの報告書にこの式に基づく推定値が含まれるのが望ましい．

$$\text{Crクリアランス(ml/分)} = [(140 - 年齢) \times 体重(kg)] \text{（女性では} \times 0.85） / [血清Cr(mg/dl) \times 72]$$

[後藤　淳郎]

疾患 16 歩くと足が痛む！

問題編

症例と設問

症例

65歳，男性
主訴　左足趾潰瘍
家族歴：父：痛風，脳梗塞　母，姉：糖尿病，高血圧
既往歴：46歳：高血圧・糖尿病（インスリン使用中）
55歳：心筋梗塞　58歳：脳梗塞
生活歴：タバコ：20本×46年，アルコール：3年前より禁酒
現病歴：2000年より500m歩行にて左腓腹部に痛みが出るようになり，2001年より100m歩行で痛みが生じ，2～3分休むとまた歩ける状態になった．2003年1月より左足趾が変色し，潰瘍が出現した．糖尿病で通院中の病院からの紹介で2月20日に当院を初診した．
初診時現症：身長171cm，体重75.8kg（最大体重45歳時85kg），BMI 25.9
体温36.6℃，呼吸数16/分，脈拍84/分・整，血圧154/92mmHg（起立性低血圧なし），ABPI 0.92/0.62
意識：清明
頭頸部：甲状腺腫（－），血管雑音（－/－），頸静脈怒張なし
胸部：心音：S1→S2→S3（－）S4（－），心雑音なし，正常肺胞呼吸音
腹部：平坦・軟・圧痛なし，肝・腎・脾：触知せず，左下腹部～鼠径部に血管雑音（＋）
四肢：浮腫（－），左第2，3，4足趾が変色，第3足趾から足背に潰瘍（図1）
動脈拍動：橈骨動脈3＋/3＋，大腿動脈3＋/＋，膝窩動脈3＋/＋，足背動脈3＋/±，後脛骨動脈3＋/＋
神経学的所見：両下肢で触覚の軽度低下，アキレス腱反射：両下肢で低下，振動覚：左内果7秒，右内果6秒

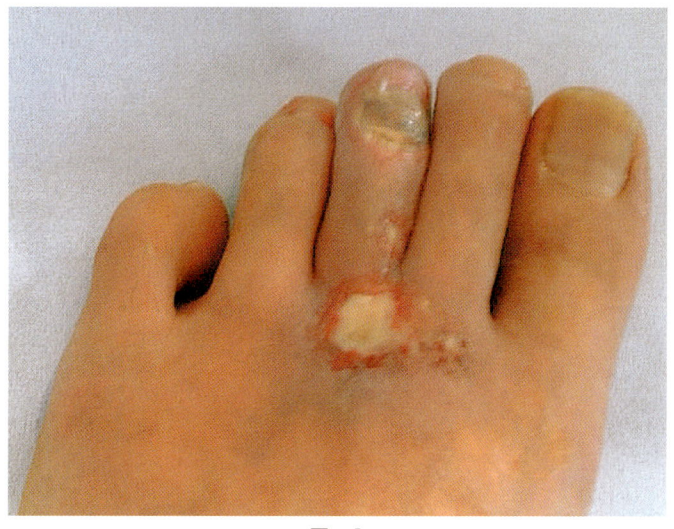

図1

184　II．疾　患　編

問題1　正しいのはどれか．
（1）本症例はFontaine分類でIII度にあたる．
（2）閉塞性動脈硬化症（arteriosclerosis obliterans；ASO）では歩行時に痛みが出現しても，我慢して歩き続けると軽快する．
（3）脊柱管狭窄症では前屈位で症状が軽快するが，ASOでは姿勢はあまり関係しない．
（4）ASOでは歩行時に足が痛くなるが，脊柱管狭窄症の場合は長時間立っているだけでも足が痛くなることがある．
（5）糖尿病性足病変はほとんどの場合，ASOによる虚血が原因である．

a（1），（2）　b（1），（5）　c（2），（3）　d（3），（4）　e（4），（5）

問題2　ABPI（Ankle brachial pressure index；ABI, API）に関して正しいのはどれか．二つ選べ．
（1）収縮期血圧について上肢の値を下肢の値で割った値である．
（2）一般に0.9未満のときは，閉塞性動脈硬化症（ASO）が疑われる．
（3）一般に1.3以上あれば，ASOは否定できる．
（4）測定には上肢と下肢の血圧を同時に計測する専用の装置が必要である．
（5）ASO患者では歩行後に低下する．

［入院時検査所見］
＜検尿＞TP（＋），Glu（−），Uro（±），Ket（−），OB（−）／＜尿生化＞Ccr 35.4ml/min，TP 1.2g/day，Glu 0.72g/day，CPR 55.6μg/day／＜血算＞WBC 5400/μl，RBC 430×10⁴/μl，Hb 13.8g/dl，Ht 40.8％，Plt 23.0×10⁴/μl／＜生化＞TP 6.5g/dl，Alb 3.5g/dl，BUN 20mg/dl，Cr 1.7mg/dl，UA 6.6mg/dl，Na 139mEq/l，K 4.0mEq/l，Cl 107mEq/l，LDH 145IU/l，AST 15IU/l，ALT 12IU/l，γ-GTP 17IU/l，ALP 171IU/l，T-Bil 0.4mg/dl，T-Chol 232mg/dl，TG 180mg/dl，HDL-Chol 35mg/dl，CK 133mg/dl，AMY 125IU/l，CRP 0.2mg/dl／＜血漿＞FPG 135mg/dl，HbA1c 6.8％／＜血清＞GAD抗体（−）／＜胸腹部X-P＞異常なし／＜ECG＞陳旧性下壁梗塞（II・III・aV_Fに異常Q）／＜CV_R-R＞1.28％，1.41％（深呼吸時）／＜眼底検査＞福田分類AI/AI

問題3　この症例について正しいのはどれか．
（1）糖尿病性腎症の2期であるが，CV_R-Rの数値上，自律神経障害はない．
（2）IIa型高脂血症であるので，LDLコレステロール140mg/dl未満，中性脂肪は150mg/dl未満を目標として治療する．
（3）血漿レニン活性，アルドステロン測定を行う．
（4）心エコー・頸動脈エコーを施行する．
（5）直ちに血管造影検査を施行する．

a（1），（2）　b（1），（5）　c（2），（3）　d（3），（4）
e（4），（5）

［特殊検査所見］
＜レニン・アンギオテンシン系＞血漿レニン活性11.1ng/ml/hr，アルドステロン6.6ng/dl
＜頸動脈エコー＞両側内頸動脈にintermediate plaque（intima-media thickness（IMT）は最大で3.9mm），NASCET（The North American Symptomatic Carotid Endarterectomy Trial）の計測法で50％以上の狭窄はなし．
＜脳MRI/MRA＞左小脳梗塞
＜心エコー＞下壁の軽度壁運動低下，EF 55％
＜ジピリダモール負荷タリウム心筋シンチ＞下壁に欠損（＋），誘発虚血（−）
＜血管造影（intra-arterial DSA）＞（図2）
　特殊検査の結果より，血漿レニン活性はわずかに高値であったが，アンジオテンシンII受容体拮抗薬の内服による可能性があり，血管造影にて腎動脈狭窄症は否定された．脳血管障害および虚血性心疾患については，上記の検査結果から左小脳梗塞と陳旧性下壁梗塞はあるものの頸動脈は安定プラークで，心筋シンチ上も誘発虚血がなく，病状は安定していると判断できた．

問題4　本症例の血管造影所見（図2）と治療方針について正しいのはどれか．
（1）左腸骨動脈に3cm未満の高度狭窄病変があるので血管内インターベンションを考慮する．
（2）両側大腿浅動脈にもびまん性の病変があり，左側には高度狭窄があるが大腿深動脈から側副血行路が発達している．
（3）アスピリンなどの抗血小板薬の内服と，プロスタグランジン製剤の点滴を行う．
（4）高血圧の治療には虚血性心疾患があるのでβブロッカーを第一選択とする．
（5）合併症のある症例や高齢者では経皮的血管形成術よりもバイパス手術の方が安全に行うこ

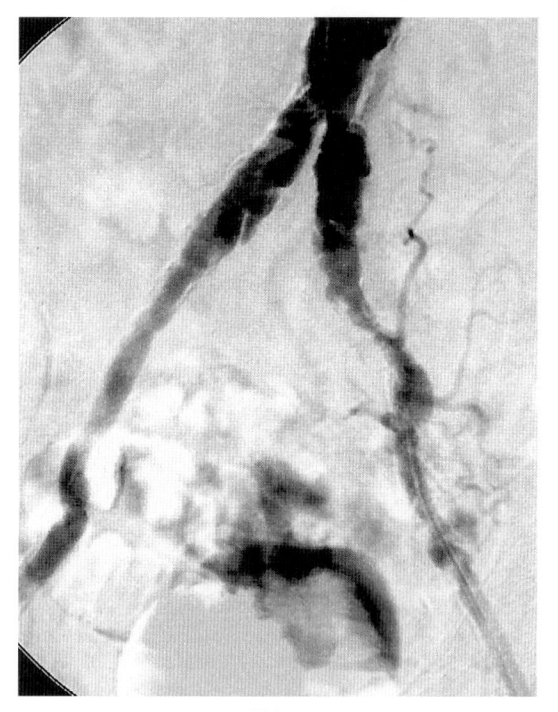

図2A

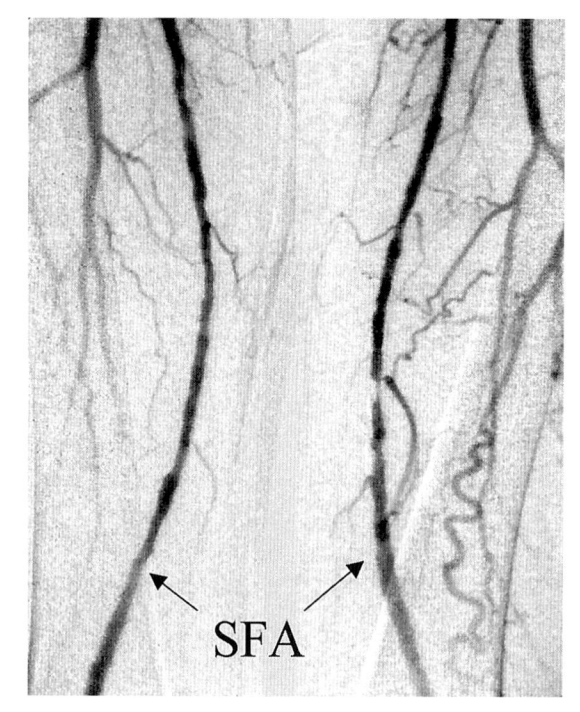

図2B SFA

a (1) (2) (3)　　b (1) (2) (5)　　c (1) (4) (5)
d (2) (3) (4)　　e (3) (4) (5)

　左腸骨動脈に経皮的血管形成術とステント植込みを施行し（図3），良好な側副血行がある左大腿浅動脈は薬物療法で経過をみることにした．内服薬としては抗血小板薬のアスピリン，シロスタゾール，サルポグレラート（セロトニン拮抗薬），入院中は点滴でアルプロスタジル（リポPGE_1），アルガトロバン（抗トロンビン薬）を併用し潰瘍は治癒した．退院後も腎機能低下を考慮した軽度の運動療法を継続してもらったところ，1カ月後では自覚症状としては400mで疼痛が出現し，最大800mまで歩行できるようになり，左下肢のABPIは0.62→0.78まで改善した．
　運動・食事療法，禁煙のほか，高血圧については合併症を考慮し，アンジオテンシンⅡ受容体拮抗薬，長時間作用型Ca拮抗薬，αブロッカー，サイアザイド系利尿薬を併用することにした．降圧目標は糖尿病および慢性腎疾患を考慮すると130／85mmHg未満，尿蛋白1g以上を考慮すると125／75mmHg未満（日本高血圧学会ガイドライン）となるが，血圧が下がり過ぎると下肢血流が減少する可能性もあるので，まず130／85mmHgを目標とし，経過をみながら125／75mmHgまで徐々に下げていくこととした．
　糖尿病に関してはインスリン治療，高脂血症にHMG-CoA還元酵素を併用した．今後も脳梗塞・心筋梗塞・腎機能障害などに注意しながら外来にて経過観察することとした．

問題5 末梢動脈疾患で正しいのはどれか．三つ選べ．
（1）間欠性跛行罹患率は加齢とともに増加する．
（2）末梢動脈疾患患者のおよそ半数が脳血管疾患や冠状動脈疾患を合併している．
（3）末梢動脈疾患患者の死因は下腿に関連した感染症が最も多い．
（4）間欠性跛行患者の死亡率は一般の人の2倍以上である．
（5）下肢切断患者の2年後の死亡率は約10％である．

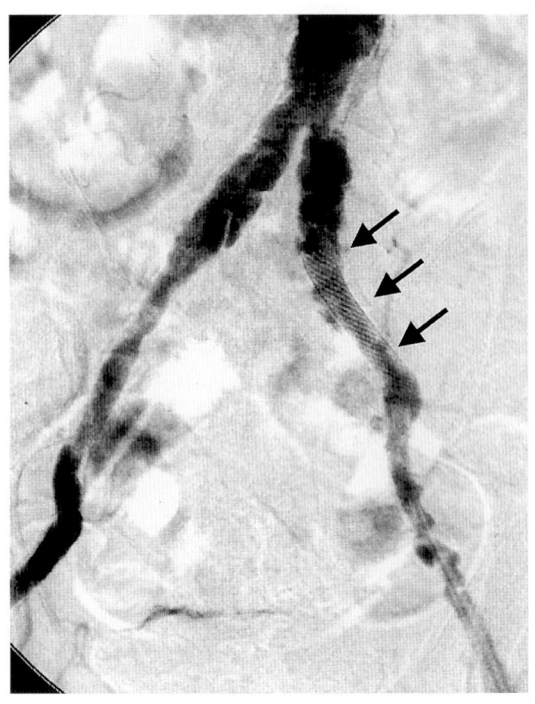

図 3

解 説 編

　本症例は動脈硬化性疾患のリスクファクターが集積したために閉塞性動脈硬化症（ASO）を生じた例である．ASOは末梢動脈の狭窄または閉塞により四肢の虚血症状を示す病気で慢性的な経過をたどることが多い．

　病歴聴取においてはFontaine分類（表1）を参考にして自覚症状を調べる．間欠性跛行では疼痛の部位，症状発現までの歩行距離と時間，症状の回復時間などを記録する．また日常生活における活動状況（ADL）も治療方針の決定に重要である．一方，間欠性跛行があるが血行動態が正常か異常が軽度の場合は脊柱管狭窄症を疑い，整形外科にコンサルトする．

　診察においては皮膚の色調の変化（蒼白，チアノーゼ）に注意する．虚血性潰瘍は圧迫や感染を契機とすることが多い．動脈拍動と血管雑音の聴取も狭窄部位を判定する上で重要である．狭窄部に血管雑音を聴取し，それよりも遠位部では動脈拍動が減弱する．ABPIの測定は簡便でしかも有用性が高く，スクリーニングで用いられるが，糖尿病などで血管が硬化している場合には高値となることがあるので注意する．

　血管壁と血流を同時に視覚化する方法としてはカラードップラーとBモードスキャンを同時に行うDuplex scanがあり，多くの情報を得ることができる．CTは血管壁の石灰化をみるのに適するほか，造影により比較的太い血管の狭窄をみることができる．MRIの診断技術も進歩が著しく，比較的太い血管の血管壁の性状をみるのに適するほか，MRAは精度に限界があるもののヨード造影剤が使用しにくい腎機能の低下した症例などでは血管造影に代わるものとして行われる．しかし血行再建を要するような症例では血管造影（intra-arterial DSA；IADSAまたはintravenous DSA；

表1　Fontaine 分類

I 度	無症状（冷感，痺れ感）
II 度	間欠性跛行
III 度	安静時疼痛
IV 度	壊疽，虚血性潰瘍

IVDSA）による，より詳細な情報を必要とすることが多い．

治療としてはまず併存する高血圧・糖尿病・高脂血症・肥満症などに対して食事療法・運動療法・薬物治療を行い，禁煙を指導する．ASOの治療としては間欠性跛行の症例では歩行療法が有効なことが多い．薬物療法としては抗血小板薬としてアスピリン，チクロピジン，シロスタゾールなどが使用され，経口PGI₂（ベラプロスト），経口PGE₁（リマプロスト）やセロトニン拮抗薬（サルポグレラート），イコサペント酸エチル（EPA）なども使われる．さらに重症例ではリポPGE₁（アロプロスタジル），抗トロンビン薬（アルガトロバン）などを注射剤として使用する．

FontaineⅡ度の症例では社会生活上の支障の程度により待機的入院で血行再建を検討する．Ⅲ～Ⅳ度の重症例は緊急入院の適応となる．薬物治療で効果不十分の場合，血管内手術・外科的バイパス術などが考慮されるが，近年では血管新生療法（骨髄単核球細胞移植・末梢血単核球細胞移植・遺伝子治療）の臨床研究も行われている．

問題の解答および解説

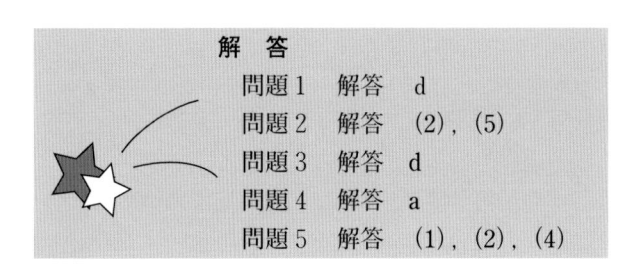

```
解答
問題1    解答   d
問題2    解答   (2), (5)
問題3    解答   d
問題4    解答   a
問題5    解答   (1), (2), (4)
```

問題 1

Fontaine分類は（表1）のように，Ⅰ～Ⅳ度に分類され，潰瘍を形成したものはⅣ度にあたる．ASOの間欠性跛行の場合は，歩行に伴う虚血により下腿を中心に痛みが起こるので，一般に歩行を続けて痛みが軽快することはなく，立ち止まれば10分以内に症状が消失する．これに対して脊柱管狭窄症でも類似の症状があるが，歩行距離と無関係に不規則に痛みが生じ，姿勢により痛みが変化したり，足底や臀部に痛みを認めたりすることが多い．

糖尿病性足病変の機序としては神経障害とASOがあり，前者が主な原因である．神経障害性の場合は知覚障害により外傷に気づきにくいこと，自律神経障害によりシャント血流が増加すること，筋萎縮などによる足趾変形や加重部位が変化することなどにより潰瘍を生じ，感染を合併して進行することが多い．皮膚末梢の血流はむしろ増加し，経皮酸素分圧や皮膚温は上昇していることが多い．

問題 2

ABPIは上腕と下腿にマンシェットを巻いて，ドップラー血流計を用いて血圧測定し求める．左右の高い方の上肢の血圧を分母，下肢の血圧は左右それぞれ後脛骨動脈・足背動脈の高い方を分子としてABPIを計算する．一般に1.0以上を正常とし，0.9以下ではASOである．糖尿病などで血管の石灰化の強い場合には，マンシェットで圧力をかけても血管がつぶれず，ABPIが1.3以上となることがある．そのような場合は足趾血圧測定を行う必要がある．また，運動により閉塞性動脈硬化症患者のABPIは低下する．

問題 3

この症例はすでにインスリン療法を施行しており，尿蛋白＞1g，Ccr＜60ml/minであるので糖尿病性腎症3B期にあたり，数年以内に透析導入に至る可能性が高い．食事の塩分および蛋白制限が必要である．自律神経障害の指標である心拍変動係数（CV$_{R-R}$）は安静時3～5，深呼吸時5～10で加齢とともに低下するが，本症例のCV$_{R-R}$値は低値である．

高LDL-Chol血症（T.Chol－TG／5＝152≧140（mg/dl）），低HDL-Chol血症（＜40），高TG血症（≧150）があり，高脂血症ⅡB型である．虚血性心疾患の既往もあるので日本動脈硬化学会のガイドラインに沿ってLDL-Chol＜100，TG＜150にコントロールする．

本症例の高血圧は本態性および腎機能障害に伴うものも考えられるが，腹部血管雑音があるため腎血管性高血圧も疑い，レニン・アンジオテンシン系のチェックを行う．

冠動脈疾患の評価としては心エコーのほか，トレッドミル運動負荷試験が跛行のために施行できないのでジピリダモール負荷タリウム心筋シンチグラムを行う．また，脳梗塞の既往があるので頸動脈エコーやMRI・MRAなどを行い，脳血管障害のリスクを評価する．腎機能低下のある場合は造影剤の副作用を考慮し，非侵襲的検査から始めて必要に応じMRAや血管造影を行う．

問題 4

血管造影をみると，図2Aでは大動脈から腸骨動脈にかけてびまん性の病変があり，左総腸骨動脈に高度狭窄がある．図2Bでは両側大腿浅動脈にびまん性病変があり，左側では狭窄が強いが大腿深動脈から良好な側副血行路が発達している．治療としてはこの2カ

所の狭窄病変にバイパスを作る手術も考えたが，既往歴と腎機能障害を考慮すると手術侵襲が大きいため，左腸骨動脈に血管内手術を施行し，良好な側副血行がある左大腿浅動脈は薬物療法で経過をみることとした．薬物療法としてはアスピリン，シロスタゾールなどの抗血小板薬とプロスタグランジンなどの点滴を併用することが多い．βブロッカーは末梢循環を悪化させることから，一般にASOでは禁忌である．

問題 5

ASOは他の脳血管障害や虚血性心疾患と同様に加齢により増加し，およそ半数で脳血管障害や冠動脈疾患を合併しており，死因もこれらが多い．間欠性跛行患者の死亡率は約2.5倍といわれ，2年後の死亡率は約30％にのぼる．したがってASOの治療はリスクファクターの管理と全身の動脈硬化性疾患の治療の両方を行うことが極めて重要である．

レベルアップをめざす方へ

ABPIについてはform PWV/ABI（日本コーリン），VaSera VS-1000（フクダ電子）などのABPIや脈波伝播速度（PWV）を測定する装置が市販されている．PWVは硬い血管ほど脈波の伝わる速度が速いという考えから動脈硬化を評価する．ABPI測定に関連して大腿・下腿に大腿用・上腕用マンシェットをそれぞれ巻いて，膝窩動脈・後脛骨動脈（足背動脈）のなどのドップラー血流をみることにより，狭窄部位が膝より上であるか下であるかを推定できる場合がある．これをさらに細かく左右の上腕1カ所，大腿と下腿を各2カ所の計10カ所で空気容積脈波を測定するVASOGUARD（ミユキ技研）も開発され，より正確に狭窄部位を推定できるようになった．

間欠性跛行の特殊検査としては近赤外線分光法（near infrared spectroscopy；NIRS）があり，歩行時の下腿の酸化および還元ヘモグロビンを測定して跛行を客観的に評価する．重症虚血の特殊検査としては経皮酸素分圧（tcPO$_2$）測定があり，tcPO$_2$ 30〜50mmHg未満のものは6カ月から1年以内に下肢切断となる可能性のある重症虚血肢と考えられ，tcPO$_2$ 10mmHg未満で酸素投与でも改善しない潰瘍は治癒の可能性が低いといわれる．また一般に，肢切断の部位を決定する際，断端が治癒するためにはtcPO$_2$ 30〜40mmHg以上の部位での切断が必要と考えられている．

治療に関しては従来の血管内手術（経皮的血管形成術，ステント植込み）・バイパス手術のほかに，血管新生療法として骨髄（末梢血）単核球細胞移植，遺伝子治療の臨床試験が開始されている．細胞移植は骨髄や末梢血中に存在する血管内皮前駆細胞を集めて虚血部位に接種することで側副血管を増やす方法である．遺伝子治療では血管内皮細胞の増殖や遊走を刺激するVEGF（米国），HGF（国内）などを局所に注射する．いずれも有効性が確立されつつあり，手術困難な症例に対する治療法として大いに期待されている．

●文　献●

1) TransAtlantic Inter-Society Consensus (TASC) ; Management of peripheral arterial disease (PAD), J Vasc Surg 31 (Suppl 1 Pt 2) : S1-S278, 2000.
2) 下肢閉塞性動脈硬化症の診断・治療指針．日本語版　日本脈管学会編，2000．
3) 動脈硬化性疾患診療ガイドライン　2002年版．日本動脈硬化学会編．
4) 高血圧治療ガイドライン　2000年版．日本高血圧学会編．
5) 循環器医・検査技師のための血管無侵襲診断の実際．血管無侵襲診断法研究会将来構想委員会編，文光堂，2001．
6) Eriko Tateishi-Yuyama, Hiroaki Matsubara, Toyoaki Murohara, et al : Therapeutic angiogenesis for patients with limb ischemia by autologous transplantation of bone-marrow cells : a pilot study and a randomized controlled trial. Lancet 360 : 427-35, 2002.

［金子　英司／下門　顕太郎］

疾患 17 高血圧と糖尿病, そのリスクは1＋1で3以上？

問題編

症例と設問

症例

34歳（初診時） 男性
主 訴：高血圧精査
家族歴：母高血圧，兄高血圧，糖尿病
既往歴：特記すべきことなし．
嗜 好：酒週1回ビール4本，タバコ50本/日
現病歴：中学時より肥満80kg．17歳肩こり，頭痛あり，高血圧指摘．1985年（30歳）頭痛，肩こりあり，近医受診．高血圧190/120あり，降圧薬開始．32歳と33歳の2回近医入院．食事療法で体重100kgから90kg．仕事が忙しいと通院を中止し，服薬中止していた．

1989年4月当院初診，高血圧，肥満精査，治療のため当院入院．

入院時現症：172cm，99.6kg．脈拍56/分，整．血圧140/86．心音，呼吸音異常なし．

入院時検査所見：Hb 15.9, RBC 507万, Ht 45.6, WBC 9700, Plt 34.2万, TP 7.7, Alb 4.7, GOT 25, GPT 44, LDH 256, CPK 259, BUN 14.8, Cr 1.1, UA 6.6, Na 145, K 3.5, TCh 300, TG 359, HDLCh 30, CRP0.3，検尿：蛋白（−）〜（2＋） 糖（−） 沈さ異常なし ECG：LVH，胸部X-P異常なし．CTR43％．75gOGTT：DM pattern（前105，1時間263，2時間282）．HbA1C7.5．眼底Scott 0，H0S0．二次性高血圧を示す所見なし．

1989年8月以後当院来院せず．

1991年（36歳），外国出張中に脳梗塞（左側頭葉，後頭葉）．近医入院，通院．

1994年12月より当院通院．1995年2月当院入院．体重82.5kg〜80kg．経口糖尿病薬開始．1996年10月以後当院来院せず，1998年1月より当院通院．3月当院入院．体重84.8kg〜81kg．FBS208〜95．98年8月以後当院来院せず．近医通院．99年12月当院受診，入院．体重97kgから89.5kg．FBS170から111．2000年12月インスリン治療開始．

問題1 糖尿病患者の高血圧発症率は，非糖尿病患者の高血圧発症率の何倍か
1. 0.9倍 2. 1倍 3. 2倍 4. 4倍 5. 6倍

問題2 微量アルブミン尿を呈する糖尿病患者における降圧薬療法第一選択薬は何か
1. 利尿薬 2. β遮断薬 3. Ca拮抗薬
4. ACE阻害薬またはARB 5. α遮断薬

問題3 微量アルブミン尿を呈する2型糖尿病患者における高血圧の頻度は次のどれか
1. 10％ 2. 30％ 3. 50％ 4. 70％ 5. 90％

解説編

問題の解答および解説

解 答
問題1 　3
問題2 　4

190　II. 疾　患　編

問題3　5

問題　1
糖尿病患者の高血圧発症率は，非糖尿病患者の高血圧発症率の約2倍である．

問題　2
1型または2型糖尿病患者で微量アルブミン尿の所見は，血圧値に関係なく，レニン-アンジオテンシン系抑制薬の適応である．

問題　3
2型糖尿病で正常アルブミン尿の患者における高血圧の頻度は非常に高く（71％），微量アルブミン尿を有する患者ではさらに90％まで増加する．

高血圧と糖尿病

糖尿病合併高血圧

本症例は，高血圧，肥満，糖尿病および高脂血症合併の若年例であり，通院および薬物療法が時として中断されていた．非薬物療法が十分守られていなかった．その結果36歳で脳梗塞を発症した．

高血圧と糖尿病を合併した患者では，特に心血管系合併症を生じやすい．2型糖尿病患者の高血圧合併頻度は高く，約40％といわれる．また非糖尿病患者に比べて，糖尿病患者の高血圧合併頻度は約2倍である．糖尿病の約90％は，2型糖尿病であり，これは肥満によるインスリン抵抗性の最終結果である．インスリン抵抗性とは，筋肉や脂肪組織のインスリン感受性が低下し，糖の取り込みや脂質代謝に異常をきたす病態である．

糖尿病性合併症が進展している時には，高血圧は，腎における臓器障害を促進する重要な因子である．逆に降圧療法は，臓器の機能の低下を改善させる重要な治療的要素である．

降圧薬療法

薬物療法が必要な場合でも，生活習慣の改善（例えば減量，減塩や有酸素運動）をつづけることは非常に重要である．ACE阻害薬，長時間作用型Ca拮抗薬およびα1遮断薬は，インスリン感受性を改善し，β遮断薬と利尿薬では悪化させることが多い．各種降圧薬のインスリン感受性に及ぼす影響を図1に示す[1]．

2000年版日本高血圧学会ガイドラインは1999年版WHO/ISHガイドラインと同様に，図2のような糖尿病を合併する高血圧の治療計画を示した．すなわち140/90mmHg以上の高血圧では，生活習慣の修正・血糖管理と同時に降圧薬を開始する．第一選択薬はACE阻害薬，長時間作用型Ca拮抗薬，α遮断薬である．降圧目標は130/85mmHg未満である．130～139/85～89mmHg以上の正常高値血圧では，生活習慣の修正・血糖管理を開始するが，3～6カ月で効果不十分な場合，降圧薬を開始する．米国糖尿病協会（ADA）は，糖尿病を合併する高血圧の治療計画を示した．すなわち130/80mmHgを治療目標とし，130～139/80-89mmHgの場合は生活習慣の改善を開始し，3カ月たっても同様の血圧であれば，薬物治療を開始する．140/90mmHg以上の場合は，生活習慣の改善と同時に薬物療法を開始する．第1選択薬はACE阻害薬，アンジオテンシンII受容体拮抗薬，β遮断薬，利尿薬の4種類とし，dihydropyridine系Ca拮抗薬とα遮断薬は第2選択薬とした．

2003年のJNC7では次のような指針を示した．糖尿病合併高血圧では，130/80mmHg未満の目標血圧値を達成するために，通常2種類以上の降圧薬の併用が必要である[2)3)]．糖尿病患者の心血管病や脳卒中の頻度を減少させるのには，サイアザイド利尿薬，β遮断薬，ACE阻害薬，AII受容体拮抗薬（ARB）およびCa拮抗薬が有用である[4)～6)]．ACE阻害薬またはARBを基礎とした治療は，糖尿病性腎症の進展に好ましい影響を及ぼし，またアルブミン尿を減少させ[7)8)]，ARBはマクロアルブミン尿の進展を遅らせることが示されてきた[8)9)]．

また2003年ESH-ESC高血圧管理ガイドラインでは，糖尿病患者の降圧療法として次のような指針を示した．

1）すべての2型糖尿病患者において，血圧値に関係なく，非薬物療法（特に体重減量と食塩摂取量の制

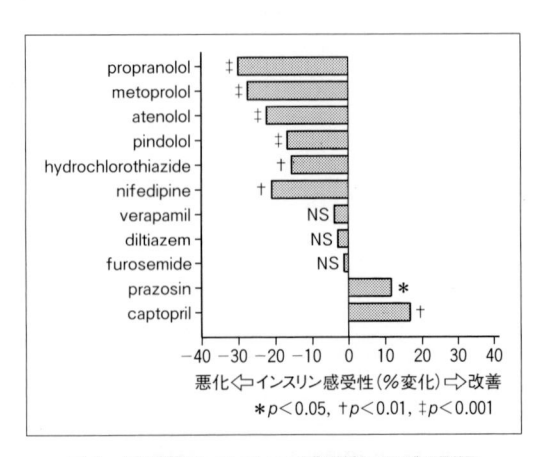

図1　降圧薬のインスリン感受性に及ぼす影響
（Berne C, et al, 1991[1]）より引用）

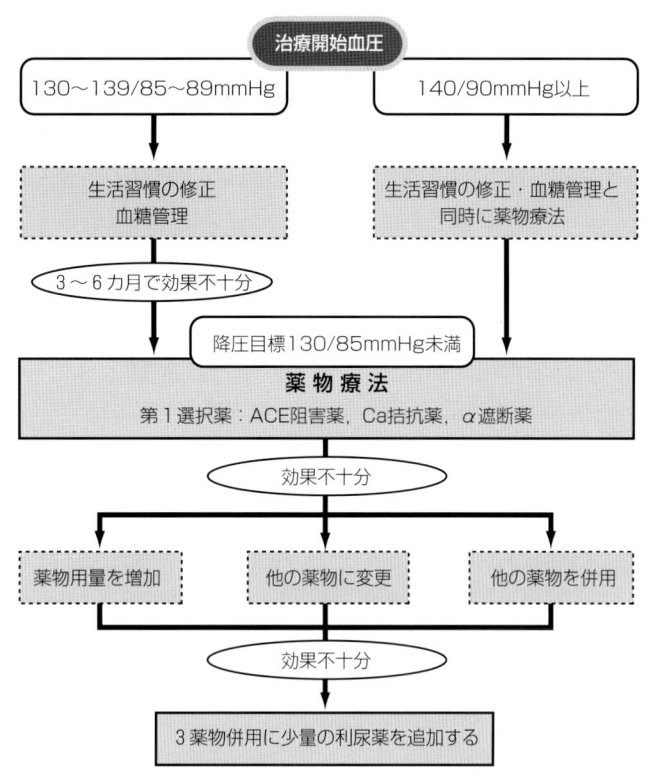

図2 糖尿病を合併する高血圧の治療計画（2000年版日本高血圧学会ガイドライン）

限)を推奨すべきである．非薬物療法は，正常高値またはグレード1の高血圧患者の血圧を十分に正常化するかもしれないし，また降圧薬による血圧コントロールを促進することが期待される．

2) 生活習慣の改善や降圧薬療法時の目標血圧値は，130/80mmHg未満である．

3) この目標血圧値に達するには，たいていの場合併用療法が必要であろう．

4) すべての有効で忍容性の高い降圧薬を，一般には併用で，用いることが推奨される．

5) これらの併用療法の中に，1型糖尿病ではACE阻害薬を，2型糖尿病ではアンジオテンシンII受容体拮抗薬を常時含めることで腎保護作用が得られるというエビデンスがある．

6) 正常高値血圧の2型糖尿病患者では，時に単剤療法で目標血圧値に達することがあるが，試みるべき第一選択薬はレニンアンジオテンシン系抑制薬であるべきである．

7) 1型または2型糖尿病患者の微量アルブミン尿の所見は，血圧値に関係なく，降圧薬療法，特にレニンアンジオテンシン系抑制薬の適応である．

1．ACE阻害薬およびAII受容体拮抗薬（ARB）

ACE阻害薬は糖尿病患者の代謝に悪影響を与えないし，糖尿病性腎症患者の蛋白尿や腎機能に対して，有益な効果をもたらす可能性がある[10)11)]．ACE阻害薬は，蛋白尿や微量アルブミン尿をもつ患者では蛋白尿を減少させる可能性があるので，特に望ましい．ACE阻害薬によるインスリン感受性改善の機序の一つは，キニンの増加である．ACE阻害薬による治療をして平均3年観察した報告では，クレアチニンの増加とクレアチニンクリアランスの減少を有意に抑制した．死亡率，透析導入，腎移植の割合は，ACE阻害薬により50%減少した．この効果は降圧とは無関係であり，1型糖尿病で腎疾患をもつ患者に対して，ACE阻害薬は特に有用であることを示している[12)]．

ACE阻害薬の主なリスクは，腎機能低下増悪と高K血症である．両側性腎動脈狭窄が疑われる場合は，治療開始後2～3週間は腎機能と血清Kに注意する．腎機能低下患者や低レニン性低アルドステロン症の患者では，高K血症に注意する．利尿薬の投与を受けている患者で，ACE阻害薬を開始する時は，著明な血圧下降および腎機能低下に注意する．AII受容体拮抗薬はACE阻害薬と同等の効果が期待される．

2．α_1遮断薬

高血圧と糖尿病をもつ患者では，α_1遮断薬，特に24時間持続性のものが有効な降圧薬である．prazosin, bunazosinやdoxazosinなどのα_1遮断薬は，インスリン感受性を改善する．α_1遮断薬は脂質代謝に好まし

い影響を与える．すなわちHDLコレステロールを上昇させ，LDLコレステロールを低下させ，また中性脂肪を低下させる．しかしこれらの変化は大きいものではない．α1遮断薬は起立性低血圧をひきおこすことがあるので，注意して用いる．

3．Ca拮抗薬

Ca拮抗薬も糖尿病患者の高血圧治療に有用[13)14)]である．Ca拮抗薬は，糖・脂質代謝や腎機能に対して悪影響を与えない．diltiazemや長時間作用型dihydropyridine系は，インスリン感受性に影響しない．速効型nifedipineはインスリン感受性を低下させる．

4．利 尿 薬

thiazide系利尿薬は，高血圧と糖尿病合併患者において有用な降圧薬であるが，低用量で使う．投与量が少なければ（たとえばtrichlormethiazide 1日1/2～1錠），糖代謝に対する悪影響，低K血症，低Mg血症はまれである．thiazide系利尿薬は，糖尿病患者での降圧効果はACE阻害薬と同程度である．4年間の長期投与によってⅡ型糖尿病患者の腎疾患の進行を，利尿薬はACE阻害薬と同程度に抑制したと報告された．

このような患者では，体液増加が血圧上昇に関与していた可能性がある．thiazide系利尿薬の用量が増えると，低K血症による耐糖能低下，インスリン感受性低下や，総コレステロール，中性脂肪およびLDLコレステロールの軽度上昇がおこる可能性がある．K保持性利尿薬は，糖尿病患者では高K血症をおこしやすいので，注意して用いる．利尿薬は経口血糖降下薬の効果を減弱させる．

5．β遮 断 薬

糖尿病患者でのβ遮断薬使用には制限がある．β遮断薬はインスリン感受性を低下させる可能性がある．β遮断薬は中性脂肪の上昇，HDLコレステロールの低下をおこす可能性がある．β遮断薬は糖尿病患者の低血糖症状を自覚しにくくし，低血糖からの回復を遅らせる．β遮断薬は，末梢血管疾患患者で末梢血流量を減少させる．狭心症や心筋梗塞後のような特別な状況以外は，β遮断薬は糖尿病と高血圧合併患者では注意して用いるべきである．もしβ遮断薬を使う場合は，心選択性のβ遮断薬を使う．β遮断薬は経口血糖降下薬の効果を増強させる．

●文　献●

1) Berne C, et al : Effects of antihypertensive treatment on insulin sensitivity with special reference to ACE inhibitors. Diabetes Care 14 (suppl 4) : 39-47, 1991.
2) American Diabetes Association : Treatment of hypertension in adults with diabetes. Diabetes Vare 26 (suppl 1) : S80-S82, 2003.
3) National Kidney Foundation Guideline : K/DoQI clinical practice guidelines for chronic kidney disease : Evaluation, classification, and stratification. Kidney Disaese Outcum Quality Initiative. Am J Kidney Dis 39 (suppl 2) : S1-S246, 2002.
4) The ALLHAT Officers and Coordinators for the ALLHAT Collaborative Research Group : Major outcomes in high-risk hypertensive patients randomized to angiotensin-convertingenzyme inhibitor or calcium channel blocker vs diuretic : The antihypertensive and Lipid-Lowering Treatment to Prevent Heart Attacck Trial (ALLHAT). JAMA 288 : 2981-2997, 2002.
5) UK Prospective Diabetes Study Group : Efficacy of atenolol and captopril in reducing risk of macrovascular and microvascular complications in type 2 diabetes : UKPDS 39. BMJ 317 : 713-720, 1998.
6) Lindholm LH, Ibsen H, Dahlof B, et al : Cardiovascular morbidity and mortality in patients with diabetes in the Losartan Intervention For Endpoint_reduction in hypertension study : a randomized trial against atenolol. Lancet 359 : 1004-1010, 2002.
7) Lewis EJ, Hunsicker LG, Bain RP, et al : The effect of angiotensin-converting-enzyme inhibition on diabetic mephropathy. The Collaborative Study Group. N Engl J Med 329 : 1456-1462, 1993.
8) Brenner BM, Cooper ME, de Zeeuw D, et al : Effects of losartan on renal and cardiovascular outcomes in patients with type 2 diabetes and nephropathy. N Engl J Med 345 : 861-869, 2001.
9) Lewis EJ, Hunsicker LG, Clarke WR, et al : Renoprotective effect of the angiotensin-receptor antagonist irbesartan in patients with nephropathy due to type 2 diabetes. N Engl J Med.
10) J-MIND研究グループ　鹿住　敏ほか：糖尿病性腎症の発症・進展に対するCa拮抗薬とACE阻害薬との長期効果の比較. 糖尿病 42 (Suppl 1)：S225, 1999.
11) UK Prospective Diabetes Study Group. Efficacy of atenolol and captopril in reducing risk of macrovascular and microvascular complications in type 2 diabetes : UKPDS39. Br Med J 317 : 713-720, 1998.
12) The EUCLID Study Group : Randomised placebo-controlled trial of lisinopril in normotensive patients with insulin-dependent diabetes and normoalbuminuria or microalbuminuria. Lancet 349 : 1787-1792, 1997.
13) Hansson L, et al : Effects of intensive blood-pressure lowering and low-dose aspirin in patients with hypertension : principal results of the Hypertension Optimal Treatment (HOT) randomised trial. Lancet 351 : 1755-1762, 1998.
14) Tuomilehto J, et al : Effects of calcium-chammel blockade in older patients with diabetes and systolic hypertension. N Engl J Med 340 : 677-684, 1999.

［芦田　映直］

疾患 18 まだ20歳台なのに，どうして血圧が高い！

問題編

症例と設問

症例

T.N. 26歳男性

主訴：頭痛

家族歴：特記事項なし，高血圧なし

既往歴：喫煙（20歳時より1日20本），その他は特記事項なし

現病歴：2年前（平成12年4月）の会社の健診では血圧，尿検査を含め異常は指摘されなかった．昨年は健診を受けなかった．平成14年春頃より朝方に頭痛が出没するようになった．平成14年5月の健診で血圧200/120mmHgの高血圧を指摘され，頭痛も消失しないことより精査を希望して5月28日当科外来を受診し，二次性高血圧を疑われて6月4日入院となった．

入院時現症：身長172cm，体重68kg，体温36.1℃，意識清明，軽度の頭痛を訴えるが神経学的異常所見なし，眼瞼結膜貧血なし，呼吸音正常，脈拍76／分整，血圧212/118mmHg（左右差なし），下肢血圧220/120mmHg，下肢に浮腫なし，腹部では肝腎脾は触れない．腹部正中部左側で高調性収縮期血管雑音を聴取．

入院時検査所見

〔尿検査〕蛋白（＋），潜血（－），糖（－），沈渣は異常なし．

〔血算〕白血球6,800/μl，赤血球560万/μl，Hb 16.5g/dl，Ht 48％，血小板18万/μl

〔血清生化学〕TP 7.2g/dl，Alb 4.2g/dl，GOT 22IU/l，GPT 18IU/l，T-Chol 200mg/dl，HDL-C 60mg/dl，BUN 16mg/dl，Cr 0.8mg/dl，UA 6.0mg/dl，Na 140mEq/l，K 3.6mEq/l，Cl 101 mEq/l，Ca 9.2mEq/l，CRP＜0.3mg/dl

〔胸部X線〕肺野に異常陰影なし，CTR=54％

〔ECG〕左室ストレインパターン

問題1 本症例の原因診断のために有用と思われる検査はどれか．

(1) 血漿レニン活性
(2) 血漿アルドステロン濃度
(3) 血漿ノルエピネフリン濃度
(4) 血漿エピネフリン濃度
(5) 血漿コーチゾール濃度

a (1), (2) b (1), (5) c (2), (3) d (3), (4) e (4), (5)

眼底検査ではScheieの分類で2度の高血圧性変化であった．安静臥位空腹時に採血し，神経体液性諸指標を調べた（表1）．表1に示すように血中カテコールアミンやコーチゾール濃度は正常であるが，血漿レニン活性が著明高値を示し，アルドステロン濃度も高値であった．また，腹部では図1に示すような血管雑音が記録された．

表1 入院時の神経体液性諸指標

血清 free T4	1.0ng/dl (0.8〜2.0)
血清 free T3	2.8pg/ml (2.5〜4.2)
血漿コーチゾール	10.2μg/dl (3.1〜16.7)
血漿エピネフリン	20pg/ml (100以下)
血漿ノルエピネフリン	380pg/ml (100〜450)
血漿レニン活性	11.7ng/ml/h (0.5〜2.0)
血漿アルドステロン	24.7ng/dl (3.0〜15.9)

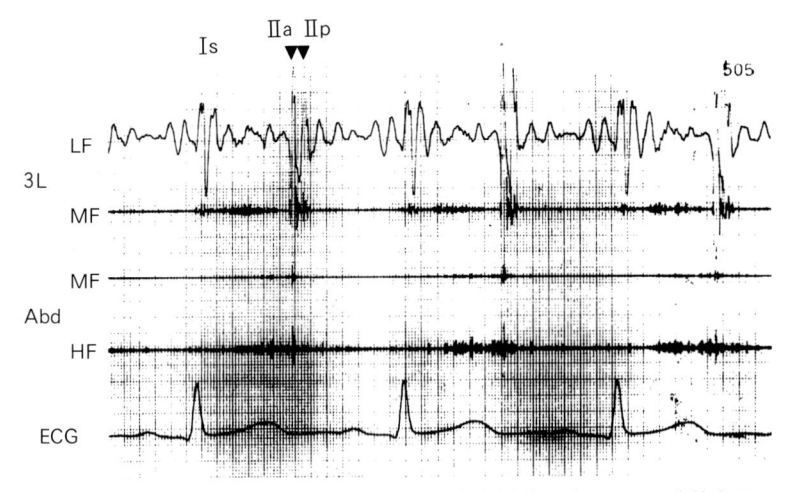

図1 第3肋間胸骨左縁（3L）および腹部正中部左側（Abd）における血管音図.
　腹部で高調性の血管雑音が記録されている.
　　Is：1音, Ⅱa：Ⅱ音（大動脈成分）, Ⅱp：Ⅱ音（肺動脈成分）, HF：高周波,
　　MF：中等度周波, LF：低周波

問題2 本症例の原因診断確定のためにまず行うべき検査はどれか.

a．心エコー
b．頸動脈エコー
c．腎動脈造影
d．分腎静脈レニン採血
e．レノグラム

画像所見および分腎静脈レニン活性

　二次性アルドステロン症を伴う高血圧で腹部血管雑音を聴取することより腎血管性高血圧が疑われる．レノグラムでは図2に示すように左腎機能

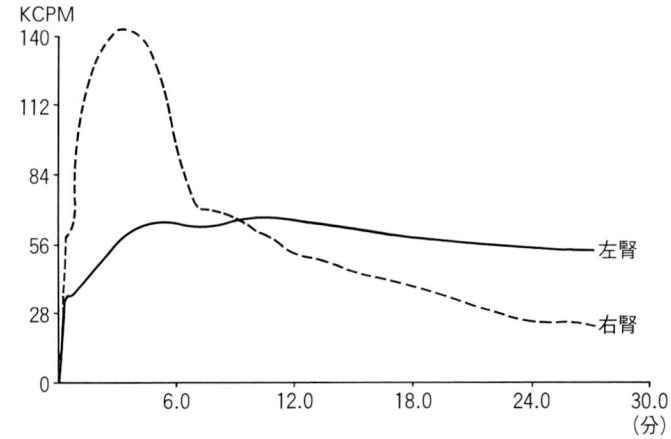

図2 ^{131}I-hippuran を用いたレノグラム.
　右腎は血管相, 分泌相, 排泄相が予想される時間内に出現しているが, 左腎では血管相, 分泌相のピークが低く排泄相が遅延している.

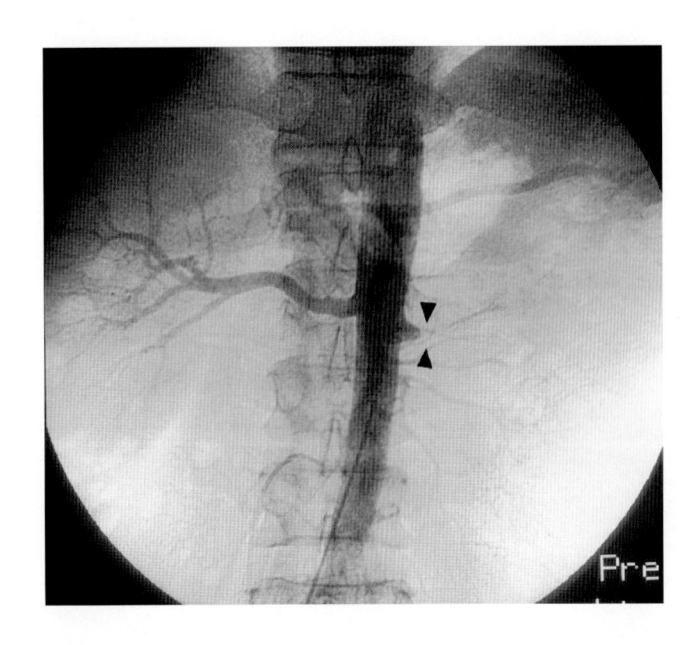

図3 腎動脈造影所見.
　左腎動脈近位部で完全に閉塞. 大動脈および右腎動脈はスムースである.

が血管相から低下していることが明らかで，左腎動脈狭窄による腎血管性高血圧が強く疑われる．一側性腎血管性高血圧では狭窄側腎からのレニン分泌が亢進して高血圧をきたしてくるので本症例においても最終的には左側の腎動脈が狭窄し，左側腎から過剰にレニン分泌がなされていることを証明する必要がある．そのためには次の段階として観血的検査である腎動脈造影ならびに左右腎静脈において採血し，レニン活性を測定した．腎動脈造影では図3に示す様に左腎動脈が閉塞しており，分腎静脈レニン採血では左腎からのレニン分泌が亢進し，右腎からのレニン分泌は抑制されていることが示された（図4）．

問題3 腎血管性高血圧の原因疾患として頻度の高いものはどれか．
（1）粥状動脈硬化症
（2）先天性
（3）外傷性
（4）大動脈炎症候群
（5）線維筋性異形成

a (1), (2), (3)　　b (1), (2), (5)　　c (1), (4), (5)
d (2), (3), (4)　　e (3), (4), (5)

問題4 本症例の治療法として正しいものはどれか．
a．外科的腎摘出術
b．外科的腎血管血行再建術
c．外科的腎血管バイパス術
d．経皮経管的腎動脈形成術
e．降圧薬治療

治療および入院後経過

経皮経管的腎動脈形成術（PTRA）を試み，図5に示すような改善が認められた．血圧は徐々に低下し，4週間後には正常血圧（130/82mmHg）となった．血漿レニン活性，アルドステロン濃度も正常化した．

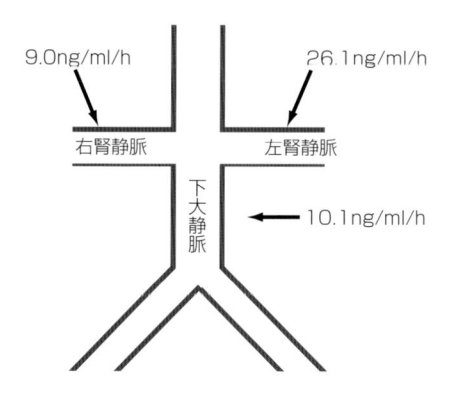

図4 分腎静脈レニン採血におけるそれぞれの部位での血漿レニン活性．
　　左腎でレニン分泌が亢進し，右腎のレニン分泌は抑制されている．

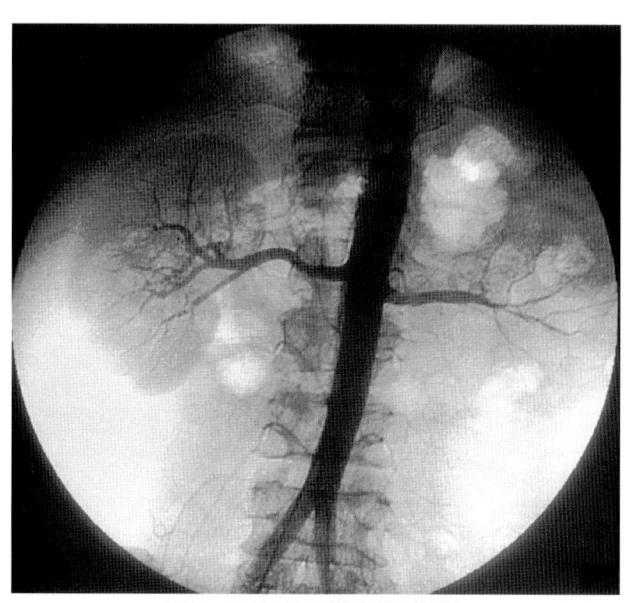

図5 PTRA後の腎動脈造影所見
　　左腎動脈閉塞部が解除されている．

解説編

腎血管性高血圧の原因疾患には粥状動脈硬化，線維筋性異形成，大動脈炎症候群，動脈瘤，動脈解離，血栓，腫瘍，先天性，あるいは外部からの圧迫などがあるが，わが国では粥状動脈硬化症，線維筋性異形成，大動脈炎症候群によるものが多い．本症例では患者の年齢および腎動脈造影所見から粥状動脈硬化症は否定される．また，大動脈炎症候群も造影所見および特記すべき既往歴がないことより否定的である．一般的に線維筋性異形成は動脈中間部に珠数状の狭窄を生じることが特徴とされているが，より局所性の内膜性(intimal)および動脈周囲性(periarterial)のものが報告されており[1]，局所性のものは進行が急速で狭窄も高度であるとされている[2]．本症例は開腹していないので確認されてはいないが2年前の健診では高血圧を指摘されておらず，ここ1～2年の間に急速に腎血管性高血圧が進行し，心肥大や蛋白尿を呈するに至ったと考えられ，局所性の線維筋性異形成によるものと推測している．治療としては薬物治療も試みるべきであるが，多くの場合，薬物治療に抵抗性であり，根本的治療として血行再建が必要である．線維筋性異形成はPTRAの最もよい適応であり，本症例においてもPTRAにより狭窄が解除され，血圧も正常化した．今後の生活においては喫煙が線維筋性異形成の狭窄度を高めるとの指摘がなされている[3]ので禁煙とすべきである．

〔解　説〕
問題　1

若年性高血圧ということで二次性高血圧が疑われる．二次性高血圧で最も頻度の高いのが腎実質性高血圧であり，その次が腎血管性高血圧であり，内分泌性高血圧がそれに続く．腎実質性高血圧は本症例では腎機能が正常であり否定的である．本症例では腹部に血管雑音を聴取し，血清カリウム値も若干低下している（二次性アルドステロン症を示唆している）ので，腎血管性高血圧が疑われる．したがって，血漿レニン活性とアルドステロン濃度を測定する必要がある．

問題　2

腎血管性高血圧の診断には，c，d，eも必要であるがc，dは観血的検査であり，まず行うのはeである．

問題　3

わが国では粥状動脈硬化症，線維筋性異形成，大動脈炎症候群によるものが多い．

問題　4

本症例は確定はされていないが，既往歴，年齢，腎動脈造影所見などより線維筋性異形成の可能性が最も高い．この場合はPTRAがよい適応である．

問題の解答および解説

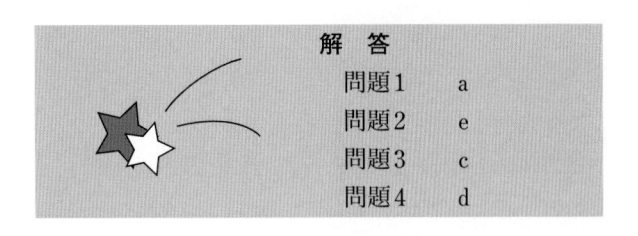

解　答	
問題1	a
問題2	e
問題3	c
問題4	d

レベルアップをめざす方へ

腎血管性高血圧は二次性高血圧のなかでは腎実質性高血圧に次いで頻度の高いものである．放置すれば腎機能が廃絶してしまうが根治が可能故，速やかな診断が大切である．原因不明の進行性の腎障害を呈する症例では虚血性腎症が1/4の症例に関与しているとの報告がある[4]ので両側性の腎動脈狭窄を考慮する必要がある．

本症は腎動脈の狭窄による腎虚血によってレニン・アンジオテンシン・アルドステロン系が刺激され，高血圧をきたす（図6）[5]．レニン分泌を引き起こすには少なくとも80％の腎動脈狭窄が必要とされている[6]．腎血管性高血圧が長時間持続した場合，健常側の腎が高血圧と増加したアンジオテンシン(A)IIに

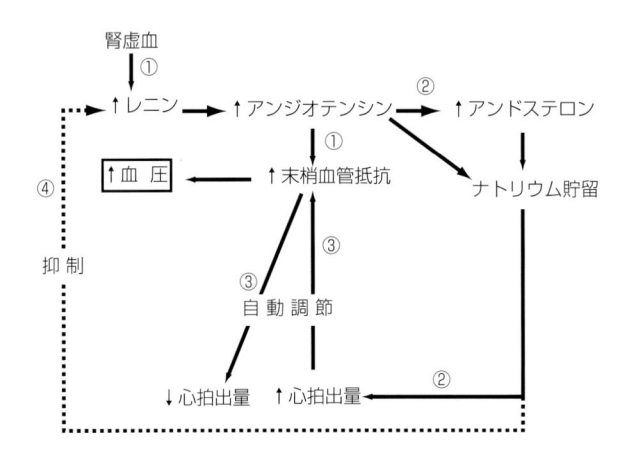

図6 腎血管性高血圧の発症とそれに伴う血行動態の変化
(Kaplan, 2002[5] より引用)
①腎虚血によるレニン分泌とアンジオテンシンによる末梢血抵抗の増大
②アンジオテンシンがアルドステロン分泌を増加させナトリウム貯留をきたして心拍出量が増加
③心拍出量増加は自動調節により末梢血管抵抗を増大させるが, 末梢血管抵抗の増大は自動調節により心拍出量を減少させる.
④ナトリウム貯留はレニン分泌を抑制する

よって障害を受け, 糸球体硬化症を起こしてくるので狭窄を解除しても血圧が低下しないとされている[7]. 本症例では健常側腎からのレニン分泌は抑制されており糸球体硬化症はまだ起こしていないと考えられ, PTRAにより血圧が正常化した.

　治療に関しては薬物治療, 経皮経管的腎動脈形成術, 外科的血行再建術の3つに大別される. 薬物治療は対症療法であり, 観血的治療が行えない症例や観血的治療までの待期期間に行われる. 薬剤としてはACE阻害薬あるいはAⅡ受容体拮抗薬などのレニン・アンジオテンシン(RA)系抑制薬が用いられる. 両側性腎動脈狭窄の場合にはRA系抑制薬は急速な腎機能低下をきたしうるので狭窄解除をまず試みるべきである. 狭窄が複雑な病変(粥状動脈硬化や大動脈炎症候群など)による場合には外科的治療が行われる.

●文　献●

1) Luscher TF, Lie JT, Stanson AW, et al : Arterial fibromuscular dysplasia. Mayo Clin Proc 62 : 931-952, 1987.
2) Pickering TG : Renovascular hypertension : etiology and pathophysiology. Semin Nucl Med 19 : 79-88, 1989.
3) Bofinger AM, Hawley CM, Fisher PM, et al : Increased severity of multifocal renal arterial fibromuscular dysplasia in smokers. J Hum Hypertens 13 : 517-520, 1999.
4) Safian RD, Textor SC : Renal-artery stenosis. N Engl J Med 344 : 431-442, 2001.
5) Kaplan NM : Kaplan's Clinical Hypertension. Eighth edition. Lippincott Williams & Wilkins, Philadelphia pp383, 2002.
6) Simon G : What is critical renal artery stenosis? Am J Hypertens 8 : 954-956, 1995.
7) Kimura G, London GM, Safar ME, et al : Glomerular hypertension in renovascular hypertensive patients. Kidney Int 39 : 966-972, 1991.

[松岡　博昭/石光　俊彦/南　順一]

疾患 19 治せる高血圧

問題編

症例と設問

症例

O.M. 47歳, 男性
主訴：頭痛
家族歴：特記事項なし
既往歴：25歳時に胃潰瘍
現病歴：平成2年頃より検診で高血圧を指摘されていたが放置していた．平成10年10月より近医で降圧薬処方を受けたが，コントロール不良のため同年12月，精査加療目的で紹介入院となった．

初診時現症：身長169cm，体重58kg，血圧：右上肢180/102mmHg，左上肢178/104mmHg，脈拍74拍/分整，心音：II音亢進，過剰心音なし，心雑音なし，呼吸音正常，腹部：肝腎脾を触知しない，血管雑音なし，下肢の浮腫なし，四肢筋力低下なし．甲状腺を触知しない．

入院時検査所見

［血液検査］WBC 5100/mm³，RBC 487万/mm³，Hb 13.4 g/dl，Hct 38.7％，Plt 19.3万/mm³

［血液生化学］TP 7.6g/dl，Alb 4.2g/dl，T-Bil 0.9mg/dl，GOT 29 IU/l，GPT 31 IU/l，LDH 392 IU/l，Al-P 192IU/l，T-Chol 198mg/dl，TG 82mg/dl，HDL-Chol 76mg/dl，BUN 15mg/dl，Cr 1.03mg/dl，UA 6.7mg/dl，Na 143mEq/l，K 2.8mEq/l，Cl 102mEq/l，Ca 4.4mEq/l，P 3.8mg/dl，Mg 2.1mg/dl

［検尿］蛋白（−），糖（−），潜血（−），沈渣正常

［尿中排泄量］Na 195mEq/day，K 39mEq/day，Cl 166mEq/day，17OHCS 1.6 mg/day，17KS 2.2mg/day，アドレナリン 11.2microg/day，ノルアドレナリン 82.2 microg/day，VMA 6.1mg/day

［内分泌学的検査］血漿レニン活性 0.2ng/ml/hr，アルドステロン濃度 247pg/ml
クレアチニンクリアランス 78.2ml/min

薬剤の影響を除外するため内服していた薬剤を一時中止して諸検査を行い上記の結果を得た．

問題1 血漿レニン活性を低下させる降圧薬を2つ選べ
1. Ca拮抗薬
2. β遮断薬
3. 利尿薬
4. ACE阻害薬
5. 交感神経遮断薬

上記一次スクリーニングの結果，アルドステロンが過剰に分泌されている病態であると診断した．

問題2 以下の2次スクリーニング検査の組み合わせで誤っているものはどれか
1. フロセミド立位負荷試験−レニン刺激試験
2. カプトプリル負荷試験−アルドステロン刺激試験
3. ACTH負荷試験−アルドステロン刺激試験
4. 食塩水負荷試験−アルドステロン抑制試験
5. デキサメタゾン抑制試験−アルドステロン抑制試験

本症例の腹部CTを図1に ¹³¹I-アドステロール副腎シンチグラフィーを図2に示す．

問題3 腹部CTおよび¹³¹I-アドステロール副腎シンチグラフィーの所見として正しいのはどれか
1. 腹部CTにおいて両副腎に腫瘍影を認め，¹³¹I-アドステロール副腎シンチグラフィーでは同部位に取り込み像を認める．

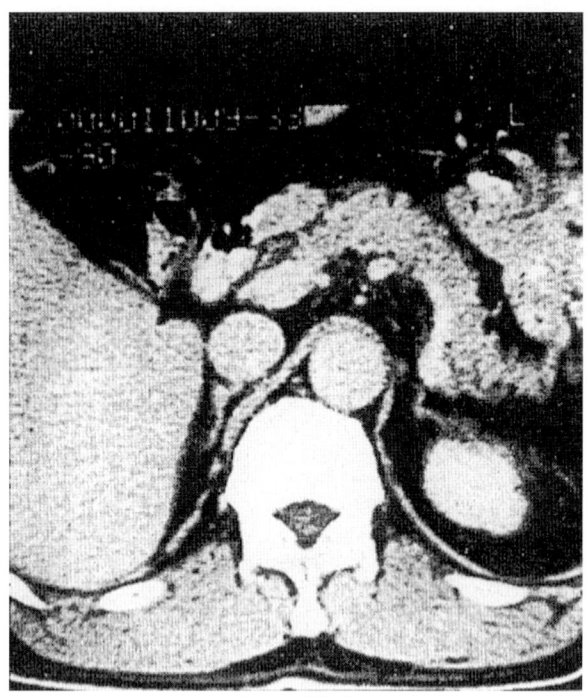

図1　腹部CT

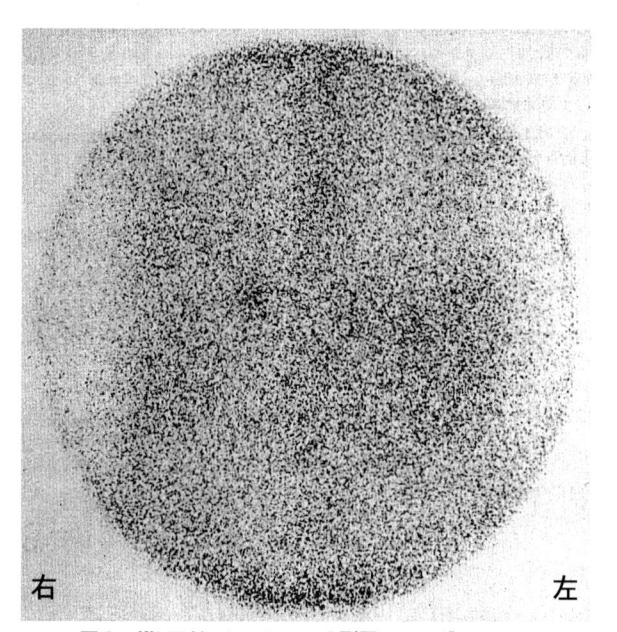

図2　¹³¹I-アドコレステロール副腎シンチグラフィー

2. 腹部CTにおいて左副腎に腫瘍影を認め，¹³¹I-アドステロール副腎シンチグラフィーでは同部位に取り込み像を認める．
3. 腹部CTにおいて左副腎に腫瘍影を認め，¹³¹I-アドステロール副腎シンチグラフィーでは異常を認めない．
4. 腹部CTにおいて右副腎に腫瘍影を認め，¹³¹I-アドステロール副腎シンチグラフィーでは同部位に取り込み像を認める．
5. 腹部CT，¹³¹I-アドステロール副腎シンチグラフィーとも異常を認めない．

図3に副腎静脈サンプリングの結果を示す．

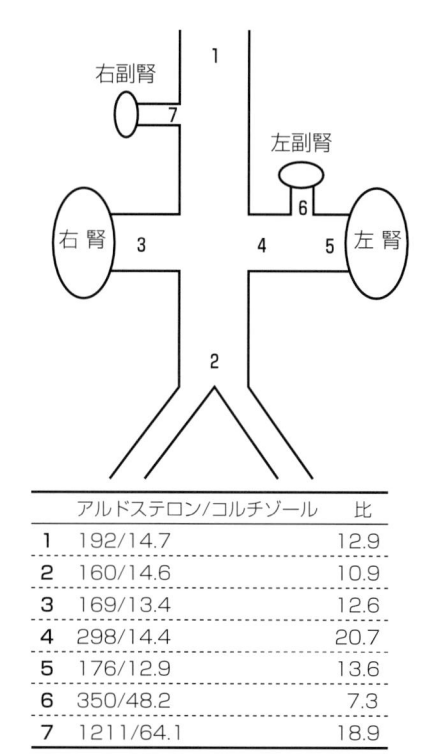

問題4　本症例の治療法として正しいのはどれか
1. 右副腎摘出術
2. 左副腎摘出術
3. 右副腎摘出術＋左副腎1/2摘出術
4. 両側副腎摘出術
5. 内科的治療

	アルドステロン/コルチゾール	比
1	192/14.7	12.9
2	160/14.6	10.9
3	169/13.4	12.6
4	298/14.4	20.7
5	176/12.9	13.6
6	350/48.2	7.3
7	1211/64.1	18.9

図3　副腎静脈サンプリング結果

解説編

　原発性アルドステロン症は副腎皮質よりアルドステロンが過剰産生される疾患であり，1955年Connによって初めて報告された[1]．狭義の原発性アルドステロン症はアルドステロン産生副腎腺腫をいい，両側性の

副腎過形成に伴う特発性アルドステロン症や糖質コルチコイド反応性アルドステロン症，副腎癌を含めて広義の原発性アルドステロン症と称されることがある．以前は全高血圧の0.3～1％と報告されていたが，近年診断法の進歩によりその頻度は6～15％と決して少ないものではないことが明らかとなってきた[2]．過剰産生されたアルドステロンの直接作用あるいは二次的効果により，高血圧，筋力低下（周期性四肢麻痺）や多尿などの症状を呈することがあるが，大部分は高血圧以外の症状を認めないことが多い．臨床検査上，低カリウム血症，代謝性アルカローシス，血漿レニン活性低下，血中アルドステロン濃度上昇，正コルチゾール血漿を特徴とする．二次スクリーニング検査としてフロセミド立位負荷試験，カプトリル負荷試験，アンジオテンシンII負荷試験，ACTH負荷試験，食塩水負荷試験，デキサメタゾン抑制試験が有用である．以上より本症と診断されれば，腺腫の局在診断さらに過形成との鑑別のためにCT，MRIや[131]I-アドステロール副腎シンチグラフィーなどの画像診断を行う．一般に腫瘍径が0.3～2cmと小さなことが多いため画像診断で不確かな時は副腎静脈造影や副腎静脈サンプリングを追加する．ただし，術前に両側性腺腫による原発性アルドステロン症と特発性アルドステロン症を完全に鑑別することは難しく，確定診断は病理組織学的検討による．副腎腺腫による原発性アルドステロン症と副腎過形成に伴う特発性アルドステロン症では治療法が大きく異なる．前者は外科的治療（副腎腺腫の摘出）が，後者は内科的治療が選択される．したがって，原発性アルドステロン症は治せる高血圧と捉えることができる．本症の予後は，一般に良好とされるが，心血管合併症の頻度は本態性高血圧症よりも高いと報告されている[3]．

問題の解答と解説

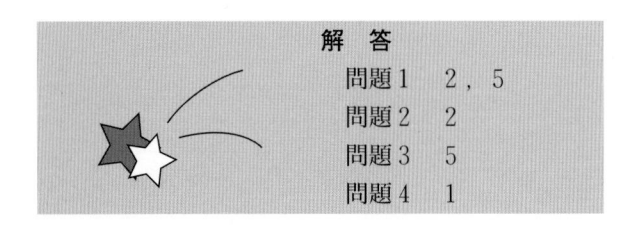

解　答

問題1　2，5
問題2　2
問題3　5
問題4　1

問題　1

初診時以外は，患者さんは降圧薬をはじめとして多くの薬剤を服用していることが多い．降圧薬の多くは，レニン・アンギオテンシン・アルドステロン系や血中尿中電解質等に影響を及ぼす．これら指標は，薬剤を1週間以上中止して測定することが望ましい．Ca拮抗薬，利尿薬やACE阻害はレニン分泌を刺激し，β遮断薬や薬交感神経遮断薬はレニン分泌を抑制する．

問題　2

原発性アルドステロン症が疑われる場合，二次スクリーニング検査としてフロセミド立位負荷試験，カプトリル負荷試験，アンジオテンシンII負荷試験，ACTH負荷試験，食塩水負荷試験，デキサメタゾン抑制試験が有用である．フロセミド立位負荷試験はレニン刺激試験，アンジオテンシンII負荷試験，ACTH負荷試験はアルドステロン刺激試験，カプトリル負荷試験，食塩水負荷試験やデキサメタゾン抑制試験はアルドステロン抑制試験である．フロセミド立位負荷試験とカプトリル負荷試験以外は血圧が非常に高値例あるいは高齢者には危険を伴う場合があり，十分に注意を払って施行すべきである．本症例では，フロセミド立位負荷試験，カプトリル負荷試験ともレニン活性の上昇を認めず，カプトリル負荷試験後のアルドステロン値も不変であった．アンジオテンシンII負荷試験にてアルドステロン値の上昇なく，ACTH負荷試験では負荷6時間後もアルドステロン値は高値のままであった．これらの結果より副腎腺腫（原発性アルドステロン症）が疑われた．

問題　3

局在診断あるいは腺腫と過形成の鑑別のため画像診断は必須である．本症例は，術後の病理組織学的診断において原発性アルドステロン症と確定診断されているが，呈示画像のごとく，CTや[131]I-アドステロール副腎シンチグラフィーにて異常所見を認めていない．原発性アルドステロン症の副腎腫瘍は他の副腎腫瘍に比べ小さいことが多く，CTでは径5mm以下の腫瘍は診断困難のことが多い（本症例では径は4mmであった）．腫瘍径5mm以下の例が約半数であることより，CTでの検出率は50％程度と報告されている．CT上，典型的な腺腫は脂肪に富む細胞からなる低吸収像を示す．[131]I-アドステロール副腎シンチグラフィーでは，腺腫はhot spotとして描出されるが過形成では副腎への集積はみられない．副腎シンチでの検出率はCTのそれよりもさらに低く30％程度とされている．画像診断は局在診断あるいは腺腫と過形成の鑑別に有効であるが，困難なことが多いことも留意すべき点である．

問題　4

副腎静脈サンプリングの結果，右副腎静脈はアルドステロン1211pg/ml，アルドステロン／コルチゾール比は18.9に対し，左副腎静脈はアルドステロン

350pg/ml，アルドステロン／コルチゾール比は7.3であった．右副腎よりアルドステロンが過剰に分泌されていると診断した．本症例では副腎静脈サンプリングの際，施行された副腎静脈造影にて右副腎の腺腫部にpooling像を認めた．したがって，本症例は右副腎腺腫による原発性アルドステロン症と診断し，腹腔鏡下右副腎摘出術を施行した．

レベルアップをめざす方へ

　腺腫による原発性アルドステロン症と過形成による特発性アロドステロン症は治療方法が全く異なるだけに，両者の鑑別は重要であるが，術前に両側性腺腫と過形成を完全に鑑別することは難しい．確定診断は摘出標本の病理組織学的検討によるP450c11や3β-hydroxysteroid dehydrogenaseなどの酵素活性測定が有用である．原発性アルドステロン症では腺腫で活性が上昇，周囲組織で活性が低下しており，特発性アルドステロン症では結節部位，周囲組織とも活性上昇を認める．本症例でもこれら酵素活性の腺腫で活性部位での上昇，周囲組織での活性が低下にて原発性アルドステロン症と確定診断した．原発性アルドステロン症の治療原則は，外科的摘出であり，治癒可能な高血圧のひとつであることは間違いないが，30～40％の症例で術後も高血圧が持続することが報告されている．[4]自検例でも原発性アルドステロン症17例中6例(約35％)が術後高血圧持続症例であった．インフォームドコンセントの際，術後高血圧持続する可能性もあることを十分に説明し，理解を得ることは重要である．術後も高血圧が持続する理由について，高血圧や低カリウム血症による腎障害の関与，レニン・アンジオテンシン系への影響，本態性高血圧の合併などが想定されているが，一定の見解は得られていない．スピルノラクトンに対する降圧反応が低下している例では術後に高血圧が持続することが多いとの報告があり[5]，メルクマールの意味でも非常に興味深い．

　特発性アロドステロン症の内科的治療には，現在抗アルドステロン薬(スピロノラクトン)が第一選択薬として用いられているが，本剤は血圧と血中カリウム濃度に対する効果に解離がみられることがあり，注意を要する．抗アルドステロン薬は血中カリウム濃度を指標に至適容量を決定し，血中カリウム濃度の回復が思わしくなければ積極的にカリウム製剤の補充を行う．また，抗アルドステロン薬単独投与では十分な血圧コントロールが得られないことが多く，併用薬としてCa拮抗薬，ACE阻害薬やアンジオテンシンII受容体拮抗薬(ARB)が有効である．

　スピルノラクトンは開発以来30年以上に渡って使用されている有効性の確認された薬剤であるが，プロゲステロン作用や抗アンドロゲン作用によりインポテンツ，女性化乳房といった副作用が問題になることがある．最近開発された選択的アルドステロン受容体拮抗薬エプレレノンは，アルドステロン受容体へ特異的に作用することより，プロゲステロン作用や抗アンドロゲン作用が少なく，スピルノラクトンと同等あるいはそれ以上の効果が臨床試験において確認されている．

　最近，アルドステロンの心血管系への直接作用が注目されている．従来，副腎皮質より分泌されるアロドステロンは腎尿細管に作用してナトリウム・カリウム代謝や体液量調節に関与しているホルモンと考えられていたが，血管内皮細胞においてアルドステロン合成酵素遺伝子(CYP11B2)が発現しており，心臓においても心筋細胞自体あるいは血管平滑筋にアルドステロン受容体の発現が確認されている．[6,7]アルドステロンは心血管系でも合成・分泌され血管や心筋の繊維化，肥大，リモデリング，アポトーシスに関与していると考えられる．治療ターゲットとしての意義を含め，今後さらなる知見の集積が待たれる．

　ACE阻害薬やARB投与により，投与初期では血中アルドステロン濃度抑制がみられるが，長期投与によりアルドステロン濃度が上昇してくる現象がみられる(アルドステロンエスケープ現象)．アルドステロンエスケープ現象の機序は不明である．ACE阻害薬により心不全の予後は改善されてはいるが，必ずしも十分とは言えない．その原因としてアルドステロンエスケープが関与している可能性がある．抗アルドステロン薬の併用は，かかるエスケープを抑制することにより心不全のさらなる予後改善効果が期待される．

●文　献●

1) Conn JW : Presidential address. Part I : Painting back ground. Part II : Primary Aldosteronism, a new clinical syndrome. J Lab Clin Med 45 : 3-17, 1955.
2) Gordon RD, Stowasser M, Tunny TJ, et al. : High incidence of primary aldosteronism in 199 patients referred with hypertension. Clin Exp Pharmacol Physiol 21 : 315-8, 1994.
3) Ganguly A. Primary aldosteronism. N Engl J Med. 1998; 339 : 1828-1834.
4) Lim RC Jr, Nakayama DK, Bigkieri EG, et al. : Primary aldosteronism : Changing concepts in diagnosis and management. Am J Surg 152 : 116-121, 1986.
5) Saruta T, Susuki H, Takita T, et al. : Pre-operative evaluation of the prognosis of hypertension in primary aldosteronism owing to adenoma. Acta Endocrinol 116 : 229-234, 1987.
6) Hatakeyama H, Miyamori I, Fujita T, et al. : Vascular aldosterone. Biosynthesis and a link to angiotensin II-induced hypertrophy of vascular smooth muscle cells. J Biol Chem 269 : 24316-20, 1994.
7) Stowasser M : New perspectives on the role of aldosterone excess in cardiovascular disease. Clin Exp Pharmacol Physiol 28 : 783-91, 2001.

［東　　幸　仁］

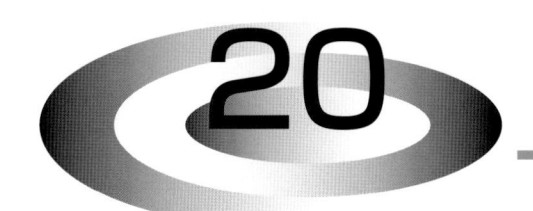

疾患 20 頭痛，動悸，高血圧

問題編

症例と設問

症例

R.M. 57歳女性
主　訴：頭痛，動悸，発汗，高血圧
家族歴：特記事項なし
既往歴：特記事項なし
嗜　好：飲酒なし，喫煙なし，常用薬なし
現病歴：昭和58年ごろ，物を取ろうとすると手がふるえ，暑くなるとだるくなるため，近医受診したが異常なしと言われた．昭和61年頃より，全身倦怠感が強くなり，特に労作後に動悸，発汗と血圧上昇（160/100mmHg）し，近医で高血圧と診断された．時々受診する程度であったが，血圧は120/80mmHg程度であった．平成2年頃より血圧は上昇し，治療を受けるようになった．平成5年頃より，さらに労作後の動悸，発汗，頭痛，全身倦怠感が強くなり，血圧も262/124mmHgとなり，平成5年10月26日当科を受診し，入院した．

入院時現症：身長155cm，体重55kg，血圧臥位210/124mmHg，坐位202/130mmHg 立位152/124mmHg，左右差なし，上下肢差なし，脈拍76/分，整．眼瞼結膜 貧血なし，眼球結膜 黄疸なし，口腔異常なし，頸部 甲状腺，リンパ節触れず，血管雑音なし．胸部：心音SI（→），SII（→），S3（−），S4（−），心雑音なし，呼吸音正常．腹部：平坦軟，肝脾腎触れず，腫瘤触知せず，血管雑音なし，下腿浮腫なし，末梢拍動左右差なし．神経学的異常なし．

入院時検査所見
＜検尿＞蛋白（2＋），糖（＋），ウロビリノーゲン（±），潜血（−）沈渣：RBC0〜1/H，WBC/3〜5/H，顆粒円柱1〜2/10H．

＜CBC＞ WBC 8600（St 9, Seg 57, Eo 0, Ba 2, Mo 8, L 24），RBC 426/μl, Hb 12.9, Ht 38.4％, Plt 38.1万/μl
＜生化学＞ TP 8.0g/dl, Alb 4.5g/dl Gl 3.5g/dl, Na 142mEq/l, K 4.0 mEq/l, Cl 104 mEq/l, Ca 4.9 mEq/l, iP 4.0mg/dl, Bun 17 mg/dl, Cr 0.9 mg/dl, UA 6.1 mg/dl, T-Chol 269 mg/dl, TG 164 mg/dl, HDL 86 mg/dl, FBS 224mg/dl, HbA1c 8.7 ChE 1030 U/l, Alp 206 U/l, γGTP 19U/l, GOT 23 U/l, GPT 14 U/l, LDH 331 U/l, CPK 45 U/l, T.Bil 0.8 mg/dl, CRP 3.9 mg/dl, microsome test <102，thyroid test <102，T3 3.3 ng/dl, DNA test<80, Hbs Ag（−），HCV（−），24h C Cr 40.2 ml/min.

問題1 ここまでで考えられる診断は何か？
1. 本態性高血圧
2. 原発性アルドステロン症
3. 褐色細胞腫
4. クッシング症候群
5. 腎血管性高血圧

問題2 本症例の診断のために必須な検査はどれか？
1. 血漿ノルエピネフリン
2. 腹部MRI検査
3. 血漿コーチゾール
4. 血漿アルドステロン濃度
5. 腹部CTスキャン

＜入院後経過＞
血圧は130〜270/80〜170mmHgと動揺し，日により，また1日のうちでも変動が大きかった．また発作時には発汗も著明であった．眼底所見では出血斑，白斑，動脈の白線化は認めなかった．心電図では洞性頻

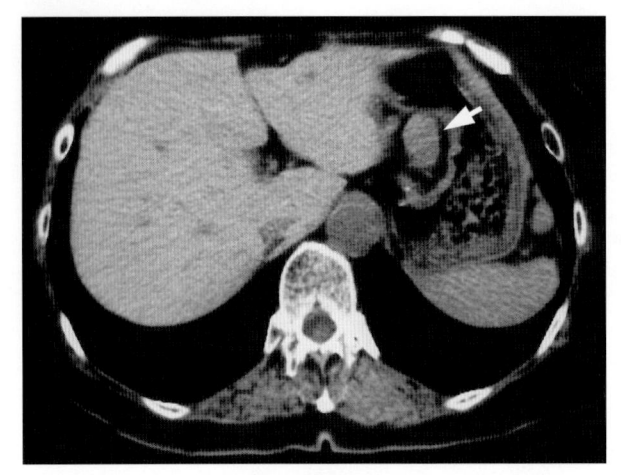

図1　腹部CT

表1　本症例における神経・体液性因子の結果

入院後日数		1日	15日（発作時）
血漿			
ノルエピネフリン	(ng/ml)	2.30	11.9
エピネフリン	(ng/ml)	0.19	1.04
血漿レニン活性	(ng/ml/hr)	3.9	
血漿アルドステロン	(pg/ml)	51	
尿			
ノルエピネフリン	(μg/day)	1,504	1,582
エピネフリン	(μg/day)	121.4	139.2

脈を認めるのみであった．胸部Ｘ線の異常も認めなかった．腹部単純撮影では腫瘍の石灰化を認めず，排泄性腎盂撮影でも，腎盂の異常，腎の位置異常を認めなかった．腹部CT，MRIを図1，2に示す．血圧日内変動パターンはnon-dipper pattern（夜間収縮期血圧低下0〜10％）を示した．血清レニン活性，血清カテコールアミンなどの神経体液性因子の結果を表1に示す．

　以上より，褐色細胞腫と診断し，手術を施行した．上腹部正中石灰により開腹し，後腹膜を切開し，左腎を露出したところ，副腎に密着し，また腎動脈に接したクルミ大の腫瘍があり，それを副腎とともに摘出した．術中血圧の変動は少なく，腫瘍摘出後血圧は120/80mmHgと正常化した．その後も血圧は110/60mmHg程度に安定化した．尿蛋白陰性，空腹時血糖も82mg/dlと正常化し，尿カテコールアミンも20μg/dayと正常化した．摘出した腫瘍は副腎に密着した赤褐色の弾性硬のクルミ大の腫瘍であった．組織学的には副腎実質内には全く腫瘍細胞は認めず，副腎外の交感神経節原発の褐色細胞腫と診断した．

　その後，しばらく症状はなかったが，平成14年10月頃より，再び前回と同様に，軽労作で頭痛，動悸，発汗がおこるようになった．血圧も常に160/100mmHgと高血圧をしめすようになった．

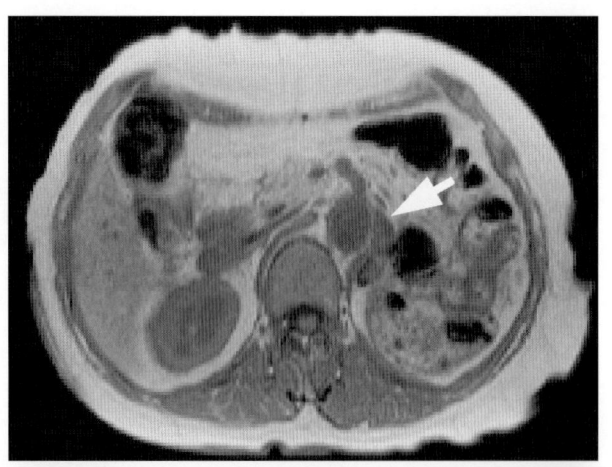

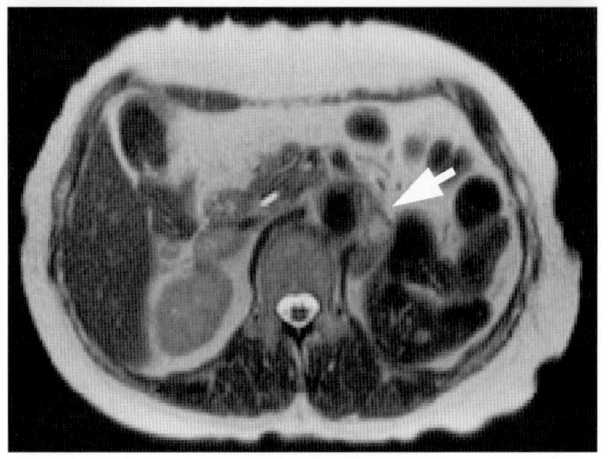

図2　腹部MRI
上：T1強調　　下：T2強調

問題3　内科的に治療する場合に最も適当な組み合わせはどれか？

1. α遮断薬
2. Ca拮抗薬
3. ACE阻害薬
4. 利尿薬
5. β遮断薬

a. 1, 2　b. 1, 5　c. 2, 3　d. 3, 4　e. 4, 5

問題4　褐色細胞腫について誤っているのはどれか？

1. 悪性例は10％にみられる．
2. 家族内発生は約10％にみられる．
3. 両側の副腎に発生する割合は約10％である．
4. 甲状腺髄様癌，副甲状腺腫を伴い，家族性に発生するとシップル症候群という．
5. 小児例の発生が多い．

解 説 編

本症例は再発をきたした副腎外性の褐色細胞腫である．褐色細胞腫は副腎髄質あるいは傍神経節のクロム親和性細胞を発生母地とする腫瘍である[1)2)]．腫瘍からカテコールアミンが過剰に分泌され，多彩な臨床症状を引き起こす．カテコールアミンは，チロシンを基質として数種の酵素によりL－ドーパ→ドーパミン→ノルエピネフリン→エピネフリンとなる．生成されたノルエピネフリン・エピネフリンは細胞内顆粒に蓄えられ，種々の刺激で放出されると各受容体（α受容体，β受容体）に結合して作用する．ノルエピネフリンは血管収縮作用を，エピネフリンは心臓賦活作用や糖・脂質代謝作用をきたす．病態生理としては腫瘍から分泌されるノルエピネフリン，エピネフリンの作用による，血圧上昇，心拍数増加，血糖上昇，脂肪分解や放出の促進などが生ずることによって臨床像が決定される．褐色細胞腫の臨床症状とその頻度を表2に示す．診断，治療については，問題の解説を参考にしていただきたい．その他の疾患については，鑑別診断[3)]を表3に示す．

予後と患者の生活指導：本症は良性例で全摘した場合，社会復帰が可能であるが，未治療のまま放置すれば，脳出血・心不全・腎不全・突然死などになることがある．本症の症状は日常生活の管理のみではコントロールできないが，一般の高血圧に準じて，減量，減塩，節酒などが大切である．

問題の解答と解説

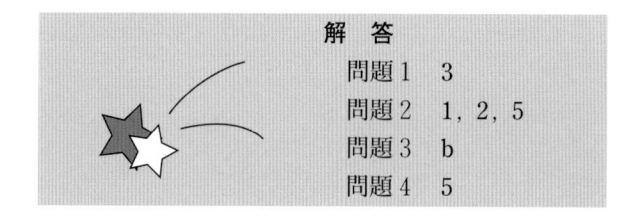

解 答
問題1　3
問題2　1，2，5
問題3　b
問題4　5

問題 1

労作後の動悸，発汗と著明な高血圧がみられ，しかも高血圧は動揺性で，時に著しく高値となることなどから，褐色細胞腫と診断するのは比較的容易である．診断のポイントは，詳細な病歴の聴取により，カテコールアミン過剰によると考えられる症状を疑うことが重要である．血圧日内変動試験ではnon-dipper patternを示すこともよく知られている．

表2　褐色細胞腫の臨床症状

よく見られる症状（1/3以上）

高血圧-おそらく90％以上	
発作型	2～50％
持続型	50～60％
重積発作	約50％
起立性低血圧	50～70
頭痛	40～80％
発汗	40～70％
動悸，頻脈	45～70％
顔面蒼白	40～45％
不安	35～40％
悪心，嘔吐	10～50％
眼底変化	50～70％
体重減少	80％

稀な症状（1/3以下）

振戦	顔面紅潮
腹痛	呼吸困難
胸痛	めまい
多飲多尿	痙攣
四肢冷感	徐脈

(Kaplan NM, Clinical Hypertension, 6th Edition)

表3　褐色細胞腫の鑑別診断

内分泌性
- 甲状腺中毒
- 原発性性腺機能低下症
- 膵臓腫瘍
- 甲状腺腺癌
- 過アドレナリン作用性発作

心血管系
- 動揺性本態性高血圧
- 狭心症
- 肺浮腫
- 拡張型心筋症
- 失神
- 起立性低血圧
- 発作性不整脈
- 大動脈解離

心因性
- 不安神経症
- 過呼吸
- 虚偽性（薬剤，バルサルバ）

薬剤性
- 交感神経刺激薬の中断（クロニジンなど）
- MAO阻害薬とチラミンの同時投与
- 交感神経作用薬の服用
- 不法な薬剤の摂取（コカインなど）
- 金ミオキミア症候群
- 先端疼痛症（水銀中毒）
- バンコマイシン

神経性
- 圧受容体反射失調
- 起立性頻脈症候群
- 自律神経障害
- 片頭痛
- 間脳性てんかん（自律性発作）
- 脳梗塞
- 脳血管性不全

その他
- 肥満細胞症
- カルチノイド症候群
- 再発性特発性アナフィラキシー
- 説明できない顔面紅潮発作

(Hypertension Primer, 3rd edition 2003から一部改変引用)

問題 2

　診断の確定は，内分泌検査により血中・尿中のカテコールアミンが高値であることを証明することが診断に必須である．本腫瘍は大部分が後腹膜腔に発生するので，上腹部を中心に腹部超音波，腹部CTおよび腹部MRIを用いて画像診断を行う．これらの検査は非侵襲性であり，必須の検査である．副腎髄質由来の褐色細胞腫は副腎皮質腫瘍に比べると大きく，検出しやすい．また，腫瘍によるカテコールアミン集積能を評価する検査法として131I-メタヨードベンジルグアニジン（MIBG）シンチグラフィーが有用である[4]．131I-MIBGは褐色細胞腫の局在診断に有用で，特に副腎外発生例，多発例，悪性褐色細胞腫の転移例，CTでの検出不能例で有用である．

問題 3

　本例の治療は外科手術が原則である．手術前に内科的に病態のコントロールを十分にしておくことが手術成績を向上させる．手術中，腫瘍部血流遮断時に急激な血管拡張をおこし，大量の補液を必要とし，容易な手術ではないことがある．内科的治療は手術前の治療として，また手術不能例に対する対症療法として行われる．褐色細胞腫はカテコールアミンの過剰産生がその病態であるため，α遮断薬とβ遮断薬をともに用いる．頻脈があるため，β遮断薬の単独投与はβ2遮断による血圧上昇をまねくため，禁忌であり，まずα遮断薬を用いるようにする．

問題 4

　褐色細胞腫はすべての年齢層に発症しうるが，20〜40歳代に多く，性差はあまりみられない．ほとんどが副腎内に発生する良性腫瘍だが，副腎外発生・両側性・家族性・悪性例[5]・小児例がそれぞれ10％ずつの頻度を示すことから，10％病といわれる．本症例のように再発する例は悪性例と考えられる．MEN-IIa型は Sipple 症候群ともよばれ，甲状腺髄様癌，褐色細胞腫，副甲状腺機能亢進症が合併した病態で，第10染色体のRETプロトーオンコジーンの変異により発生するMEN-IIb型は甲状腺髄様癌，褐色細胞腫多発性粘膜神経腫の合併を示す．Von Hippel-Lindau病[6]は常染色体優性遺伝の疾患で，中枢神経系の血管芽細胞腫，網膜血管腫，腎嚢胞，腎癌，膵嚢胞などを発症するが，10〜20％に褐色細胞腫を合併する．

レベルアップをめざす方へ

　褐色細胞腫のうち，ほとんど明らかな症状がなく，尿中や血中のカテコールアミン値も正常値にとどまることが稀にみられる．このような場合，薬物負荷試験が行われる．誘発試験としてはグルカーゴン負荷試験[7]，メトクロパマイド（プリンペラン）負荷試験などがある．これらの負荷試験には危険が伴うため，細心の注意が必要で，診断の確定に必要な場合に限って施行する．グルカーゴンは副腎髄質を直接刺激してカテコールアミンを放出させる．1mgを静注し，持続的に血圧をモニターして昇圧反応の有無を調べる．偽陰性を減らすため，血圧の変動だけでなく，血中カテコールアミンの変化を測定する．施行する前には静脈路を確保し，急激な昇圧に備えてα遮断薬のフェントラミンを用意する．また，全量を投与する前に，まず1/10量を投与して安全性を確認する必要がある．また，安全のため血清カテコールアミンの上昇を抑制する，α遮断薬の前投与がなされることもある．また，誘発試験よりも生理的で，安全な抑制試験としてはフェントラミン試験，クロニジン試験[8]がある．フェントラミン試験は持続型の症例に対して適応となる．本症では$α_1$受容体刺激により，末梢血管の収縮があるため，フェントラミンの投与により，血圧の速やかな降下がみられる．まず，0.5mgをボーラスで投与し，十分な降圧がなければ5mgを投与する．収縮期血圧で35mmHg，拡張期血圧で25mmHg以上の降圧がみられた場合を陽性とする．時に過度の降圧をきたしてショックにおちいる危険性がある．必ず静脈路を確保し，ベッドサイドにノルエピネフリンと大量の輸液を用意し，まず1/10量を試験投与して安全性を確認する．2番目の，そして広く行われているのはクロニジン試験である．クロニジンは中枢の$α_2$受容体を刺激して，交感神経終末からのノルアドレナリン放出を抑制し，降圧効果をもたらす．しかし，褐色細胞腫からのカテコールアミン分泌には影響しないので，本症の患者では血圧の降下がなく，血中カテコールアミン濃度も変化しない．血漿ノルエピネフリン，エピネフリンをクロニジン0.3mg経口投与前，2，3時間後に測定する．

● 文　献 ●

1) Bravo EL : Evolving concepts in the pathophysiology, diagnosis, and treatment of pheochromocytoma. Endocr Rev 15 : 356-358, 1994.
2) Lenders JWML, Pacak K, Walther Mm, et al. : Biochemical diagnosis of pheochromocytoma. Which test is best? JAMA 287 : 1427-1434, 2002.
3) Young WF, Sheps SG : Management of pheochromocytoma. In Hypertension Primer. By Izzo JL, Black HR, 503-505, 2003
4) Shapiro B, Fig LM : Management of pheochromocytoma. Endocrinol Metab Clin North Am 18 : 443-481, 1989.
5) Manger WM, Gifford RWJr. : Pheochromocytoma : current diagnosis and management. Clev Clin J Med 60 : 365-378, 1993.
6) Neumann HPH, Berger DP : Sigmund G, et al. Pheochromocytomas, multiple endocrine neoplasia type 2, and von Hippel-Lindau disease. N Eng J Med 329 : 1531-1538, 1993.
7) Elliot Wj, Murphy MB, Straus FhII, et al. : Improved safety of glucagon testing for pheochromocytoma by prior α-receptor blockade. A controlled trial in a patient with a mixed ganglionuroma /pheochromocytoma. Arch Intern Med 149 : 214-216, 1989.
8) Bravo EL, Tarazi RC, Foud FM, et al. : Clonidine-suppression test. A useful aid in the diagnosis of pheochromocytoma. N Eng J Med 305 : 623-626, 1981.

［有　田　幹　雄］

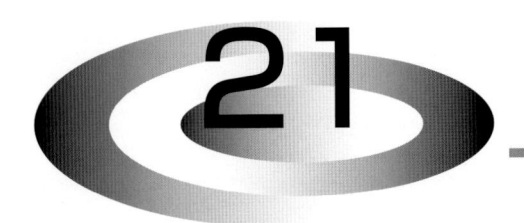

疾患 21 ただの肥満じゃないんです

問題編

症例と設問

症例

44歳女性
主　訴：背部痛・腰痛・体重増加
家族歴・既往歴：特記事項なし
現病歴：平成3年頃より不眠・いらいら感が強くなり，近医精神科にて精神安定剤を処方されていた．またこの頃より検診で高血圧を指摘されたが放置していた．平成7年頃(37歳時)より体重が増加し，20歳時に52kgだった体重が平成9年(39歳時)には72kgとなった．平成12年より腰痛が出現したが市販薬で対処していた．平成14年9月28日，背部痛が出現．歩行困難となったため当院受診した．

入院時現症：身長165cm，体重71.1kg，体温36.6℃，血圧164/98mmHg，脈拍88回/分整，満月様顔貌を認める，四肢は体幹に比し細い，腰背部に叩打痛あり，心音・呼吸音異常なし，神経学的所見異常なし

入院時検査所見：WBC 9400/μl (stab 6％，seg 62％，Eo 0％，mono 4％，lymph 28％)，RBC367/μl，Hb 12.1g/dl，Ht 35.5％，Plt 24.0万/μl，CRP 0.1mg/dl，TP 6.8g/dl，Alb 3.7g/dl，BUN 16mg/dl，Cr 0.85mg/dl，UA 7.4mg/dl，T.Bil 0.52mg/dl，ALP 234IU/l，AST 20IU/l，ALT 19IU/l，LDH 699IU/l，CPK 87IU/l，AMY 117IU/l，Na 149mEq/l，K 2.5mEq/l，Cl 106mEq/l，Ca8.5mg/dl，P 2.6 mg/dl，空腹時血糖 117mg/dl，GHbA1c 6.3％，T.Chol 188mg/dl，HDL Chol 38mg/dl，TG 179mg/dl，血中ACTH 59.8pg/ml (早朝空腹時7.4〜55.7)，血中コルチゾール 18.2μg/dl (早朝空腹時4.0〜18.3)，尿中遊離コルチゾール 183μg/dl (11.2〜80.3)，尿中 17-OHCS 14.9mg/day (1.6〜8.8)，尿中 17-KS 13.4mg/day (2.4〜11.3)

問題1 ここまでで考えられる疾患は何か？
1. 副腎腫瘍性Cushing症候群
2. 異所性ACTH産生腫瘍
3. pseudo-Cushing症候群
4. 下垂体性Cushing症候群
5. グルココルチコイド投与中

デキサメサゾン(DEX) 1mg負荷試験を施行したところ，翌朝の血中コルチゾールは6.9μg/dlであった．また，血中ACTHおよびコルチゾールの日内変動は消失していた．

問題2 次に行う検査のうち適切でないものはどれか？
1. DEX8mg抑制試験
2. CRH負荷テスト
3. 頭部MRI
4. DEX-CRH負荷試験
5. オクトレオチド負荷試験

問題3 腰・背部痛の原因として最も考えられるレントゲン所見はどれか？
1. 化膿性脊椎炎
2. 椎体骨融解像
3. 椎体圧迫骨折
4. 腰椎すべり症
5. 腰椎分離症

DEX8mg抑制試験では，血中コルチゾールは前値の1/2以下に抑制され，CRH負荷テストでは，血中ACTHのピーク値が前値の1.5倍以上に増加した．頭

部MRI，胸・腹部CTでは明らかな腫瘍性病変は認められなかった．

問題4　次の対応として正しいものはどれか
1. 下垂体摘出術
2. 経過観察
3. 選択的下錐体静脈洞・海綿静脈洞サンプリング
4. 頸部エコー
5. オクトレオチドシンチ

解説編

問題の解答および解説

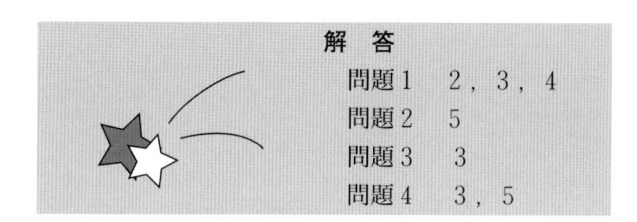

解　答
問題1　2，3，4
問題2　5
問題3　3
問題4　3，5

Cushing症候群は，副腎皮質グルココルチコイドの過剰分泌により特徴的な症候を呈する疾患である．その8割以上に高血圧を合併し，二次性高血圧の約1％前後を占めるとされる．その他の所見として，満月様顔貌，中心性肥満，赤色伸展性皮膚線条といったCushingoid featuresや糖尿病の合併が有名だが，単に生活習慣病と診断されていることも少なくない．また，いらいら感・不眠・うつ状態などの精神症状を合併することがあり，精神科で加療されている場合もある．本症例は，骨粗鬆症による椎体圧迫骨折がきっかけで精査された結果，初めてCushing病と診断された症例だが，病歴や臨床所見を振り返ると典型的なCushing症候群であることが分かる．

問題1

身体的特徴，高血圧，低K血症，耐糖能障害の存在からCushing症候群を疑うことは難しくない．Cushing症候群を疑ったら，血中コルチゾール及びACTHを測定する．しかしこれらの値が正常範囲にあることも稀ではない．そのような時は日内変動の消失（正常値は採血時刻や測定法によって異なるが，夕方の血中コルチゾール7μg/dl以下や深夜睡眠中の血中コルチゾール1.8μg/dl以下[1]等の報告がある）や24時間蓄尿による尿中遊離コルチゾール排泄量（100μg/day以上で有意とされる），尿中17-OHCSなどを評価してコルチゾール産生過剰を確認する．最近では，夜間のコルチゾールの測定法として唾液中のコルチゾールを使用する報告がある[2]．

表1　Cushing症候群の分類

1. ACTH依存性Cushing症候群
- 下垂体腺腫(約36％)
- 視床下部調節異常に基づくCRF-ACTH分泌
- 異所性ACTH症候群(約4％)（肺小細胞癌，カルチノイド(胸腺・気管支)，胸腺腫，膵癌，卵巣癌）
- 異所性CRH産生腫瘍

2. ACTH非依存性Cushing症候群
- 副腎腺腫(約47％)
- 副腎癌(約2％)
- 結節性過形成
  - ACTH非依存性大結節性副腎皮質過形成 (ACTH-independent macronodular adrenal hyperplasia；AIMAH) (約3％)
  - 原発性色素性結節性副腎異形成 (primary pigmented nodular adrenal dysplasia；PPNAD) (1％未満)

Cushing症候群は大きくACTH依存性とACTH非依存性に分けられる（表1）．血中ACTHが10〜20pg/ml以上ならばACTH依存性である可能性が高い[3]．本症例では血中コルチゾールは正常範囲内だが，ACTHはやや高値であり，副腎腫瘍性Cushing症候群やグルココルチコイド投与中といったACTH非依存性のCushing症候群は否定的である．他の選択肢はいずれも考えうる．なお，pseudo-Cushing症候群とは，内因性うつ病，慢性アルコール中毒，摂食障害等の患者にみられ，血・尿中コルチゾールの上昇，DEX 1mg試験での抑制欠如，日内変動の消失など，Cushing症候群と類似した所見を呈するものである．

問題2

問題1で挙げられた3つの病態につき，さらに鑑別するために必要な検査である．

DEX 8mg抑制試験およびCRH負荷試験は，主にCushing病と異所性ACTH産生腫瘍の鑑別の参考になる．DEX 8mg抑制試験では，一般にACTH非依存性Cushing症候群および異所性ACTH産生腫瘍では抑制されず，Cushing病では前値の1/2以下に抑制される．CRH負荷テストにおいては，Cushing病で反応するが

(血中ACTHのピーク値が前値の1.5倍以上)，異所性ACTH産生腫瘍では無反応である．他，メチラポン試験やDDAVP試験が用いられることがある．ただし，上記のいずれの検査も偽陰性・偽陽性が少なからず存在するため，総合的に判断する必要がある．

なお，pseudo-Cushing症候群とCushing病との鑑別は，実際には苦慮することも少なくないが，深夜0時の血中コルチゾールが7.5μg/dl以下であること[4]，あるいはDEX-CRH試験（第1日の正午から1回0.5mgのDEXを6時間ごとに計8回服用し，第3日の午前8時よりCRH負荷試験を行う）において，15分後の血中コルチゾールが1.4μg/dlを超えなければpseudo-Cushing症候群の可能性が高いといった報告[3]がある．さらに，これらの血液学的検査に並行して，頭部MRIや胸部CT等で局在診断を進める（図1）．

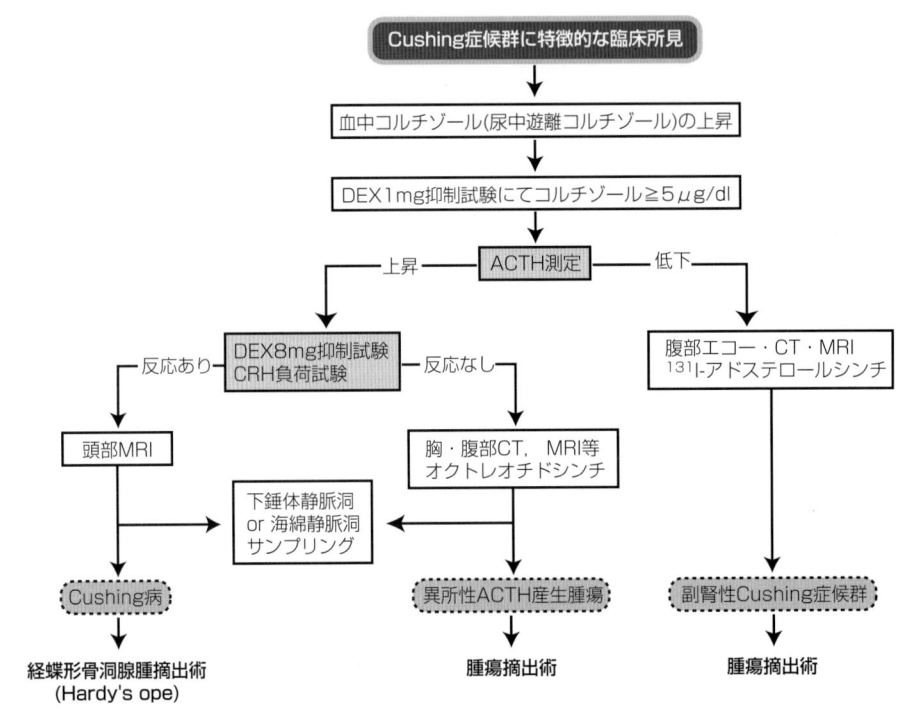

図1 Cushing症候群の診断の流れ

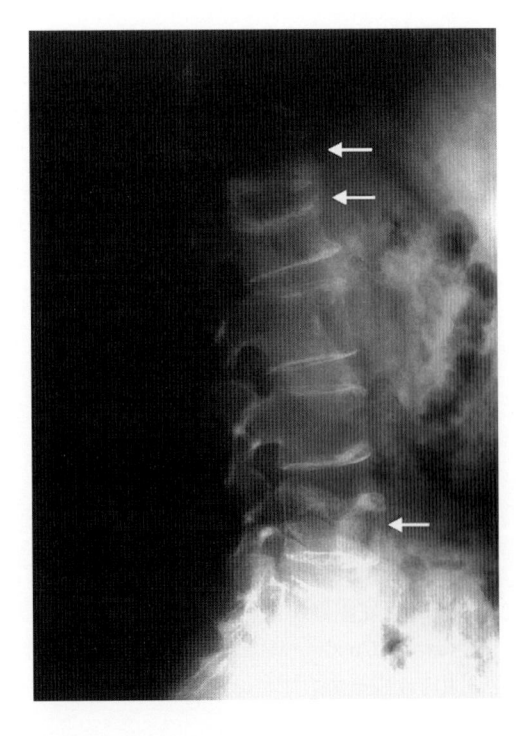

図2 本症例における椎体圧迫骨折のレントゲン写真

問題 3

Cushing症候群における骨粗鬆症の頻度は高く，約20〜50％とされる．コルチゾールの過剰により，骨芽細胞の分化・増殖の抑制，1型コラーゲン遺伝子発現の抑制，IGFやPGE2合成抑制，骨吸収促進，小腸からのCa吸収抑制，腎尿細管におけるCa再吸収の抑制などが起こることが推測されている．本症例における椎体X線写真を示す（図2）．

問題 4

Cushing病の90％以上は径10mm以下の微小腺腫であり，頭部MRIでの検出率は50〜75％程度とされ，本症例のように頭部MRIで下垂体に明らかな腫瘍性病変が認められないことも少なくない（典型例として，頭部MRIにて腫瘍が確認された症例のMRIを図3に提示した）．このように一般的な画像検査で局在診断が不能である際に，下垂体微小腺腫と異所性ACTH産生腫瘍（特に気管支カルチノイドなどの微小なACTH産生腫瘍）との鑑別が非常に困難となる．その場合，選択的下錐体静脈洞サンプリング（inferior petrosal sinus sampling：IPSS）または海綿静脈洞サンプリング（cavenous sinus sampling：CSS）が行われる[5]．いずれも末梢血と同時に採血し，ACTHの中枢/末梢比（C/P ratio）が基礎値で2.0以上，CRH刺激後3.0以上でCushing病と診断する．有用性は約75％とされる．さらに，最近では異所性ACTH産生腫瘍の画像診断として[111]Inオクトレオチドシンチが注目されている．オクトレオチドはソマトスタチン誘導体であり，膵内分泌腫瘍・カルチノイド・神経内分泌腫瘍等に強く発現しているソマトスタチンレセプターと結合する．異所性ACTH産生腫瘍の多くは神経内分泌細胞由来であり，実際にオクトレオチドシンチが局在診断に有用であったとの報告が散見され[6]，本邦においても実用化が検討されている．なお，Cushing症候群の治療は腫瘍性病変ならば原則として腫瘍切除術．手術不能例であれば薬物療法（ステロイド合成阻害薬であるミトタン，メチラポン，トリロスタン等）や放射線治療が使用される．

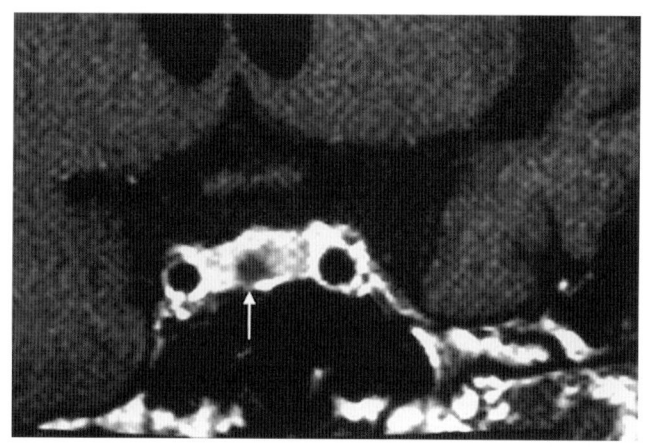

図3 頭部MRIにて腫瘍が確認されたCushing症候群の例

レベルアップをめざす方へ

最近，超音波検査やCT等の画像検査の普及，またACTHやコルチゾールが簡単に測定できるようになったことにより，特徴的なCushing症候群の所見がないにもかかわらず自律性のコルチゾール分泌が認められる症例が散見されるようになってきた．これをpreclinical Cushing症候群と呼ぶ．臨床症状にはCushing症候群に特徴的な満月様顔貌・中心性肥満・皮膚の菲薄化などは見られず，全身性肥満・高血圧・耐糖能異常などの非特異的所見が多い．副腎偶発腫瘍として発見されるものがほとんどである．長期的には血圧・耐糖能・骨代謝への影響が懸念され，治療の対象となるものもある．診断基準が示されており，副腎腫瘍の存在・Cushing症候群に特徴的な身体兆候の欠如・コルチゾールの基礎値が正常範囲・コルチゾール分泌の自律性の4項目が必須である（表2）．また，治療の目安として．ACTH分泌の抑制が明らかなものや日内リズムの消失があり．高血圧・耐糖能障害・著明な肥満等の合併があるものが対象とされる．その他．注目されている病態として「周期性クッシング症候群」がある．これは一定あるいは不規則な周期のもとにコルチゾールの間歇的な過分泌が生じるものであり，臨床所見もそれ

表2 副腎性 preclinical Cushing 症候群の診断基準

必須項目
1. 副腎腫瘍の存在(副腎偶発腫)
2. 臨床症状：Cushing症候群の特徴的な身体徴候の欠如 (但し高血圧・全身性肥満・耐糖能の異常は特徴的所見とはみなさない)
3. 検査所見
   1) 血中コルチゾールの基礎値(早朝時)が正常範囲内(2回以上の測定が望ましく，常に高値の例は本症例とはみなさない)
   2) コルチゾール分泌の自律性：overnight DEX抑制試験1mgで翌朝血中コルチゾール3μg/dl以上かつ8mgで1μg/dl以上

上記に加え，更に次の3)〜6)の1つ以上あるいは7)が必要
   3) ACTH分泌の抑制：ACTH基礎値が<10pg/ml あるいはACTH分泌刺激試験の低反応
   4) 副腎シンチで患側の取り込みと健常側の抑制
   5) 日内リズムの消失
   6) 血中DHEA-S値の低値(年齢・性別を考慮した基準値以下の場合)
   7) 副腎腫瘍摘出術後，一過性の副腎不全症状があった場合，あるいは付属副腎皮質組織の萎縮を認めた場合

(平成7年度厚生省特定疾患調査研究班「副腎ホルモン産生異常症」)

に伴い出現・消失する．Cushing病に多いといわれる．周期は数日から数年に及ぶことがあり．非活動期には診断が困難なため，長期的に観察し，検査を繰り返していく必要がある．

●文　献●
1) Newell-Price J, et al. : The differential diagnosis of Cushing's syndrome. Ann Endocrinol (Paris) Apr ; 62 (2) : 173-9, 2001
2) Papanicolaou DA, Mullen N, et al. : Nighttime salivary cortisol : a useful test for the diagnosis of Cushing's syndrome. J Clin Endocrinol Metab 87 : 4515-21, 2002
3) Hershel Raff, James W. Findling : A physiologic approach to diagnosis of the Cushing syndrome. Ann Intern Med 138 : 980-991, 2003
4) Papanicolaou DA, et al. : A single midnight serum cortisol measurement distinguishes Cushing's syndrome from pseudo-Cushing states. J Clin Endoclinol 83 : 1163-7, 1998
5) Oldfield EH, et al. : Petrosal sinus sampling with and without corticotropin-releasing hormone for the differential diagnosis of Cushing's syndrome. N Engl J Med 325 : 897-905, 1991
6) de Herder WW, et al. : Somatostatin receptor scintigraphy : its value in tumor localization in patients with Cushing's syndrome caused by ectopic corticotropin or corticotropin-releasing hormone secretion. Am J Med 96 : 303-4, 1994, Apr
7) 二川原　健，須田　俊宏：クッシング病．ホルモンと臨床 49：43-49, 2000

[高橋　仁麗／石橋　俊]

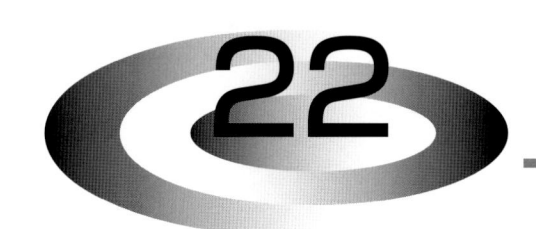

疾患22 漢方で血圧が上がるって本当？

問題編

●症例提示

症例

Y.H. 66歳女性
　主訴：頭重感，脱力感．
　家族歴：特記事項なし．
　既往歴：2カ月前より，食欲不振のため漢方薬を服用している．
　現病歴：生来健康で，毎年の健康診断でも異常を指摘されたことはない．1週間前頃より，時々頭重感を自覚していた．2日前より，四肢の脱力感を生じるようになり，徐々に増悪傾向が見られたため来院した．
　初診時現症：身長158cm，体重54kg，血圧180/100mmHg（左右差なし），脈拍84/分，体温36.5℃，意識清明．眼瞼結膜貧血なく，眼球結膜黄疸なし．頭頸部に異常なし．心音・呼吸音正常．腹部に異常所見なし．両下腿に僅かに浮腫を認める．四肢の軽度のしびれ感を訴える他は，神経学的な異常所見なし．
　＜初診時検査所見＞
　検尿：蛋白（−），潜血（−），糖（±），沈渣異常なし．
　血算：WBC 6,700/ml（Neu 56％, Lym 35％, Mon 5％, Eos 3％, Bas 1％），RBC 414×10⁴/ml, Hb 12.1g/dl, Ht 36.3％, Plt 24.9x10⁴/ml
　生化学：TP 7.8g/dl, Alb 4.5g/dl, LDH 242U/l, AST 15IU/l, ALT 18IU/l, γ-GTP 24IU/l, ALP 176U/l, T.Bil 1.2mg/dl, Na 139mEq/l, K 2.5mEq/l, Cl 98mEq/l, Ca 9.4mg/dl, P 3.6mg/dl, BUN 16mg/dl, Cre 0.8mg/dl, U.A 6.2mg/dl, TC 224mg/dl, TG 165mg/dl, BS 120mg/dl, CRP 0.3mg/dl

●設問

問題1 適切な対処はどれか．1つ選べ．
1. 高血圧のうちで最も多いのは本態性高血圧であり，まずそれを疑って治療を進める．
2. 浮腫や低カリウム血症を来しており，内分泌異常等に因る二次性高血圧を疑って検査を進める．
3. すぐに血圧を下げるべきなので，サイアザイド系利尿薬を投与する．
4. ループ利尿薬の適応である．
5. カリウム製剤を処方し，2週間後に来院させる．

内分泌学的検査，及び画像検査を追加し，以下のような結果を得た．
　ACTH（10〜70pg/ml）30pg/ml, コルチゾール（5〜15mg/dl）8mg/dl, 血漿レニン活性（0.5〜2.0ng/ml/時）0.3ng/ml/時, アルドステロン（30〜130pg/ml）25 pg/ml
　画像所見：腹部エコー・腹部CTでは副腎を含めて異常所見を認めない．

問題2 この時点で適切な対処はどれか．1つ選べ．
1. 本態性高血圧であり，降圧薬による治療を開始する．
2. 原発性アルドステロン症であり，スピロノラクトンを投与する．
3. クッシング症候群であり，デキサメサゾン抑制試験を行う．
4. 腎血管性高血圧が疑われるので，腹部血管造影を行う．
5. 薬剤性の高血圧を疑い，服薬歴について詳細に問診する．

服薬歴について尋ねたところ，2カ月前から，食欲不振に対して桂枝人参湯7.5g分3を服用しているとのことであった．カリウム製剤を投与したところ，脱力感にはやや改善傾向が見られた．

問題3 この時点で最も適切な対処はどれか．1つ選べ．
1. 漢方薬は天然の素材を原料としているので高血圧の原因とは考えられず，降圧薬による治療を開始する．
2. 桂枝人参湯を，カリウム製剤と一緒に服用させる．
3. 桂枝人参湯が高血圧の原因と考えられるため，5g分2に減量して内服させる．
4. 桂枝人参湯が高血圧の原因と考えられるため，服用を中止させ，血清カリウムを再検する．
5. 血圧の上昇は一時的なものと考えられるので，このまま経過観察する．

解　説　編

1．テーマ疾患の概説（総論）

高血圧症の成因には，多くの因子が関与すると考えられている．それらは，先天的・遺伝的な因子と，後天的・環境的な因子とに大別される．血圧の上昇を来す薬剤や化学物質として，カフェインやニコチンを始めとして多くのものが知られているが，本稿では漢方薬の成分である甘草に因る血圧上昇について述べる．

2．主要疾患の解説
＜疾患概念＞

甘草（図1）を生薬として用いた記録は，西洋では，紀元前5世紀に編集されたヒポクラテスの書に既に見られる．東洋でも，中国に現存する最古の医薬書とされる「神農本草経」に記載されている．

甘草の薬効は，肝保護作用・利胆作用の他，動物実験や in vitro の成績も含めれば，鎮静・鎮痙作用，鎮咳作用，抗消化性潰瘍作用，抗炎症作用，抗アレルギー作用，免疫反応修飾作用，ホスホジエステラーゼ阻害作用，鉱質及び糖質コルチコイド作用，アルドースレダクターゼ阻害作用，血小板凝集抑制作用，線溶活性亢進作用，抗動脈硬化作用，抗腫瘍作用，変異原性抑制作用，齲歯予防作用，抗ウイルス作用，抗菌作用，放射線傷害防護作用，抗老化作用など，極めて多岐に渡る．

甘草は，表1に示すように多くの漢方薬に成分として含まれている．含有量の少ないものも含めれば，実に，ツムラの漢方薬128品目中95品目，カネボウの漢方薬55品目中38品目に配合されている．

甘草の主要な薬効成分は，グリチルリチンである．上述した薬理作用は，グリチルリチン自身のステロイド様作用および内因性ステロイドの増強作用に因る

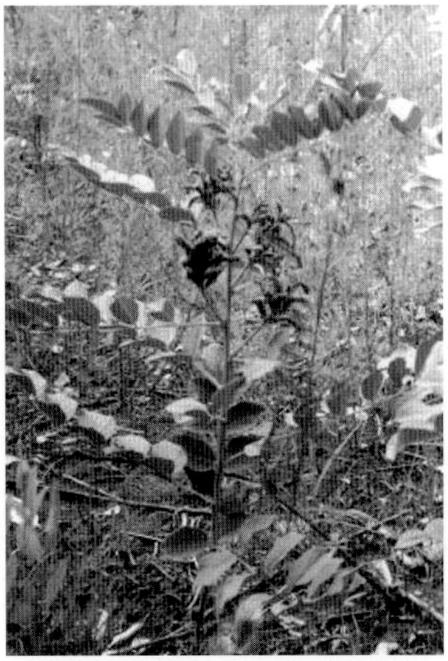

図1．甘草
根を乾燥させて漢方薬等に用いる

表1　1日の服用量に3g以上の甘草が含まれる漢方薬

薬剤名	適応
黄芩湯	腸カタル，消化不良，嘔吐，下痢
黄連湯	急性胃炎，二日酔い，口内炎
甘草湯	激しい咳，咽喉痛の寛解
甘麦大棗湯	夜泣き，ひきつけ
桔梗湯	扁桃炎，扁桃周囲炎
芎帰膠艾湯	痔出血
桂枝人参湯	頭痛，動悸，慢性胃腸炎，胃アトニー
五淋散	頻尿，排尿痛，残尿感
炙甘草湯	動悸，息切れ
芍薬甘草湯	急激に起こる筋肉の痙攣を伴う疼痛
小青竜湯	気管支喘息，アレルギー性鼻炎・結膜炎
人参湯	胃腸虚弱，胃アトニー，下痢，嘔吐，胃痛
排膿散及湯	化膿症，よう，せつ
附子理中湯	慢性の胃腸カタル，胃アトニー

が，その代謝産物であるグリチルリチン酸やフラボノイド成分も，抗消化性潰瘍作用や鎮咳作用などを持つことが示されている．また，グリチルリチンは，甘草の名が示す通り，砂糖の約50倍の甘味を有し，天然甘味料として食品に使用されることもある．

1950年代の欧米において，胃潰瘍や関節リウマチの治療に甘草を用いると，電解質異常や浮腫を来す症例があることが知られていた．その後，原発性アルドステロン症を報告したConnが，甘草の摂取によって高血圧・低カリウム血症・代謝性アルカローシスを来し，かつ血漿レニン活性や血漿アルドステロン濃度が低下している症例を報告し，甘草誘発性偽性アルドステロン症と名付けた[1]．わが国でも，古くから漢方薬として甘草が用いられていたが，1974年に甘草による偽性アルドステロン症が初めて報告された[2]．

本症は全ての年齢層に生じうるが，中高年に比較的多い．また症状出現までの期間は数週間から数年間と様々であるが，グリチルリチンの摂取量とは必ずしも相関しないと報告されている[3]．

＜病　因＞

甘草に因る偽性アルドステロン症の発症機序としては，腎臓の遠位尿細管における11β-ヒドロキシステロイド・デヒドロゲナーゼ（11β-HSD）の阻害がメインと考えられている[4][5]．遠位尿細管内の鉱質コルチコイド受容体は，アルドステロンだけでなく，糖質コルチコイドであるコルチゾールにも高い親和性を示す．通常，コルチゾールは遠位尿細管細胞の11β-HSDによりコルチゾンに代謝されるため，鉱質コルチコイド受容体と結合しない．ところが，グリチルリチンの代謝産物であるグリチルレチン酸によって11β-HSDが抑制されると，コルチゾンに代謝されないコルチゾールが鉱質コルチコイド受容体に結合して，鉱質コルチコイド作用を発揮し，原発性アルドステロン症と類似の症状を呈すると考えられる．

上記の機序を考慮すると，甘草に因って偽性アルドステロン症を生じるのに，糖質コルチコイド作用の過剰に伴うクッシング症候群を生じない理由も理解されよう．

＜症　候＞

自覚症状としては，四肢の脱力やしびれ感，筋肉痛，頭痛，全身倦怠感などを生じる．他覚所見としては，高血圧，浮腫，低カリウム血症，代謝性アルカローシス，耐糖能異常の他，低カリウム血症に伴う不整脈をみる場合がある．

＜診　断＞

上述の症候の他，何よりも服薬歴がポイントである．グリチルリチンによって原発性アルドステロン症類似の病態を呈するが，血漿レニン活性，アルドステロン共に抑制されていることから本症と診断される．血漿レニン活性の抑制は強く，フロセミド立位負荷試験でも無反応である．

漢方薬は副作用がないという一般的な認識にとらわれないことが重要である．甘草を含む漢方薬を複数併用している場合は，その副作用も生じやすく，より慎重に経過を見る必要がある．また，甘草は天然甘味料として食品に使用されている場合もあり，そうした食品を摂っている場合は，本症を発症しやすくなる．

＜治　療＞

甘草製剤の服用を中止すれば，通常，2～3週間程度で臨床症状・検査所見の改善が見られる．速やかな改善が望まれる場合は，抗アルドステロン薬であるスピロノラクトンの投与が有効である．

＜予　後＞

適切に診断されれば予後は良好である．レニン-アンジオテンシン系の抑制が数ヶ月間続く場合もあるが，自然経過で回復する．

3．その他の疾患

漢方薬以外でも，肝庇護薬・解毒薬として使われるグリチロン®や強力ネオミノファーゲンシー®はグリチルリチンを主成分とする薬剤であり，S・M散®やアスパロン®，ネオ・ユモール®等の健胃・抗潰瘍薬にも甘草成分が含まれている．これらの薬剤を処方する場合，投与量・期間に注意し，その副作用を念頭に置いておく必要がある．

4．患者の生活指導，その他

上述したように，甘草は天然甘味料として使用されることがあり，長期に渡って過剰に摂取されれば，漢方薬の服用と同様の問題を生じ得る．仁丹やチューインガムに因る偽性アルドステロン症の報告もある[6]．

問題の解答と解説

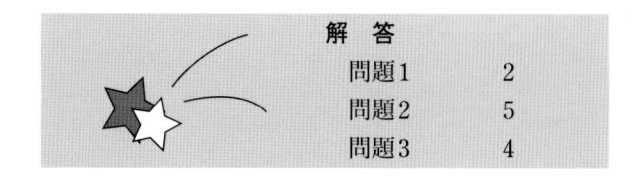

解答	
問題1	2
問題2	5
問題3	4

解　説

問題1

高血圧の9割以上は本態性高血圧であるが，本態性高血圧というのはあくまで二次性高血圧を除外しえた後の診断であり，まずは血圧上昇を来す基礎疾患の有

無を調べる必要がある．特に本例のように，低カリウム血症等の異常を随伴する場合は，内分泌異常等に因る二次性高血圧を疑って検査を進めることが不可欠である．

サイアザイド系利尿薬・ループ利尿薬は，降圧利尿薬として本態性高血圧等に使われるが，本例では低カリウム血症を助長する恐れがあり，投与してはならない．

カリウム製剤を投与しても，甘草製剤を中止しない限り，尿中のカリウム排泄が増加するだけで，明らかな改善は見られない．

問題 2

クッシング症候群でも高血圧や低カリウム血症を来すことがあるが，コルチゾールが正常であることから否定される．

原発性アルドステロン症では，血漿レニン活性は抑制され低値であるが，アルドステロンは高値となる．よって否定される．

腎血管性高血圧では，レニン・アルドステロン共に高値となるので否定される．

家族歴に特記事項なく，画像所見でも異常が見られず，レニン・アルドステロン共に抑制されていることから，漢方薬に因る偽性アルドステロン症の可能性が最も疑われる．服薬内容について詳しく問診する．

問題 3

甘草に因る偽性アルドステロン症であり，漢方薬の服用を中止させるべきである．血清カリウム等をフォローし，早期の改善が望まれる場合は，抗アルドステロン薬であるスピロノラクトンの投与も考慮する．

● レベルアップをめざす方へ

本症を始めとする二次性高血圧は，本態性高血圧と異なり，特異的な治療法がある場合も多く，これを診断することは非常に重要である．高血圧の9割以上は本態性高血圧と言われているが，高血圧患者を診た場合，いきなり本態性高血圧として治療するのではなく，まず二次性高血圧をきちんと鑑別したい．特に，本症のように著明な低カリウム血症を呈している場合，降圧利尿薬を投与すると低カリウム血症が更に助長され，極めて危険である．

本症は，低レニン性高血圧の一つであるが，レニン・アルドステロン共に低値である高血圧としては他に，Liddle症候群，先天性副腎皮質過形成を来す17α-水酸化酵素欠損症及び11β-水酸化酵素欠損症，デオキシコルチコステロン（DOC）産生腫瘍，先天的11β-HSD欠損症であるapparent mineralo-corticoid excess（AME）症候群I型，などが挙げられる．

Liddle症候群は，遠位尿細管におけるNaチャネルの遺伝子異常により，Naの再吸収が亢進し，Kの分泌が促進され，原発性アルドステロン症類似の症候を来す疾患である．常染色体優性遺伝疾患と考えられているが，散発例も報告されている．

17α-水酸化酵素欠損症，11β-水酸化酵素欠損症，DOC産生腫瘍では，いずれもDOCの高値を来し，その血圧上昇作用により高血圧となる．

●文　献●

1) Conn JW, Rovner DR, Cohen EL : Licorice-induced pseudoaldosteronism. Hypertension, hypokalemia, aldosteronopenia, and suppressed plasma renin activity. JAMA 205 : 492-496, 1968.
2) 杉田　實，大鶴　昇，宝来善次ほか：甘草によるpseudoaldosteronismの1症例．日本内科学会誌 63 : 1312-1317, 1974.
3) 森本靖彦，中島智子：甘草製剤による偽アルドステロン症のわが国における現状．和漢医薬学会誌 8 : 1-22, 1991.
4) Stewart PM, Wallace AM, Valentino R et al : Mineralocorticoid activity of liquorice : 11-beta-hydroxysteroid dehydrogenase deficiency comes of age. Lancet 2 : 821-824, 1987.
5) Edwards CR, Stewart PM, Burt D et al : Localisation of 11 beta-hydroxysteroid dehydrogenase—tissue specific protector of the mineralocorticoid receptor. Lancet 2 : 986-989, 1988.
6) 河邊博史，猿田享男：特殊な高血圧　アルドステロン症，偽アルドステロン症．循環科学 16 : 224-227, 1996.

［細田　徹・山崎　力］

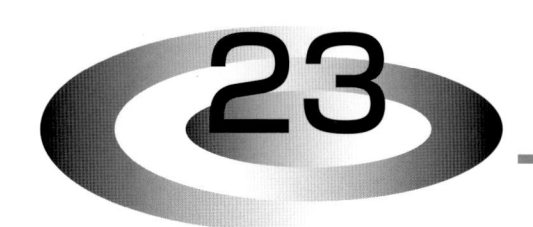

疾患 23 この高血圧は，直ちに入院が必要です！

問題編

症例と設問

症例

Y.Y. 54歳男性
主　訴：頭痛，全身倦怠感，視力障害
家族歴：特記事項なし
既往歴：昭和63年中央アフリカ派遣時，熱帯熱マラリアに罹患
10年前より高血圧を指摘されていたが放置.
現病歴：平成11年7月の検診でBP190/122 mmHg，蛋白尿2＋，Cr1.4mg/dlを指摘されたが放置．平成12年1月より時々鼻出血が出現，4月24日より頭痛，腰痛，視力障害，不眠症状が強く，全身倦怠感が著明となり4月26日当院受診．BP174/98mmHg，尿蛋白3＋，潜血3＋，LDH1043 IU/l，BUN/Cr 29.5/1.92 mg/dl，Plt7.3万/ul．慢性腎炎による慢性腎不全と高血圧，慢性C型肝炎（HCC，肝硬変の疑い）と診断，外来フォローとしたが，5月8日頭痛が激しくなり受診．BP230/170mmHg，LDH 2380 IU/l，BUN/Cr 53.3/3.07mg/dl，Plt 5.6万/ul，意識障害と呂律障害，項部硬直を認め緊急入院となった．

初診時現症：身長169cm，体重73kg，体温36.3℃，血圧260/180mmHg，脈拍86/分整，意識レベル低下（JCS/II-20），眼瞼結膜貧血なし，眼球結膜黄疸なし．心音S1（→），S2（→），S3（－），S4（＋），心雑音（－）．呼吸音異常なし．腹部：肝腎脾触れず．血管雑音（－）．下肢の浮腫（－）．神経学的所見；項部硬直（＋），麻痺なし，腱反射正常，病的反射なし．

入院時検査所見：＜検尿＞蛋白（3＋），潜血（3＋），糖（±），沈渣：RBC70-80/H，WBC1-4/H，硝子円柱1-4/10H，顆粒円柱1-2/20H，卵円型脂肪体0-1/30H．＜CBC＞WBC9300（St 0％，Seg 81％，Ly 14％，Mo 4％，Ba1），RBC 370万/ul，Hb11.8g/dl，Ht 33.5％，Plt 5.6万/ul＜生化学＞TP7.5g/dl，Alb4.2g/dl，T.Bil 2.2mg/dl，D.Bil 0.6mg/dl，ALP 182 IU/l，GOT 61 IU/l，GPT 48 IU/l，LDH 2380 IU/l，γGTP 40 IU/l，ChE 379IU/l，T-Chol 299mg/dl，HDL 92mg/dl，TG 165mg/dl，BUN 53.3mg/dl，Cr 3.07mg/dl，UA 7.4mg/dl，Na134mEq/l，K 3.9mEq/l，Cl 99mEq/l，Ca 9.0mEq/l，CRP 0.5mg/dl，IgG1851mg/dl，IgA 277mg/dl，IgM 93mg/dl，補体正常，クリオグロブリン（－），抗核抗体 40倍，抗DNA抗体陰性，HBsAg（－），HCV（＋），24hCcr 27.3ml/min..

髄液：初圧14cmH20，終圧13 cmH20，水様透明，細胞数10/3（L9/3，N0/3，M1/3）．蛋白130mg/dl．糖

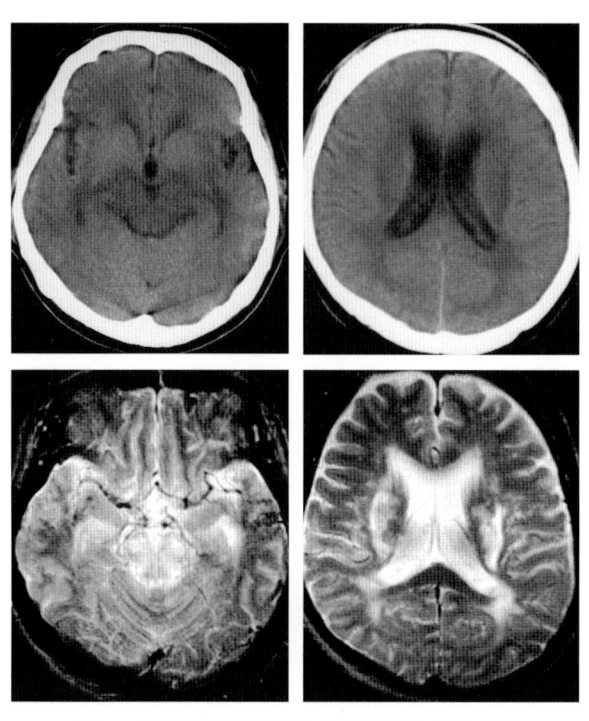

図1　入院時頭部CT（上）と頭部MRI（下）検査

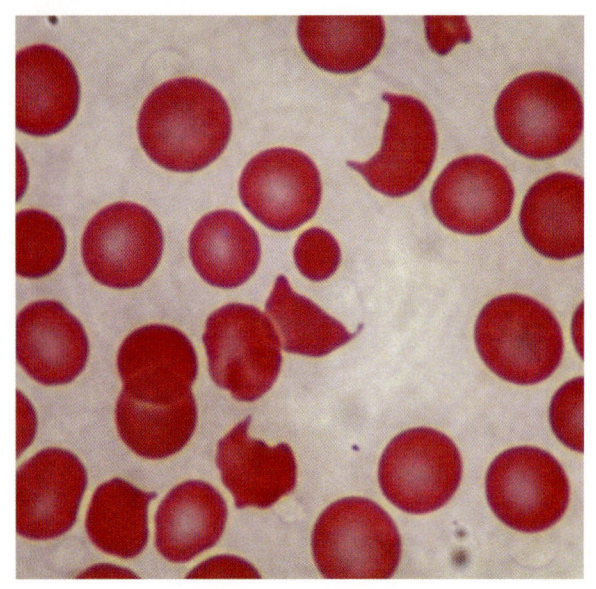

図2　末梢血液像（Wright染色 × 1000）

67mg/dl.

入院時画像所見：入院時の頭部単純CT, MRI（T2強調）の画像を図1に，末梢血液像を図2に示す．

問題1　ここまでで考えられる診断は何か？
1. くも膜下出血
2. 脳梗塞
3. 急性大動脈解離
4. 悪性高血圧
5. 無菌性髄膜炎

問題2　本症例の診断のために最も有用な検査はどれか？
1. 脳血管造影検査
2. 眼底検査
3. 核医学検査（SPECT）
4. 胸腹部CT検査
5. 骨髄穿刺

われわれは，拡張期血圧高値（>140mmHg），微小血管性溶血性貧血（ハプトグロビン<10mg/dl），眼底の乳頭浮腫の所見から悪性高血圧症と診断し，すぐに降圧治療を開始した．

問題3　まず行うべき降圧治療として誤っているものはどれか？
1. ニフェジピン舌下錠をかまずに飲み込む
2. ニフェジピンL錠（20mg）内服．
3. ジルチアゼムの持続静注
4. ニカルジピンの持続静注

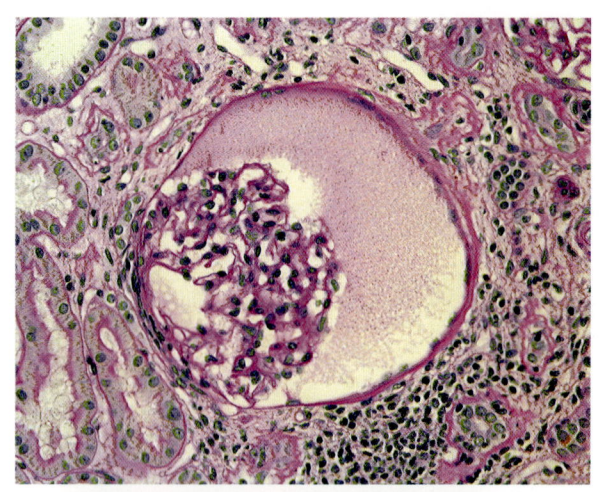

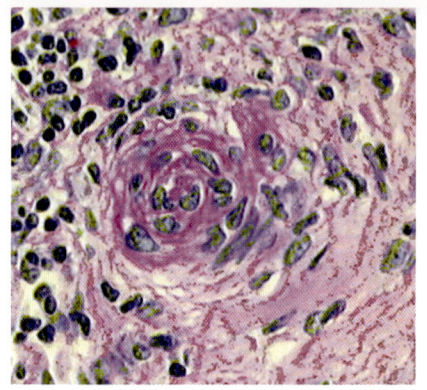

図3　腎生検の所見
A / B

5. 短時間作用型ACE阻害薬の内服

はじめに，カプトプリル 6.25mg 内服をしたが，効果不十分なためニカルジピン原液 2mg/hr より持続静注を開始し，コントロールがついたところで徐々に内服薬に切り替えていった（アムロジピン5mg，テモカプリル4mg，αメチルドーパ750mg，ビソプロロール5mg／日）．血圧は 140-150/80-95mmHg 程度に落ち着いたが，意識障害（昏迷，Glasgow Coma Scale E3, V4, M5）は改善しなかった．上記降圧薬内服下で24時間血圧測定を行ったところ，夜間に血圧が上昇する riser pattern を示した．5月25日腎生検を施行したところ，図3のような所見であった．

問題4　腎生検の所見（図3）はどう解釈するか．正しいものを2つ選べ．
1. 間質性腎炎
2. 高血圧性腎症
3. 膜性腎症
4. 腎硬化症
5. 急性糸球体腎炎

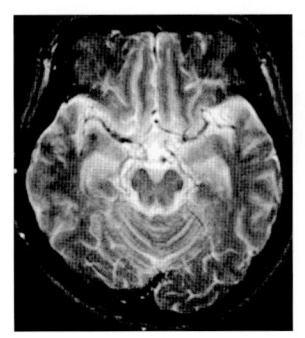

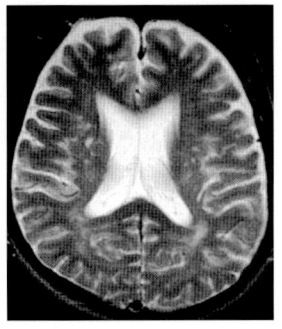

図4 亜急性期（6/22）の頭部MRI所見

2回目の頭部MRIは入院後約1カ月の6月6日に行った．先にみられた白質脳症は消失していた（図4）．2回目のABPMは2回目のMRIとほぼ同時期に行われたが，血圧日内変動パターンはnon-dipper pattern（夜間収縮期圧低下0~10%）を示し，急性期にみられたようなriser patternではなかった．血圧日内変動パターン異常はMRI所見，腎機能，尿中神経体液性因子の改善と一致していた（表1）．その後の経過は良好で，6/16に退院した．退院時降圧薬の処方はアムロジピン（5mg）1T，テモカプリル（4mg）1Tの2剤であった．

表1 本症例1における急性期，亜急性期における神経体液性因子の結果

入院後日数	1日	23日
血漿		
アドレナリン pg/ml	96	29
ノルアドレナリン pg/ml	662	285
ドーパミン pg/ml	32	15
血漿レニン活性 ng/ml/hr	19	7.9
hANP pg/ml	76	12
BNP pg/ml	216	23
血清		
BUN mg/dl	53.3	34.1
Cr mg/dl	3.07	2.40
尿		
アドレナリン μg/day	31.7	8.6
ノルアドレナリン μg/day	183.6	68.5
ドーパミン μg/day	1995	372.9

hANP ; human atrial natriuretic peptide,
BNP ; brain natriuretic peptide

解説編

本症例は可逆性び慢性白質脳症とともに血圧日内変動パターン異常"riser" patternを示した悪性高血圧の症例である．悪性高血圧の診断基準を表2に示すが，本症例ではA群の4項目すべて満たしていたため，診断は容易であった．しかし，本症例では後部硬直を伴う強い頭痛が存在し，中枢神経疾患を含む他疾患の除外診断を迅速に行うことが極めて重要な症例であった．

悪性高血圧の背景疾患として，本態性高血圧と慢性糸球体腎炎（CGN）が2大原因である[1)2)]．病態生理学的には循環血液中の血管収縮性物質，例えばノルエピネフリン，アンジオテンシンⅡ，抗利尿ホルモンなどの上昇により血圧が急上昇し，その結果小血管のフィブリノイド壊死がおこり，血管内皮傷害，血小板やフ

表2 診断基準

A 群
1. 拡張期血圧 ：130mmHg 以上
2. 眼 底 ：Keith-Wagener 分類Ⅳ度（両側乳頭浮腫）
3. 腎機能障害 ：急激に進行し，腎不全を呈する．
4. 全身症状 ：急激な増悪を示し，とくに体重減少，脳症状や心不全を呈することが多い．

B 群
1. 拡張期血圧 ：120mmHg 以上，130mmHg 未満で，他の（A群の）3条件を満たすもの．
2. 眼 底 ：Keith-Wagener 分類Ⅲ度（網膜浮腫，出血斑）で，他の（A群の）3条件を満たすもの．
3. 腎機能障害を認めるが，腎不全には至らず，他の（A群の）3条件を満たすもの．

悪性高血圧の進展

重症高血圧

局所作用
プロスタグランディン系，
フリーラジカル

神経・体液性因子
レニン・アンジオテンシン系，
交感神経系，バソプレシン

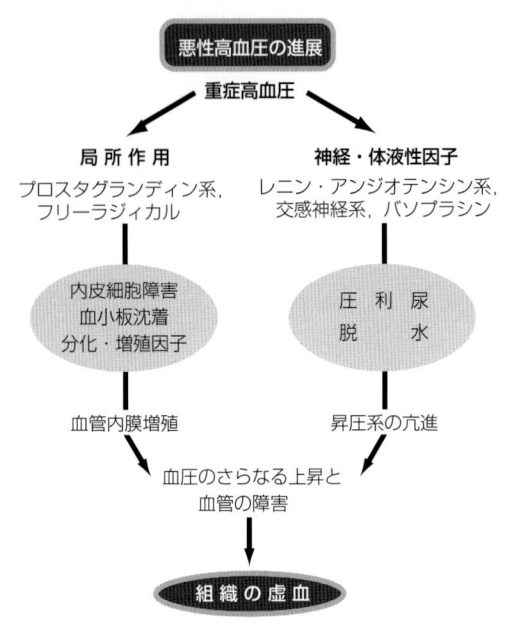

内皮細胞障害
血小板沈着
分化・増殖因子

圧利尿
脱水

血管内膜増殖

昇圧系の亢進

血圧のさらなる上昇と
血管の障害

組織の虚血

図5　悪性高血圧の始まりと進展のシェーマ

ィブリン沈着が生じ，主要臓器の血圧自動調節能も消失し，臓器が虚血に陥る．虚血により血管収縮性物質が更に放出され，更なる血管収縮が惹起され悪循環となる[3]（図5）．この場合，本症例のように血栓性微小血管症（thrombotic microangiopathy：TMA），すなわち溶血性尿毒症症候群（HUS）や血栓性血小板減少性紫斑病（TTP）の状態が一過性に生じる．腎機能も悪化し，降圧治療開始時に一時的に更に悪化するが，治療経過とともに徐々にある程度まで改善するが，原疾患がCGNである場合には腎機能予後は不良である[1]．

問題の解答および解説

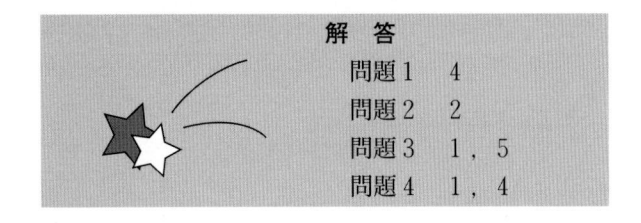

解　答
問題1　4
問題2　2
問題3　1，5
問題4　1，4

問題　1

激しい頭痛に伴い，著明な高血圧，進行性の腎障害があり悪性高血圧と診断するのは容易である．末梢血で破砕赤血球（helmet cell）が認められ，LDH高値，血小板減少などが認められたのは悪性高血圧の際に生じる微小血管性溶血性貧血（溶血性尿毒症症候群）のためである．頃部硬直が説明できないが，髄液所見から髄膜炎やくも膜下出血は否定的であり頚椎の異常等によるものと推察される．頭部CTでは深部白質，橋に低吸収域をみとめ，MRI（T2強調画像）では同部に高信号域を呈している．ここには示していないが，基底核，中脳にも同様な所見を認め，び慢性の白質脳症，すなわち高血圧性脳症と診断できる．

問題　2

診断確定のためには表2の診断基準を満たすことが必要であるが，ここまで眼底の乳頭浮腫以外はすべて満たしており，眼底検査により確定診断できる．しかし，注意すべき点はもともと高血圧を放置してきたような人の場合，悪性高血圧でなくとも乳頭浮腫を呈している場合があり，問診により視力障害が進行しているかどうかを確かめることが重要である．

問題　3

悪性高血圧であり，高血圧緊急症であるので入院の上，降圧治療が必要である．高血圧性脳症を合併しているため，まず行うべき治療は，腎障害がない場合はACE阻害薬がよい．ACE阻害薬は脳循環自己調節曲線をより低い血圧値の方向へ再設定するため，降圧に対して脳を保護する作用がある．本症例では，血液検査の結果が出る前にカプトプリル6.25mgという少量のACE阻害薬を用いたが，効果不十分のためニカルジピン持続i.v.にて降圧を図った．脳圧亢進がある場合や脳出血の際はニカルジピンは脳血流増加作用があるため禁忌といわれている．ニフェジピン錠は切れ味の鋭い降圧薬であるが，持続時間が短く，反兆性に昇圧する恐れがあるため，JNC-VIや日本高血圧学会のガイドラインでも使用すべきでないとしている．本症例でもCT撮影の際にニフェジピン舌下錠が用いられ，CT後に血圧が急上昇した．

問題　4

図3の腎生検の所見であるが，病理医の診断では，以下の通りであった．

#1. Malignant nephrosclerosis
#2. Acute interstital nephritis, suspected

硬化糸球体のうち5個は基底膜のwrinklingを伴い虚脱している（写真　3A）．残りの16個の糸球体の虚脱傾向にあるが，明らかな増殖性変化や基底膜の肥厚は認めない．間質には高度の細胞浸潤と高度の線維化を認める．細胞浸潤はほとんどが単核球であるが一部好中球が混在している．尿細管の萎縮も高度に認め，一部の尿細管には尿細管炎の所見を認める．血管は小動脈，細小動脈を観察し，特にsmall arteryには高度の壁肥厚を認めonion skin様となっている（写真3B）．また動脈壁の硝子化も中等度認める．糸球体の1/2が

硬化していることから間質の細胞浸潤の一部は糸球体硬化に伴う非特異的なものと考えられるが，細胞浸潤の程度が強く尿細管炎の所見を認めることから#1に加え#2が存在している可能性を否定できない．

レベルアップをめざす方へ

　悪性高血圧の際に生じるいわゆる高血圧性脳症のうち，Reversible Posterior Leukoencephalopathy Syndrome(RPLS)は1996年に初めて報告され，頭痛，意識障害，痙攣，視力障害をおこし，頭部MRI上可逆性の白質脳症を示す疾患とされる[4]．この疾患は腎障害，高血圧，免疫不全患者におこり可逆性の後頭葉を優位とした白質脳症と特徴づけられる．高血圧性脳症は血圧が脳血管の自動調節能を超えた際に起こる[4]．この疾患の機序は血液脳関門の破綻とそれに伴い髄液や血漿が脳実質へ滲出することである[5]．RPLSの典型的な画像所見は，後頭葉の脳血管構造は最も弱いとされるため，単純CTにおいて後頭葉の白質領域での低吸収域や同部位におけるMRI T2強調画像での高信号である[4]．本症例では過去の報告と異なり，白質脳症は基底核，深部白質，中脳，橋にも認められ，後頭葉の白質に限局されていなかった．深部白質や基底核にわたるび慢性の白質脳症は，子癇やサイクロスポリンによる白質脳症で報告された[6]．われわれの症例でも慢性期のMRIで小さなラクナ梗塞やetat cribles(注1)が深部白質や橋に観察されている(図4)．これらは小血管病において重要な所見であり，この症例で基底核，深部白質，中脳，橋において白質脳症がみられたことを説明するのに重要な所見である．これらの領域が侵されることは高血圧性脳症では普通でない．われわれは，この症例では長期間の高血圧に曝されたことにより脳血管全体の構造が変化し，髄液の滲出が起こりやすくなりび慢性に白質脳症を生じやすくしたと推測する[7]．

　悪性高血圧を含むあるタイプの2次性高血圧や自律神経障害を起こす疾患では血圧日内変動パターンで夜間の平均血圧が昼間平均血圧より高いいわゆる"riser"パターンになることが報告されている[8]．血圧日内変動異常はこれらの疾患の病態生理を反映する．本症例は悪性高血圧になる以前から急性間質性腎炎を持っていただろうと推定される．本態性高血圧においては血圧日内変動異常をもつ患者では予後が悪いということが報告されており，とりわけ"riser"の心血管予後は最も悪い[9,10,11]．降圧治療されている高血圧では高いレベルの夜間血圧が心血管イベント増加につながるという報告もある[12]．本症例では急性期にはriserパターンを示したが，亜急性期にはnon-dipper patternを示した．一過性の腎障害の影響というものがriser patternや可逆性の白質脳症の成因として想定され，それに伴いカテコラミンやレニン・アンジオテンシンなどの昇圧系のホルモンも一過性に上昇していた(表1)．このような一時的な悪性サイクルを早期に発見し，適切な降圧治療を開始することで予後を改善させることができるが，もともと腎疾患を持つ場合の腎機能予後は期待できない．

注1の説明
　etat cribles(大血管周囲腔)：T2強調像にて高信号を示し大きさが3mm未満，一般に整形で均質な高信号域であり，周囲に信号変化を伴わない．穿通動脈，髄質動脈の走行に沿う．ただし，大脳基底核以下3分の1の部位等ではこれを高頻度に認め，しばしば左右対称性で，径3mmをこえることも少なくない．

● 文　　献 ●

1) Kawazoe N, Eto T, Abe I, et al.: Long-term prognosis of malignant hypertension; differentce between underlying diseases such as essential hypertension and chronic glomerulonephritis. Clin Nephrol 29 : 53-57, 1988.
2) Ohta Y, Tsuchihashi T, Ohya Y, et al : Trends in the pathophysiological characteristics of malignant hypertension. Hypertens Res 24 : 489-492, 2001
3) Calhoun DA, Oparil S. : Treatment of hypertensive crisis. N Engl J Med 323 : 1177-1183, 1990.
4) Hinchey J, Chaves C, Appignani B, et al : A reversible posterior leukoencephalopathy syndrome. N Engl J Med 1996; 334 : 494-500.
5) Pavlakis SG, Frank Y, Chusid R : Hypertensive encephalopathy, reversible occipitoparietal encephalopathy, or reversible posterior leukoencephalopathy : Three names for an old syndrome. J Child Neurol 14 : 277-281, 1999
6) De Klippel N, Sennesael J, Lamote J, et al : Cyclosporin leukoencephalopathy induced by intravenous lipid solution. Lancet 339 : 1114, letter, 1992
7) Eguchi K, Kasahara K, Nagashima A, et al. : Two cases of malignant hypertension with reversible diffuse leukoencephalopathy

exhibiting a reversible nocturnal blood pressure 〆riser モ pattern. Hypertens Res 25 : 467-473, 2002
8) Imai Y, Abe K, Munakata M, et al : Does ambulatory blood pressure monitoring improve the diagnosis of secondary hypertension? J Hypertens 8 (suppl6) : S71-S75, 1990
9) Kario K, Pickering TG, Matsuo T, et al : Stroke prognosis and abnormal nocturnal blood pressure falls in older hypertensives. Hypertension 38 : 852-857, 2001
10) Ohkubo T, Imai Y, Tsuji I et al : Relation between nocturnal decline in blood pressure and mortality. The Ohasama study. Am J Hypertens 10 : 1201-1207, 1997
11) Verdecchia P, Schillachi G, Borgioni C, et al : Altered circadian blood pressure profile and prognosis. Blood Press Mon 2 : 347-352, 1997
12) Suzuki Y, Kuwajima I, Aono T, et al : Prognostic value of nighttime blood pressure in the elderly : a prospective study of 24-hour blood pressure. Hypertens Res 23 : 323-330, 2000

［江口　和男／苅尾　七臣／島田　和幸］

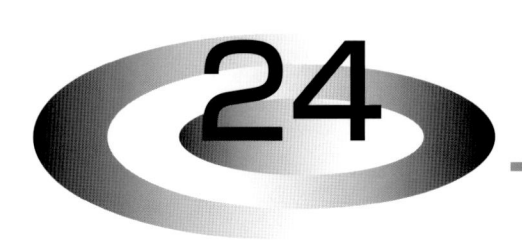

疾患 24 立ち上がるとふらっとする高血圧

問 題 編

症例と設問

症 例
S. K. 69歳女性
主 訴：頭痛，嘔吐，ふらつき
家族歴：特記事項なし
既往歴：10年前に両側人工膝関節置換術施行．11年前に高血圧と脂質血症を指摘されて治療中．
現病歴：平成11年5月18日朝食後に，急に頭痛，嘔吐，ふらつきが出現．他院に救急搬送され血圧204/112 mmHgを認め入院．入院後，MRI検査でラクナ梗塞を認め，多発性脳梗塞及び本態性高血圧症と診断されニフェジピン内服で血圧安定経過し外来にて経過観察中，平成14年1月2日午前10時頃，再びふらつき症状出現し，デパートの階段を踏み外し右側方に転倒．右腎下極出血を認め当科救急外来を受診，右腎摘出手術を施行．状態が安定したため，血圧コントロール目的に当科転入となる．

当科転入時現症：身長169 cm，体重69 kg，BMI 24.2，体温36.4℃，血圧166/102 mmHg，眼底 Scheie H_3S_2，脈拍74/分整，長谷川式簡易知能スケール28点，眼瞼結膜貧血なし，眼球結膜黄疸なし，胸部 心雑音（−），呼吸音正常，腹部 肝腎脾触れず，血管雑音（−）下肢の浮腫なし，神経学的所見；項部硬直なし，麻痺なし，腱反射正常，病的反射なし，心電図；正常洞調律，心拍数 72/分

胸部単純X線 cardiomegaly（CTR 62％），腹部単純X線 niveau 無し，ガス像の消失なし．
当院入院時検査所見
〈検 尿〉蛋白（＋），潜血（−），沈査は異常所見なし
〈CBC〉WBC 5540（Neut 63.3％）/μl，RBC 455万/μl，Hb 13.2g/dl，Ht 40.7％，Plt 36.2万/μl
〈生化学〉TP 6.9 g/dl，Alb 3.9 g/dl，T.Bil 0.8 mg/dl，ALP 102IU/L，AST 30 IU/L，ALT 19 IU/L，LDH 553 IU/L，γGTP 32 IU/L，ChE 186 IU/L，T-Chol 160 mg/dl，HDL 44 mg/dl，TG 78 mg/dl，BUN 10 mg/dl，Cr 0.5 mg/dl，Na 140 mEq/L，K 4.3mEq/L，Cl 99 mEq/L，Ca 4.6 mEq/L，CRP＜0.5 mg/dl，カテコラミン3分画の血中および尿中の値は正常範囲内

問題1 本例におけるごとく原因不明のふらつき／失神の患者を診察する場合，まず注意すべき点はどれか？
1．vital signs 特に血圧低下，頻脈，不整脈，呼吸困難感の有無
2．チアノーゼや胸痛の有無
3．誘発試験による失神症状の有無
4．発汗，頻脈や低血圧発作などの低血糖症状の有無
5．貧血，腹痛，腹部の圧痛や腹膜刺激症状の有無
6．高血圧のコントロール状況，降圧薬の種類と向精神薬などの服薬の有無

本症例において入院時に上記1，2，4，5などの急性症状を認めないことをまず確認し，また服薬状況，高血圧のコントロール状況を確認した．その後に下述の誘発試験をおこなった．すなわち，①臥位や坐位と立位での血圧測定，②頸動脈洞マッサージ試験，③ Valsalva 試験，④過呼吸試験によっておのおの起立性低血圧，頸動脈洞失神，咳嗽失神，過呼吸症候群を鑑別診断した．その結果，特に臥位や座位から起立後1分後に，24 mmHgの収縮期血圧低下を示したため，起立性低血圧と診断した．

問題2 このふらつき／失神の診断をすすめていくために，さらに必要で有用な検査はどれか？
1. 上部消化管内視鏡
2. 脳血流（SPECT）
3. 腹部 ^{131}I-MIBGシンチ
4. 頸動脈ドップラー
5. 耳鏡による鼓膜検査

入院中に本患者のふらつき／失神の鑑別診断をすすめるために，種々の画像検査を施行した．その結果，腹部CTで多発性肝嚢胞（SII，III，IV，VIII），上部消化管内視鏡で大弯前壁側に過形成ポリープ，頭部MRIでは両側基底核から卵円中心に多発微小梗塞，脳血流（SPECT）低灌流域の描出なし，腹部 ^{131}I-MIBGシンチでは褐色細胞腫は否定的，脳波は病的な所見なし，頸動脈ドップラー上は動脈硬化は年齢相応，狭窄および閉塞なし，さらに耳鏡での鼓膜検査や温度試験（Caloric test）でも異常所見を認めなかった．入院時現症では，眼底もScheie H3と左眼底出血を合併し厳密な血圧管理の必要性も認めた．

以上より，多発性脳梗塞および本態性高血圧症と診断し，塩酸チクロピジンとニフェジピン除放剤10 mgにて血圧も144/74 mmHgと入院中は安定経過した．なお，当院入院中血圧日内変動パターンを外泊中の2度のABPMとしてグラフに示した（図1）．すなわち，ニフェジピン除放剤10 mgを朝食後に服用した場合の収縮期血圧を赤で，拡張期血圧を黄色で示した．同様に，同薬を起床後すぐに内服した場合の収縮期血圧が青で，拡張期血圧を白色で示した．両者とも血圧日内変動はnon-dipperタイプだが，服薬時間を2時間ほど早めると前者で認めた午前8時〜11時にかけての血圧降下現象が緩和し，日中帯も至適な降圧レベルを維持できた．現在，外来でベシル酸アムロジピン（2.5mg）1錠内服し安定経過中である．

問題3 高齢者高血圧における診断上の留意点として正しいのはどれか？
1. 詳細な病歴聴取
2. 聴診ギャロップ
3. 偽性/白衣性高血圧
4. 血圧動揺性

考　察

以上，脳血管障害を有する高齢高血圧患者の日常診療での降圧療法の留意点として，

（1）注意深い問診によって，一過性脳虚血発作の既往を見のがさない，

（2）血圧を反復測定し，姿勢，精神状態，日時による血圧変動を正確に把握する，

（3）糖尿病や高脂血症などの他の危険因子の有無や臓器障害のレベルを検索する，

（4）失神や立ちくらみ等の脳循環不全症状に注意し緩徐な降圧を図っていく必要がある，

（5）ABPMによる24時間血圧測定は 高齢高血圧の評価に有用である．

結　語

本症例のように高齢高血圧で起立性低血圧を示し，さらに血圧日内変動パターンが午前中に過降圧傾向にあると，容易に失神や立ちくらみ等の脳循環不全症状が強まり，腎損傷（図2）を呈するほどの重症化も経験し得る．病歴や体質や合併症を鑑みた高齢者の血圧管理は，ADLの維持の面から極めて重要である．

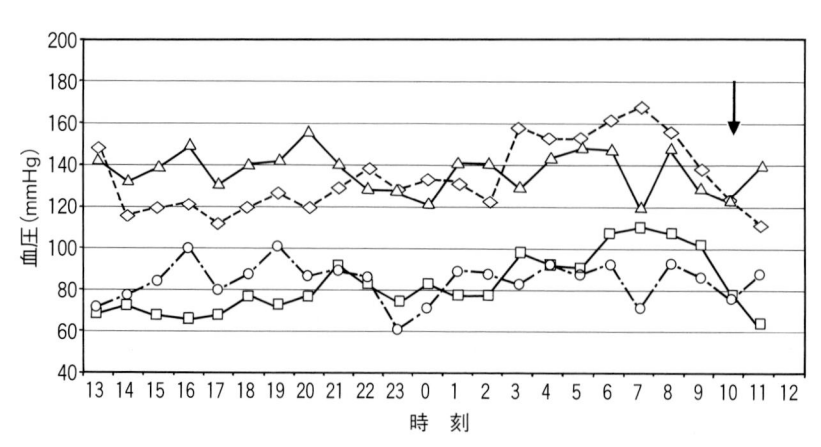

図1　血圧日内変動

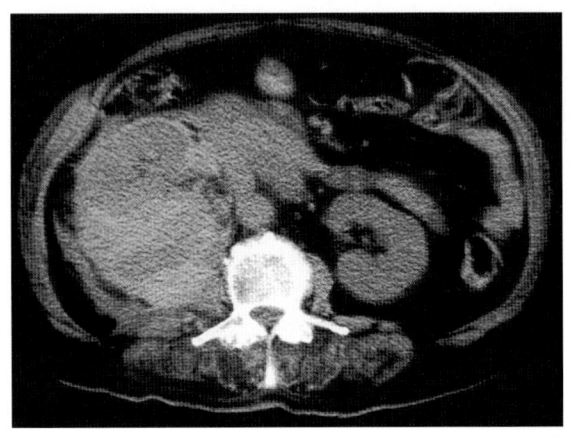

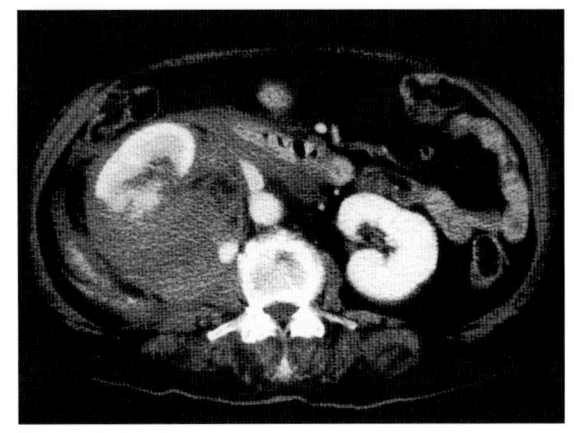

図2 腹部CT検査（右高度腎裂傷IIb）
plainで右腎は前方へ偏位し右腎周囲腔を中心とした後腹膜腔に淡いhigh densityを認め，enhanced CTでは腎実質と比較しlow densityを示すため血腫と診断．

解 説 編

問題の解説および解答

問題 1

原因不明のふらつき/失神の患者を診察する場合，まず注意すべき点は，訴えに救急処置を必要とする原因も含まれているので，可及的速やかに急性症状の有無を把握する必要がある．したがって3.の誘発試験による失神症状の有無は，初診時にまず行うべきではない．

問題 2

ふらつき/失神の鑑別診断をすすめていくために，1. 上部消化管内視鏡，2. 脳血流（SPECT），3. 腹部^{131}I-MIBGシンチ，4. 頸動脈ドップラー，5. 耳鏡による鼓膜検査すべてを漏れなく確実に行う必要がある．

問題 3

高血圧の有病率は全疾患中第1位であり，加齢とともに増加する．高齢者の高血圧は，成因および病態において成壮年期の高血圧とは異なる特徴を示し，診断上および合併症，コンプライアンス，QOLへの注意などその管理上特別の配慮が必要となる．これらすべての項目を念頭に置き日常診療に携わることが肝要である．聴診ギャロップ；コロトコフ音の第1音が聴取され，しばらく音が中断して，その後ふたたび聞こえ出すことがある．この時，最初の聴取点を収縮期血圧とするが，注意して測定しないと血圧値を実際より低く評価する恐れがある．高齢者の血圧測定では特にこの点に注意して，触診法を併用しながら血圧計のカフ圧を十分に高めて測定する必要がある．

本症例は，本態性高血圧症および多発性脳梗塞で経過中に起立性低血圧症と午前中の過降圧現象から一過性の脳循環不全症状が強まった症例と考えられた．

1．起立性低血圧の基準

起立性低血圧の条件として起立により血圧が低下することが必須であるが，この条件に関わる疫学的背景やその診断基準は，WHOやわが国等の基準がある高血圧と違って今だに体系化されていないが，日常診療では，特に臥位や座位から起立後1分ないし3分後に，20mmHg以上の収縮期血圧低下を示した場合に起立性低血圧と診断し病的とする．

2．低血圧の原因

低血圧はまず 1.本態性，2.二次性，および 3.起立性に分類され，本態性低血圧とは明確な原因の認められない慢性低血圧であり，基礎疾患を有する症候性および二次性の低血圧を除外診断した後の疾患である．すなわち，種々の基礎疾患が原因で，二次的に血圧が低下した状態を二次性低血圧といい，さらに急性一過性および慢性持続性に分類する．基礎疾患として中枢性/末梢性の神経障害では，特発性起立性低血圧症，脊髄癆，脊髄空洞症，脳炎，脳腫瘍などがあり，心臓，血管疾患では，大動脈弁口/僧帽弁口狭窄症，大動脈

炎症候群，心筋炎，下肢静脈瘤，血栓後症候群があり，代謝内分泌疾患として，甲状腺機能低下症，副腎皮質不全，副腎性器症候群，高ブラジキニン血症などがある．特に，二次性全身性動脈性高血圧では，血圧が通常の恒常性維持機構では調節されていないので，直立姿勢をとると起立効果 (orthostasis) が出やすい場合が多い．これは褐色細胞腫の患者において顕著であり，ほかに原発性アルドステロン症の症例でも散見される．これらの患者では奇異なことに背臥位では高血圧を呈しても起立性低血圧症を来すのである．このような褐色細胞腫にみる臨床症状の大部分は過剰なカテコールアミンによるが，その生理作用がきわめて多様なために本症の臨床症状も多彩となる．

さらに感染症や中毒症，慢性の脱水症や出血，貧血，低蛋白血症といった循環血液量減少が原因となる二次性低血圧や，降圧薬，向精神薬，抗パーキンソン病薬や中枢神経抑制薬など薬物による二次性低血圧が知られている．起立性低血圧は，Head-up Tilting test や外来の診察室での起立試験 (Shellong test) で簡単に確かめることが出来るが，注意すべきは坐位の血圧が正常血圧，低血圧，高血圧すべての人に起こることである．

3．低血圧の日常生活管理

近年，入浴時の低血圧が注目され，その頻度も増加し，入浴中の突然死の原因に大きく関与しているといわれている．これは，脱衣行為によって急激に血圧が上昇することに引き続いて，入浴行為によって血圧が低下し，しかもこの血圧変動が短時間に生じて，その結果，脳虚血発作事故を引き起こすことが一因と考えられており，特に冬期に集中しやすい．一番風呂を避けて，湯温をあまり高温にせずに脱衣所や風呂場内の室温は上げておくことが望ましい．長時間の直立状態の継続や恐怖に直面した場面では，自律神経や液性因子を介して末梢神経が急に拡張して，血圧が低下し徐脈を生じたり，嘔気や冷汗や顔面蒼白等を認めるケースは，特に血管緊張低下性失神と診断されるが，この場合には，感情ストレスや疲労や不眠などの誘発因子の排除に努める．また，ネクタイなどによる強い頸部の圧迫行為も避ける．食事内容では炭水化物や糖分の過度の摂取は，食後に低血圧発作を増強させる（食後低血圧）ため控えて，蛋白質を多く摂るべきであり，カフェインは逆に低血圧を改善する作用があるため，食後のコーヒー摂取は有用であるが，血管拡張を引き起こすアルコールは避けるべきである．

4．起立性低血圧の病態と鑑別診断

立位時には，血圧維持調節にかかわる要素として，圧受容器反射や骨格筋ポンプや循環システムがある．通常（1Gの重力下）では起立行為により実際に最大700mlもの胸腔内静脈血液が，急激な下方変位を生じて両下肢にうっ滞して，心臓への静脈還流量が減少し，血圧が低下し心拍出量が減少するが，正常ではこれを補正するために頸動脈洞の圧受容体等を介しての反射が速やかに作動して，副交感神経活動が抑制されて逆に交感神経活動が亢進して骨格筋床，内臓および腎臓の血管収縮が生じ，その結果，心拍数，心収縮力さらに血管抵抗が増加するため，血圧は低下することなく維持される．また，レニン‐アンジオテンシン系の賦活化やバソプレッシンの増加，心房性利尿ペプチドの減少といった体液性調節因子も参画する．

一方，骨格筋ポンプ作用によって，直立位から一歩踏み出すことで踝部静脈圧を約 1/2 に減少させる効果をもたらし，その結果，静脈還流を増加させるように作動するが，これら一連の反応で何らかの障害が発生すると起立性低血圧が生じて，脳血流の低下に伴って失神を認める場合がある．

また，循環システム自体の問題点は，心ポンプ作用，循環血流量および血管系の3点に分けて考える．これらの障害要因として，不整脈，弁膜症や心筋炎に合併した心ポンプ作用不全，出血，下痢，嘔吐，内分泌疾患に伴う循環血液量の減少や薬物による循環血液量減少，さらに，温熱環境，アルコールや薬物による血管拡張，さらに妊娠後期や静脈瘤による静脈系の異常などがある．また，ADLが低下し，長期臥床状態が持続した場合や脱水症状で失神が誘発されやすい．さらに，多数の末梢神経障害（糖尿病性，アルコール性，アミロイドニューロパチーなど），Shy-Drager（シャイ・ドレーガー）症候群に代表される原発性自律神経不全症，圧受容器反射弓の中枢病変として，脳幹腫瘍や延髄脊髄空洞症が原因で失神が起こることもある．

以上，まとめると起立性低血圧の存在が確認されれば，大きく神経原性か非神経原性の起立性低血圧かをまず鑑別診断する．前者であれば，さらに中枢性か，末梢性（広汎性か）かを念頭に慎重に診断を進めていく．中枢性では腫瘍や奇形や血管障害といった脳幹部病変あるいは脊髄空洞症を考え，末梢性では糖尿病，アミロイドニューロパチー，ギラン・バレー症候群，acute autonomic neuropathy, acute pandysautonomia, 交感神経節ブロックやシャイ・ドレーガー症候群およびパーキンソン病等の広汎性疾患を鑑別する．後者の非神経原性起立性低血圧では，さらに前述した循環システム自体の障害か，末梢血管床の問題か，あるいは骨格筋のポンプ機能不全なのか，または降圧薬や向精神薬などの薬剤の副作用かを順次鑑別していく．

5．高齢者の失神発作

他のどの年齢層よりも，高齢者では失神発作は高率である．急に起き上がったり，立ち上がった時に起きやすい．ことに，男性では夜間の排尿時に意識障害発作を起こしやすく，数秒～数十秒後に自然に意識は回復するが，これは起立性低血圧が原因である場合と，迷走神経反射が亢進し過ぎることが原因である場合が考えられる．排尿前に発作が起きれば起立性低血圧，排尿直後に起きれば排尿失神と診断する．低血圧発作時に徐脈を認めたときは迷走神経反射が関与し，頻脈になっていれば，脱水やhypovolemiaが関与している．ほかに高齢者の失神発作を起こす原因として，低血糖，発作性心房細動，発作性頻拍症，洞不全症候群，完全房室ブロック，大動脈弁狭窄，一過性脳虚血，過換気症候群等がある．

6．起立性低血圧を合併した高血圧例

高齢者あるいは収縮期高血圧症例における起立性低血圧の頻度は高い．特に高齢者の高血圧患者で，比較的高頻度のものに，この起立性低血圧のほかに入浴時低血圧や食後低血圧が注目されている．実際に外来で，ふらつき，失神，転倒といった血圧低下を示唆する症状を訴えるケースが多い．高齢者の転倒事故による骨折や硬膜下血腫は寝たきり状態となる最大の要因となるため，いかなる状況で転倒が生じたかを詳細に把握する必要がある．Systolic Hypertension in the Elderly Program に参加した，健康な老年男女において，座位から起立1分後に10.4％で，3分後には12.0％の割合で低血圧がみられ，全体では17.3％が，起立1分後，3分後のいずれかあるいは両方で低血圧を呈した1)．これは，臥位から起立させた場合には，さらに起立性低血圧の頻度が高くなることを予想させる．正常な生理的加齢は，起立性低血圧を惹起するさまざまな要因と関連がある．すなわち，加齢に従って心拍出量は低下し，高血圧を合併するとさらに低下する．老年者に60度の角度の体位ストレスを受動的にかけると，収縮後期容量を低下させる能力が正常に作動しないため，1回拍出量や心拍出量はさらに低下することになる．加齢に伴い収縮期血圧は上昇し，拡張期血圧はむしろ低下している場合が多く，脈圧が増大する．最近の疫学調査結果からも，高齢者の収縮期高血圧，脈圧の増大の各々が，心血管疾患の独立した危険因子であることが明らかとなっている．この収縮期血圧の上昇は，大血管の伸展性（コンプライアンス）の低下，つまり Windkessel 機能の低下および反射波の亢進が重畳して生じるが，これは血管そのものの硬さを意味する．これらの加齢に伴う生理的な変化は，体液量や心血管系の調節能力を減少させる原因が加わると，老年者ではさらに起立性低血圧を起こしやすくなる．実際に，食後では腹部血管床に血流が集中するために，食後の起立性低血圧を起こしやすくなる．また，粥状硬化性変化から収縮期血圧は上昇し，圧受容体感受性と血管コンプライアンスは低下し，起立性低血圧を起こしやすくなる．さらに，慢性の高血圧状態は脳循環自動調節能閾値を変位させて，軽度の収縮期血圧の低下によっても脳血流量は顕著に低下し失神が起こることもある．

7．降圧療法時のリスクと選択薬剤

以上，高齢者の収縮期高血圧患者では，大動脈壁伸展性の低下（動脈弾性係数Eの上昇）が，さらに圧受容器感受性低下を惹起し，血行動態や血圧調節に大きく影響を及ぼすため，血圧の短時間動揺性が増加し，上述の起立性低血圧，食後性低血圧（postprandial hypotension）および早朝高血圧（morning surge）など激しい血圧上昇や低下を引き起こし，脳血管障害や心筋梗塞発作の誘因となりうる病態を持つことになる．このように，高齢者高血圧は青壮年にみる本態性高血圧とは異なる臨床的特徴を示すため，治療に際しても主要臓器の血流低下や自動調節能の障害をも考慮して，緩徐な降圧を図る必要があり，近年，多くの大規模介入試験結果から高齢者の収縮期高血圧を含めた治療効果が証明されている．したがって，収縮期高血圧を合併した多くの高齢患者においては，高血圧の治療前に厳密な管理が必要であり，悪化因子を是正し，内服薬の再評価，すなわち利尿薬，血管拡張薬，精神安定薬および鎮静薬等の起立性低血圧の原因として疑わしい薬物を除去することから始めるべきである．降圧薬療法での第一選択薬として持続性Ca拮抗薬，アンジオテンシンI変換酵素（ACE）阻害薬あるいはアンジオテンシンII（AII）受容体拮抗薬，少量の利尿薬が推奨される．また適応のある症例ではβ遮断薬を使用することも可能である．ただし，高齢者ではβ受容体機能が低下することから同薬の有効性は低下し，β遮断薬は末梢循環不全を悪化させ，徐脈やAVブロック等の副作用も惹起しやすく，また高齢者に潜在する心不全や喘息疾患の故に使用しづらい．さらに，α遮断薬においては起立性低血圧に基づく転倒事故を誘発しやすいために高齢者への投与は慎重を要する2)．

8．高齢者の血圧管理とエビデンス

疫学調査での多くのエビデンスから，高齢者においても高血圧が脳・心血管疾患の危険因子であることが示されてきた．すなわち，高齢者に多い収縮期高血

圧の降圧薬治療の是非を検討したSHEP試験（Systolic Hypertension in the Elderly Program）では，実薬（利尿薬/β1遮断薬）群ではプラセボ群に比し36 %の脳卒中の抑制を，さらに心筋梗塞も27 %の抑制効果を認め，治療の有効性が高齢患者でも確立された．また，高齢者高血圧を対象とした大規模介入試験からも持続性Ca拮抗薬やACE阻害薬による治療の有効性が明らかにされ，さらに収縮期高血圧および拡張期高血圧ととに治療の有効性が示されている．80～84歳以上の年代においても脳卒中および心不全に対する抑制があったとの報告も散見される．したがって，高齢者においては特に個別的治療（tailor-made medicine）が重要と考えられる．

●文　　献●
1) SHEP Cooperative Research Group：Prevention of stroke by antihypertensive drug treatment in older persons with isolated systolic hypertension：final results of the Systolic Hypertension in the Elderly Program（SHEP）. JAMA 265：3255-3264, 1991.
2) Ogihara T, et al：Guidelines on treatment of hypertension in the elderly‐2002 revised version. Hypertens Res 26(1)：1-36, 2003.

［岡石　幸也，森本　茂人，松本　正幸］

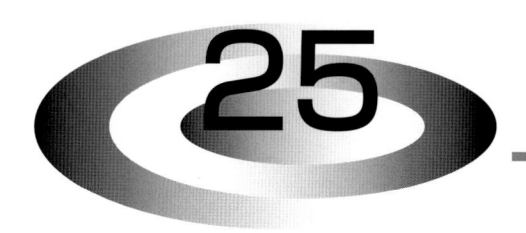

疾患 25 元気な子どもを生むための血圧管理とは（妊娠中の高血圧）

問題編

● 症例と設問

症例

A. A. 30歳女性

主　訴：特になし

家族歴：母，本態性高血圧

既往歴：1妊1産．25歳，妊娠25週でpreeclampsiaと診断され，uncontrollable hypertensionのため妊娠25週で緊急帝王切開術を施行されている．児は450gの男児で，早期新生児死亡となった．産褥期も引き続き高血圧を認め，以来ニフェジピンを投与されている．その他特記すべきことなし．

現病歴：平成14年10月1日から7日間を最終月経に妊娠．12月3日の妊婦検診で妊娠9週0日であることが確認された．このときの血圧は降圧剤を内服していて150/95 mmHgであり，尿蛋白は陰性であった．以後，2週間に一度妊婦検診を行っていたが，妊娠17週は尿蛋白（＋），妊娠19週は尿蛋白（－）であったが，妊娠21週には尿蛋白（＋＋）となった．血圧が160/100 mmHg未満でコントロールできていたため，そのまま1週間に1回の妊婦管理とした．尿蛋白は妊娠24週まで（＋＋）であった．妊娠25週に，高血圧，尿蛋白の悪化，さらに，胎児推定体重が500gと子宮内胎児発育遅延（FGR）が見られ，臍帯動脈血流速度波形において拡張期血流速度途絶（absent end-diastolic velocity, AEDV）が観察されたため，入院管理とした．

初診時現症：身長160cm，妊娠前体重80Kg，入院時85Kg，BP 180/120 mmHg，尿蛋白（＋＋＋），脈拍90/分整，意識レベル清，眼瞼結膜貧血無し，眼球結膜黄疸なし．心音S1（→），S2（→），S3（－），S4（＋），心雑音（－），下肢の浮腫（＋＋）．腱反射正常．

入院時検査所見

Ht 32.0％，Plt 18.0万/mL，TP 6.0 g/dL（Alb 3.0 g/dL），BUN 10 mg/dL，Crea 0.5 mg/dL，UA 6.0 mg/dL，Bil 0.5 mg/dL，AST 10 U/L，ALT 12 U/L，ALP 400 U/L，LDH 300 U/L，g-GTP 10 U/L，T-chol 300 mg/dL，TG 300 mg/dL，Na 140 mmol/L，K 4.0 mmol/L，Cl 105 mmol/L

尿蛋白定量　180 mg/dL（2.5g/日），Creatinine clearance（Ccr）100 mL/min

［入院時Doppler所見］

臍帯動脈血流速度波形（UmA）　（図1上段）

中大脳動脈血流速度波形（MCA）　（図1中段）

子宮動脈血流速度波形（UtA）　（図1下段）

問題1　入院時での最も適切な診断はどれか．

1．本態性高血圧
2．妊娠性高血圧
3．慢性腎炎に伴う高血圧
4．superimposed preeclampsia
5．HELLP症候群

問題2　妊娠のターミネーションを決定する上で必須の検査はどれか．2つ選べ．

1．胎児心拍数陣痛計測
2．胎児のDoppler検査
3．母体の子宮動脈血流速度波形計測
4．胎盤の超音波検査
5．羊水量の測定

われわれは，superimposed preeclampsiaと診断し，高血圧の管理が必要と判断し，アルドメットを追加した．血圧は140～160/90～100 mmHgで落ち着いた．入院後，胎児心拍数陣痛計測では，variabilityは正常範囲であった．胎児の臍帯動脈血流速度波形は，依然

早発型preeclampsia, FGR（妊娠25週）　　正常妊娠（妊娠32週）

UmA

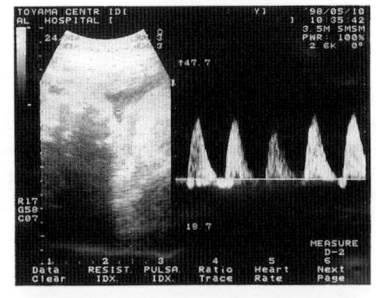

MCA

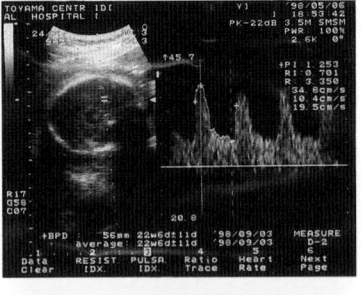

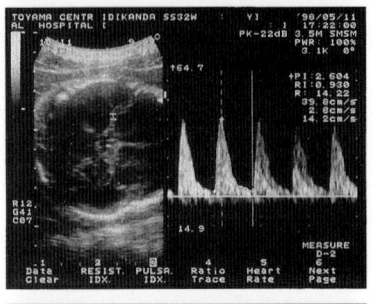

UtA

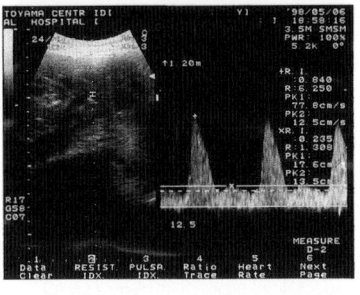

図1　本症例および正常例の血流速度波形
左列に本症例（妊娠25週、早発型superimposed preeclampsia, FGR）を，右列に正常妊娠例（妊娠32週）を示した．
本例では，臍帯動脈（Umbilical artery, UmA）血流速度波形の拡張終期速度が途絶を呈し，中大脳動脈（Middle cerebral artery, MCA）血流速度波形のpulsatility index（PI）の低下がみられる（血流の再配分）．一方，子宮動脈（Uterine artery, UtA）では，遊走性絨毛細胞の子宮筋層への侵入障害を示唆するresistance index（RI）の上昇と拡張早期notchがみられる．

拡張期血流速度途絶を呈していたが，静脈管の血流速度波形のpulsatility indexは正常範囲であった．しかし，次第に尿蛋白が増量し，27週には8g/日となり，Crea 1.0 mg/dL, Ccr 70 mL/minと低下してきた．TP 4.5 g/dL, Alb 2.2 g/dL，全身浮腫を呈している．

問題3 この時点で行うべき治療として正しいのはどれか．
1．利尿剤の投与
2．アルブミン製剤の投与
3．降圧剤の増量，変更
4．水分制限
5．経過観察

妊娠28週，悪心・嘔吐が出現し，同時に右季肋部痛が出現した．直ちに行った血液検査の結果は以下の通りであった．Ht 37％, Plt 8.0万/mL, AT-III 56％, fibrinogen 300 mg/dL, FDP 5 μg/mL, AST 200 U/L, ALT 120 U/L, LDH 800 U/L, g-GTP 50 U/L, Total Bil 2.0 mg/dL, Indirect Bil 1.2 mg/dL, Crea 1.0 mg/dL.

問題4 この時点での最も適切な診断は何か．
1．急性胃炎
2．慢性肝炎
3．妊娠性血小板減少症
4．HELLP症候群
5．妊娠性AT-III低下症

問題5 この時点で妊娠の継続はどうすべきか？
1. 翌日検査を再検して増悪していればターミネーション
2. ただちにターミネーション
3. 肝機能障害は一過性のことが多いので妊娠継続可能
4. 胎児所見が問題なければ妊娠継続可能
5. DICを合併していなければ妊娠継続可能

HELLP症候群と診断し，同日緊急帝王切開術を行った．児は700gで，アプガースコア1，3，5分値はそれぞれ4，6，7点であった．患者は，術後1日目にPlt 4.0万/mL，AT-III 40％，figbirnogen 200 mg/dL，FDP 100 μg/mL AST 500 U/L，ALT 700 U/L，LDH 1200 U/L，g-GTP 200 U/L，Crea 1.2 mg/dLとなったため，AT-III製剤を3000単位投与し，蛋白分解酵素阻害剤（メチル酸ガベキサート 2,000 mg/日）の投与を開始した．子癇は合併しなかった．術後はニカルジピン微量点滴で血圧をコントロールしていたが，術後4日目には血圧が安定したため，ニフェジピン（アダラートCR）単剤の内服に切りかえた．この日の生化学データは，Plt 10万/mL，AT-III 100％，FDP 10 μg/mL，AST 50 U/L，ALT 80 U/L，LDH 500 U/L，g-GTP 40 U/L，Crea 0.8 mg/dLであった．メチル酸ガベキサートの投与を中止した．術後7日目には尿蛋白は(++)となり，一日尿蛋白量も40 mg/dLとなった．術後8日目に退院を許可した．一カ月検診では，血圧は150/96 mmHgであったが，尿蛋白は陰性であった．生化学データはすべて正常化していた．

解 説 編

問題の解答および解説

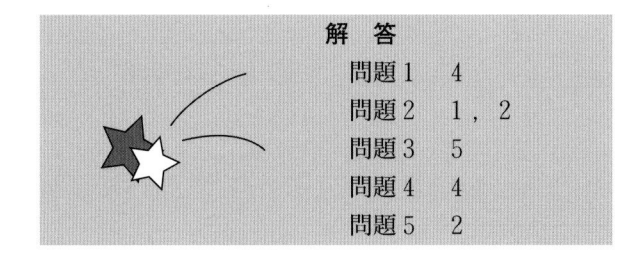

解 答
問題1　4
問題2　1，2
問題3　5
問題4　4
問題5　2

問題 1

若年性高血圧が見られるが，本態性高血圧か否かはここではわからない．妊娠性高血圧は，妊娠20週以前に高血圧が見られなかったものが妊娠20週以降に初めて高血圧を認めた場合をいう．慢性腎炎を合併しているか否かはここではわからない．尿蛋白を合併しない高血圧合併妊婦が妊娠中に尿蛋白を合併した場合は，superimposed preeclampsiaである．HELLP症候群はここではまだ発症していない．

問題 2

妊娠を中断する週数は，胎児の予後に深く関係する．妊娠32週未満で発症したpreeclampsiaを早発型preeclampsiaというが，特に妊娠30週未満は在胎週数が早いほど新生児死亡率が高く，妊娠32週までは脳性麻痺と深い関連のある脳室周囲白質軟化症（periventricular leukomalakia，PVL）が5～20％の確率で発症する．このため，この週数までは，胎児のwell-beingが悪くならない限り，母体の血圧管理をしながら妊娠を長く継続した方が新生児予後（合併症および死亡率）が良い．胎児適応での妊娠のターミネーションの基準としては，1) 胎児心拍数陣痛計測において遅発一過性徐脈，decreased variability～loss of variabilityが見られる場合，2) 胎児のDoppler検査にて臍帯動脈血流速度波形の拡張終期血流の逆流が見られる場合，3) 静脈管（Ductus venosus）のa波（心房逆流波）が基線上あるいは基線を越えて逆転している場合が絶対的な適応である．したがって，胎児心拍数陣痛計測と胎児のDoppler検査は，適切な妊娠のターミネーションを決定するうえで必須の検査である．母体の子宮動脈血流速度波形計測でResistance indexが0.80以上あるいは両側の拡張早期notchが観察される場合は，早発型preeclampsiaにFGRを合併する確率が高く，妊娠継続は困難になることが多いが，妊娠のターミネーションの適応ではない．胎盤の超音波検査は常位胎盤早期剥離（早剥）の確定診断に有用であるが，早剥を合併していなければ胎盤の所見のみ（例えば胎盤のagingなど）で妊娠のターミネーションを決定することはない．羊水量の測定は，胎児のwell-beingの指標であるが，これ単独ではターミネーションを決定する適応にはならず，その他のbiophysical profile（胎児心拍数陣痛計測，胎動，呼吸様運動など）を組み合わせて総合的に判断する．

問題 3

水分制限は血管内脱水を助長する可能性があるため行ってはならない．妊娠27週は胎児の新生児死亡率が10％以上であり，在胎週数の延長により新生児予後の改善が見込めるため，絶対的なターミネーションの適応がなければ妊娠を継続させるのが良い．

問題 4

典型的なHELLP症候群である．広義的な解釈では，妊娠性血小板減少症，妊娠性AT-III低下症も正解であるが，通常肝機能障害，溶血を示唆する所見（LDH上昇，明らかな貧血，間接型ビリルビン上昇）があればHELLP症候群と診断する．妊娠性血小板減少症，妊娠性AT-III低下症はHELLP症候群に先行して発症することが多い．

問題 5

HELLP症候群は母体死亡率が1％と高く，これは重症のDIC，肝破裂，子癇発作，脳出血などの罹患率が通常のpreeclampsiaよりも高いことが原因である．よって，HELLP症候群の診断がついた場合，胎児の未熟性よりも母体を優先すべきであり，妊娠32週未満であっても急速遂娩を行うべきである．現在のところ，妊娠継続によってHELLP症候群が改善するというEvidenceはない．逆に，妊娠を終了させると，産後4日以降には肝機能障害，血小板減少症，溶血は改善してくることが多い．

レベルアップをめざす方へ

1．妊娠中の高血圧（hypertension in pregnancy）

妊娠中の高血圧は，単一の疾患ではなく，1)慢性高血圧（chronic hypertension），2)妊娠性高血圧（gestational hypertension），および3)preeclampsiaに分類される[1,2]．慢性高血圧は，妊娠前あるいは妊娠20週以前に血圧140/90 mmHg以上であった場合と定義され，妊婦の1～5％が合併していると推定される[3]．妊娠高血圧は，妊娠20週以降に初めて持続性の高血圧を呈し，産褥6～12週間以内に正常化した場合をいう[1,2,4]．preeclampsiaは，適当な日本語訳がなくそのまま使用される．preeclampsiaは，字義通りに解釈するとeclampsia（子癇）の前状態ということになるが，現在では妊娠高血圧に蛋白尿を合併した状態をいう．妊婦の2～4％が罹患する．慢性高血圧に蛋白尿を合併した場合は，superimposed preeclampsiaという．

慢性高血圧は，superimposed preeclampsiaに発展する危険率が約25％と高く，また，37週未満の早産の割合もpreeclampsiaを合併した群で56％，preeclampsiaを合併しない群でも25％と高率である（一般集団での早産率は5～10％である）[3]．

2．個々の病態に対する治療法

表1にWalkarらにより報告された妊娠中の高血圧の段階的治療法を一部改変して示した[5]．

高血圧 降圧剤としてはメチルドーパがfirst choiceである[6]．血圧は140/90 mmHg以上にコントロールすることがFGRをおこさないためのpointである．必要に応じてヒドララジン，calcium antagonist（nifedipine）あるいは$\alpha\beta$-blocker（labetalol）を重ねて用いる．ただし，利尿剤はFGRを増加させる傾向があり注意が必要である．ACE阻害剤はFGR，羊水過少症，先天異常，新生児腎不全，および新生児死亡などの影響があるため用いてはならない[7]．分娩後はメチルドーパ，ヒドララジンは用いず，その他の降圧剤へ変える．妊娠が判明したら速やかにメチルドーパに変更する．ただし，それ以外の降圧剤を用いても胎児への影響があるという報告は少ないため，降圧剤を使用しているという理由だけで中絶の適応にはならない．近年，妊娠中の降圧剤のfirst choiceに対する考え方が変化しており，calcium antagonistや$\alpha\beta$-blockerをfirst choiceとしても良いという意見がある[2,6]．

蛋白尿 治療法はない．アルブミンを投与しても，尿中へのアルブミン排泄が増加するのみで効果はない．妊娠の終了が唯一の治療法．予防法は確立されていない．

浮腫 治療法はない．柴苓湯が有効な場合がある．利尿剤（ラシックスなど）を用いてもよいが，妊娠中は血管内脱水を助長しやすいので注意が必要である[8]．

子癇 まず，血管確保，ジアゼパムの静注，あるいは硫酸マグネシウムの点滴静注（有効血中濃度4～7 mg/dl）を行う9）．しかし，最近報告されたmeta-analysisでは，硫酸マグネシウムの持続投

表1 妊娠中の高血圧に対する段階的な管理

1. スクリーニング
 a. 妊婦検診で,高血圧のリスクあるいは徴候のある妊婦のスクリーニング.
 b. 定期的な血圧測定及び尿検査.
 c. 高血圧患者及び高血圧ハイリスク患者の高次施設への紹介.

2. 母体の評価
 a. 反復した血圧測定.
 b. 尿蛋白陽性の場合,尿蛋白定量.
 c. 血小板数,血清尿酸値,及び肝機能検査(AST, ALT)".

3. 降圧剤を用いた治療
 a. 血圧が170/110 mm Hg以上では必ず治療開始
 b. 血圧が160/100 mm Hg以上では治療及び入院管理を考慮
 c. 母体と胎児のモニタリングを継続

4. 抗痙攣剤を用いた治療
 a. 痙攣が起こったら,硫酸マグネシウムを,静注あるいは筋注で使用開始
 b. 重症preeclampsiaでは,硫酸マグネシウムの治療を考慮

5. 胎児管理
 a. 在胎週数が34週未満であれば予防的ステロイド投与開始
 b. 胎児の推定体重の評価
 c. 臍帯動脈および静脈管の血流速度波形の評価*
 d. 胎児心拍数陣痛計測(non stress test [NST])を定期的に施行
 e. 羊水量の計測を少なくとも週に2回実施
 f. 最適な時期に最適な方法で分娩に持って行く

6. 分娩後の管理
 a. 専門の内科医(周産期医)により母体の集中管理を行う.
 b. 水分バランスに注意を払い,肺水腫が疑われたら早めに利尿剤を使用する.
 c. 必要に応じて降圧剤の投与量を減少していく.
 d. 状態が安定していれば,抗痙攣剤の投与は分娩48時間以降は中止.
 e. 麦角剤(エルゴメトリン)は使用せず,必要ならオキシトシン点滴静注を考慮†.

7. フォローアップ
 a. 血圧の低下が確認されるまで長期的にフォローアップし,高血圧が持続する場合は降圧剤投与を引き続き行う.
 b. 高血圧が持続する場合,鑑別診断及び長期的な展望に立った指導,カウンセリングの実施.
 c. 重症preeclampsiaでは,次回の妊娠は再発する危険性が高いが,通常発症は2〜3週間遅れ,軽症化することが多い†.

注
*: 引用元(Walkar JJ, 2000[5])では「臍帯動脈血流速度波形の評価」となっている.
†: 引用元(Walkar JJ, 2000[5])では記載されていない.

与の方がジアゼパムの投与よりも子癇の反復回数が少なく,母体死亡率に有意差を認めなかったため[10],子癇がみられた際の治療は硫酸マグネシウムの単独投与が主流になりつつある.妊娠・分娩中であれば,急速遂娩を考慮する.重症高血圧を伴うことが多く,適切な血圧の管理が必要である.この場合にヒドララジンを点滴静注すると,急速に血圧を下降させ,しばしば胎児仮死を引き起こすことがあるので注意が必要である.脳出血,脳梗塞を鑑別するため,CT, MRIを行うことが望ましい.

HELLP症候群 速やかに妊娠を終了させる.DICを合併することが多いので,必要に応じて蛋白分解酵素阻害剤(メチル酸ガベキサート,メチル酸ナファモスタットなど)を使用する.

肺水腫,喉頭浮腫 利尿剤を使用する.母体死亡につながりやすいので,ICU管理とした方がよい.

3. 原因と病態

preeclampsiaの原因はわかっていない[11].Risk factorsとして,初産,既往preeclampsia,高齢,次の妊娠までの間隔が長い場合,preeclampsiaの家族歴,多胎,妊娠中の特別な疾患の存在:高血圧,慢性腎炎,肥満,インスリン抵抗性,妊娠糖尿病,抗リン脂質抗体症候群などが知られている[12].また,妊娠中期の子宮動脈血流速度波形の異常(pulsatility index [PI], resistance index [RI]の高値,両側notches)はpreeclampsiaのrisk factorである[13][14].

基本的な病態は,血管内皮障害,血管透過性亢進,糸球体内皮血管の肥厚(glomerular capillary

endotheliosis)である[11)15]．FGRを合併しやすく，低酸素血症から胎児仮死に至ることが多い．脳の血管透過性が亢進したり，血管攣縮が起こったりすると頭痛や子癇を発症しやすくなる．また，一過性の視覚障害などを呈するreversible posterior leukoencephalopathy syndrome(PLES)が子癇に先行して発症する場合がある[16]．肝血管が攣縮して肝臓が虚血・壊死に陥ると悪心・嘔吐や心下部痛・右季肋部痛を伴うHELLP症候群(溶血，肝酵素異常，および血小板減少症)を発症し，しばしば凝固異常を併発する[17)～19)]．全身浮腫を呈すると呼吸困難を伴う喉頭浮腫，肺水腫などを発症する．常位胎盤早期剥離の合併率が高く(最大10％)[20]，常位胎盤早期剥離を発症するとDICをしばしば合併する．

4．定義に関する問題点

妊娠中毒症は，1984年の日本産科婦人科学会で定義された概念で，妊娠中に新たに高血圧，蛋白尿，あるいは浮腫のいずれかが出現した状態をいい，必ずしも妊娠中の高血圧を意味するものではない[4]．現在NHBPEP，ISSHPといった妊娠中の高血圧に関する定義を決定する機関が相次いで妊娠中毒症の定義から浮腫を削除したため[1)2)]，現在日本においても妊娠中毒症の定義を見直す作業が進行中である．何れの機関も，高血圧が妊娠中に発生する高血圧あるいは蛋白尿の病態形成の中心的役割を担っているという観点にたって診断基準，分類を作成している．

1984年に日本産科婦人科学会によって作成された妊娠中の高血圧に関する定義はいくつかの問題点が明らかになり，現在改訂作業が進行中である．主な問題点は，浮腫の臨床的重要性が低いこと，妊娠中のBP 30/15 mmHg以上の上昇は臨床的重要性がないこと，Korotokoff IV音よりもV音の方が正確な拡張期血圧を反映すること，妊娠中の自動血圧測定法の信頼性が低いことなどである．昨年(2003年)，日本の妊娠中毒症(hypertension in pregnancy)の新しい診断基準(案)が日本妊娠中毒症学会において報告された．

● 文　献 ●

1) Brown M, Lindheimer MD, de Swiet M, et al : The classification and diagnosis of the hypertensive disorders of pregnancy : statement from the International Society for the Study of Hypertension in Pregnancy (ISSHP). Hypertens Pregnancy 20 : ix-xiv, 2001.
2) National High Blood Pressure Education Program Working Group on High Blood Pressure in Pregnancy : Report of the National High Blood Pressure Education Program Working Group on High Blood Pressure in Pregnancy. Am J Obstet Gynecol 183 : S1-S22, 2000.
3) Sibai BM, Lindheimer M, Hauth J, et al : for the National Institute of Child Health and Human Development Network of Maternal-Fetal Medicine Units : Risk factors for preeclampsia, abruptio placentae, and adverse neonatal outcomes among women with chronic hypertension. N Engl J Med 339 : 667-671, 1998.
4) 鈴木雅洲：妊娠中毒症問題委員会報告：「妊娠中毒症について」第1次案解説．日産婦誌 36：983-989, 1984.
5) Walkar JJ : Seminar : Pre-eclampsia. Lancet 356 : 1260-1265, 2000.
6) Sibai BM : Treatment of hypertension in pregnant women. N Engl J Med 335 : 257-265, 1996.
7) Rosa FW, Bosco LA, Graham CF, et al : Neonatal anuria with maternal angiotensin-converting enzyme inhibition. Obstet Gynecol 74 : 371-374, 1989.
8) Sibai BM, Grossman RA, Grossman HG : Effects of diuretics on plasma volume in pregnancies with long-term hypertension. Am J Obstet Gynecol 150 : 831, 1984.
9) 中林正雄，磯野聡子：妊娠中毒症．新女性医学大系23 異常妊娠．武谷雄二総編集，p55-73, 中山書店，東京，1998.
10) Duley L, Henderson-Smart D : Magnesium sulphage versus diazepam for eclampsia. In : The Cochrane Library, Issue 3, Oxford ; Update Software, 2003.
11) Dekker GA, Sibai BM : Etiology and pathogenesis of preeclampsia : current concepts. Am J Obstet Gynecol 179 : 1357-1375, 1998.
12) Dekker G, Sibai B : Primary, secondary, and tertiary prevention of pre-eclampsia. Lancet 357 : 209-215, 2001.
13) Ohkuchi A, Minakami H, Sato I, et al : Predicting the risk of pre-eclampsia and a small-for-gestational-age infant by quantitative assessment of the diastolic notch in uterine artery flow velocity waveforms in unselectec women. Ultrasound Obstet Gynecol 16 : 171-178, 2000.
14) Papageorghiou AT, Yu CKH, Bindra R, et al for The Fetal Medicine Foundation Second Trimester Screening Group : Multicenter screening for pre-eclampsia and fetal growth restriction by transvaginal uterine artery Doppler at 23 weeks of gestation. Ultrasound Obstet Gynecol 18 : 441-449, 2001.
15) Roberts JM, Pearson G, Cutler J, Lindheimer M : Summary of the NHLBI working group on research on hypertension during pregnancy. Hypertension 41 : 437-45, 2003.
16) Hinchey J, Chaves C, Appignani B, et al : A reversible posterior leukoencephalopathy syndrome. N Engl J Med 334 : 494-500, 1996.

17) Minakami H, Yamada H, Suzuki S : Gestational thrombocytopenia and pregnancy-induced antithrombin deficiency : progenitors to the development of the HELLP syndrome and acute fatty liver of pregnancy. Semin Thromb Hemest 28 : 515-518, 2002.
18) Martin JN, Rinehart BK, May WL, et al : The spectrum of severe preeclampsia : Comparative analysis by HELLP (hemolysis, elevated liver enzyme levels, and low platelet count) syndrome classification. Am J Obstet Gynecol 180 : 1373-1384, 1999.
19) Sibai BM, Ramadan MK, Usta I, et al : Maternal morbidity and mortality in 442 pregnancies with hemolysis, elevated liver enzymes, and low platelets (HELLP syndrome) . Am J Obstet Gynecol 169 : 1000-1006, 1993.
20) Witlin AG Saade GR, Mattar F, et al : Risk factors for abruptio placentae and eclampsia : Analysis of 445 consecutively managed women with severe preeclampsia and eclampsia. Am J Obstet Gynecol 180 : 1322-1329, 1999.

［大口　昭英／松原　茂樹］

索　引

和文索引

ア
α₁アドレナリン　131
α₁遮断薬　192
αメチルパラチロシン　78
アテローム血栓性脳梗塞　155
アドレノメデュリン　43
アルコール　4
　制限　50
アルドステロンエスケープ現象　201
アルドステロン産生腫瘍　72
アンジオテンシノーゲン遺伝子　29
アンジオテンシンⅡ　38, 62, 180
アンジオテンシンⅡ受容体遮断薬　34
アンジオテンシン受容体拮抗薬　27, 174
アンジオテンシン変換酵素阻害薬　27, 174
悪性高血圧　29, 219
圧受容器反射　31
　感受性　32
圧利尿曲線　62

イ
インスリンの昇圧作用　37
インスリン依存性血管拡張作用　38
インスリン抵抗性　4, 5, 6, 38, 114
　分枝遺伝学的機序　36
インスリン抵抗性症候群　5
異所性ACTH産生腫瘍　209
異所性ACTH産生症候群　85
遺伝子・遺伝子交互作用　22
遺伝子・環境要因相互作用　24, 25
一酸化窒素　43
飲酒　132

ウ
運動　50, 137

エ
エプレレノン　201
エリスロポエチン　96
エンドセリン　43

オ
オクトレオチドシンチ　211
踊り場現象　137

カ
カプトプリル負荷試験　73
カリウム　50
カルシウム　50
下垂体腺腫摘出術　84
下錐体静脈洞・海綿静脈洞サンプリング　84
仮面高血圧　10, 114
加速性-悪性高血圧　58, 61
家庭血圧　105, 131
自己測定　7
過労死　143
潰瘍　183
外来血圧　126
拡張不全　167
褐色細胞腫　75, 204
冠血流量　151
冠予備能　150
漢方薬　214
甘草　214
間欠性跛行　186
眼底検査　218

キ
起立性低血圧　169, 224
偽性アルドステロン症　93, 215
喫煙　51
急性冠症候群　114
急性心不全　166
急性大動脈解離　58
虚血性心疾患　3, 5
狭心症　150
近赤外線分光法　188

ク
クッシング症候群　80
　プレクリニカル―　81
　薬剤性―　93
グリチルリチン　214
グルカゴン試験　76
グルココルチコイド奏効性アルドステロン症　72
クロニジン試験　76

ケ
ゲノムワイドスクリーニング　22
ゲノムワイド遺伝子スキャン　24
経皮的血管形成術　185
経皮的腎動脈拡張術　70
経皮頸管的腎動脈形成術　195
警鐘反応　106
頸動脈エコー検査　169
頸動脈病変　126
結節性多発動脈炎　88
血圧の日内変動　11
血圧モーニングサージの定義　12
血圧測定
　24時間―　7
　家庭―　7
血圧変動　32
血管リモデリング　20, 41
血管因子　40
血管作動性因子　40
血管新生療法　186, 188
血管内皮細胞　20
血管内皮由来因子　43
　収縮因子　43
　弛緩因子　43
血行力学性梗塞　126
血中アルドステロン濃度上昇　200
血漿アルドステロン濃度　193
血漿レニン活性　27, 193
　低下　200
顕微鏡的多発血管炎　88
原発性アルドステロン症　72, 199
減量療法　137

コ
コルチゾール　131
古典的PN　88
交感神経　144
交感神経活動　31, 131
交感神経系　19, 31
交感神経中枢　31
候補遺伝子アプローチ　25
抗好中球細胞質抗体　88
降圧目標　53
降圧薬　34
　インスリン抵抗性への影響　39
　禁忌　54
　減量と中止　57
　注射薬　59
　副作用　54
　併用　54
降圧薬治療　54
　対象　53
降圧薬療法　190
高インスリン血症　4, 5, 37, 114
高血圧
　収縮期―　45
　腎血管性―　68
　腎実質―　62
　二次性―　62, 68, 72, 75, 80, 86, 92
　反兆性―　97
　本態性―　22, 27, 31, 36, 40, 45, 131, 136
　薬剤性―　92
高血圧の治療
　非薬物療法　49
　薬物療法　53
高血圧ラット　32
高血圧遺伝子　22
高血圧緊急症　58, 220
高血圧治療戦略
　家庭血圧とABPMを用いた―　14

索引

高血圧疾患遺伝子チームの組織図　24
高血圧診断基準　7
高血圧性心肥大　150
高血圧性心不全　165
高血圧性脳症　58, 60
高血圧発症
　危険因子　4
　危険因子の集積　5
高血圧頻度
　時代的変化　3
高齢者高血圧　141
　個別的治療　228
骨粗鬆症　209

サ
挫折反応　106
細胞膜　20
酸化LDL　47

シ
Jカーブ現象　152, 160
10%病　206
シクロスポリン　95
糸球体血圧　180
糸球体腎炎　175, 179
糸球体内圧　175
自然発症高血圧ラット　28
自由行動下24時間血圧測定値　114
自由行動下血圧記録　104
収縮期高血圧　45, 169, 227
食塩　18, 62
食塩制限　50
食後性低血圧　227
食後低血圧　169
心筋重量　151
心血管イベント　179
心血管系合併症　190
心血管病　3, 6
心原性脳塞栓症　155
心拍出量　18
心拍変動　32
診察室高血圧　105
腎血管性高血圧　68, 194
腎実質高血圧　62
腎動脈造影　195

ス
ストレス　143, 146
ストレス性高血圧　143
睡眠時無呼吸　136
髄質動脈硬化　159

セ
セロトニン症候群　95
生活習慣指導　135
線維筋性異形成　68, 195
選択的アルドステロン受容体拮抗薬　201
全身性強皮症　89

ソ
組織レニン-アンジオテンシン系　28, 41
早朝高血圧　13, 131, 227

タ
多発性内分泌腺腫症　75
多発性脳梗塞　224
代謝異常　4, 6
代謝症候群　169

大血管硬化　45
大動脈炎症候群　68, 86
大動脈縮窄症　89
高安動脈炎　86
蛋白尿陽性　179

チ
治療抵抗性高血圧　136
中心性肥満　209
超音波後方散乱法　171

テ
デオキシコルチコステロン　216
デキサメサゾン　208
デキサメサゾン抑制試験　83
低カリウム血症　200

ト
トラフ／ピーク（T/P）比　132
トランデルプリル　66
糖尿病　190
糖尿病性腎症　62, 175, 179
糖尿病性足病変　184, 187
動脈硬化　46, 130
　指数　5
動脈弾性の低下　47
特発性アルドステロン症　201

ナ
ナットクラッカー症候群　69
内皮細胞障害　46
内膜中膜複合体厚　170
内頸動脈閉塞　156

ニ
24時間血圧測定（ABPM）　7, 159, 162
24時間血圧測定値　114
二次性高血圧　62, 68, 72, 75, 80, 86, 92, 193, 216
日内変動の消失　209
日本高血圧学会ガイドライン　135
乳頭浮腫　220
妊娠性高血圧　231
妊娠中毒症　234
認知機能障害・痴呆　161

ネ
眠気尺度　116

ノ
脳梗塞　5
　発症　6
　分類　126
脳室周囲白質軟化症　231
脳卒中　3

ハ
パッチクランプ法　34
排尿後低血圧　169
白衣効果　106
白衣高血圧　8, 104, 108
白質脳症　221
白質病変　158
鼻マスク式持続気道陽圧呼吸　119
反射性交感神経亢進　35
反兆性高血圧　97

ヒ
ヒスタミン中毒　94
肥満　49, 136, 209

非ステロイド性解熱鎮痛薬　96
非糖尿病性腎症　62
非薬物療法　49
微小血管性溶血性貧血　220
久山町　3
標的臓器障害　130

フ
フェントラミン試験　76
プレクリニカルクッシング症候群　81
プロスタグランディン　43
フロセミド立位試験　73
不安　146
副腎[131]I-アドステロールシンチグラフィー　83
副腎性高血圧症　72
副腎静脈採血　73
副腎皮質球状層　72
腹部血管雑音　69, 194
分腎静脈レニン採血　195

ヘ
ペナンブラ　156
平滑筋細胞増殖　47
閉塞性睡眠時無呼吸低呼吸症候群　119
閉塞性動脈硬化症　184, 186

ホ
本態性高血圧　22, 27, 31, 36, 40, 45, 131, 136
　遺伝因子　17

マ
マイクロサテライトマーカー　22
マグネシウム　50
末期腎不全　179
末梢血管抵抗　20
末梢血漿レニン活性　69

ミ
脈波速度　47, 48

メ
メタ・ヨードベンジルグアニジン　77
メチラポン試験　84
メトクロプラミド試験　76

モ
モーニングサージ　114

ヤ
夜間血圧　126
　extreme-dipper型　126
夜間非降下型高血圧　118
薬剤性クッシング症候群　93
薬剤性高血圧　92
薬物療法　53

ユ
輸入細動脈　175

ヨ
溶血性尿毒症症候群　220
羊水量　231

ラ
ライフスタイル改善　49, 51
ラクナ梗塞　126, 155, 158

リ
リファンピシン　97
利尿薬　192

レ
レニン　62

レニン-アンジオテンシン系　19, 27, 41, 47, 131
　　組織——　28, 41
レノグラム　69, 194
レノシンチグラフィー　69
連鎖解析　22

ロサルタン　66
肋骨下部侵食像　90

英文索引

A
ABP　114
ABPI　184, 186, 187
ACE　27
ACE阻害薬　180, 191, 232
ACTH刺激試験　84
ACTH非依存性大結節性副腎過形成（AIMAH）　85
AIIA　27
AII受容体拮抗薬　191
AIPRI　65
ALLHAT　176
ambulartory blood pressure monitoring（ABPM）　7, 116, 141
ambulatory blood pressure　104
ANP　42
ARB　34, 180, 191
autoregulation　18

B
BNP　42
branch atheromatous disease　156

C
Ca拮抗薬　192
common disease : common variant hypothesis　22
COOPERATE　66
CRH負荷試験　84, 209
Cushing症候群　209
　　preclinical——　211
　　pseudo-——　209

D
DDAVP試験　84
disastolic heart failure　167
DOC　216

E
EDCF　43
EDRF　43
epworth sleep-iness scale(ESS)　116
ESH-ESC　176
ESH/ESC 2003　53
extreme-dipper型夜間低血圧　126
extreme-dipper型高血圧　141

F
Fontaine分類　184, 186
Framingham研究　45

G

H
HELLP症候群　231
HOMAインデックス　114
HUS　220

I
^{131}I-MIBG　77, 206
integrated backscatter（IB）　171
intima-media thickness（IMT）　170, 184

J
JNC-7　176
JNC-VII　53
JSH 2000　53

M
masked hypertension　114
MDRD　65
metabolic syndrome　136, 137
morning surge　227
MPA（micro-scopic polyarteritis）　88

N
nasal CPAP（NCPAP）　119
Na利尿ペプチド
　　C型——　42
　　心房性——　42
　　脳性——　42
Na利尿ペプチドファミリー　42
　　脳性——　42
non-dipper pattern　205, 224

O
OSAHS　119

P
PATS　161
postprandial hypotension　227
PRA　27
preclinical Cushing症候群　211
preeclampsia　231, 232
PROGRESS　160
pseudo-Cushing症候群　209
PTRA　70, 88, 195

R
REIN　65
rib notching　90
rise pattern　221
riser　118

S
SHEP試験　227, 228
SHR　28
superimosed preeclampsia　232

T
tailor made medicine　228

U
UKPDS　176

シミュレイション内科
高血圧を探る
こうけつあつ　さぐ

ISBN4-8159-1693-4 C3347

平成16年8月20日　初版発行　　　　　　　＜検印省略＞

編　者	島　田　和　幸
発行者	松　浦　三　男
印刷所	株式会社　太　洋　社
発行所	株式会社　永　井　書　店

〒553-0003　大阪市福島区福島8丁目21番15号
電話大阪(06)6452-1881(代表)/Fax(06)6452-1882
東京店
〒101-0062　東京都千代田区神田駿河台2-10-6
御茶ノ水Sビル
電話(03)3291-9717/Fax(03)3291-9710

Printed in Japan　　　　　　　　　　©SHIMADA Kazuyuki, 2004

・本書の複製権・翻訳権・上映権・譲渡権・公衆送信権（送信可能化権を含む）は株式会社永井書店が保有します。
・JCLS ＜(株)日本著作出版権管理システム委託出版物＞
本書の無断複写は著作権法上での例外を除き禁じられています。複写される場合には，その都度事前に(株)日本著作出版権管理システム（電話 03-3817-5670, FAX 03-3815-8199）の許諾を得て下さい。